内科疾病综合诊断与治疗

NEIKE JIBING ZONGHE ZHENDUAN YU ZHILIAO

主 编 韩慧 王瑞仓 王巧奕 魏 进

科学技术文献出版社
SCIENTIFIC AND TECHNICAL DOCUMENTATION PRESS
·北 京·

图书在版编目（CIP）数据

内科疾病综合诊断与治疗 / 韩慧等主编. — 北京 :科学技术文献出版社, 2018.10
ISBN 978-7-5189-4905-2

Ⅰ.①内… Ⅱ.①韩… Ⅲ.①内科—疾病—诊疗 Ⅳ.①R5

中国版本图书馆CIP数据核字(2018)第246603号

内科疾病综合诊断与治疗

策划编辑：曹沧晔　　　责任编辑：曹沧晔　　　责任校对：赵　瑗　　　责任出版：张志平

出 版 者　科学技术文献出版社
地　　址　北京市复兴路15号　邮编　100038
编 务 部　(010) 58882938，58882087（传真）
发 行 部　(010) 58882868，58882870（传真）
邮 购 部　(010) 58882873
官方网址　www.stdp.com.cn
发 行 者　科学技术文献出版社发行　全国各地新华书店经销
印 刷 者　济南大地图文快印有限公司
版　　次　2018年10月第1版　2018年10月第1次印刷
开　　本　880×1230　1/16
字　　数　444千
印　　张　14
书　　号　ISBN 978-7-5189-4905-2
定　　价　148.00元

前　言

　　现代医学科学技术与理论发展速度迅猛，作为一名临床内科医生，不论在城市大医院或是社区卫生院，对已掌握的知识和方法都需跟上时代，不断地充实提高，这对广大的患者和医生本人都极为重要，不至因孤陋寡闻和不求上进而落伍掉队。为此我们邀请了一批长期工作在临床一线的专家、教授及资深医师，参阅了大量最新相关文献，倾力合著此书。

　　本书重点讲述了急诊科常见疾病以及呼吸系统、循环系统、消化系统、泌尿系统、血液系统、内分泌系统常见疾病的诊疗。内容全面系统、条理清晰、规范实用，适用于内科医师、全科医师以及相关科室医务人员学习参考。

　　由于编者水平有限，加上时间仓促，虽经多次校稿，但书中错误和疏漏在所难免，望广大读者不吝赐教，批评指正，以便再版时修订。

编　者
2018 年 10 月

目 录

第一章

概述

一、医学、临床医学与内科学

内科学是临床医学中一个大的学科，学习内科学先要对医学和临床医学有概括的了解。

医学是生命科学的重要组成部分，是一门探讨人类疾病的发生和发展规律，研究其预防和治疗对策的学科。自人类在地球上诞生以来，与疾病做斗争以维护和增进自身健康、延长寿命就成为人类历史中重要的一章，所以医学是一门历史悠久称得上是古老的科学。公元前5—3世纪的古希腊时期，希波克拉底就创立了医学的理论和实践，撰写了众多的医学论著，奠定了医学的基础；此时我国春秋战国时代也有托名黄帝所写的医学专著《内经》问世，总结了古代我国人民长期与疾病做斗争的经验和理论知识，奠定了我国传统医学的理论基础。随着岁月的渐进，科学的发达，促使建筑在科学实验基础上的现代医学不断发展，观念不断更新，实践不断改进。因此，医学又是一门不断创新的学科。以不断的变化作为它永恒不变的规律，体现了现代医学的活力。

医学科学不断发展，它所探索的范围也不断地扩展。现代医学由临床医学和预防医学组成。临床医学是研究人体各系统疾病发生的规律及其临床表现、诊断和治疗的学科。传统上分为内科学、外科学、妇产科学、儿科学、眼科学、耳鼻咽喉科学、皮肤科学和口腔医学等。20世纪30年代以后，特别是50年代以后，随着临床医学的迅速发展，上述学科进一步分化为门类众多的专业学科。例如内科学分化成传染病学、神经病学、精神病学、呼吸病学、心血管病学、消化病学、肾病学、血液病学、内分泌病学、营养和代谢病学、风湿病学、老年病学等专业学科；外科学则分化成麻醉学、普通外科学、神经外科学、心胸外科学、创伤外科学、骨科学、泌尿外科学、显微外科学、整形外科学、血管外科学等专业学科。据报道，到20世纪80年代，美国已形成了由24个领域51个专业所组成的临床医学体系。临床医学的专科化有利于对疾病的深入研究，提高其诊断和治疗水平。但是，分科过细也有不利于患者就诊和进行综合防治的负面影响。因此，在发达国家，发展专科医学的同时，也注意发展集健康促进、常见病防治和康复服务于一体的，面向初级保健的全科医学（general practice）。预防医学是研究人群中疾病的发生、发展和流行的规律及其预防措施的学科，现已发展成独立的公共卫生学。临床医学和预防医学的区别在于前者是医治患者于既病之后，后者是预防疾病于未病之前，从费用—效益的角度来考虑，预防医学对维护健康、延长寿命所付出的代价低，所获得的效益高。因此，在医学发展到目前阶段，预防医学逐渐得到各国政府和医学界的重视，广大人民群众也逐渐认识到预防疾病，保持身体健康的重要性。

内科学是临床医学领域中一门重要的学科，它涉及面广，整体性强，在研究人体各器官系统疾病的诊断和防治中，以诊治措施不具创伤性（如体格检查、实验诊断、影像学诊断、药物治疗等）或仅有轻微的创伤性（如介入性诊断和治疗）为其特色。它又是临床医学中各学科的基础，并与它们之间存在着密切的联系。近年来，以生物学（尤其是分子和细胞生物学）、化学、物理学、数学和基础医学的理论和技术蓬勃发展为基础，临床医学正处在内容不断更新和深入的阶段，内科学也相应地进入了一个飞跃发展的时期。

内科学的发展历史和人类与疾病做斗争的历史密切相关。人类经历了两次卫生革命的阶段。第一次卫生革命主要是针对传染病斗争。有史以来传染病是威胁人类生命的主要疾病，其中烈性传染病如鼠疫、霍乱，其传染性强、流行面广、迅速致命，历史上多次出现过居民大批死亡。即使慢性传染病如麻风、结核，亦曾使人群大批病残或丧命。随着医学科技的进步，人类对传染病的斗争到20世纪后叶取得了丰硕的成果。以各种疫苗的接种为主要预防手段，以各种抗生素和化学药物的应用为主要治疗手段，天花于1979年在全球根绝，曾使人们乐观地认为传染病已得到控制，第一次卫生革命取得了决定性的胜利。目前主要威胁人类生命的疾病已经是与生活水平的提高、平均期望寿命的延长、不良生活方式的泛滥以及心理行为和社会环境影响相关的心脑血管病、恶性肿瘤和其他一些老年期的疾病。这些疾病已经成为流行病，针对这些疾病进行斗争就是从20世纪后叶开始的第二次卫生革命的主要内容，也就是当前的重点。

然而，从2003年新型冠状病毒感染所致的高传染性"严重急性呼吸综合征（severe acute respiratory syndrome，SARS）"的袭击到2009年甲型H1N1流感的全球蔓延向我们敲响了警钟，人类的第一次卫生革命其实尚未成功。老的传染病如结核病、疟疾等还未被控制，或正在卷土重来，而新发传染病约30余种纷纷出现，特别是艾滋病、埃博拉病毒出血热、西尼罗病毒脑炎、新型流感病毒感染等，都在伺机对人进行攻击、致人死命。

因此，第一次卫生革命仍须继续并要大力加强，第二次卫生革命也要进行并不能松懈，2011年9月19日第66届联合国大会召开预防和控制非传染性疾病的高级会议，国家元首和政府首脑聚首讨论非传染性慢性病（包括心脑血管病、恶性肿瘤、糖尿病、慢性呼吸系统疾病等）的防控问题，突出显示这些疾病的防控受到高度重视，也反映出内科学的任务艰巨，任重而道远。

二、生命科学的发展促进了现代内科学的进步

自20世纪70年代以来，现代生物学技术迅猛发展，从而极大地推动了现代内科学的发展，特别是以分子生物学为代表的现代生命科学理论和实验技术，使得我们对疾病的认识深入到分子水平。20世纪80年代发明并逐渐应用的重组DNA技术和PCR技术，应用异常基因作为对象，借PCR技术可将基因拷贝数扩增至天文数字；用实时定量PCR（qPCR）检测基因的转录产物。开始于1990年由美、英、法、德、日和我国合作进行的人类基因组计划，要将人体细胞的23对染色体中的30亿个碱基对进行识别和测序。此项工作原预期在2003年全部完成，但在2000年6月26日已提前公布了人类基因组框架结构草图，2001年2月又公布了人类基因组图谱及初步分析结果，2003年4月30日宣布人类基因组的精细测序工作全部完成。这将为阐明基因如何在决定人类生长、发育、衰老和患病中起作用提供结构基础，也为深入到基因和分子水平来认识遗传性疾病和与遗传有关的疾病提供条件。进入21世纪后，随着人类基因组测序的完成，医学研究已从基因组学（genomics medicine）进入到后基因组时代（post genome era）。基因芯片和蛋白质芯片等高通量技术的日臻成熟和应用，将为疾病的研究提供动态深入的综合信息，开展功能基因的研究，有助于发现疾病基因和抗病基因。生物信息学技术、生物芯片技术、转基因和基因敲除技术、酵母双杂交技术、基因表达谱系分析、蛋白组学、结构基因组学和高通量细胞筛选技术等的应用为现代内科学对疾病的认识提高到一个新的水平。表观遗传学（epigenetics）是指人类基因组含两类遗传信息，一类是传统意义上的遗传信息，即DNA序列所提供的遗传信息，另一类是表观遗传学信息，即没有DNA序列变化的、可遗传的基因表达改变，指导DNA提供的遗传信息得以精确表达。和DNA序列改变不同，许多表观遗传学改变是可逆的，这为疾病治疗提供了理论依据，表观遗传改变在疾病发病机制、诊断、治疗和预后判断方面起重要作用。例如近年来DNA甲基化和组蛋白去乙酰化两种表观遗传学修饰在白血病发病机制研究中获得可喜的成绩，DNA甲基转移酶抑制剂和组蛋白去乙酰化酶抑制剂都是表观遗传学药物，已在临床上应用，表观遗传靶向治疗是肿瘤治疗新方向。

由于分子生物学和细胞遗传学的进展使不少内科疾病的病因与发病机制获得进一步阐明。截至1999年5月全世界文献已报道异常血红蛋白751种，对血红蛋白的分子及其编码的基因进行了深入研究，血红蛋白基因突变引起的异常血红蛋白病已从过去认识的遗传病，进入到现代认识的血红蛋白分子

病，对血红蛋白病的深入研究又大大推动了分子生物学与分子遗传学的发展。分子生物学技术的发展，血红蛋白病的产前诊断和基因诊断才能在临床实施。急性白血病的分型诊断，已从过去单纯依赖形态学进入到近代以形态学、免疫学、细胞遗传学和分子生物学（M－I－C－M）综合分型诊断，t（15；17）、t（8；21）、inv（16）/t（16；16）融合基因的发现，使急性髓细胞性白血病的早期诊断及微量残留白血病的诊断已成为可能。现代内科学更重视疾病实体（disease entity）的诊断，例如慢性淋巴细胞白血病（CLL）和小淋巴细胞淋巴瘤（SLL），WHO分型认为两者无论从肿瘤细胞形态、免疫表型、细胞遗传学都十分相似，因此将其纳入CLL/SLL诊断。

分子生物学技术的发展，使内科疾病的实验诊断学有了长足的进步。高效液相层析、放射免疫和免疫放射测量、酶联免疫吸附测定、聚合酶链反应和酶学检查技术的建立和完善，使测定体液中微量物质、免疫抗体、药物或微生物的DNA和RNA成为可能，其灵敏度可以达到皮克（pg）乃至飞克（fg）水平。单克隆抗体制备成功又把高度专一性的分析技术推进一步，实验医学提供了新的有效手段。临床生化分析向超微量、高效能、高速度和自动化方面发展，已有每小时能完成300份标本、20项指标的多道生化分析仪。实验诊断技术的革命，为现代内科疾病的诊断建立了扎实的基础。

分子靶向治疗直接作用于靶基因或其表达产物而达到治疗目的，基于单克隆抗体产物的靶向治疗也已在临床上广泛应用，采用表观遗传学原理设计的药物也已开始出现，从而使恶性肿瘤的内科治疗具有高度选择性，分子靶向治疗的出现在内科药物治疗史上具有划时代的意义。

三、临床流行病学的创立促使现代内科学向循证医学方向发展

临床流行病学（clinical epidemiology）是20世纪70年代后期在临床医学领域内发展起来的新兴学科，是一门临床医学的方法学，采用近代流行病学、生物统计学、临床经济学及医学社会学的原理和方法来改善临床科研和临床工作，提高临床决策（clinical decision making）的科学性。因此，从某种意义上来讲，除生物医学是内科学的基础课外，临床内科学还需要另一门基础课，即临床流行病学，对内科学来讲，这两门基础课缺一不可。

临床流行病学的发展反映了医学模式的转变。20世纪70年代以来，随着人群中年龄结构、疾病谱和死因谱的改变，医学的理论模式也发生了深刻的变化。20世纪以前，医学是在生物学发展基础上形成的"生物医学模式"。它从生物学因素出发，着重于个体疾病的诊断和防治，从而对疾病的认识、预防和治疗取得了显著的成就。但随着人类文明的进步和科技的发展，这一医学模式日渐显露出它的局限性。例如在美国的研究表明，人群的疾病大约50%与生活方式和行为有关；20%与环境有关（包括生活和社会环境）；20%与遗传、衰老等生物学因素有关，还有10%与卫生服务的缺陷有关。可见在防治疾病，维护健康的实践中，不仅要注意影响健康的生物学因素，同时也要注意疾病防治中的心理、环境和社会问题。据此，1974年，加拿大学者Lalonde和美国学者Blum相继提出了新的医学模式称为"生物－心理－社会医学模式"（bio－psycho－social model）。从"生物医学模式"转变为"生物－心理－社会医学模式"体现在医疗卫生工作从以疾病为主导转变为以健康为主导；从以医院等医疗卫生机构为基础转变为以社会为基础；从主要依靠医学科技和医疗卫生部门转变为依靠众多的学科和全社会的参与；满足人民对医学的需求不仅是面向个体的医疗保健，更需要面向群体的卫生保健；疾病防治的重点不仅是危害人群健康的传染病，更要重视与心理，社会和环境因素密切相关的非传染病。其目标是使人民的身心处于更加良好的健康状态。世界卫生组织（world health organization，WHO）提出的健康标准是"健康是身体上、精神上和社会适应上的完好状态，而不仅指无病或不虚弱"（1948年世界卫生组织宪章）。

人民身体健康是社会进步和经济发展的基础。根据新的医学模式，卫生工作将由医治疾病扩展到对人群进行健康监护，提高生命质量。卫生服务目标应是整体的，即从局部到全身、从医病到医人、从个体到群体、从原有的生物医学范畴扩展到社会医学和心理医学的广阔领域。因此，这一新的医学模式对包括内科学在内的整个医学领域的发展都具有重要的指导意义。临床流行病学的创立，使内科学的研究范围得到扩展。从生物医学研究方法建立的诊断试验，需要通过临床流行病学的研究方法加以评价，面

临日新月异，种类繁多的临床检验项目，如何选择灵敏度高、特异度高的诊断试验应用于临床，淘汰那些真实性不高的检验项目。各种建立的新的治疗方法，亦需要经过临床流行病学方法的评价，评价内容除近期疗效、远期疗效外，尚需要临床经济学评价和生命质量的评价，从而在临床上推广那些"价廉物美"的治疗方法。

临床流行病学的发展促进了临床决策的科学化。一位内科医师在平日工作中，每时每刻都处于制订临床决策的过程中。在诊断过程中，特别是比较复杂的病，内科医师常需要考虑下一步应选用何种辅助检查或特殊检查，是否需要请其他科会诊，这就是诊断决策。一种疾病有多种治疗方法，如何结合您所经治患者，提出价廉、高效、安全，适合该患者的治疗措施，这就是治疗决策。临床决策是指根据国内外医学科学的最新进展，提出的临床决策方案与传统方案进行全面比较和系统评价，充分评价不同方案的风险及利益之后选取一种最好的方案用于临床的过程。临床决策分析时采用定量分析方法，充分评价不同方案的风险和利益之后选取最佳方案以减少临床不确定性和利用有限资源取得最大效益的一种分析方法。临床决策分析常用的方法主要有决策树模型分析法和灵敏度分析法。另外，针对慢性病的特点，选用 Markov 模型来模拟疾病过程进行决策分析要比一般的决策树模型更合适。

临床流行病学的创立促进现代内科学向循证医学方向发展。循证医学是遵循证据的临床医学。20世纪80年代，临床流行病学创始人之一 Sackett 教授对循证医学的发展起了重要作用，1994年他在英国牛津大学创建了世界上第一个循证医学中心。循证医学是一种理念，其核心思想是任何医疗干预都应建立在新近最佳科学研究结果的基础上，其目的是为了临床决策的科学化，它将医师个人的临床实践经验与科学的证据结合起来，使患者获得最佳的诊治。临床流行病学是学习和实践循证医学的基础，从临床流行病学建立起来的严格评价原则和方法已成为实践循证医学的基本技能。21世纪的临床医学将是循证医学的时代。临床实践指南（clinical practical guideline）是官方政府机构（如卫生部）或学术组织（如医学会）形成的医疗文件，其目的是为了提高医疗质量，控制医疗费用的不断上涨，规范临床医师诊断和治疗行为，面对国内外众多的临床实践指南，首先应选择那些以循证医学为基础的指南，即是从循证医学的原则和方法制订的临床实践指南。

四、转化医学和整合医学促进内科学的发展

转化医学（translational medicine）是近年来国际医学健康领域出现的新概念，其主要目的是为了打破基础医学与药物研发、临床医学之间固有的鸿沟和屏障，建立起彼此的直接关联，缩短从实验室到病床（bench to bedside）的过程，把基础研究获得的研究成果快速转化为临床上的治疗新方法，从而更快速地推进临床医学的发展，最终使患者直接受益于科技。转化医学要求从临床工作中发现和提出问题，从患者出发开发和应用新的技术，由基础研究人员进行深入研究，然后再将基础科研成果快速转向临床应用，用于患者的早期检查和疾病的早期评估，研究进程向一个更加开放的、以患者为中心的方向发展。科学技术的发展、诊断检测方法的临床应用进一步促进了内科学的发展。

20世纪50年代之后，随着临床医学的发展，各种先进的诊疗方法先后应用于临床。除了前述的分子生物学技术应用于内科疾病的实验诊断学外，影像学诊断技术也迅猛发展，包括各种超声检查（包括经食管、经肛管、多普勒、二维、三维、声学造影等）。超声诊断近年发展很快，已从 A 型（一维）、B 型（二维）发展到三维成像，可得到脏器的立体图；多普勒彩色血流显像更可对血流及其变化取得直观的效果；食管内多平面超声心动图能在更接近心脏的部位进行探测；心肌超声显像技术有助于判断心肌的血液灌注情况。血管内超声显像能显示血管壁结构的变化，有力地补充血管造影的不足。根据光的干涉原理，将光学技术与超灵敏探测器合为一体，应用计算机进行图像处理的光学相干断层显像（optical coherence tomography，OCT），是目前分辨率最高的血管腔内显像技术。超声内镜可以诊断纵隔肿瘤和腹腔内其他肿瘤如淋巴瘤、肾上腺肿瘤，并有助于直肠癌和肺癌的分期。影像检查在提高灵敏度和特异性的同时融进定量检测的新功能，如 CT、MRI 的灵敏度和特异性在不断提高，新的影像学检查如正电子射线断层检查（PET）、高精度数字造影血管机的应用和不断改进。数字减影法动脉造影（DSA）对于肝脏、胰腺和肠道肿瘤的诊断，对肠道出血，尤其是小肠出血有定位和定性的诊断价值。

数字减影法心血管造影的意义也很大。全数字化心血管 X 线造影专用系统用于心导管检查能提高影像的分辨率，增强组织对比度，用光盘录像，激光打印，可录得能显示更多细节的高质量图像，给诊断和治疗提供更有参考价值的资料。多排螺旋 CT 显像技术的迅速发展，使无创性的冠状动脉造影成为可能。放射性核素检查的新技术已广泛应用于胃、肠、肝胆、心血管、内分泌、肾、血液、肺部疾病的诊断，用单光子计算机化体层显像（SPECT）使诊断水平进一步提高，而用正电子体层显像（PET）可无创伤地观察活体内的物质代谢改变，使诊断更加深入。内镜的不断改进扩大了内镜的用途，减轻了患者在检查时的痛苦，并通过直接观察、电视照相、电影照相、采取脱落细胞和活组织检查等手段，提高了对消化道、呼吸道、泌尿道、腹腔内等一些疾病的早期诊断，而且可用于治疗，如止血、取出结石、切除息肉等，逐渐发展成为微创性治疗的手段，代替了部分外科手术治疗。例如内镜下黏膜切除术（endoscopic mucosal resection，EMR）可以切除位于黏膜的癌前病变，如 Barrett 食管或胃肠道息肉以及内镜黏膜下切除术（endoscopic submucosal dissection，ESD）可以切除比较大范围的早期胃肠道癌症。近年又有用于心血管系统的内镜问世。仿真内镜检查术是将 CT 或 MRI 所取得的图像经计算机处理获得的体内管腔三维动态影像，作为非侵入性诊断技术对胃肠道息肉、肿瘤等病变有诊断价值。机械通气的应用，呼吸机的不断更新换代，使抢救呼吸衰竭成功率不断提高。细针穿刺活检的推广，对肝、肾、肺、心内膜和心肌、甲状腺等进行经皮活组织检测的技术，提高了这些脏器疾病的诊断准确性。造血干细胞移植技术的应用，使恶性血液病可获得治愈的机会。血液净化技术的应用，不仅是肾脏的替代治疗，而且可以应用于非肾脏疾病的治疗。心（包括血压）、肺、脑的电子监护系统能连续监测病情，当出现超过容许范围的变化时能及时报警，提高了抢救危重患者的成功率。

整合医学（holistic integrated medicine）从分子 - 细胞 - 组织 - 器官 - 个体 - 群体、从微观到宏观，强调预防性治疗、个体化治疗和替代性治疗的统一。例如肿瘤已被认为是全身代谢障碍的局部表现，因此，临床上对肿瘤的治疗，应针对机体的状况和肿瘤的生物学特性，肿瘤的预防应考虑机体遗传与环境因素的交互作用。环境致病因素只是致病的先决条件而不是必备条件，而致病的必备条件的基础是机体的遗传变异。因此，认识疾病的规律需要从基因组入手，全面揭示基因转录、翻译、调控和代谢与生物学行为的关系。肿瘤全基因组变异分析不仅是转录和蛋白质组学研究的基础，也是未来整合医学发展的基础。疾病系统生物学（systems biology）的研究使人们能以全局的视角了解疾病发生发展的规律和机制，特别是基因、环境和生活方式的相互作用与疾病的相关性。疾病系统生物学研究发现的生物标志物及其网络不仅是疾病的传感器和驱动力，而且是将疾病系统生物学的技术和知识转化为预测（prediction）医学、预防（prevention）医学和个性化治疗（personalized therapy）的桥梁，并使所谓的 3P 医学走到前台。这些新兴学科和新兴技术的发展将为疾病的病因与发病机制的研究带来巨大进步。

五、正确处理大内科各专科与普通内科的关系

由于先进的诊疗技术的应用，一方面大大提高了内科临床诊断和治疗水平，另一方面使内科各专科获得迅速发展，专业化程度不断提高，逐渐形成了目前三级医院中内科各专科的设置。因此内科领域内的专科化是临床医学的发展，先进诊疗方法的应用的必然结果。例如心血管病专科，由于高度选择性的心血管造影、放射性核素显像、心脏电生理检查（包括 Carto、Ensite 系统的定位）等的推广；新的治疗手段如心脏电复律、人工心脏起搏、埋藏式的自动起搏复律除颤、带球囊心导管的血管和心脏瓣膜扩张术，经心导管的电能、射频、激光消融术和血管内置入支架，近年又开展急性期的冠状动脉球囊扩张和支架安置术治疗等。如果没有心血管病专科的设置是难以完成上述诊疗任务的。由于内科各专科的不断完善和发展，因此出现了"普通内科是否要继续存在"的大讨论。但是，正如前述，分科过细也有不利于患者就诊和进行综合防治的负面影响。澳大利亚皇家内科学院主席 Thomson 教授认为目前全球疾病状况主要特点是疾病的老龄化、慢性化和复杂化，必须以全球的观点来考查普通内科的现状，普通内科医师作为衔接初级医疗与专科医疗的职业，面临重要的挑战是日益增长的"复杂患者"。这些患者同时患有两种或者更多的疾病，年龄大于 65 岁的慢性疾病患者。内科医师的培训也面临许多新的挑战，首先应平衡普通内科培训和专科的培训。专科的蓬勃发展虽然提高了疾病诊治水平，但由专科医师负责

基本医疗却造成卫生资源的浪费，过度医疗使美国的卫生费用迅速增长，并且专科医师对患者的整体医疗缺乏综合协调。因此，近20年来美国医学院普通内科发展十分迅速，到2002年几乎所有美国医学院校都设有普通内科。中华内科杂志在2003—2005年开展了"大内科是否有存在的必要"的讨论，历时一年余。大家一致认为：从提高医疗质量、降低医疗成本、提高内科医师素质各方面来看，大内科不但有存在的必要，而且应当加强。2007年9月召开了中华医学会第十一届全国内科学术会议，提出了通过大内科领域学科交叉，促进大内科学科发展，提高内科医师综合素质的号召。北京协和医院已正式成立普通内科设置，他们认为内科是专科医师成才的基础，内科的去实体化趋势非常不利于医学生和内科住院医师综合能力的培养。卫生部公布的新的医改方案已认真考虑这一问题，进行住院医师和全科医师的规范化培养。平衡对待专科发展和普内科的关系，专科医师培养建立在普内科医师培养基础上。

六、怎样学好内科学，当好内科医师

（一）如何成为一名高素质的内科医师

由于现代临床医学的广度和深度都较以前有了很大的变化，医学涉及社会、伦理、法律、经济方面问题日益增多。临床医师是一种崇高的职业，又是一项特殊的职业，因此要学好内科学，当好内科医师。首先需要将自己培养成一名高素质的内科医师。有高度的责任心和同情心实践职业道德。我国著名血液专家张之南教授著书《治学与从业》提出医师应有的职业素质，认为一名内科医师应具有下列素质：①奉献精神；②求真务实；③勤奋敬业；④机敏、灵活、周密、有序。他虽已80高龄，仍重读先贤千余年前的大作，我国唐代著名医学家孙思邈《备急千金要方》，"大医精诚"指出"医乃仁术"，"凡大医治病，必须安神定志，无欲无求，先发大悲恻隐之心，誓愿普救含灵之苦"。因此，治病救人是一名内科医师的天职。所谓高素质首先需要有这方面的素质。内科医师不应将患者看成病例，只顾病例不顾患者，要全心全意为患者服务，我们服务的对象是患者。因此需要具有高度负责的素质，要像孙思邈提出的大医治病的精神对待每一位患者。此外，内科医师也要认识到医学已不是一门纯自然科学，它的边缘学科已经深入到心理学、社会学、人类学甚至经济学和文化传统之中。疾病可能来源于基因组编码的变异，也可能是贫困、文化水平低从而卫生条件差，缺乏防病保健知识的结果。医学研究不仅要重视患者异常的分子和细胞，也要注意患者曾有过艰辛的生活经历，从而使身心健康受到损害。内科医师临诊时不能单纯着眼于疾病，还要着眼于患者，必须正确地运用医学伦理学的准则；在疾病防治中不仅要考虑疾病的生物学方面，还必须考虑疾病发生、发展和防治中的心理学和社会学方面；在疾病防治中要全面关心患者，建立良好的医患关系，学会谈话技巧，并维护医师与患者家属的互信关系，以取得患者对治疗过程的合作；要尊重患者的权利，对医疗干预措施的介入、更改或撤停，应当向患者作出解释；在上述的循证医学证据用于解决患者问题时，必须将获得的证据与患者沟通，在患者理解和同意的基础上实施诊断和治疗措施。要正确运用法律手段，保护医患双方的合法权益；要合理运用保护性医疗的原则，选择适当的时机，将疾病的诊断和结局告知患者或其家属；要做好临终关怀，并在法律允许范围内慎重使用减轻或消除患者痛苦的措施等。

美国Weinstein MC教授编著的《临床决策分析》中指出临床医师总是在不确定情况下作出临床决策。这种不确定性来自以下4个方面：①临床资料的不正确；②临床资料的模糊和解释的多样性；③临床信息和疾病表现间关系的不确定性；④治疗效果的不确定性。面对不确定的临床问题作出正确的判断是一门医学艺术。Harrison内科学的绪论中也认为临床医师将医学知识、直觉的观察和个人的经验结合起来进行正确的判断是一种医学艺术，从而使临床实践成为具有科学基础的实践。这是临床工作的特点，从这方面来要求一名内科医师，他必须具有较高的逻辑思维的素质，尤其对一名内科医师来说更为重要，要具有正确的临床思维能力，面对医学知识爆炸的时代，如何运用这些知识，融入临床实践，作出正确的判断。因此临床思维能力的培养也是一名高素质内科医师的必备条件。

（二）养成不断学习，不断总结临床经验，不断接受继续教育的习惯

临床内科学是实践性很强的学科，疾病的临床表现千变万化，同一疾病不同患者可以有不同临床表

现。即使做了几十年的内科医师，积累了大量临床经验，但每天面对的患者的病情仍有不少新面孔，仍需要参阅大量文献资料，才能为患者解决日常医疗工作。再加上现代内科学发展神速，知识爆炸。这就促使内科医师自己需要不断通过实践积累经验，不断学习接受再教育，阅读新的医学书籍和杂志，参加有关学术会议，不断吸收新知识，开展新技术，赶上内科学的进展。因此，作为内科医师要准备为患者服务到老、为科学献身到老和学到老。实践经验告诉我们，只有结合自己经治的患者，参阅有关文献，其文献阅读效率最高，同时又为患者解决了实际诊疗问题，一举两得，这是临床医师学习医学文献的主要方式。关键问题是内科医师在繁忙的临床工作中，要养成不断学习，不断总结临床经验，不断接受继续教育的习惯，才会在实践中提高自己的水平。

在生物医学及信息技术高度发达的今天，医学研究已全球化，医学文献信息几何倍数增长。此外还有数量庞大的未公开发表的文献、灰色文献等。如何从中追踪研究前沿，掌握新进展，如何从海量的信息资源中提取有价值的信息，是内科医师面临的巨大挑战。因此需要学会文献检索，如何从电子文献数据库中美国国立医学图书馆 MEDLINE 和 Cochrane 图书馆等找到您所需要的文献。除了学会文献检索外，还需要应用临床流行病学的原则和方法对文献报道结论的真实性、精确性和实用性进行严格评价，然后才能将文献报告的结论应用于您所经治的患者。

事实上，临床实践是临床研究选题的丰富源泉，在日常工作中，无时无刻不面临着许多诊断问题、治疗问题及预后估计问题，都值得每位内科医师认真研究和总结。只有不断总结临床经验的内科医师才能成为一名高级内科医师。

（三）注意内科基本功的训练，培养认真仔细的工作作风

内科医师诊病的基本方法，主要还是依靠详细的询问病史，全面的体格检查，结合有针对性的实验室检查，进行正确的临床思维。大多数病例通过上述方法都能获得正确诊断。根据临床经验，许多误诊的原因并不是缺乏什么高深的新技术，而是在于询问病史有遗留，重要体征未发现，临床思维不得当。因此内科基本功的训练至关重要，那种认为目前各种先进检查方法已在临床广泛应用，不必再强调病史询问、体格检查等基本功训练，这是非常错误的论调，将会祸害年轻一代的内科医师，增加误诊率。因此内科医师必须养成认真仔细的工作作风。不论在询问病史、体格检查、分析病例以及下结论都必须认真、仔细，不能马虎，这可能也是内科医师的基本素质，要注意培养。

内科基本功的含义可能还要广些，尚应包括重要实验室检查的原理和结果的判断，心电图的阅读，X 线片、CT 片及 MRI 片的阅读，骨髓片的阅读等，有上述基本功的内科医师比那些只会看报告的内科医师要强很多，在诊断过程中对疾病的理解要深刻得多。在临床工作过程中发现，经常跑放射科请教读片的内科医师，其诊断正确率要比单纯依靠报告诊病的内科医师高很多。

（韩　慧）

第二章

急救常用操作技术

第一节　吸痰术

一、适应证

吸除气道内沉积的分泌物；获取痰标本，以利培养或涂片确定肺炎或其他肺部感染，或送痰液做细胞病理学检查；维持人工气道通畅；对不能有效咳嗽导致精神变化的患者，通过吸痰刺激患者咳嗽，或吸除痰液，缓解痰液刺激诱导的咳嗽；因气道分泌物潴积导致肺不张或实变者，吸痰可促进肺复张。

二、禁忌证

气管内吸痰术对人工气道患者是必要的常规操作，无绝对禁忌证。

三、主要器械

（1）必要器械：负压源，集痰器，连接管，无菌手套，无菌水和杯，无菌生理盐水，护目镜、面罩和其他保护装置，氧源，带活瓣和氧源的人工气囊，听诊器，心电监护仪，脉氧监测仪，无菌痰标本收集装置等。

（2）吸痰管：吸痰管直径不超过气管插管内径的1/2。

四、吸痰操作

（1）患者准备：如条件允许，吸痰前应先予100% O_2 > 30s（最好吸纯氧2min）；可适当增加呼吸频率和（或）潮气量，使患者稍微过度通气，吸痰前可调节呼吸机"叹息（sigh）"呼吸1~2次，或用呼吸球囊通气数次（3~5次）；机械通气患者最好在不中断通气的情况下吸痰或密闭式吸痰；吸痰前后最好有脉搏氧饱和度监测，以观察患者有无缺氧；吸痰时可向气道内注入少许生理盐水以稀释痰液或促使气内道的痰液移动，以利吸除。

（2）吸引负压：吸引管负压一般按新生儿60~80mmHg，婴儿80~100mmHg，儿童100~120mmHg，成人100~150mmHg。吸引负压不超过150mmHg，否则可能因吸引导致气道损伤、低氧血症和肺膨胀不全等。

（3）吸痰目的：至少达到下列之一：①呼吸音改善。②机械通气患者的吸气峰压（PIP）与平台压间距缩小，气道阻力下降或顺应性增加，压力控制型通气患者的潮气量增加。③ PaO_2 或经皮氧饱和度（ SPO_2 ）改善。④吸除了肺内分泌物。⑤患者症状改善，如咳嗽减少或消失等。

（4）监测：吸痰前、中、后应做好以下监测：呼吸音变化，血氧饱和度或经皮氧饱和度，肤色变化，呼吸频率和模式，血流动力学参数如脉搏、血压、心电，痰液特征如颜色、量、黏稠度、气味，咳嗽有无及强度，颅内压（必要时），通气机参数如 PIP、平台压、潮气量、FiO$_2$，动脉血气，以及吸痰前后气管导管位置有无移动等。

（5）吸痰：吸痰时遵守无菌操作原则，术者戴无菌手套，如有需要可戴防护眼镜、隔离衣等。吸痰管经人工气道插入气管/支气管时应关闭负压源，待吸痰管插入到气管/支气管深部后，再开放负压吸引，边吸引边退出吸痰管，吸痰管宜旋转式返出，而非反复抽插式吸痰。每次吸痰的吸引时间约 10 ~ 15s，如痰液较多，可在一次吸引后通气/吸氧至少 10s（最好能吸氧 1min 左右）再吸引，避免连续吸引，以防产生低氧血症和肺膨胀不全等。吸痰完成后，应继续给予纯氧约 2min，待血氧饱和度恢复正常或超过 94％后，再将吸氧浓度调至吸痰前水平。目前不少多功能呼吸机有专用的吸纯氧键，按压该键后，会自动提供纯氧约 2min（具体时间因产品不同而异）。吸除气道内的痰后，再吸除患者口鼻中的分泌物（特别是经口气管插管或吞咽功能受影响者）。

五、并发症

气管内吸引主要并发症包括低氧血症或缺氧；气管/支气管黏膜组织损伤；心搏骤停；呼吸骤停；心律失常；肺膨胀不全；支气管收缩/痉挛；感染；支气管/肺出血；引起颅内压增高；影响机械通气疗效；高血压；低血压。这些并发症大多是吸引不当所致，规范的操作，可大大降低有关并发症的风险。

（韩　慧）

第二节　洗胃术

口服毒物后，洗胃是清除毒物、防止毒物吸收的主要方法之一。洗胃应尽早进行，一般在服毒后六小时内洗胃最佳；但由于部分毒物即使超过六小时，仍可滞留胃内，多数仍有洗胃的必要。

（一）适应证
（1）清除胃内各种毒物。
（2）治疗完全性或不全性幽门梗阻。
（3）治疗急、慢性胃扩张。

（二）禁忌证
（1）腐蚀性食管炎。
（2）食管胃底静脉曲张。
（3）食管或贲门狭窄或梗阻。
（4）严重心肺疾患。

（三）方法
根据患者情况及急救场所与设备条件采用不同的洗胃方法。

1. 口服催吐法　用于神志清醒且能合作的患者。胸前铺防水布、身前置一污水盆或桶，令患者尽快口服灌洗液，至饱胀感时再让患者自行用手指刺激咽部引起呕吐。也可用压舌板或筷子刺激咽部或舌根诱发呕吐排出胃内容物。如此反复，直至排出的洗胃液清洁无味为止。本法操作简单，方便易行，但洗胃常不彻底，不能有效防止毒物进入肠道。

2. 胃管洗胃法　用于不合作、神志不清的患者。清醒患者取坐位，解开上衣纽扣，松解裤带，患者面前放一污物桶；昏迷患者取头低左侧卧位，头转向一侧，以免液体误入气管内。胃管前端 10cm 涂液状石蜡，经口腔插管时，使患者充分张口，昏迷患者可使用开口器，放入牙垫，避免患者咬住胃管。胃管插入食管 45 ~ 50cm 即至胃内，如不能肯定，可由胃管注入适量空气，同时在胃区听到咕噜声，则证实胃管已入胃内，将胃管固定于鼻背部，可采用下列任一方法洗胃：①电动洗胃机洗胃法：电动洗胃机有自控和手控两种，按工作程序操作，将胃管与洗胃机输液管相连接，先用负压将胃内容物吸尽，留送标本。以后每次用正压灌注 300 ~ 500mL 洗胃液，然后将胃内容物以负压吸出，反复灌洗，直至洗净。②漏斗式胃管洗胃法：先用注射器将胃内容物尽量抽尽，留作分析用，将胃管漏斗部抬高，由漏斗部灌入洗胃液 300~500mL，立即放低漏斗，利用虹吸原理将胃内液体引出，反复清洗，直至洗出的液体透亮无味。③注射器抽吸洗胃法：对患者极度衰竭或重症休克者可采用此法，用注射器经胃管注入洗胃液 300~500mL，再用注射器抽出，如此反复，直至洗出的液体透亮无味为止。洗胃完毕可从胃管内注入解毒剂、活性炭等，拔出胃管。

3. 剖腹胃造口洗胃术　用于急性口服中毒、凡插管洗胃确有困难的危重病例。危重患者可在抢救室进行手术。患者取仰卧位，常规消毒铺巾，局部麻醉，取上腹部纵向切口 7~8cm 进入腹腔，胃前壁先作一荷包缝合，切开胃壁，插入吸引导管，先吸尽胃内容物，反复灌洗。术后将导管保留，以便必要时再次灌洗，还可由此注入解毒剂或营养物质。

（四）注意事项

凡有心搏骤停者，应先复苏，然后洗胃，严密观察洗胃术后的并发症，如吸入性肺炎、上消化道出血等，并及时治疗。

（五）洗胃溶液

可根据毒物种类不同，选用适当溶液或加入相应解毒物质，如保护剂：食入腐蚀性毒物后，为保护胃肠黏膜，可用牛奶、蛋清、米汤、植物油等；溶剂：饮入脂溶性毒物如汽油、煤油等有机溶剂后，先用液状石蜡 150~200mL，使其溶解而不吸收，然后洗胃；吸附剂：活性炭是强有力的吸附剂，可用于吸附生物碱、磺胺、巴比妥类、水杨酸、苯酚、砷、氯化汞等，一般用 30~50g；解毒剂：通过与体内残留的毒物起中和、氧化、沉淀等化学作用，改变毒物的理化性质，使其失去毒性。根据毒物种类不同，选用氧化剂：1：5 000 高锰酸钾溶液，可使生物碱、蕈类氧化解毒；中和剂：吞服强酸时可用弱碱中和（表 2-1）。

表 2-1　常用洗胃液的作用和注意事项

名称	作用及用量	注意事项
微温水及生理盐水	物理溶解、机械冲洗作用，用于毒物不明的急性中毒；成人每次 300~500mL，儿童每次 100~200mL，反复进行	液体温度 36~37℃，以防血管扩张加速毒物吸收，注意出入量平衡
活性炭混悬液	吸附作用，用于多种药物及化学物质的急性中毒；2~5g 置于 1 000mL 水中，摇匀，反复进行	
鞣酸溶液	沉淀作用，用于生物碱及某些金属（砷、汞除外）中毒；2%~4% 溶液	
高锰酸钾溶液	氧化作用，用于有机毒物及多种药物（如巴比妥类、阿片类）中毒；浓度 1：5 000~1：10 000 为好	对硫酸、内吸磷、乐果、马拉硫磷、硫特普等不能用。要充分溶解，切勿使高锰酸钾的结晶接触口腔及胃黏膜
碳酸氢钠溶液	可沉淀多种生物碱，也可分解有机磷农药（敌百虫除外）；常用 2%~5% 溶液	碳酸氢钠为碱性溶液，可产生气体，不能一次灌入大量，以防止产生大量气体将毒物驱入肠内
硫酸钠溶液	用于钡盐中毒，使生成不溶性硫酸钡沉淀；常用 2%~5% 溶液	
硫酸铜溶液	用于黄磷中毒，生成不溶解的磷化铜；常用 0.2%~0.5% 溶液	用后再用清水或生理盐水洗胃，以防硫酸铜吸收
葡萄糖酸钙及氯化钙溶液	用于氟化物、草酸盐中毒，使生成氟化钙、草酸钙沉淀；常用 1% 溶液	
硫代硫酸钠溶液	用于碘、砷、汞、氰化物中毒，使结合生成无毒的硫化物；常用 5% 溶液	
米汤、面糊	用于碘中毒，使碘灭活；常用 1%~10% 溶液	用到洗胃液不显蓝色为止
甲醛次硫酸钠溶液	用于升汞中毒，起沉淀作用；常用 2% 的溶液 250mL	
氨水、醋酸铵、碳酸铵溶液	用于甲醛中毒，使形成不活泼的乌洛托品；常用 0.2% 氨水、醋酸铵或碳酸铵	

（韩　慧）

第三节　胸腔穿刺与引流术

一、胸腔穿刺术

（一）适应证

（1）诊断：胸腔穿刺作为新发或不明原因性胸腔积液的诊断性穿刺，抽取胸液分析是渗出液抑或漏出液，胸液涂片、培养、细菌学和生化学检查有助于进一步判断病因，诊断性胸腔穿刺抽液一般抽取50~100mL即可，但明确为充血性心力衰竭所致的少量胸腔积液如不并发感染，可不做胸腔穿刺抽液。

（2）治疗：胸腔穿刺抽液可缓解大量胸腔积液产生的压迫症状。

（3）气胸抽气。

（二）禁忌证

胸腔穿刺无绝对禁忌证。相对禁忌证包括：

（1）严重凝血障碍，如血小板<5×10^9/L、凝血酶原时间（PT）或部分凝血酶原时间（APTT）延长>2倍正常值上限者，如必须穿刺，操作前宜给予适当纠正措施，如输注血小板、新鲜血浆等，穿刺后应密切观察有无出血表现。

（2）局部皮肤感染者，避开此处进行穿刺。

（3）机械或人工通气患者慎重考虑穿刺的必要性。

（4）患者不合作者，可适当给予镇静等处理后再行穿刺。

（5）其他如病情垂危、大咯血或血流动力学不稳定者，应待病情稳定后再行穿刺。

（6）严重肺结核或肺气肿、肺大疱等也作为胸腔穿刺的相对禁忌证。

（三）主要器械

消毒液、无菌洞巾，胸腔穿刺针（25号、22号），无菌纱布或敷料，大注射器（35~60mL），麻药（1%~2%利多卡因），5~10mL注射器，引流管，标本试管（至少1支真空试管），装废液广口容器等。备好肾上腺素等抢救药品。

（四）穿刺步骤

（1）患者体位：患者坐位，可反坐在靠背椅上，椅背垫枕头，双前臂平置于椅背上缘，头伏于枕头上；或让患者坐于床边，头伏于床上。病重者可取半卧位（床头抬高≥30°），拟穿刺侧的手臂上举，置于枕后，无力支撑手臂者，可由助手协助托起患者手臂。

（2）穿刺定位：胸腔积液的穿刺部位应取叩诊实音处，一般于肩胛下第7~8肋间、腋中线第6~7肋间、腋前线第5肋间进针，或超声定位标志处。包裹性积液应经超声检查决定穿刺部位。气胸应取患侧锁骨中线第2肋间（床头抬高≥30°）。

（五）操作过程

（1）消毒与麻醉：术者戴口罩及无菌手套，常规消毒皮肤，铺无菌洞巾，以利多卡因行局部浸润性麻醉直达壁层胸膜，抽到胸液或气体者不必再注入麻醉药。麻醉进针应与胸壁垂直，进针时应固定皮肤，以免皮肤滑动移位，麻醉穿刺时注意进针深度。

（2）穿刺抽液：沿麻醉进针方向应沿肋间隙下交或肋骨上缘缓慢刺入，进针时注射器应抽吸成负压状态，边抽吸边进针；如用带乳胶管的穿刺针穿刺时，乳胶管应先用钳子夹闭。当穿过壁层胸膜时，多有突空感。穿刺成功后，接上注射器或三通管及引流袋，再放开钳子，进行抽液或引流。断开注射器前，应确保乳胶管夹闭或关闭三通管，以防空气进入胸腔形成液气胸。抽液完毕，拔出穿刺针，以无菌纱布外敷，胶布固定，如有凝血功能障碍，拔针后应压迫数分钟，直至针眼无出血再作固定。嘱患者卧床休息。目前，不少单位使用静脉穿刺导管，更加方便引流，但成本增加，积液黏稠者易致堵管。

（3）穿刺抽气：一般取病侧锁骨中线第二肋间，麻醉及进针同抽液。注意，在更换注射器过程中，防止气体进入胸腔。如一侧胸腔已抽出4L气体，抽吸时仍无明显阻力，表明肺与胸膜腔的破口仍未闭合，此类患者应行胸腔闭式引流。张力性气胸者，胸腔穿刺排气减压只能作为临时措施，在快速完成减压后，应行胸腔闭式引流。

（4）拔针与观察：闭合性气胸穿刺完毕拔针后应拍摄胸片，了解肺复张情况，至少观察4~6小时后，再复查胸片，如肺复张且气体不再增加者，可考虑离院；张力性气胸者经胸腔闭式引流肺持续复张24~48小时后可考虑夹管观察至少6~12小时，以评估患者是否有症状再现，并应复查胸片，如经至少6~12小时观察胸腔内仍无新的积气，可考虑拔管。拔管后应备有重新插管所需的各种器械，以便病情反复随时插管。拔管观察至少12小时且经胸片证实无新发气胸者，可考虑出院随访，并告之如发生新的变化及时就诊。注意，短期内应避免重体力劳动或剧烈活动，保持大便通畅以避免增加腹压导致再次发生气胸。

（六）并发症

最常见的并发症是损伤脏层胸膜引起气胸或加重气胸，甚至造成张力性气胸，如胸腔穿刺抽液过程中吸出气体，表明已造成气胸，应动态观察，必要时作胸腔引流。通常穿刺后应拍摄胸片，既有利于了解胸腔积液减少情况，又可及时发现气胸等并发症。如抽到气体，或出现胸痛、呼吸困难、低氧血症，或多部位穿刺，或危重患者，或机械通气患者，穿刺后必须拍摄胸片。

其他并发症包括胸痛、咳嗽、局部感染（<2%），严重并发症如血胸、损伤腹腔脏器如肝或脾、气体栓塞、复张性肺水肿（<1%）。一般每次抽液不超过1 500mL者极少出现复张性肺水肿；如为急性气胸，全部抽气也很少发生复张性肺水肿，但病时间不明的慢性大量气胸，如一次抽尽，可能会出现复张性肺水肿。复张性肺水肿的处理以对症为主，必要时给予机械通气支持。另外，穿刺时出现头晕、出汗、咳嗽、心悸、面色苍白、胸部压迫感或剧痛等，可能是胸膜反应，轻者可暂停观察数分钟，症状缓解后继续操作；重者宜立即拔针终止操作，让患者平躺，必要时可给予肾上腺素0.5mg皮下注射，可择期再做穿刺。壁层胸膜充分麻醉，可大大减少胸膜反应的发生。

二、胸腔引流术

1. 适应证　气胸（任何通气的患者、张力性气胸针刺抽气缓解后、简单抽吸后持续或反复气胸、50岁以上者继发大量自发性气胸）；反复胸腔积液；恶性胸腔积液；脓胸和肺炎旁胸腔积液；血胸；创伤性血气胸；乳糜胸；胸膜剥脱术；手术后引流（如开胸术后、食管手术后或心脏手术后引流）。

2. 禁忌证　需要开胸手术治疗者、肺与胸廓紧密粘连者是胸腔引流的绝对禁忌证。创伤特别是钝性创伤后少量气胸（<20%），如不伴血胸者可不必引流，但应密切观察，并在3~6小时后复查胸片，以排除气胸扩大或迟发性血胸。相对禁忌证包括凝血功能障碍，肺大疱，肺粘连，分房性胸腔积液，结核和既往有胸腔引流术史者，这类患者应在CT或超声引导下行胸腔引流。肺切除术后的空隙作胸腔引流应先请胸心外科医生会诊或咨询。有凝血功能障碍者如不必紧急胸腔引流，宜先纠正凝血状况，再作引流。引流前充分鉴别包裹性气胸还是大疱性疾病，如COPD伴随的肺大疱；还应鉴别胸片提示的单侧"大白肺"是肺炎还是胸腔积液，超声检查可鉴别。另外，院前胸腔引流虽有报道，但尚未得到广泛认可。

3. 主要器械　胸腔引流的器械包括：无菌手套和手术衣；皮肤消毒剂如碘酒或聚维酮碘；无菌巾；无菌纱布；21~25号注射器；局麻药如1%~2%的利多卡因；手术刀柄及刀片；缝线如"1"号线；钝性分离器具虹弯钳；带扩张器的导丝（如用小引流管）；胸腔引流管；连接管；密闭引流系统（或一次性引流瓶）；敷料。一些医院现已包装成胸腔引流专用包。

4. 操作步骤　如下所述。

（1）患者体位：引流术前应经得患者或家属认可，告之手术操作的器官损害风险、感染、其他可能的并发症等。一般情况下患者可采取仰卧位或半卧位，拟引流侧上臂向上举起或手放在颈下，以充分暴露手术视野。

（2）手术部位：第5肋间腋中线至腋前线是引流的最佳部位，因为呼吸时膈肌可升达乳头水平，第五肋间腋中-腋前线处不会损伤膈肌和腹腔脏器，同时此处肌肉最少，最容易进入胸膜腔。如为气胸，一般选择锁骨中线第二肋间。由于肋间血管和神经多靠近肋骨下缘或肋间隙上缘，一般手术切开选择肋骨上缘或肋间隙下缘。2003年英国胸科协会推荐胸腔引流的穿刺部位是"安全三角区"，分别以腋窝、腋前线、腋中线和乳头水平线为边界构成的类似三角形区域，作为引流的入口（图2-1）。

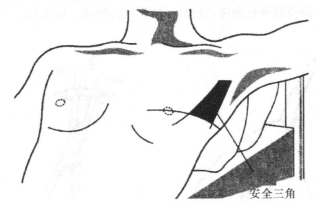

安全三角边界分别是：上界为腋窝，前为腋前线，后为腋中
线，下为乳头水平线，在安全三角进行穿刺引流相对安全

图2-1　胸腔引流"安全三角"示意图

安全三角边界分别是：上界为腋窝，前为腋前线，后为腋中线，下为乳头水平线，在安全三角进行穿刺引流相对安全。

5. 操作过程　完成定位后，术者穿手术衣，戴帽子和口罩，用碘酒或聚维碘酮常规消毒、铺无菌巾，再用1%~2%利多卡因局部浸润麻醉，直至壁层胸膜。

麻醉成功后，用10号手术刀片在肋间隙下缘沿患者横轴作一长度约3~5cm的切口，深达皮肤全层，而后用止血钳行钝性分离肌肉，分离肌肉长径约1cm，直至胸膜，见胸膜后用止血钳尖端刺破胸膜，插管胸腔，但钳子尖端不应插入过深，以免伤及肺脏，插入胸腔后可有气体或液体会向外溢出或喷出（减压引流时），而后用止血钳扩大胸膜开口，并用手指探查肺和壁层胸膜有无粘连，如广泛粘连，应另选引流部位。

完成胸腔探查后，以止血钳夹住预先准备好的带侧孔的引流管前端，将引流管送入胸腔，插入深度为胸腔引流口距离引流管的侧口约4~5cm［引流管后端（接引流瓶端）预先用另一止血钳夹闭］，引流管就位后，拔出止血钳，用0号或1号缝线缝合切口并固定引流管于合适的深度。缝合结束后，用消毒液（碘酒或聚维碘酮）消毒切口及周围皮肤，无菌凡士林纱布包绕引流管入口处，再用无菌纱布外敷手术切口，胶带固定。引流管的另一端与引流瓶相连接后方可放开夹管的止血钳，可见胸液引出或气体溢出（引流瓶装置见气胸）。注意固定时避免直接将胶带粘在乳头上，如确要经过乳头，应用小纱布片盖住乳头后粘上胶带。完成引流手术后听诊两肺呼吸音并拍摄胸片，以了解引流管的位置，发现有无气胸、手术相关性皮下气肿等并发症。简要操作步骤见图2-2。

（1）引流管选择：一般血胸或血气胸者应选用大口径导管（>24F），以免血块堵塞引流管；如为脓胸或较稠厚的胸腔积液，可选择中号导管（16~24F）；如为气胸、普通胸腔积液或分房性脓胸，可选用小口径导管（8~14F）。注意引流管应有侧孔以防阻塞。

（2）引流管的拔除：胸腔放置引流管后，应定时观察水柱波动，如肺复张持续24~48小时，可考虑夹闭引流管观察至少6~12小时，夹管后要密切观察有无新的临床症状发生，如持续6~12小时无新的气胸或肺持续张开，可考虑拔除引流管。拔管后至少应观察12小时，经胸片复查确定无新发气胸者可考虑离院。

近年来，不少临床医生特别是内科性胸腔积液做胸腔引流时，选用深静脉穿刺导管作为引流管，穿刺方法与静脉导管相似，即在完成定位、消毒、铺无菌巾和局部浸润麻醉后，用穿刺针完成胸腔穿刺，而后沿穿刺针孔插入导丝，导丝插入胸腔后退出穿刺针，再将扩孔针沿导丝插入，扩开胸腔入口处皮肤、皮下组织和壁层胸膜后，退出扩孔针，最后将深静脉穿刺导管沿导丝插入胸腔内，插入胸腔内的导管深度一般约5～10cm（过短易滑出，过长易打结，酌情确定），穿刺导管插入后退出导丝，消毒胸腔入口后固定导管，引流导管远端接引流袋完成操作。此法多适于胸腔积液，且积液稀薄者较好。优点是患者痛苦少，操作简便易学，可持续引流，无须外科手术，导管易于固定，操作后患者舒适度好，微创易愈，穿刺孔不易感染。缺点是导管价格仍较贵，导管口径较细，易堵塞，不适合血胸或脓胸等胸液黏稠的胸腔积液。

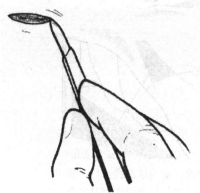 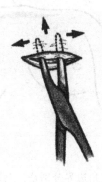

A.在肋骨上缘处沿患者横轴作一直径3～5cm的皮肤切口　　B.钝性分离，扩张皮肤及皮下组织至直径约1cm，并用Kelly钳穿过壁层胸膜

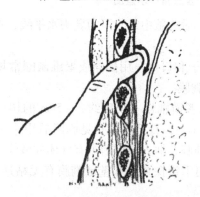 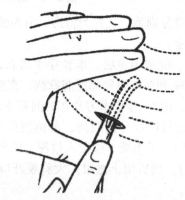

C.用手指探查有无肺-胸膜粘连　　D.以Kelly钳持引流管沿切口送入胸腔内，引流管所有侧孔均需进入胸膜腔内，再行固定

图2-2　胸腔引流管插入操作示意图

6. 并发症　胸腔引流操作相对简单，但如操作不慎，也可能发生严重并发症，包括损伤肺脏和（或）腹部脏器，已有发生死亡的报告。如果损伤迷走神经，会刺激发生心动过缓；如左前胸腔引流可能损伤心脏和大血管；止血钳插入过深过猛也会损伤或刺破肺脏，因此插入止血钳时应控制深度。如用套管针作引流，更易引起严重的肺损伤。其他并发症包括气胸再发、气体残留、胸腔感染、出血、疼痛和复张后肺水肿等。

（韩　慧）

第四节　心包穿刺术

慢性心包积液，积液量可达1～2L而无明显心包填塞征象，但急性心包积液（血），积液量达60～200mL时便可出现心包填塞表现，出现心包填塞时，应紧急穿刺抽液。

一、适应证

紧急心包穿刺的唯一指征是大量积液伴心包填塞；心包穿刺也适于对心包积液进行病因诊断，抽取心包积液做有关检验。复苏时无脉电活动（PEA）者，排除了 PEA 的其他病因，并疑为心包积液（血）所致者，也宜做心包穿刺。

二、禁忌证

对有明确心包填塞征象的血流动力学不稳定患者，心包穿刺无绝对禁忌；但对血流动力学稳定伴有未校正的出凝血功能障碍者则是心包穿刺的绝对禁忌证。少量心包积液、局灶性或包裹性积液的血流动力学稳定患者也是心包穿刺的禁忌证。对创伤性心包积液（血），应行紧急开胸手术，同时应积极液体复苏，保证充分血容量。

三、主要器械

消毒剂如聚维碘酮，局麻药（1%利多卡因），穿刺针（可用套管针，一般法氏 6～10 号即可），无菌巾、纱布、监护仪，注射器，集液器或袋等。

四、穿刺操作

（1）患者准备：穿刺前向患者充分解释，征得患者或家属同意，取得合作，方可穿刺。穿刺进针前应充分体检，如条件允许，应拍摄胸片，做心脏超声检查和定位。给予无创血压和心电监护，吸氧、动脉氧饱和度监测。若时间允许，应常规插胃管，以排除胃内胃物或气体，防止穿刺误伤胃。

（2）患者体位：患者取半卧位，30°～45°，这样有利于心脏靠近前胸壁，如患者无法半卧，可采取仰卧位。

（3）穿刺定位：剑突下；右胸骨旁；左胸骨旁（剑突下进路）；左或右侧第 5 肋间胸骨旁（胸骨旁进路）；左锁骨中线第 5 肋间（心尖途径）（图 2 - 3）。最常用的穿刺部位是左胸骨旁或剑突下。

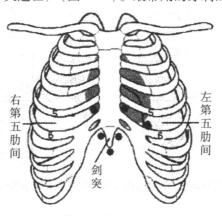

图 2 - 3　穿刺点示意图

（4）穿刺操作：常规消毒铺巾后，在拟穿刺部位以 1% 利多卡因局部浸润麻醉，成功后进行穿刺。如咳嗽明显可给予适量镇静剂。穿刺时一般用 20mL 注射器接穿刺针，并预吸 5mL 无菌生理盐水再进行穿刺。

1）心前区穿刺：于左侧锁骨中线与第 5 肋间隙交界处（心浊音界内侧进行），针尖向内、上、后方刺入，边进针边回抽，抽出液体时停止进针，如用套管针，可固定穿刺针并将套管向内推进，然后拔出穿刺针，留置套管接注射器完成抽液。

2）剑突下穿刺：于剑突与左侧肋软骨交界处进针，针尖方向与腹壁成 45°，与正中线成 45°角，斜向左后上方刺入心包，边进针边抽吸，抽到液体时停止进针，此时成人一般需进针约 4～5cm，如用套管针，可固定穿刺针并将套管向内推进，然后拔出穿刺针，留置套管接注射器完成抽液（图2－4）。穿刺时可将心电图的 V_1 导联用鳄鱼钳夹在穿刺针柄上（图2－5），此时的穿刺针作为活动电极，如穿刺针刺到心肌或穿透心肌时，ECG 会出现 V_1 导联的 ST 段抬高，或者出现室性早搏，甚或室性心律失常，这可为穿刺提供安全预警，避免伤及心肌。如出现心肌损伤心电变化，应退出穿刺针少许（约1～2mm），直至 ECG 恢复正常。

3）超声引导穿刺：许多专家认为超声引导穿刺是心包穿刺的标准方法，心超可定位最大积液平面，而且可指引穿刺针的进针方向，使穿刺更为安全可靠。

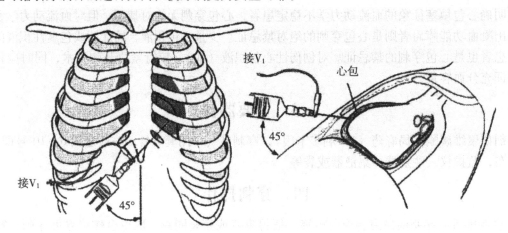

图2－4　心包穿刺进针方法（穿刺针与胸壁、正中线分别成45°角进针）

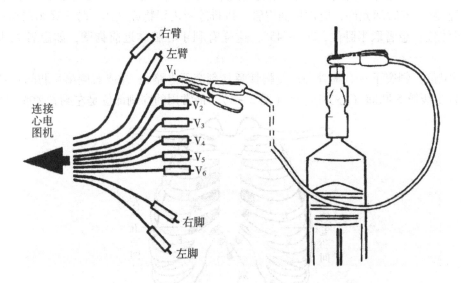

图2－5　穿刺针与 V_1 导联连接（穿刺针的针柄与监护导联 V_1 连接）

五、并发症

心包穿刺并发症的发生率4%～40%，超声引导下穿刺的并发症发生率低于5%。反复或再发心包填塞、出血或心律失常会导致死亡，但超声引导下穿刺很少发生死亡。穿刺针损伤心肌、冠状动脉、心包血管或内乳血管时，可引起出血、血胸、和（或）心包填塞。穿刺针刺入后避免针尖摇动是减少损伤的有效方法。刺破肺脏可能出现气胸、心包积气，如气体进入心腔可出气体栓塞。穿刺针穿透心肌时可发生心律失常、室颤、室速或心脏停搏。如穿刺针伤及肝脏可能导致出血，甚至胆汁渗漏。穿刺时患者清醒者可能出现迷走反应。如心包内有血凝块或穿刺针未刺入心包，会出现假阴性；同样，如穿刺针刺入心腔或血管内，会出现假阳性结果。

（王瑞仓）

第五节 腹腔穿刺术

一、适应证

成人任何不明原因的新发腹水均应行腹腔穿刺（abdominal paracentesis）检查，了解腹水性质，以确定是门脉高压还是其他原因性腹水，如癌性、感染性或胰腺炎；已有腹水怀疑自发性细菌性腹膜炎，如发热、腹痛、脑病加重、肾功能恶化、白细胞增高、酸中毒、胃肠道出血、脓毒症和休克时，也应做腹穿抽液检查；对肝硬化和腹水合并隐匿性自发性腹膜炎并非少见，最好做腹穿抽水监测腹水性质；大量张力性腹水行腹腔穿刺放腹水，以缓解压迫症状如腹胀或呼吸困难；难治性腹水或腹水对利尿剂反应差者也需穿刺排放腹水。

二、禁忌证

许多需做腹腔穿刺者，因有基础肝病伴凝血功能障碍或血小板减少症，但腹穿引起严重出血者极少（<0.2%），如有血清肌酐升高者易出血，此类患者腹穿后应注意观察；播散性血管内凝血（DIC）者忌行腹穿；妊娠伴腹水、腹腔器官巨大症（如巨脾）、肠梗阻、腹腔内粘连、膀胱扩大者慎做腹穿，或在超声引导下腹穿，以避免医源性损伤，肠梗阻者腹穿前宜先行胃肠减压，尿潴留者腹穿前应予导尿。腹穿时，穿刺针应避开腹壁感染区、腹壁扩张的血管、手术瘢痕、腹壁血肿。

三、主要器械

腹穿主要器械有消毒液、1%～2%利多卡因、穿刺针、注射器等，医院内一般都有专用的腹穿包，不少医院已使用一次性腹穿包，内有穿刺必需的器械。

四、穿刺操作

（1）体位：一般可轻度抬高床头约15°～30°，让患者处理斜坡位，腹水少者可取侧卧位。

（2）穿刺点：①腹中线脐下2cm处。②左或右下腹，髂前上棘内、上方2～4cm处。脐下正中线处穿刺优点在于没有大血管，肥胖者最好选左下腹穿刺点，因其腹壁较厚，且腹水多积于下腹部，更易穿到腹水。穿刺前宜先做腹部叩诊，了解有无移动性浊音及浊音区，或先行超声检查确认腹水多少、有无分隔等，以免伤及肠袢或其他器官如膀胱或子宫等，特别是多次腹部手术瘢痕者。

（3）穿刺：常规消毒铺巾，局麻达腹膜（壁层）。常用的有两种穿刺进针方法：①倾斜进针法：穿刺针与腹壁呈45°角进针，穿刺针进入腹腔后有突空感（图2-6）。②另一种是错位穿刺法（又称"Z"道穿刺法），即进针前用手指将腹壁皮向上或向下推移约2cm，进针后同样有突空感，这样拔针后皮肤回复，形成内外针眼错开（图2-7）。两种方法均不易引起腹水外漏，对大量腹水或张力性腹水者尤为重要，否则拔针后易渗腹水。

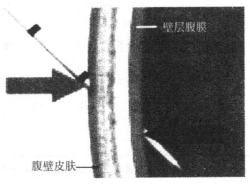

壁层腹膜

腹壁皮肤

图2-6 倾斜进针法

如诊断性腹，用大注射器抽取 30~60mL 腹水即可；如大量腹水，穿刺成功后，穿刺针外接事先准备好的引流袋，达到目标引流量后，快速拔针，针眼用无菌纱布外敷固定。

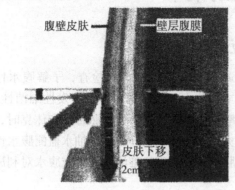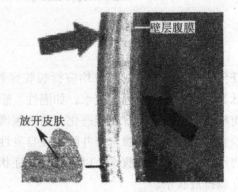

A. 错位进针法（腹壁皮肤向下推移 2cm）　　　B. 错位进针法（拔针后皮肤复位，针孔错开）

图 2-7　错位穿刺法

五、并发症

大量排放腹水后易引起循环功能障碍，如低血压、低钠血症、血浆儿茶酚胺和肾素水平升高。严重者会出现肝肾综合征甚至死亡。建议给予排放 5L 以上的腹水者输注白蛋白，一般可按每排放 1L 腹水补充白蛋白 6~8g 计算。

其他少见轻度并发症包括腹水渗漏、局部感染、腹壁血肿，少见的严重并发症如出血、腹腔内器官损伤、腹壁下动脉破裂。

六、腹水检查

腹水检查项目选择方法：

（1）必做项目：细胞计数和分类、白蛋白定量、培养。

（2）选做项目：总蛋白定量、糖、乳酸脱氢酶（LDH）、淀粉酶、革兰染色。

（3）少用项目：涂片找抗酸杆菌或抗酸杆菌培养、细胞学检查（病理）、甘油三酯。腹水分析意义见表 2-2。

表 2-2　腹水分析及意义

腹水分析		血清-腹水白蛋白梯度鉴别诊断	
无防腐剂管	意义	≥1.1g/dl	<1.1g/dl
总蛋白	≥10g/L 提示继发腹膜炎，而非 SBP	肝硬化	腹腔癌扩散
乳酸脱氢酶	低于血清正常上限提示继发性腹膜炎而非 SBP	酒精性肝炎	结核腹膜炎
糖	<500mg/L 提示继发性腹膜炎而非 SBP	心源性腹水	胰腺性腹水
癌胚抗原	>5ng/mL 提示空腔脏器穿孔	门静脉血栓形成	胆汁性腹水
碱性磷酸酶	>240U/L 提示空腔脏器穿孔	Budd-Chiari 综合征	肾病综合征
淀粉酶	胰腺炎腹水或空腔脏器穿孔，淀粉酶明显升高（常 >2 000U/L 或 5 倍血清值）	肝转移癌	浆膜炎
三酰甘油	>200mg/dl 提示乳糜性腹水	*97% 为门脉高压性腹水	*提示为其他原因性腹水（非门脉高压）
真空管腹水	意义		
细胞学	如三管标本送检且立即检查，敏感性升高		
微生物培养	敏感性约 50%		

注：SBP：自发性腹膜炎；血清-腹水白蛋白梯度（g/dl）=人血白蛋白-腹水白蛋白。

（王瑞仓）

第六节　腰椎穿刺术

一、适应证

（1）诊断方面：提取脑脊液协助诊断，主要用于感染性疾病如病毒、细菌或真菌性脑炎、脑膜炎或脑膜脑炎，炎症疾病如多发性硬化症、Guillain – Barre 综合征、神经梅毒、假性颅内高压或良性颅内高压，用于蛛网膜下腔出血的诊断；代谢性疾病和肿瘤学诊断操作。腰穿测定脑脊液压力，间接推断颅内压变化；了解蛛网膜下腔有无阻塞；做脑或脊髓造影。

（2）治疗方面：腰椎麻醉；各种操作下肢止痛或麻醉；鞘内注射药物如某些脑膜或脑室炎使用抗生素、万古霉素、庆大霉素，某些白血病和淋巴瘤的化疗。

二、禁忌证

脑疝形成是腰穿的绝对禁忌。腰穿时的体位可能影响心肺功能，因此心肺功能不全的患者应尽量避免腰穿；颅内压明显增高，尤其是颅内占位性病变，如小脑肿瘤或脑脓肿所引起者；凝血功能障碍如血友病、血小板减少症等，增加穿刺部位硬膜外和硬脑膜下出血和血肿形成风险，是腰穿的相对禁忌证，必须进行穿刺者，应使用细穿刺针；有腰部手术史者，在腰穿前最好先行影像学检查；昏迷或意识改变、局灶性神经定位征、HIV 阳性、头痛进行性加重或视神经盘水肿者在行腰穿前宜先行头颅 CT 检查，但无视神经盘水肿者并非颅内压正常的可靠征象，因为颅内压升高一般要经过约 48h 才出现典型的视神经盘水肿。早期颅内压增高者中，约 15% 的成人无乳神经乳头水肿，约 50% 的儿童缺乏视盘水肿。穿刺部位局部皮肤或软组织感染，有脊髓结核或其他脊髓炎症者；败血症或全身感染也是相对禁忌证；休克、衰竭、病情垂危者；从病史和体检已可明确诊断，腰穿不能提供更多信息。

三、主要器械

腰穿器械主要包括腰椎穿刺套管针、5mL 注射器及针头、收集脑脊液的试管（4 支）、聚维碘酮消毒剂、测压管、三通管、无菌洞巾、纱布垫、胶带、麻醉药（1% ~2% 的利多卡因）等。

四、操作步骤

（1）体位：患者可取坐位，或侧卧于硬板床上，使背部与床边垂直，头向胸前弯曲，双膝向腹部屈曲，或令患者双手抱膝，腰向后凸起，以便增大穿刺部位的腰椎间隙。

（2）穿刺点：常选择第 3 ~4 或第 4 ~5 腰椎间隙为穿刺点（两侧髂嵴连线和脊棘线交点为第 3 腰椎间隙）。

（3）消毒与麻醉：术者戴口罩及无菌手套，以穿刺点为中心，自内向外常规消毒局部皮肤，铺无菌洞巾。用利多卡因溶液做局部浸润麻醉，深达棘突韧带。

（4）进针：术者一手固定穿刺点皮肤，另一手持腰椎穿刺专用针，从棘间隙与脊柱呈垂直方向进针或穿刺针尖略向头偏斜进针，但穿刺针不宜向左右偏斜，缓慢刺入，穿过黄韧带和硬脊膜时，常有落空感，此时可拔出针芯，即可见脑脊液缓缓流出，如未见脑脊液流出，可继续进针少许。成人进针深度一般 4 ~6cm。注意，针芯应缓慢退出，如退出针芯时见脑脊液喷出，可能提有颅内高压，不宜拔针芯。

（5）测压及放液：测压时全身放松，头及下肢可稍伸展。穿刺针接测压管测量初压，测压管应垂直向上，测压管内的液柱高度即为脑脊液压。移去测压管（测压管内的脑脊液也应留取作为标本），收集脑脊液 4 管共约 3 ~4mL，分别送常规、生化检验，细菌培养、真菌检验及血清学检验。采取脑脊液后可再接上测压管，测试脑脊液终压。

（6）拔针：测量终压后插入针芯，再拔出穿刺针，拔针后压迫针孔以防止出，外敷无菌纱布并固定。拔针后患者应平卧至少 4 小时，平卧可减轻腰穿后头痛程度，但并未减少头痛发生率。

五、并发症

　　肥胖患者穿刺标志定位困难，骨关节炎、强直性脊柱炎、脊柱后侧凸、有腰椎手术史者和椎间盘退行性变者穿刺操作难度增加，应请经验丰富的医生或麻醉师穿刺。主要并发症包括脑疝形成、心肺功能不全、局部或牵涉痛、头痛、穿部位出血、感染、脑脊液漏等。

　　最常见的是头痛，穿刺后 48 小时头痛的发生率达 36.5%，65% 的头痛在穿刺后 24 小时内发生，90% 的头痛在穿刺后 48 小时内发生，迟发性头痛在穿刺后 5～14 天发生，头痛多位于额部或枕部，严重程度各不相同，相关症状包括恶心、呕吐、颈项强直、听觉异常和前庭功能异常如头晕等。300～500mg 的咖啡因可能暂时缓解头痛症状，或严重头痛者可试用 5～6mg/kg 的氨茶碱。最严重的致命性并发症是脑疝形成，表 2-3 为常见疾病的脑脊液（CSF）变化。

表 2-3　常见疾病的脑脊液变化对照

病状	CSF 外观	压力	细胞计数（mm³）	糖（mg/dl）	蛋白质（mg/dl）
细菌性脑膜炎（未治）	清、混浊或脓性	↑	500～1 000，90%～95% 为 PMN	0～40	>50
细菌性脑膜炎（已治）	可能混浊	N 或↑	1～500，L 或 M 为主	↓或 N	>50，<500
脑脓肿	清、混浊或脓性	↑	如脓肿破裂可能 >1 万，PMN 为主	N	<200
结核性脑膜炎	清、乳白或毛玻璃样	↑	WBC 25～500，早期有 PMN，但 L 为主	10～40	50～500
真菌性脑膜炎	清或混浊	N 或↑	WBC 10～500，L 为主，早期 PMN	<40	<600
病毒性脑膜炎或脑炎	清、可轻微乳白色	N 或↑	6～1 000，主要是 L，早期 PMN	N，但疱疹或腮腺炎者减低	<200
急性梅毒性脑膜炎和钩端螺旋体病	清或浑浊	↑	WBC 100～500，多为 L	N 或↓	<200
脑膜癌	清或黏蛋白状	↑	WBC 10～500，L 为主	<40	<500
蛛网膜下腔出血	血性、变黄、清	↑	RBC1 000 至 3.5×10⁴	N，约 10%～15% 的患者↓	↑
多发性硬化症	清	N	L 0～20，罕有 >50	N	45～75
进行性多灶性脑白质病	清	N	M <10	N	N
Guillain-Barre 综合征	清或黄色	N 或↑	N，WBC10～200，L 为主	N	可高达 1 000
脑假瘤	清	↑	N	N	N
亚急性硬化性全脑炎	清	N	多数 N	N	↑，检查 CSF 中 γ 球蛋白滴度
神经-白塞病综合征	清	N 或↑	WBC3 000，PMN 为主	N	↑

　　注：PMN：多形核白细胞；M：单核；L：淋巴细胞；RBC：红细胞；N：正常；↓：降低；↑：升高。

（王瑞仓）

第七节　导尿术

一、适应证

　　导尿是临床上最常用的泌尿外科和非泌尿道疾病的诊断和治疗措施之一。其适应证包括：外科手术、急诊和危重患者，常需导尿观察尿量变化；急慢性阻塞性尿潴留或神经性膀胱，需导尿缓解症状；膀胱功能不全者，导尿用作排尿后残余尿量评估；导尿留取非污染尿标本检查作为泌尿系感染的重要诊断手段（多为女性患者）；其他如利用导尿作为逆行性膀胱造影和尿动力学检查的方法。

二、禁忌证

导尿唯一的绝对禁忌证是确定性或疑似下尿道损伤或断裂者，主要见于骨盆骨折或盆腔创伤者，多表现为会阴部血肿、尿道口出血或前列腺高位骑跨（high-riding）。只有尿道连续性得到确认后，方可进行导尿术，非创伤者镜下或肉眼血尿并非导尿的禁忌证。相对禁忌证如尿道狭窄、近期尿道或膀胱手术、狂躁或不合作者等。

三、主要器械

消毒剂如聚维酮碘，水溶性润滑剂如甘油，无菌巾，无菌棉球及纱布，无菌手套，连接管，无菌盐水，10mL 注射器，尿量计，接尿器（或接尿袋），固定胶带等。

四、导尿管选择

成人常用 Foley-16 或 18 号导尿管，儿童多用 5~8 号导尿管。尿道狭窄者宜选择较小导尿管如 Foley-12 或 14 号，而有血尿者应选择相对较大的导尿管如 Foley-20 至 24 号，以免导尿管被血块阻塞。多数导尿管为乳胶管，如条件允许，对乳胶过高敏或过敏者可选用硅胶管，有高危感染风险者，可选用银合金涂层的抗菌导尿管。

五、操作前准备

操作前先向患者作适当解释，消除顾虑，取得其充分合作。患者多取仰卧位或半卧位，双大腿可略外展。男性包茎者应翻开包皮暴露尿道口，清除包皮垢。然后用浸有消毒液的棉球或海绵块消毒，注意，在消毒时，应以尿道口为中心向外消毒。消毒后常规铺无菌巾或洞巾，导尿管外涂润滑剂备用。

六、导尿操作

（一）男患者导尿术

术者戴无菌手套，消毒铺巾后，一手握阴茎，使之垂直向上，另一手持带有滑润剂的导尿管，自尿道口插入，导尿管至少插入大部分或见尿液流出，见有尿液自导尿管流出后仍应继续推入导尿管数厘米，而后将导尿管外端接上接尿袋，用 10mL 注射器抽取无菌生理盐水注入球囊管，再将向外牵拉导尿管，直到遇到阻力，固定导尿管于一侧大腿上，完成导尿（图 2-8）。

有时导尿管插入阻力较大，可能是在前列腺膜部狭窄或尿导尿管硬度较大，致使导管前端阻于前列腺膜部前方的尿道后皱襞处，此时可用手指在前列腺下方轻托尿道或适当旋转导尿管方向，便于导尿管前端顺利进入尿道前列腺部（图 2-9）。

（二）女患者导尿术

患者取仰卧位，双大腿略向外展或呈膀胱截石位，用手指撑开阴唇后自尿道口向周围消毒并常规铺无菌巾。术者用一手拇、食指分别撑开两侧小阴唇，另一手持导尿管自尿道口插入导尿管，见尿液处导尿管外流时，继续向内插入导尿管数厘米，用注射器抽取 10mL 无菌生理盐水，向球囊导管内注入生理盐水，而后向外牵拉导尿管，直到遇到阻力即可，而后固定导尿管于一侧大腿根部即完成导尿。

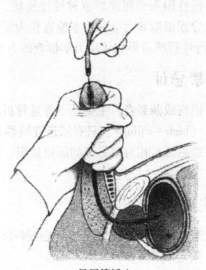

A. 导尿管插入   B. 充填球囊后外拉

图 2 - 8　男患者导尿管插入方法示意图

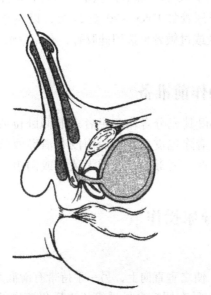
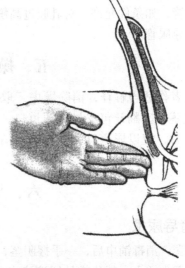

A. 前端阻于前列腺膜部的后皱襞处   B. 用手指轻托前列腺膜部后皱襞

图 2 - 9　男患者导尿管插入遇阻解决方法示意图

七、并发症

导尿的主要并发症包括造成假通道，尿道穿孔，出血，感染。尿道炎是最常见的并发症，发生率达 3% ~ 10%。附睾炎，膀胱炎和肾盂肾炎是少见并发症，多见于长期留置导尿管并发感染者。减少感染的最有效方法是尽可能减少导尿管的留置时间，严格无菌操作。导尿者无须常规预防性使用抗生素，但感染高危风险者如免疫功能受抑、经尿道前列腺切除术、肾移植者等，需要预防性使用抗生素。医源性创伤可导致尿道狭窄，出血和血尿，少量出血大多是自限性的，无须特殊处理，但出血较多者，应给予止血药如立止血 1ku 肌内注射或静脉注射，凝血功能障碍者应处理原发病。包茎者导尿后包皮未复原易致包皮嵌顿。

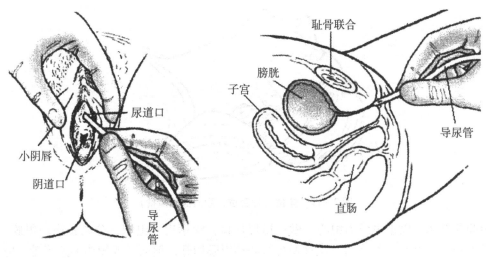

拇、食指分别撑开两侧小阴唇，自尿道口插入导尿管

图 2 - 10　女性导尿方法示意图

（王瑞仓）

第八节　环甲膜穿刺和切开术

一、适应证

环甲膜切开术只适于所有非手术方法失败或禁忌的紧急情况下建立确定性人工气道，如急性喉阻塞等。在建立外科气道前，应先尝试行经口或经鼻气管插管，但上气道异物阻塞时不宜做气管插管，以免将异物推入气道。8～10 岁或以下的儿童，更适于行环甲膜穿刺术。

二、禁忌证

环甲膜切开的绝对禁忌证包括：可行气管插管者禁忌作环甲膜切开；气道部分或完全断裂者禁忌行环甲膜切开，而应行气管切开造口术；环状软骨、喉、甲状软骨严重创伤、破裂或骨折者禁忌做环甲膜切开。相对禁忌证包括：喉病变如肿瘤、骨折不宜做环甲膜切开而应行气管切开造口；较长时间气管插管的患者，环甲膜切开的并发症发生率明显升高，原则上应行气管切开造口；凝血功能障碍者；颈部肿块或颈部血肿；操作者技术不熟练易增加并发症发生率，也作为相对禁忌证。

三、器械

环甲膜切开器械：消毒手套，手术衣，面罩和眼保护罩，局麻药（1% 利多卡因），5mL 注射器，21 和 25 号穿刺针，带活瓣的面罩气囊，氧源和吸氧导管，环甲膜切开包［包含消毒剂如聚维酮碘，11 号手术刀片和解剖刀柄，弯止血钳，气管拉钩，小止血钳，缝合剪，气管导管（4 号或 6 号），缝线等］。

环甲膜穿刺器械：消毒剂如聚维酮碘，14 号穿刺套管针，10mL 注射器，氧源及导管等。

四、操作

1. 准备　患者取仰卧位，颈肩部垫一小枕或毛巾垫，有利于充分暴露颈部，防止气道移位或扭曲，拉伸环甲膜（图 2 - 11）。如患者有颈椎损伤，应去除颈托，并应有专门助手固定颈部与正中位，另一助手给氧或行面罩通气支持。术者最好穿上无菌手术衣，戴面罩，再进行消毒、麻醉，但由于操作常常时间紧迫，这些均需快速完成。

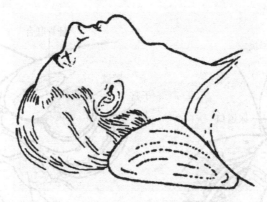

图 2-11 体位（仰卧位，颈肩部垫薄枕）

2. 环甲膜切开术 以正中线为中心，做一横形切口，深达皮下组织，分离暴露环甲膜，再做环甲膜切开（图 2-12）。操作熟练者可一次性做皮肤和环甲膜切开，但初学或操作不熟练者，应分别进行，以免伤及气道后壁的平滑肌甚或食道。切口长度不超过 2~3cm，过长可能会伤及甲状软骨旁的颈前静脉。切开环甲膜后，插入气管切开导管，固定逐层缝合，切口用无菌"Y"形纱布垫于导管与切口之间，固定导管。

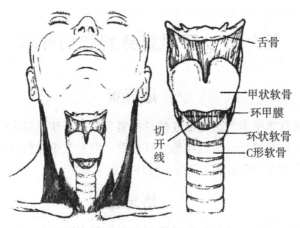

图 2-12 环甲膜切开示意图

3. 环甲膜穿刺术 一般适于 8 岁以下儿童或紧急情况又无条件做环甲膜切开的成人。选用 12~16 号带套管的穿刺针，接 10mL 注射器，注射器内抽吸约 5mL 生理盐水，在正中线环甲膜处进针，针尖朝颈部后下方向，针柄与颈长轴的垂直线成 30°~45°角，刺入后抽吸，如见大量气泡进入注射器，穿刺针刺入气管内时可出现咳嗽，或注入少许生理盐水也可有咳嗽反射，这些均是穿刺成功的指征。穿刺成功后，固定套管针，将外套管向气管内推入，而后拔出穿刺针，套管接供氧导管即可（图 2-13）。紧急情况下，如无大号穿刺套管针，为解救气道完全阻塞，可用多个大号注射针头插入环甲膜，注意不要插入过深而刺入气道后壁。

五、并发症

（1）即时并发症：包括出血、皮下气肿、食管裂伤、颈动脉鞘及周围的血管神经裂伤、导管错位（插入气管前）、甲状软骨或环状软骨骨折或脱位、窒息甚至死亡。

（2）后期并发症：包括蜂窝组织炎、声门下肉芽肿形成、切口处肉芽肿形成或狭窄。

（3）儿童：一般 8 岁及以下儿童不做环甲膜切开术，因为儿童的环甲膜很小，且并发症的发生率高，抢救时通常采用环甲膜穿刺术。

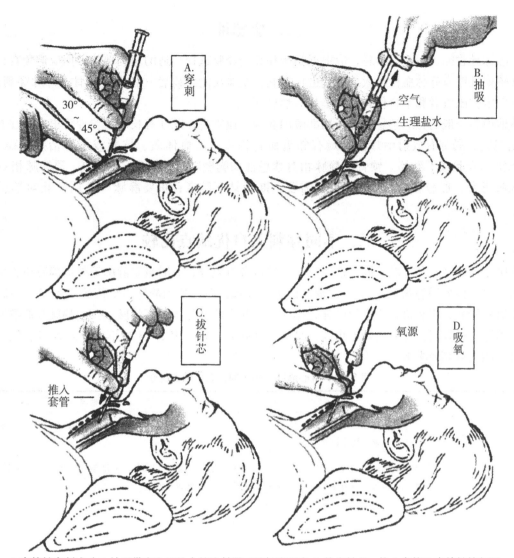

A.套管针穿刺成功;B.抽吸带有生理盐水的注射器可见气泡吸出;C.拔出针芯，推入套管;D.套管针接氧源

图 2 - 13　环甲膜穿刺术

（王巧奕）

第九节　中心静脉导管插入术

急诊和重症监护单元开展中心静脉通路和有创操作越来越频繁，各种高级监护技术、经静脉起搏和静脉营养等均需要快速、安全和可靠的中心静脉通路。纵使在复苏时或儿童危重患者，也越来越多地开展中心静脉导管技术。

一、适应证

多种原因需要中心静脉导管，最常见的是需要紧急静脉输液或给药的患者无法建立外周静脉通路时，应建立中心静脉导管通路；不宜经外周小静脉使用刺激性较强的药物时，也需开放中心静脉通路给药；高能量静脉营养和其他高浓度输液。其他如中心静脉测压、经静脉临时起搏、心导管操作、肺动脉导管、肺血管造影等均需中心静脉通路。

二、禁忌证

中心静脉导管插入无绝对禁忌，应根据临床和穿刺经验选择合适的穿刺部位，但应避免在目标静脉区有皮肤感染处或有静脉血栓形成的静脉进行穿刺。凝血功能障碍者（特别是锁骨下静脉穿刺）、严重肥胖且解剖定位困难者和不合作者等均是相对禁忌证。

具体地说，一般的相对禁忌证包括局部解剖变异、血管炎、既往有长期留置导管史、既往有使用致血管硬化剂史、局部有放射治疗史、疑有邻近血管损伤、出血体质、抗凝或溶栓治疗、躁动患者、穿刺者无操作经验或不熟练。锁骨下静脉相对禁忌证如胸壁畸形、气胸、COPD；颈静脉相对禁忌如经颈静脉吸毒者；股静脉相对禁忌如患者需要不断活动下肢者；贵要静脉（外周）相对禁忌如心脏骤停等。

三、不同穿刺入口优缺点比较

根据医生穿刺技术和经验不同，选择穿刺入口也各有差异，有时贵要静脉等外周静脉也作为中心静脉导管的入口，但外周静脉到达上/下腔静脉的距离较远，而且外周静脉可能因容量不足等原因常有萎陷，甚至血栓栓塞，不宜进行中心静脉导管操作。一些大静脉如锁骨下静脉、颈内静脉和股静脉部位较为确定，静脉内径较粗，穿刺成功率更高，是中心静脉的优选。表2-4是不同穿刺入口的优缺点简单比较，可作临床穿刺时参考。

表2-4 中心静脉穿刺不同入口优缺点比较

穿刺入口	优点	缺点
贵要静脉（肘部，外周）	严重并发症发生率低；可以直视下穿刺操作；可以进行大量和快速输液	轻度并发症如感染、静脉炎和血栓形成发生率高
颈内静脉	体表标志好；与锁骨下静脉相比，气胸发生率更低；易出血但可控性好；罕有发生导管错位；右颈内静脉到上腔静脉几乎成一直线；颈动脉容易鉴别；是2岁以下儿童静脉切开的次选和有效途径	属于"盲穿"操作；失败率略高于锁骨下穿刺法；固定更困难和不方便
股静脉	体表标志好；是凝血功能障碍、上腔静脉创伤或CPR等上腔静脉入口的优选替代途径	固定困难；易受污染
锁骨下静脉锁骨下入口	体表标志好	并发症发生率高，特别是低血容量性休克患者；属于"盲穿"；2岁以下儿童尽量避免
锁骨下静脉锁骨上入口	体表标志好；气胸风险更低；心跳呼吸停止患者更多选择此径路	属于"盲穿"；导管错位少见

四、穿刺器械

无菌手套；静脉输液和输液管；中心静脉专用穿刺包，一般含聚维酮碘消毒液，消毒洞巾，麻醉剂及注射器，穿刺针，金属导丝，导管，皮肤扩张导管，纱布垫，11号小刀片，5mL和10mL注射器，3-0号或4-0号不吸收缝线等。成人用静脉导管一般要求20cm的法氏7号留置管，如用作透析或快速输液，应选择更大孔径的导管。

五、穿刺定位及方法

（一）颈内静脉穿刺置管

患者仰卧Trendelenburg位（特伦德伦伯位表垂头仰卧位），将床头下倾10°~15°角，头转向穿刺对侧。一般取右侧颈内静脉，因为它与上腔静脉几乎成一直线，有气管插管的患者更多选用锁骨下或股静脉置管。颈内静脉穿刺分为前、中、后路三种进针法，三种进针方法详见表2-5。图2-14为颈内静脉穿刺前、后路进针法。以下简要介绍中路进针法：穿刺点定位于锁骨、胸锁乳突骨胸骨头和锁骨头形成的三角形尖端，由于颈颈静脉位于颈动脉外侧，即穿刺时应在颈动脉搏动外侧进针，颈静脉一般在皮下约0.5cm，但个体肥胖程度不同而有差异。用1%~2%的利多卡因溶液1~2mL，作皮肤及皮下浸润麻醉。穿刺进针点位于颈动脉搏动外侧的三角区顶点处，针尖朝向同侧乳头方声，针柄与皮肤成45°~60°角进针（图2-15），边进针边抽吸，见暗红色细血流进入注向器表示穿刺进入颈内静脉，可再进针少许（约1~2mm）以确保针尖斜面完全进入血管内，然后按下述的"导管插入过程"置入静脉导管。置管完成后，应拍摄胸部平片，确定导管位置及有无并发症。

表2-5 颈内静脉前、中、后路穿刺方法比较

	中路进针法	前路进针法	后路进针法
进针点标志	胸锁乳突肌胸骨头、锁骨头与锁骨所成的三角形尖部	胸锁乳突肌前缘与甲状软骨上缘的水平线交界处	胸锁乳突肌后缘、锁骨和同侧乳突连线下1/3交界处
针柄与皮肤角度	儿童30°，成人45°~60°	儿童30°，成人45°	30°~45°，沿胸锁乳突肌内侧边向下
针尖方向	同侧乳头	同侧乳头	胸骨上切迹
成人颈内静脉深度	≤3cm	≤3cm	≤5cm

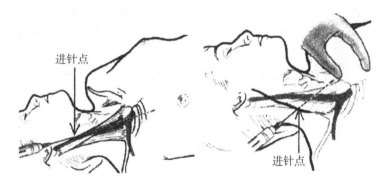

图2-14 颈内静脉穿刺前、后路进针法

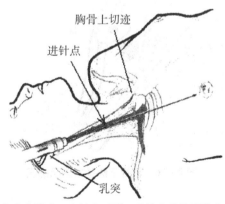

中路进针法：头转向对侧，进针点为胸锁乳突
肌胸骨头与锁骨头分叉处，针尖指向同侧乳头

图2-15 颈内静脉穿刺

（二）锁骨下静脉穿刺置管

患者仰卧置于Trendelenburg位，头转向穿刺对侧。在患者肩胛骨下置一毛巾或纱垫，以突出胸锁关节。用利多卡因溶液作皮肤及皮下浸润麻醉。按进针点在锁骨上或下分为锁骨上进针法和锁骨下进针法。

（1）锁骨下进针法：多数医生（或经培训的护士）习惯锁骨下进针法。进针点位于锁骨下1cm，锁骨1/3与外1/3交界处，针尖朝向内上方，胸骨上切迹上方，穿刺针与皮肤成15°～20°角进针，边进针边抽吸，见有暗红色血流进入注射器，表示已穿刺进入锁骨下静脉，可再进针少许（约1～2mm）以确保针尖斜面完全进入血管内，一般进针3～4cm即可（图2-16AC）。然后按下述的"导管插入过程"置入静脉留置针。置管完成后应摄胸部正位片了解导管位置及有无并发症。

（2）锁骨上进针法：进针点位于胸锁乳突肌外侧1cm，锁骨上方1cm，针尖指向胸骨颈静脉切点后方，朝对侧乳头方向，穿刺针与皮肤约45°角，边进针边抽吸，见有暗红色细血流进入注射器表明已穿刺进入锁骨下静脉，此时可再进针少许（约1～2mm），以确保针尖斜面完全进入血管内，一般进针2～3cm即可（图2-16BC）。然后按下述的"导管插入过程"置入静脉留置导管。置管完成后应摄胸部正位片了解导管位置及有无并发症。

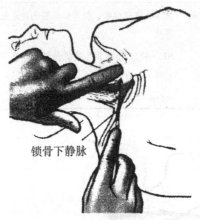 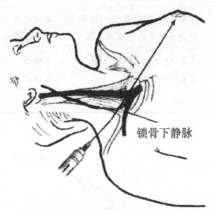

A. 锁骨下进针法(头转向对侧，进针点位于锁骨下1cm，锁骨1/3与外1/3交界处，针尖朝向内上方，直至胸骨上切记上方，穿刺针与皮肤成15°～20°角进针)

B. 锁骨下进针法(头转向对侧，于胸锁乳突肌外侧1cm、锁骨上方1cm进针，针尖指向对侧乳头方向，穿刺针与皮肤约45°角)

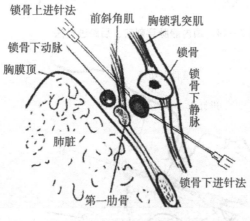

C. 锁骨上、下进针法解剖结构示意图（锁骨下静脉位于锁骨后上方，锁骨下动脉的前下方）

图2-16　锁骨下静脉穿刺示意图

（三）股静脉穿刺置管

患者仰卧位，穿刺侧大腿轻度外展。在腹股沟下方触摸确定搏动的股动脉，股静脉紧邻股动脉内侧。用1%～2%的利多卡因溶液做皮肤及皮下浸润麻醉。穿刺点位于腹股沟中点下方约2～4cm，股动脉搏动中点内侧约1～2cm（体形大小距离有差异，可0.5～1cm，一般可根据股动脉搏动范围判断动脉直径）。沿大腿长轴方向朝头侧进针，注射针头与皮肤成45°角，边进针边抽吸，有暗红色细血流进入注射器表示针尖已穿入股静脉，此时可将注射器向下压约20°角（即与皮肤成25°～30°角）再进针约2～3mm，确保针尖斜面完全进入血管内（图2-17），然后按下述的"导管插入过程"置入静脉留置针。

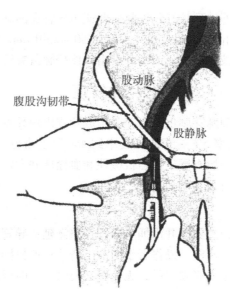

图 2-17 股静脉穿刺示意图

六、导管插入过程

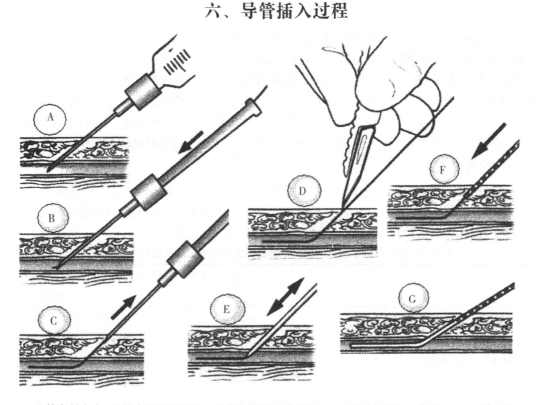

A. 血管穿刺成功；B.沿穿刺插入导丝;C.固定导丝,退出穿刺针；D.在导丝如处作一直径1~2mm皮肤小切口；
E.沿导丝插入扩张器;F.退出扩张器,沿导丝插入静脉留置导管；G.退出导丝,固定静脉留置导管

图 2-18 中心静脉穿刺示意图

穿刺针进入血管后，按图 2-18 中的 A～G 图示进行：向血管内成功插入穿刺针后（A）；将引导丝沿穿刺针插入静脉，插入导丝应毫无阻力，导丝远端必须超出穿刺针的针尖（B）；导丝到位后，缓慢退出穿刺针，退针时应固定导丝，不要让导丝退出（C）；退出穿刺针后，可用小刀在穿刺针眼处沿导丝作 1～2mm 的皮肤小切口（注意不要切断导丝），利于导管穿过即可（也有人认为无须作切口）（D）；而后沿导丝插入带引导鞘的扩张器，扩开皮肤及皮下组织和血管入口（E）；成功后，退出扩张器，插入静脉留置管（F）；静脉留置管到位后，缓缓拔出导丝（G）。导丝拔出后，用注射器抽吸将连

接处的少量气泡吸除，并很容易回抽到暗红色静脉血即证明导管在静脉内。为防导管内管血液凝固发生导管阻塞，向导管内生理盐水或肝素溶液少许（一般用 50~250U/mL 肝素溶液）。在确定导管在静脉内以后，固定静脉导管，连接输液管输液，或用肝素帽封住静脉留置管。

七、并发症

与其他有创操作一样，中心静脉穿刺也时有穿刺不成功或出现并发症，文献报道中心静脉穿刺总失败率约 10%~20%，并发症发生率 5%~10%，其中约 4% 发生错位，应慎重选择相应操作，切勿滥用。中心静脉穿刺置管的并发症一般有感染性、机械性和血栓性并发症。颈内静脉或锁骨下静脉穿刺后必须拍胸片，以确认导管位置和有无并发症。

（一）导管感染

主要通过三个途径：插入部位感染，并沿插入导管径路漫延；导管连接处感染并向导管内漫延；血源性感染。减少导管感染可采用 5 步法：操作者手的卫生清洁；严格操作；皮肤严格消毒；选择理想的置管部位；每日仔细观察导管及附属必须物品，无使用必要时，及时拔除导管。

（二）机械并发症

主要有动脉损、血肿形成、气胸、血胸、心律失常、导管位置不当。股静脉与锁骨下静脉置管并发生相当。如刺破动脉，应更换穿刺部位，不宜再在同一部位进行穿刺。超声引导穿刺有利于降低穿刺并发症，但受条件限制，不少医院尚难以做到。在锁骨下静脉穿刺时，气胸的发生率可能更高，因为左侧胸膜顶位置较右侧略高。穿刺后注意患者有无呼吸困难、有无皮下气肿、气管有无移位、两侧呼吸音是否对称等方法了解有无气胸，通常穿刺后应拍摄胸部后前位片。如患者在置管前已有气胸，一般选择气胸同侧进行穿刺置管，以免在对侧穿刺引起双侧气胸。如导丝插入过深进入心室，可能诱发期前收缩或心动过速等并发症，此时可适当退出几厘米。导管刺入动脉是最严重的并发症，此时常可见到导管内搏动性鲜红色血液回流，颈内动脉刺破可能导致颈部血肿压迫气管，应仔细观察，必要时做气管插管。

（三）血栓性并发症

静脉导管增加静脉血栓形成的风险，易并发血栓栓塞。血栓形成最早可发生于穿刺置管后的第一天，通常锁骨下静脉血栓形成的风险最低。尽快拔除导管是降低血栓形成风险的最有效方法。

颈内静脉、锁骨下静脉和股静脉置管各种并发症发生风险对比见表 2-6。

表 2-6 颈内静脉、锁骨下静脉和股静脉置管相关的并发症风险比较表

并发症	导管部位相关性并发症风险		
	颈内静脉	锁骨下静脉	股静脉
气胸（%）	<0.1~0.2	1.5~3.1	不适用
血胸（%）	不适用	0.4~0.6	不适用
感染（每 1 000 导管·天发生率）	8.6	4	15.3
血栓形成（每 1 000 导管·天发生率）	1.2~3	0~13	8~34
动脉刺破（%）	3	0.5	6.25
错位	低危（进入下腔静脉/通过右心房）	高危（进入对侧锁骨下静脉/上行入颈内静脉）	低危（腰部静脉丛）

（王巧奕）

第十节 动脉穿刺及置管术

动脉穿刺及置管是危重患者抢救治疗的重要途径之一，及时的动脉穿刺将为标本采集、有创血压监测和临床治疗提供重要帮助。

一、适应证

危重病或大手术后，血流动力学不稳定且需要使用正性肌力或缩血管药者行有创血压监测；动脉血标本采集用于血气分析如监测 PaO_2、pH、PCO_2、HCO_3^- 等；其他可用于经动脉给药等。

二、禁忌证

有出血或凝血功能障碍者、拟穿刺部位感染者不宜行动脉穿刺。穿刺和（或）置管后不影响远端血供是基本原则，避免在侧支循环差动脉进行穿刺，如有雷诺现象的供血动脉、血栓性脉管炎或终动脉。严重动脉疾病，如脉搏微弱或局部可听到血管杂音或曾行血管手术的动脉也是穿刺或置管的禁忌。如需反复抽取动脉血者，一般适宜放置动脉导管。

艾伦试验（Allen's test）有助于判断侧循环状况。图2-19为掌部动脉血供示意图。试验方法是：①触摸腕部桡动脉和尺动脉搏动情况。②嘱患者反复紧握拳头并压迫两动脉（桡和尺动脉）。③松开拳头后观察手掌有无苍白。④放开尺动脉，观察手掌变白的恢复时间，5~10s内恢复者属正常。如恢复时间延长，提示尺动脉侧支循环差，此时做桡动脉穿刺便应慎重考虑，但艾伦试验并非完全可靠，其有效性仍存争议，具体操作应结合患者实际情况。

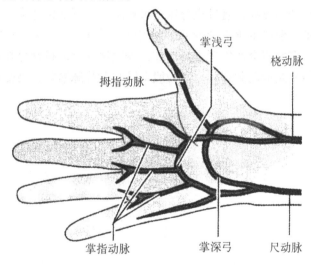

图2-19　掌部动脉血供示意图

三、操作方法

1. 穿刺前准备　5mL注射器或专用动脉穿刺包（包括套管针），肝素溶液或肝素帽，1%~2%利多卡因溶液，纱布垫，麻醉用注射器，无菌棉球、纱布和洞巾等。穿刺前，抽吸肝素溶液润滑注射器管壁及针栓（可用肝素注射液原液或50~250U/mL的稀释液），应充分暴露穿刺部位，在拟穿刺处作广泛皮肤消毒，铺无菌洞巾（单次性抽血可不铺巾，但消毒区直径应≥5cm），用利多卡因局部麻醉（昏迷患者或肢体水肿不一定麻醉）。

2. 桡动脉穿刺抽血　术者立于穿刺侧，戴无菌手套或用碘酊、乙醇消毒拇、食指，以消毒手指固定桡动脉，另一手持注射器，在两指间与动脉走向呈30°~45°角缓慢刺入，如见鲜血进入注射器（玻璃注射器的针栓会自动弹出，无须抽吸），即表示已刺入动脉，略进针少许后，获取足够动脉血后拔针。注意拔针的同时，应用无菌棉球压迫针眼至少5min，如有凝血功能障碍或已使用肝素者，应压迫10~15min或更长时间，否则会致局部出血和血肿。

3. 桡动脉穿刺置管　戴无菌手套、局部消毒、铺巾、麻醉后，用手指固定欲穿刺的桡动脉，另一手持套管针，在两指间与动脉走向呈30°~45°角缓慢刺入，如见搏动性鲜血进入针与套管间隙，即表示已刺入动脉，略进针少许后，持针的那只手固定位置针头不动，另一手将套管推入动脉血管内，确定位置后,缓慢拔出针头,在针头完全拔出前可见动脉血随针头充盈套管,拔针后立即压迫套管,并向套管内注入生理盐水或肝素生理盐水溶液 1~2mL,而后用肝素帽封住套管口,固定套管,以无菌棉球或纱布擦净套管周围血迹,再用消毒棉球消毒针眼及周围,以保护薄膜覆盖穿刺套管入口处。注意,如穿刺时套血内未见动脉血搏动性冲入套管,应怀疑穿刺针是否在动脉内。

4. 肱动脉穿刺 肱动脉较桡动脉粗,因此穿刺成功率更高,由于无侧支循环,肱动脉一般仅用作单次性抽取血气分析,较少用于动脉置管。如用于动脉置管,应密切监测桡动脉搏动情况,必要时可行多普勒超声检查,且发现桡动脉搏动减弱或有栓塞证据者,应立即拔除导管。穿刺部位选择肘窝部搏动最明显处或肘窝略下方处,如已行置管,置管后前臂应处于伸展状态。

5. 股动脉穿刺 股动脉穿刺置管是继桡动脉置管的第二选择,由于股动脉粗大,较其他部位动脉更易触及,穿刺更容易。方法与桡动脉穿刺相似,置管时应在腹股沟韧带下方约 3~5cm 处进针,以避免或减少穿刺针过度而引起腹膜后血肿或肠穿孔的风险。穿刺时,针柄与皮肤成45°角进针,穿刺成功后,针柄可适当向下压至与皮肤成 25°~30°角,以方便引导丝插入,但单纯抽动脉血,一般选择垂直进针。股动脉穿刺置管成功率高,但有动脉硬化或置管史者也易导致穿刺失败。

四、并发症

局部血肿形成是最常见的并发症,通过充分压迫可预防。穿刺部位感染是另一重要并发症,股动脉穿刺由于靠近会阴更易感染,但严重感染者少见。穿刺可能诱导血管痉挛,可能会导致远端缺血或血栓形成,一般是暂时性缺血,多数不会产生严重后遗症,少数情况时需拔针另找其他部位置管。静脉或神经损伤也是潜在并发症,特别是股动脉穿刺,因为股动脉与股静脉紧靠,易受损伤,反复穿刺者更易出现,也可能损伤动脉旁边的神经。

(王巧奕)

第三章

急性中毒

第一节　急性有机磷杀虫剂中毒

急性有机磷杀虫剂中毒（acute organophosphorous poisoning，AOPP）是指机体在无保护措施或非正常接触有机磷杀虫剂，致使乙酰胆碱酯酶活性受到抑制引起体内乙酰胆碱蓄积，胆碱能神经受到持续冲动而导致的一系列以毒蕈碱样、烟碱样和中枢神经系统症状为主要特征的人体器官功能紊乱，严重患者可因昏迷和呼吸衰竭而死亡。我国现有农药生产厂家2 000家，农药品种近800种，农药原药产量为75万吨，居世界第二，其中除草剂占农药总量的25%，杀虫剂占56%，其他（包括非法农药）占19%。由于有机磷杀虫剂的生产、运输和使用不当以及误服、自服可发生急/慢性中毒，临床急诊以及危重病例较为常见，占急性中毒的49.1%，占中毒死亡人数的83.6%。

一、概述

有机磷杀虫剂绝大多数为油状液体，纯品为黄色，遇碱性溶液易分解失效。具有大蒜气味，是临床上对接触中毒者鉴别诊断的重要依据之一。但乐果乳油等用苯作溶剂，苯进入人体后大部分由呼吸道排出，故乐果中毒患者，其呼出气、呕吐物或被污染物均可混有较浓的苯气味。几乎所有的有机磷农药都具有高度经皮毒性，即使属低毒类的敌百虫，也可因小量的持续的吸收而引起中毒。

（一）化学结构

有机磷杀虫剂毒性大小与其化学结构有关（图3-1）。在其化学结构通式中，若Y为氧原子，则称为磷酸酯，是胆碱酯酶的直接抑制剂，在机体内不需经过氧化，即可与胆碱酯酶直接结合，其反应速率很快，如对氧磷反应速率比对硫磷快1 000倍。在临床上这类化合物急性中毒时，潜伏期就较短。如Y为硫原子则称为硫代磷酸酯，是胆碱酯酶间接抑制剂，当其进入机体内后需经脱硫氧化反应，使P—S键转变成P—O键，才能抑制胆碱酯酶活性，这种氧化增毒反应在昆虫要比高等动物强烈和快速得多。因脱硫氧化反应主要是在肝脏微粒体氧化酶系统的参与下进行，所以凡能影响其氧化酶活性的因素，均可增强或减弱其氧化增毒反应。

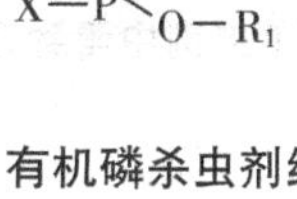

$$X-P{<}^{O-R}_{O-R_1}\ \ \ \overset{Y}{\overset{\|}{}}$$

图3-1　有机磷杀虫剂结构通式

（二）毒性分级

有机磷农药对温血动物具有毒性，且不同品种的毒性差异较大。根据大鼠有机磷中毒灌胃模型所得急性半数致死量（LD_{50}），将国产有机磷杀虫剂分为剧毒、高毒、中毒、低毒四大类（表3-1）。常见剧毒类有甲拌磷（3911）、对硫磷（1605）、内吸磷（1059）等，高度类有氧化乐果、甲基对硫磷、甲胺磷，中毒类有敌敌畏、乐果等，低毒类有马拉硫磷、辛硫磷等。

表3-1 我国有机磷农药急性毒性分类标准

	剧毒	高毒	中毒	低毒
大鼠经口 LD_{50}（mg/kg）	<10	10～100	100～1 000	1 000～5 000

（三）毒物的吸收、代谢及排出

有机磷农药可经消化道、皮肤、黏膜、呼吸道吸收，进入机体后经肝脏氧化，大部分毒物经氧化后转变为毒性较低或无毒物质，此过程称为解毒。但少数毒物如对硫磷、乐果、马拉硫磷等经氧化后毒性大增，但进一步代谢后可失去毒性。此外有机磷农药在体内的代谢过程还包括水解、结合反应，最终排出体外。排泄途径主要为肾脏，少量经粪便，呼出气中也有微量排出。

二、病因及发病机制

（一）中毒途径

有机磷中毒包括经消化道、呼吸道、皮肤黏膜三种途径。生产和使用过程中中毒以皮肤黏膜多见，其次为呼吸道。生活中的中毒患者以误服（被农药污染的水源、食物、蔬果等）及自服经消化道中毒为主要途径。

（二）发病机制

有机磷杀虫剂进入机体内主要表现对乙酰胆碱酯酶（真性胆碱酯酶）和丁酰胆碱酯酶（假性胆碱酯酶）具有强力的抑制作用，有机磷以其磷酰根与酶的活性部分紧密结合，形成磷酰化胆碱酯酶（中毒酶），从而失去水解乙酰胆碱（ACH）的能力，造成组织中乙酰胆碱过量蓄积，使中枢神经系统和胆碱能神经过度兴奋，而后抑制或衰竭，引起一系列症状和体征（图3-2）。

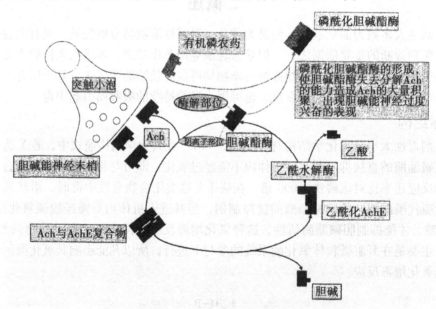

图3-2 有机磷杀虫剂中毒致乙酰胆碱蓄积机制

（三）中毒酶的转归

中毒酶（磷酰化胆碱酯酶）的转归可以向三个方向转化，一是整个磷酰残基脱落，CHE自动恢复其水解ACH活性，称为自动活化反应，但该反应速度较慢，红细胞CHE的恢复每天约为1%，相当于红细胞的更新周期，而血浆中CHE活性恢复亦需月余；二是磷酰残基的部分基团脱落，CHE失去活性即"老化"反应；三是当上述两个转化反应尚未发生时，如果应用CHE重活化剂促进中毒酶的磷酰基脱落而重新恢复为自由酶，称为重活化反应。前两者是自然转归，后者是采用人工手段造成的重要转归。因此，及早应用重活化剂使中毒酶恢复活力是有机磷农药中毒治疗的根本措施。重活化机制见图（图 3 - 3）。

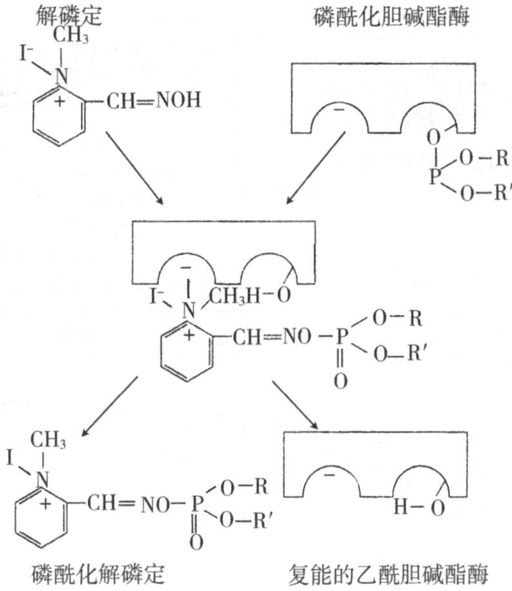

图 3 - 3　胆碱酯酶重活化机制示意图

三、临床表现

有机磷农药中毒，病史明确者诊断较容易，而非生产性有机磷农药中毒多因病史不详，症状不典型，往往造成误诊误治。

（一）病史

注意询问有无使用、保管、配制、喷洒、包装、装卸有机磷杀虫剂的病史，或食用被有机磷杀虫剂污染的食物（误服、自服）等；同时应了解服过何种有机磷杀虫剂、服用量和时间，服用时是否饮酒、进餐等，并寻找盛用农药的容器。

（二）症状

有机磷农药中毒引起的症状及严重程度与患者的健康状况、毒物剂量及侵入途径有关。通常潜伏期短，可通过消化道、皮肤、呼吸道侵入机体，发病愈早病情愈重。皮肤接触后，多数患者 4 ~ 6 小时开始出现症状。经呼吸道吸入者多在 30 ~ 45 分钟内发病。而经消化道摄入大量的有机磷农药者，多在 20 分钟甚至 5 分钟左右发病，且临床症状很不一致，通常以恶心、呕吐等消化道症状明显，但危重患者却以中枢神经系统抑制症状为主，严重患者甚至死亡。主要临床表现为毒蕈碱样、烟碱样症状及中枢神经系统症状（图 3 - 4）。此外，还包括脏器损伤相关表现及有机磷中毒特殊表现：反跳、中间综合征。

1. 毒蕈碱样症状（muscarinic symptoms，M 样症状）　如下所述。

（1）眼：典型表现为瞳孔缩小，严重中毒者可呈针尖样瞳孔，对光反射消失。但 4% ~ 6% 患者可出现暂时性瞳孔散大然后缩小的现象，如敌敌畏经皮肤吸收中毒时，患者较晚出现瞳孔缩小的症状。故瞳孔缩小不宜作为早期诊断的主要依据。同时，部分患者还可出现眼痛、视力模糊等不适。

（2）腺体：腺体分泌增多，如唾液腺、汗腺、鼻黏膜腺支气管腺等，主要表现为流涎、出汗、流泪、流涕，严重患者可见口吐白沫，大汗淋漓等。

（3）呼吸系统：由于支气管平滑肌痉挛和腺体分泌增多，引起支气管阻塞、水肿，患者出现不同程度的呼吸困难，甚至肺水肿，最终可因周围性或中枢性呼吸衰竭而死亡。严重患者常在病程中发生窒息，也可在急性期症状缓解后，突然发生窒息死亡。

（4）消化系统：有机磷农药中毒后，患者胃肠黏膜受刺激，平滑肌的收缩、蠕动加强，患者出现食欲减退、恶心、呕吐、腹痛、腹泻大便失禁等症状，其中以呕吐最为常见，严重者可出现应激性溃疡。

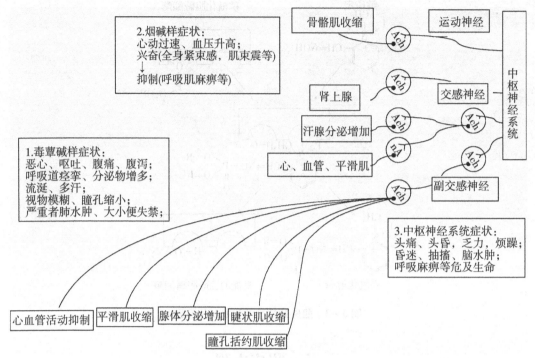

图 3 - 4　有机磷杀虫剂中毒的临床表现

2. 烟碱样症状（nicotinic symptoms，N 样症状）　中度中毒早期患者可发生骨骼肌纤维颤动常见于眼睑、颜面肌、舌肌等部位，随病情进展逐渐发展至全身，如出现牙关紧闭、颈项强直、全身肌肉抽搐、肌无力，最终因呼吸肌麻痹而死亡。

3. 神经系统症状　如下所述。

（1）中枢神经系统症状：早期可见头晕、头痛、乏力、意识模糊、昏迷和抽搐等。晚期患者可发生脑水肿、呼吸抑制。

（2）迟发性多发性神经病（organophosphate induced delayed polyneuropathy，OPIDP）：少数患者在急性症状恢复后 2~4 周内，出现与胆碱酯酶抑制无关的一种毒性反应，其可能原因是有机磷杀虫剂抑制神经靶酯酶（NTE）并使其老化所致。主要表现为进行性四肢麻木、刺痛、对称性手套、袜套型感觉异常，伴四肢无力。重症患者还可出现四肢肌肉萎缩，腱反射减弱或消失，足下垂。通常下肢病变重于上肢。肌电图提示神经电位和运动神经传导速度明显减慢。

4. 心、肝、肾损害和胰腺炎症状　如下所述。

（1）不同程度的心肌损害：心电图可表现为期前收缩、传导阻滞、ST - T 改变、QT 间期延长等，QT 间期延长者预后较无 QT 延长者差。同时心肌酶可出现不同程度的升高。

（2）肝损害：血清转氨酶升高，可伴肝脏增大、黄疸。

（3）肾损害：蛋白尿，血尿，重症患者可出现急性肾功能衰竭。

（4）胰腺损害：无痛性急性胰腺炎较常见，不易被察觉，但实验室检查血清淀粉酶和脂肪酶升高，影像学出现相应改变。

5. 中间综合征（intermediate syndrome，IMS）　常发生在急性中毒后 24~96 小时内，即急性中毒胆碱能危象控制后，迟发性神经病变之前，故而得名。急性中毒累及脑神经 3~7 和 9~12 支配的肌肉、屈颈肌、四肢近端肌肉及呼吸肌后，出现不能抬头、上下肢抬举困难、不能睁眼和张口、吞咽困难、声音嘶哑、复视、咀嚼不能、转颈和耸肩困难、伸舌困难等。严重时可出现呼吸肌麻痹和呼吸衰竭，后者是 IMS 致死的主要原因。神经肌电图检查发现，IMS 可能系突触后神经肌肉接头功能障碍所致。

6. 反跳　急性中毒后 2 ~ 8 天，患者症状已经缓解或控制后，突然再次昏迷，出现肺水肿，最终死亡的现象，称为"反跳"，经口服中毒和中重度中毒患者易发生反跳，而经皮肤吸收和轻度中毒患者则较少见。反跳发生前多有先兆，如精神萎靡、面色苍白、皮肤湿冷、胸闷、气短、轻咳、肺部湿啰音、血压升高、瞳孔缩小、心率缓慢、流涎、肌束震颤等。重度中毒症状甚至可出现多脏器衰竭。出现反跳的可能原因是：①毒物清除不彻底继续被吸收有关。②农药种类如久效磷、氧乐果等复能剂治疗效果不佳，易发生反跳。③阿托品停用过早或减量过快。④复能剂注射速度太快或剂量过大。

急性有机磷杀虫剂中毒患者的临床表现分为三度：①轻度中毒：头晕、头痛、恶心、呕吐、多汗、胸闷、视力模糊、无力等，瞳孔可能缩小。血液胆碱酯酶活性一般在 50% ~ 70%。②中度中毒：除上述轻度中毒症状外，有肌肉震颤、瞳孔缩小、轻度呼吸困难、大汗、流涎，腹痛、语言不清、行路蹒跚、神志模糊、血压升高、血液胆碱酯酶活性一般在 30% ~ 50%。③重度中毒：除上述症状加重外，瞳孔小如针眼、肌肉颤动、呼吸极度困难、肺水肿、发绀、大小便失禁、昏迷、呼吸肌麻痹、部分患者出现脑水肿，血液胆碱酯酶活性一般在 30% 以下。

（三）实验室检查

1. 全血胆碱酯酶活力测定　红细胞的胆碱酯酶（CHE）为真性 CHE（ACHE），血浆 CHE 为假性 CHE（BCHE），不能水解 ACH。CHE 主要来自肝脏，受肝功能影响较大。全血 ACHE（总活性中红细胞占 60% ~ 80%，血浆占 20% ~ 40%）和红细胞的 ACHE 能较好反应神经肌肉组织中的 AchE 活性。正常人全血 CHE 的活力为 100%，轻度中毒者 70% ~ 50%，中度中毒者 50% ~ 30%，重度中毒者 30% 以下。

2. 毒物及其代谢物鉴定　检查血、尿或胃内容物检测到毒物或其分解产物，有助于确立诊断。如敌百虫中毒时尿中三氯乙醇含量增高，对硫磷中毒时尿中可查出分解产物对硝基酚。

四、诊断及鉴别诊断

（一）诊断

根据有机磷杀虫剂接触史，结合呼出气有蒜味、针尖样瞳孔、腺体分泌增多、肌纤维颤动以及消化道症状、呼吸困难、意识障碍等表现一般可作出临床诊断。全血胆碱酯酶活力的测定为早期诊断，评估中毒严重程度和指导重活化剂的使用提供依据。血、胃内容物及可疑污染物的有机磷测定或阿托品诊断性治疗有效（阿托品 2mg 静脉注射）可帮助进一步明确诊断。

在急诊诊断过程中，急性有机磷杀虫剂中毒的诊断内容应包括农药名称、中毒途径、程度以及并发症等信息。正确评估患者中毒程度是临床医师选择治疗方案和评估预后的重要参考依据。具体内容见表 3 - 2。

表 3 - 2　急性有机磷农药中毒程度分级

分级	临床症状	危重症表现	胆碱酯酶活力
轻度中毒	M 样为主	无	70% ~ 50%
中度中毒	M 样伴发 N 样	无	50% ~ 30%
重度中毒	M 样及 N 样	肺水肿、抽搐、昏迷、呼吸肌麻痹、脑水肿等严重并发症	30% 以下

（二）鉴别诊断

应与中暑、急性胃肠炎、脑炎、脑血管意外等疾病相鉴别（表 3 - 3）。此外，还需与除虫菊酯类及杀虫脒中毒，特别是氨基甲酸酯类农药中毒相鉴别（表 3 - 4）。

表 3 - 3　AOPP 与常见疾病鉴别

	AOPP	急性胃肠炎	乙型脑炎	中暑
病史	有机磷农药接触史	暴饮暴食或进食不洁食物	蚊虫叮咬	高温作业
体温	多正常	可增高	增高	增高
皮肤	潮湿	多正常	多正常	多汗
瞳孔	缩小	正常	多正常	正常
肌颤	多见	无	无	无
流涎	有	无	无	无
呕吐	多见	多见	喷射性	可有
腹泻	次数少	次数多	无	无
腹痛	较轻	较重	无	无
CHE 活力	降低	正常	正常	正常

表 3 - 4　有机磷农药与氨基甲酸酯类农药鉴别要点

	有机磷农药中毒	氨基甲酸酯类农药中毒
接触式与毒物分析	有机磷农药	氨基甲酸酯类农药
呕吐物及洗胃液	蒜臭味	无蒜臭味
作用方式及作用时间	磷酰基与胆碱酯酶结合时间长	整个分子与胆碱酯酶结合时间短
血浆 Ach 活性	明显降低且恢复慢	降低但恢复快
病程	长	短
阿托品用量	大	小
肟类解毒剂	疗效好	无效且可能增强毒性

五、治疗

(一) 清除毒物

1. 清除未被吸收的毒物　吸入中毒者，尽快脱离中毒环境，及时清除呼吸道分泌物，保持呼吸道通畅。经皮肤接触中毒者，立即脱去被污染的衣物，再用微温的肥皂水，或1% ~5% 碳酸氢钠溶液彻底清洗皮肤。敌百虫中毒禁用碱性液体清洗皮肤，以防转变成毒性更强的敌敌畏。口服中毒者，采取催吐、洗胃、导泻等措施，以排出尚未吸收的毒物。

(1) 催吐：适用于口服神志清醒的患者及集体误食中毒患者，不能用于昏迷、惊厥、休克、肺水肿出血患者；心脏病患者及妊娠者亦慎用。

(2) 洗胃：口服有机磷农药中毒患者服药时间即使超过12 小时也应进行洗胃。对硫代磷酸酯类农药经口中毒者，禁止使用强氧化剂高锰酸钾溶液洗胃，进行镇静治疗时避免使用有肝微粒体酶系统诱导作用的巴比妥类镇静药物。

2. 促进已吸收毒物的排泄　如下所述。

(1) 利尿：呋塞米和甘露醇可促进尿液排出，此外，甘露醇还能缓解有机磷农药中毒所致的脑水肿、肺水肿。

(2) 血液净化：对重症有机磷农药中毒的患者早期使用血液净化（如腹膜透析、血液灌流、血液透析），可提高毒物清除率，缩短病程，提高治愈率。

(二) 抗毒治疗

当有机磷农药进入机体与胆碱酯酶结合后，可用氯解磷定、碘解磷定等药物进行抗毒治疗，具体措施如下。

1. 胆碱酯酶复能剂 肟类化合物能使被抑制的胆碱酯酶恢复活性，并减轻或消除烟碱样作用，应早期、足量、联合、重复给药。目前国内使用的肟类复能剂有氯解磷定、碘解磷定、双复磷。其中氯解磷定为首选药物，可首剂 15~30mg/kg 静注，维持 6 小时。首剂 2~4 小时以 500mg/h 维持直至症状消失，血 CHE 活力稳定在正常值的 50%~60%。

近年动物实验研究发现，除活化 CHE 外，肟类复能剂还具有迅速恢复已衰竭的呼吸中枢、呼吸肌的神经肌肉传导功能。

禁止肟类复能剂与碱性液体配用，以免生成有剧毒的氰化物；禁止碘解磷定与氯磷定合用，以免增加不良反应。

2. 抗胆碱药 如下所述。

（1）M 受体阻断剂：代表药物为阿托品和山莨菪碱等。可对抗 ACH 的毒蕈碱样作用，但只有在极大剂量时，对 N - 受体才有作用，故不能对抗 AOPP 导致的肌颤。此外，对 AOPP 导致的中枢神经症状也无明显的缓解作用。阿托品轻度中毒 2mg，中度中毒 2~4mg，重度中毒 3~10mg，肌内注射或静注。必要时每 15 分钟一次，直到毒蕈碱样症状明显好转或出现"阿托品化"表现。阿托品化（atropinization）表现为瞳孔较前扩大、口干、皮肤潮红、肺啰音消失、心率增快。然而，瞳孔扩大和皮肤潮红并非"阿托品化"的可靠指标。当患者经呼吸道或眼部局部染毒时，即使给予超大剂量阿托品治疗，瞳孔也不明显扩大。因此较可靠的"阿托品化"的指标为：口干、皮肤干燥、心率增快。对中毒患者给予适量的阿托品治疗，可出现口干、皮肤潮红等症状；阿托品剂量过大，则可能出现瞳孔扩大、皮肤苍白、四肢发冷、意识模糊、烦躁不安、抽搐、尿潴留等症状，提示阿托品中毒，应立即停用。

因此，临床上应用阿托品应遵循早期、适量、反复、高度个体化的原则，避免阿托品中毒。一旦发生阿托品中毒，其与有机磷中毒并存，将使病情复杂化，增加有机磷中毒病死率。如何鉴别阿托品化与阿托品中毒，是临床医师必须掌握的基本内容（表 3-5）。

表 3-5 阿托品化与阿托品中毒的鉴别

	阿托品化	阿托品中毒
神经系统	意识清醒或模糊	意识模糊、谵妄、抽搐、昏迷
皮肤	颜面潮红、干燥	紫红、干燥
瞳孔	由小扩大不再小	极度扩大
体温	正常或轻度升高	高热
心率	增快≤120，脉搏快而有力	心动过速、甚至室颤

（2）中枢性抗胆碱药：如东莨菪碱、贝那替嗪等。这类药物对中枢神经 M - 受体和 N - 受体均有明显作用，不仅能对抗 AOPP 引起的毒蕈碱样症状，还能减轻烦躁不安、呼吸抑制等中枢神经系统症状。轻度、中度、重度中毒患者东莨菪碱的首次剂量分别为 0.3~0.5mg、0.5~1.0mg、2.0~4.0mg。

（3）长托宁（盐酸戊乙奎醚）：是新型抗胆碱药物。对 M 受体亚型 M_1、M_3 受体具有较强的选择性，对 M_2 受体选择性较弱。主要作用于中枢神经 M_1 受体和平滑肌、腺体受体（M_3 受体），对心脏和神经元突触前膜自身受体（M_2 受体）无明显作用。长托宁是唯一能同时较好对抗 AOPP 导致的 M 样症状、N 样症状、中枢神经系统症状的药物。

与阿托品相比，长托宁用药量减少，时间间隔延长，不良反应少。对轻、中、重度中毒患者长托宁的首次剂量分别为 2mg、4mg、6mg，肌内注射后 1 小时给予首剂的 1/2，以尽早达到"长托宁化"：口干、皮肤干燥、肺部啰音减少或消失、精神神经症状好转。维持量 1~2mg，每 6~12 小时一次。

（三）对症治疗

密切监护，保持气道通畅。一旦出现呼吸肌麻痹应尽早建立人工气道进行机械通气。积极防治肺水肿，脑水肿，纠正电解质和酸碱失衡。心电监护，尽早发现、处理心律失常。

总之，一旦疑诊或临床诊断为急性有机磷杀虫剂中毒，按照急性有机磷杀虫剂中毒救治流程合理有序地进行有效抢救与治疗（图3-5）。

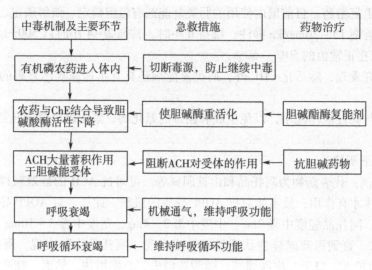

中毒机制及主要环节	急救措施	药物治疗

图3-5　急性有机磷杀虫剂中毒救治流程图

（四）特殊症状的处理

1. 反跳　密切观察病情变化，注意反跳前的各种临床先兆。当AOPP患者在使用抗胆碱药物治疗症状好转后，再次出现面色苍白、精神萎靡、皮肤湿冷、胸闷、气短、轻咳、肺部湿啰音、血压升高、瞳孔缩小、心率缓慢、流涎、肌束震颤等症状时，应考虑反跳。此时，需使用大量阿托品，直至出现阿托品化，维持给药3~5天。

2. 迟发性猝死　严密监护，重在预防。对严重中毒恢复期的患者，应做好心电监护，电解质监测，及时纠正心律失常和电解质紊乱。一旦发现心跳呼吸骤停，按心肺复苏程序进行抢救。

3. 中间综合征（IMS）　加强对本征的认识，主动预防和对症支持治疗；轻者预防其呼吸麻痹。若已经出现呼吸肌无力者，及时行气管插管和机械通气。适时评估患者肌力和自主呼吸恢复情况，尽早脱机。

4. 迟发性多发性神经病（OPIDP）的治疗　目前尚无针对本病的特效药物，治疗的关键在于早发现、早诊断。除采用维生素B_1、维生素B_{12}治疗外，还可应用神经营养药物如神经生长因子及神经节甘酯。同时可配合针灸治疗，神经、肌肉功能锻炼。

（王巧奕）

第二节　急性百草枯中毒

百草枯（Paraquat，PQ），商晶名为克无踪（Gramoxone），化学名为1，1'-二甲基-4，4'-联吡啶二氯化物（1，1'-Dimethyl-4，4'-bipyridiniumdichloride），是一种广谱、高效、环境污染较小的接触灭生性除草剂，在全球130余个国家得到广泛使用。百草枯具有腐蚀性，不挥发，易溶于水，在酸性条件下稳定，遇碱水解，与阴离子表面活性剂如肥皂等接触也易失去活性。百草枯接触土壤后很快失去活性，无残留，不会损害植物根部，在农业上得到广泛应用。目前市售常见的百草枯为20%的水剂，无色无味，为防止意外误服，生产时加入了臭味剂和催吐剂，外观为绿色或蓝色溶液，有刺激性气味。百草枯对人、畜有很强的毒性作用。大多数由于误服或自杀口服引起中毒，但也可经皮肤和呼吸道吸收中毒，其病死率高达60%~90%，即使存活的患者，大部分也发展为肺纤维化。

一、病因与发病机制

（一）病因

百草枯中毒以农村多见，因自杀、误服、投毒等主要经消化道吸收引起中毒，也可因喷洒农药时皮肤接触后中毒。偶有经静脉注射百草枯溶液引起中毒的病例。

（二）吸收、分布与代谢

百草枯口服吸收率为5%～15%，大部分经粪便排出体外。百草枯吸收后主要分布于肺、肝、肾、甲状腺、各种体液和脑脊液中。由于肺泡上皮细胞的主动摄取作用，百草枯在肺内形成蓄积，致使肺组织中百草枯浓度为血浆浓度的10～90倍。吸收后血浆浓度于30分钟～4小时内达峰值，15～20小时内缓慢下降，体内分布半衰期为5小时。有报道称，百草枯4天后血液中已测不出，但肺组织中仍可测得较高浓度。百草枯主要经肾小管以原形排泄，少量可经乳汁排出。

（三）发病机制

百草枯中毒的机制尚未完全明确，目前主要认为与其介导大量氧自由基产生从而导致急性氧化应激反应、脂质过氧化损伤及急性炎症反应等有关，导致多脏器损伤、多器官功能衰竭二脂质过氧化反应、肺泡细胞损伤，各种细胞因子、生长因子等促使成纤维细胞活化增殖及胶原纤维增生等促进肺纤维化的发生发展。

1. 氧化损伤　蓄积于肺组织中的百草枯在NADP－细胞色素C还原酶作用下被还原型尼克酰胺腺嘌呤二核苷酸磷酸（NADPH）转化为PQ^+，并消耗NADPH，进而PQ^+再与细胞内的氧发生反应，产生大量超氧离子（O_2^-），O_2^-在超氧化物歧化酶的作用下，转变为过氧化氢H_2O_2，H_2O_2在Fe^{2+}催化下迅速生成OH，上述氧自由基与磷脂膜上的不饱和脂肪酸反应，引起脂质过氧化，导致细胞膜及细胞内的细胞器膜结构破坏，通透性增加，影响各种酶反应过程及离子泵功能，损伤DNA，导致机体肺、肝、肾、心肌等多脏器损害，其中以肺损害最为严重。另外，由于在生成自由基的过程中，大量消耗NADPH，导致需要NADPH的各种酶难以发挥作用，细胞难以维持其功能，造成不可逆的损害。

2. 炎性反应　百草枯引起的氧化性损伤，导致各种致炎因子迅速增加。核因子（NF－κB）的激活、肿瘤坏死因子－α（TNF－α）、转化生长因子－β（TGF－β）、白细胞介素（IL）及细胞间黏附分子（ICAM－1）等炎性因子增加，促进大量炎性细胞聚集，释放各种炎性介质，加重细胞、组织损伤，导致全身炎性反应。

二、病理改变

百草枯中毒病变主要发生于肺，称为百草枯肺（paraquat lung）。基本病变为增殖性细支气管炎和肺泡炎。肺的形态学变化取决于摄入后生存期的长短。1周内以Ⅰ型和Ⅱ型肺泡上皮细胞肿胀、变性和坏死等病理改变为主，表现为肺充血、水肿，肺脏重量增加，类似于氧中毒。生存期超过1周者，肺泡渗出物（含脱落的肺泡上皮碎屑、巨噬细胞、红细胞及透明膜）机化、单核细胞浸润、出血和间质成纤维细胞增生、肺泡间质增厚，广泛的纤维化，形成蜂窝状肺及细支气管张。百草枯中毒可引起肾小管坏死，肝中央小叶细胞损害、坏死、心肌炎、肺动脉中层增厚，肾上腺皮质坏死等。

三、临床表现

（一）症状

百草枯中毒早期可无症状或症状较轻，随着时间推移，可表现为多脏器的损害。口服中毒者，早期主要表现为消化道症状，如口、舌及咽部烧灼感，恶心、呕吐和腹痛等症状。进一步发展出现肝、肾、肺等多脏器功能不全或衰竭的表现，如发绀、呼吸困难、咳嗽、胸痛、头晕、头痛、肌肉痉挛、抽搐、昏迷等。口服量大者，1～3日内即可出现呼吸困难、呼吸窘迫并死亡；口服量小者，早期可无明显临床表现，数日后逐渐出现胸闷、呼吸困难，并逐渐加重，发生肺纤维化。

（二）体征

口服中毒者，可出现口腔、咽喉部、食管和胃黏膜糜烂，溃疡形成，重者出现胃出血、胃穿孔。肺部听诊呼吸音减低、干湿啰音。皮肤黏膜染毒者，表现相对轻，主要为皮肤红斑、水疱、溃疡，指甲接触可使指甲出现横断、脱落，结膜接触可引起溃疡、虹膜炎。

四、实验室检查

（一）毒物检测

检测血、尿中百草枯含量是确诊、判断病情严重程度和评估预后的重要依据。常用方法有液相或气相色谱法测血液浓度，碱和硫代硫酸钠试管法检测尿液。

液相色谱是分析检测百草枯浓度的最重要、最常用的方法。因百草枯是一种极性很强的离子型化合物，也可以采用高效液相色谱进行分析。

（二）其他实验室检查

血白细胞升高，血红蛋白下降，红细胞和血小板减少，血尿素氮、肌酐、胆红素和转氨酶、淀粉酶升高，可出现血尿、蛋白尿。

（三）心电图

由于百草枯中毒导致呼吸窘迫以及心肌损害，常可出现窦性心动过速、S－T段改变、心律失常等异常。

（四）血气分析

百草枯中毒主要表现为低氧血症，氧分压、氧饱和度降低。由于过度通气二氧化碳分压也常常降低。

（五）肺部 X 线检查

百草枯中毒早期（3 天~1 周），主要为肺野弥漫渗出，肺纹理增多，肺间质炎性变，可见点、片状阴影，肺部透亮度减低或呈毛玻璃状，中期（1~2 周），出现肺实变或大片实变，同时出现部分肺纤维化，后期（2 周后），出现肺纤维化及肺不张。

（六）CT 检查

中毒早期由于血管内皮受损，液体外渗，组织水肿，肺纹理增多；毛细血管压力升高，肺血管阻力增加，组织胺释放渗出与肺水肿加重，出现毛玻璃征象；如进一步发展，水肿液进入肺泡腔，出现肺实变；在病程中后期，细支气管周围淋巴组织及成纤维细胞增生，形成肺纤维化，还可伴支气管扩张、囊性变，肺气肿、纵隔气肿等表现。

五、诊断与鉴别诊断

（一）诊断

根据接触或口服百草枯的病史及临床表现特点，结合实验室检查可以诊断本病。呕吐物、洗胃液、血尿检测到百草枯可以确诊。需要注意的是某些患者病史并不清楚，如遇口腔溃疡伴进行性呼吸困难者，应怀疑本病可能，详问发病前的情况，注意搜寻百草枯服用的证据（自杀的遗书、空的百草枯容器包装、残留物、气味和颜色）有助于诊断，如可检测百草枯，即可确诊。

（二）鉴别诊断

应注意患者进行性呼吸困难，可能误诊为支气管肺炎等。详细询问病史有助于诊断本病，高度怀疑时，可定性或定量检测百草枯。

六、治疗

对于百草枯中毒，目前尚无特殊治疗方法，主要采取尽早清除毒物，促进百草枯排泄，抗氧化及对症支持治疗。

（一）一般治疗

1. 皮肤接触中毒　立即脱去被污染的衣物，用肥皂水彻底清洗，再用清水清洗。眼部污染者，可用 2%～4% 碳酸氢钠溶液冲洗 15 分钟，再用生理盐水洗净。

2. 口服中毒　如下所述。

（1）催吐：现场可刺激咽喉部催吐，口服肥皂水或泥浆水或活性炭等。

（2）立即洗胃：用 2%～5% 碳酸氢钠溶液、30% 白陶土水或 1% 肥皂水或泥浆水加活性炭 50～100g 彻底洗胃，因百草枯对消化道的腐蚀作用，洗胃时应注意动作轻柔，以免食管或胃穿孔。

（3）导泻：洗胃后用活性炭悬液（50g）+ 硫酸镁（20～40g）、20% 漂白土（思密达）悬液 300mL 或活性炭 60g/20% 甘露醇 100～150mL，硫酸镁 15g 导泻，每 2～3 小时一次交替使用，持续 3～7 天或持续到大便不再是绿色为止。

（二）药物治疗

目前尚无特效解毒剂，主要采用综合治疗，保护主要脏器功能。

1. 抗氧自由基治疗　百草枯中毒早期主要是由于脂质过氧化造成全身多脏器的损害，因此早期应积极使用抗氧化、抗自由基的药物治疗。维生素 E、维生素 C、维生素 B_1、烟酸、还原型谷胱甘肽、乙酰半胱氨酸及超氧化物酶等可破坏氧自由基，可选择使用。

2. 肺纤维化的预防和治疗　如下所述。

（1）传统的治疗方案：①普萘洛尔（心得安）：应早期应用。它可与结合在肺内的受体竞争，使肺内毒物释放出来，10mg，tid。②糖皮质激素：具有强大的抗炎作用，可有效维持细胞膜的稳定性，阻止后期肺纤维化。应早期大剂量使用。根据病情演变决定给药时间，一般可用 10～14 天。甲泼尼龙 500～1 000mg/d，持续使用 5 天后逐渐减量至停用。其他尚可选择地塞米松或氢化可的松。③免疫抑制剂：环磷酰胺、环孢素 A、秋水仙碱等具有免疫调节作用，减轻炎症反应，应及早使用。环磷酰胺 5mg/（kg·d）（总量 4g）或秋水仙碱 0.5mg，bid 加入 5% 的葡萄糖溶液中静脉滴注。

（2）环磷酰胺和类同醇激素疗法：环磷酰胺［5mg/（kg·d）总量 4g］和地塞米松（8mg 3 次/天，持续 2 周）治疗，存活率可达 72%。

3. 改善微循环　复方丹参液（30～40mg/d）、东莨菪碱（2.4～10mg/d）和地塞米松（25mg/d），能有效改善微循环，维护器官功能，降低病死率。

（三）血液净化治疗

血液净化治疗能有效清除血液中的毒物、游离的自由基以及细胞因子、炎症介质等，从而达到减少毒物和自由基毒性以及保护脏器功能的作用。血液灌流目前在中毒领域得到广泛应用，其原理是使用活性炭、树脂等吸附剂吸附清除毒素，是临床上抢救中毒患者的常用急救方法。血液灌流可有效清除血液中的百草枯，如无禁忌可尽早使用，在 6 小时内最好。连续血液灌流，每次持续 10 小时或更长，效果更好，一般可使用 5～7 天。出现肾功能衰竭时可联合血液透析治疗。需要注意的是，有研究表明如果患者血液百草枯浓度超过 3mg/L，无论进行血液透析或血液灌流均不能改善其预后。

（四）肺移植

虽然国外有个别案例报道，在百草枯中毒后第 44 天，对 1 例 17 岁患者进行肺移植并获得成功，但也有案例报道患者在肺移植后再发肺纤维化死亡。因此，肺移植成功与否可能与移植选择的时机有关。由于肺移植需一定条件，技术力量及经济负担，国内尚无有关报道。

（五）给氧与机械通气

给氧有促进氧自由基生成的作用，不主张常规给氧，但在明显缺氧时可低浓度低流量给氧。一般当 PaO_2 < 40mmHg（5.3kPa）或出现 ARDS 时才给予吸氧或建立人工呼吸道行机械通气治疗。通气方式一般采用呼吸末正压低流量氧吸入，可使肺泡处于一定扩张状态，增加功能残气量和气体交换，改善氧合功能，从而有利于提高氧分压。但要注意由于百草枯中毒后易并发自发性气胸及皮下气肿，故呼吸末正压选择宜偏小，并注意监测生命体征变化。

（毕旭明）

第三节 急性杀鼠剂中毒

一、概述

杀鼠剂（Rodenticide）是指一类可以杀死啮齿动物的化合物，主要用于杀灭鼠类，分类较多。我国常用的杀鼠剂按照其作用时间的快慢可分为急性杀鼠剂和慢性杀鼠剂。前者是指动物进食毒饵后数小时至一天内毒性发作死亡的杀鼠剂，如毒鼠强、氟乙酰胺；后者是指动物进食毒饵后数天毒性发作，如抗凝血类杀鼠剂。按照其作用机制，化学结构，大体可分为九类。

1. 中枢神经兴奋类杀鼠剂　毒性强，潜伏期短，病情进展快，有的抽搐症状难以控制。如毒鼠强、鼠特灵、毒鼠硅。

2. 有机氟类杀鼠剂　为早已禁用的急性杀鼠剂，如氟乙酰胺、氟乙酸钠。

3. 植物类杀鼠剂　是从植物中提取的生物碱，如毒鼠碱。

4. 干扰代谢类杀鼠剂　如灭鼠优抑制烟酰胺代谢；鼠立死拮抗维生素 B_1，干扰 γ - 氨基丁酸的氨基转移和脱羧反应。

5. 硫脲类杀鼠剂　如安妥、灭鼠特、灭鼠肼、双鼠肼。肺水肿是其主要致死原因。

6. 有机磷酸酯类杀鼠剂　主要有毒鼠磷、溴代毒鼠磷、除鼠磷，其中毒机制、临床表现和救治措施与急性有机磷农药中毒类同。

7. 无机磷杀鼠剂　如磷化锌，是我国既往应用最早最广的杀鼠剂，现已禁用。中毒机制是口服后在胃酸的作用下分解产生磷化氢和氯化锌：前者抑制细胞色素氧化酶，影响细胞代谢，形成细胞窒息，中枢神经系统损害最为严重；后者对胃肠黏膜有强烈的刺激与腐蚀作用导致炎症、充血、溃疡、出血。

8. 氨基甲酸酯类杀鼠剂　如灭鼠安、灭鼠晴，其中毒机制、临床表现及救治原则和氨基甲酸酯类农药中毒相同。

9. 抗凝血类杀鼠剂　是我国批准合法使用的慢性杀鼠剂，第一代抗凝血类杀鼠剂有杀鼠灵、杀鼠醚、敌鼠；第二代抗凝血类杀鼠剂有溴敌隆、溴鼠灵、克鼠灵、氯鼠灵。其中杀鼠灵、杀鼠醚、克鼠灵、溴敌隆属于双香豆素类抗凝血杀鼠剂；敌鼠和敌鼠钠、氯鼠酮等属于茚满二酮类抗凝血杀鼠剂。

二、毒鼠强

（一）毒理

毒鼠强（tetramine）化学名为四亚甲基二砜四胺，分子量 240.27，大鼠经口 LD_{50} 为 $0.1 \sim 0.3mg/kg$，对成人的致死量约为 $5 \sim 12mg$。为白色无味粉末，化学性质稳定，微溶于水，不溶于甲醇及乙醇。可经呼吸道与消化道吸收，口服吸收后数分钟至半小时内发病。摄入后以原形无明显选择性分布于各组织器官，血液中不与蛋白结合，主要通过肾脏以原形排出，少量可经呼吸道排出或随胆道排入肠道。由于其剧烈的毒性和稳定性，易造成二次中毒。毒鼠强是不需代谢即发生毒作用的中枢神经系统兴奋性杀鼠剂，其作用机制可能是拮抗 γ - 氨基丁酸（GABA）的结果。GABA 的作用被毒鼠强非竞争性抑制后，中枢神经系统过度兴奋至惊厥，严重者死亡。

（二）临床表现

潜伏期为 5 分钟 ~1 小时。主要临床表现为中枢神经兴奋状态，全身阵发强直性抽搐，严重者可导致呼吸循环衰竭而死亡。

1. 神经系统　中枢神经系统是毒鼠强中毒的主要靶器官，全身阵发强直抽搐为其最突出的表现，每次抽搐持续约 1 ~10 分钟，多可自行缓解，间隔数分钟后再次发作，每天发作可达数十次，严重者呈癫痫持续状态，可致呼吸衰竭而死亡。此外可有头痛、头晕、乏力、口唇麻木等症状；也可出现精神症状，如狂躁、幻觉、喜怒无常等，症状多可逆，脑电图显示癫痫样放电改变。

2. 消化系统　患者可出现恶心、呕吐、上腹部烧灼感、腹痛、腹胀、腹泻等表现，严重者可出现消化道出血及肝脏功能损伤，表现为转氨酶的升高。

3. 循环系统　患者有心悸、胸闷等症状，心电图可出现窦性心动过缓或过速，ST 段压低或抬高、低平倒置，频发期前收缩；患者心肌标志物异常升高。

4. 呼吸系统　气紧、呼吸困难，口唇发绀，严重可出现肺水肿、咯血。

（三）诊断

1. 诊断要点　根据接触或口服毒鼠强的病史及以癫痫样大发作等中枢神经系统兴奋为主要临床表现的特点，结合实验室检查应考虑有毒鼠强中毒可能，但尚需除外其他以癫痫样大发作为主要临床表现的疾病，如原发性癫痫、中枢神经系统感染性疾病、脑血管意外、亲神经毒物中毒等。血、尿和呕吐物等生物样品中检测到毒鼠强可以确诊。需要注意的是某些患者病史并不清楚，如遇癫痫持续状态者，应怀疑本病可能，详问发病前的情况，注意搜寻毒鼠强服用的证据（自杀的遗书、空的毒鼠强容器、包装）有助于诊断，如可检测毒鼠强，即可确诊。

2. 诊断分级　①轻度中毒：出现头痛、头晕、恶心、呕吐和四肢无力等症状，可有肌颤或局灶性癫痫样发作，生物样品中检出毒鼠强。②中度重度：在轻度中毒基础上，具有下列表现之一者：癫痫样大发作；精神病样症状（幻觉、妄想等）。③重度中毒：在中度中毒的基础上，具有下列表现之一者：癫痫持续状态；脏器功能衰竭。

（四）急救措施

目前尚缺乏明确的特效解毒剂，主要采取对症支持治疗。

1. 清除体内毒物　可采用催吐、洗胃等方法清除尚未被吸收的毒物。洗胃时使用清水即可，每次洗胃液量为 300 ~ 500mL，直至洗出液澄清；中、重度中毒的患者洗胃后要保留洗胃管，以备反复洗胃。活性炭对清除毒鼠强有一定作用，轻度中毒患者洗胃后立即予以活性炭 1 次，中、重度中毒患者在洗胃后最初 24 小时内，每 6 ~ 8 小时使用活性炭 1 次，24 小时后仍可使用。剂量：成人每次 50g，儿童每次 1g/kg，配成 8% ~ 10% 混悬液经洗胃管灌入。

2. 血液灌流　因毒鼠强在体内残留时间久，且性质稳定，血液灌流为行之有效且对预后有明显改善作用的措施。一旦高度怀疑毒鼠强中毒，都应及早开展血液灌流，中、重度中毒患者更应早期进行血液灌流，并多次进行，直至癫痫症状得到控制。

3. 镇静止痉　①苯巴比妥：为基础用药，可与其他镇静止痉药物合用。轻度中毒每次 0.1g，每 8 小时肌内注射 1 次；中、重度中毒每次 0.1 ~ 0.2g，每 6 ~ 8 小时肌内注射 1 次。儿童每次 2mg/kg。抽搐停止后减量使用 3 ~ 7d。②地西泮：癫痫大发作和癫痫持续状态的首选药物。成人每次 10 ~ 20mg，儿童每次 0.3 ~ 0.5mg/kg，缓慢静脉注射，成人的注射速度不超过 5mg/min，儿童的注射速度不超过 2mg/min。必要时可重复静脉注射，间隔时间在 15 分钟以上。不宜加入液体中静脉滴注。

4. 其他　癫痫持续状态超过 30 分钟，连续两次使用地西泮仍不能有效控制抽搐，应及时使用静脉麻醉剂（如硫喷妥钠）或骨骼肌松弛剂（如维库溴铵）。

5. 对症支持治疗　密切监护心、脑、肝、肾等重要脏器功能，及时给予相应的治疗措施。

三、氟乙酰胺

（一）毒理

氟乙酰胺（Fluoroacetamide）化学名为氟醋酸酰胺，为有机氟类杀鼠剂，为国家早已禁用的急性杀鼠剂。为白色针状结晶，易溶于水，大鼠经口 LD_{50} 为 15mg/kg，人口服致死量为 0.1 ~ 0.5g。主要通过消化道及皮肤黏膜吸收，氟乙酰胺进入人体后脱氨基转化为氟乙酸，氟乙酸与细胞内线粒体的辅酶 A 作用，生成氟代乙酰辅酶 A，再与草酰乙酸反应，生成氟柠檬酸钠，氟柠檬酸与柠檬酸虽在化学结构上相似，但不能被乌头酸酶作用，反而拮抗乌头酸酶，使柠檬酸不能代谢产生乌头酸，导致三羧酸循环中断（称之为"致死代谢合成"），使丙酮酸代谢受阻，氟柠檬酸积聚，妨碍正常的氧化磷酸化过程，从而引起中枢神经系统和心血管系统为主的毒性损害。此外，氟柠檬酸、氟乙酸还可以直接损害中枢神经系统和心肌。氟离子还可以与体内钙离子相结合，使体内血钙下降。

（二）临床表现

口服中毒潜伏期 2～15 小时，严重者短于 1 小时。急性中毒时主要出现以中枢神经系统障碍和心血管系统障碍为主的两大综合征。

1. 中枢神经系统　头晕、头痛、乏力、易激动、烦躁不安、肌肉震颤、意识障碍甚至昏迷、阵发性抽搐，因强直性抽搐致呼吸衰竭。

2. 心血管系统　表现有心悸、心动过速、血压下降、心力衰竭、心律失常（期前收缩、室速或室颤）、心肌损害（心肌酶异常增高，QT 间期与 ST－T 段改变等）等。

3. 其他　可出现消化道症状以及包括分泌物增多、呼吸困难、咳嗽等在内的呼吸系统表现。

（三）诊断

1. 诊断要点　①氟乙酰胺杀鼠剂接触史。②有典型的临床表现。③实验室检查血氟、尿氟增高。④确诊需鉴定毒饵、呕吐物、胃液、血液或尿液毒物含量。

2. 诊断分级　①轻度中毒：头痛、头晕、视力模糊、乏力、四肢麻木、肢体小抽动；恶心、呕吐、口渴、上腹部烧灼感、腹痛；窦性心动过速；体温下降等。②中度中毒：除上述外，尚有分泌物增多、呼吸困难、烦躁、肢体痉挛、血压下降、心电图显示心肌损害等。③重度中毒：昏迷、惊厥、严重心律失常、瞳孔缩小、肠麻痹、大小便失禁、心衰、呼吸衰竭等。

（四）急救措施

1. 清除毒物　口服中毒者，立即催吐、洗胃、导泻。洗胃后可于胃管内注入适量乙醇在肝内氧化成乙酸以达到解毒目的。

2. 尽早使用特效解毒剂　乙酰胺（解氟灵）可与氟乙酰胺竞争酰胺酶，使其不能脱氢产生氟乙酸，并直接提供乙酰基，与辅酶形成乙酰辅酶 A，阻止有机氟对三羧酸循环的干扰、恢复机体的氧化磷酸化代谢过程，有延长潜伏期、控制发病、减轻症状的作用。用法：成人每次 2.5～5g 肌内注射，每 6～8 小时一次，儿童按 0.1～0.3g/（kg·d）分 2～3 次肌内注射，连用 5～7d，首剂给全日总量的一半效果更好。危重患者可用 20g 加入 500～1 000mL 液体中静脉滴注。

3. 控制抽搐　全身阵发性抽搐是本病的突出症状，严重的抽搐，静注安定能够达到迅速解痉的效果，但安定持续时间短，可加入液体内持续静滴；再辅以鲁米那 100mg 肌内注射及 10% 葡萄糖酸钙静注，以防止抽搐反复发作，造成脑组织及全身组织缺氧而加重病情。

4. 血液净化　对于中、重度中毒患者，可采用单纯血液灌流或血液灌流联合血液透析尽早进行血液净化，提高抢救成功率。

5. 对症支持治疗　包括心电监护、防止脑水肿、保护心肌、纠正心律失常，维持水、电解质酸碱平衡、高压氧等。

四、灭鼠优

（一）毒理

灭鼠优（Pyrinuron）为干扰代谢类杀鼠剂。又名鼠必灭，抗鼠灵、吡明尼。为淡黄色粉末，无臭无味，不溶于水，易溶于乙醇等有机溶剂。大鼠经口 LD_{50} 为 12.3mg/kg。中毒机制是抑制烟酰胺的代谢，造成维生素 B 族的严重缺乏。使中枢和周围神经肌肉接头处、胰岛组织、自主神经和心脏传导等方面的障碍。还可致胰腺 B 细胞破坏引起糖尿病。

（二）临床表现

中毒的潜伏期约 3～4 小时。口服中毒者出现恶心、呕吐、腹痛、纳差等胃肠道症状，随后出现自主神经中枢及周围神经系统功能障碍，如体位性低血压、四肢感觉异常、肌力减弱、视力障碍、神经错乱、昏迷、抽搐等。早期可有短暂性低血糖，后出现尿糖，常伴酮症酸中毒。肌电图及脑电图异常。

（三）急救措施

（1）口服者催吐、洗胃导泻。

（2）尽早使用解毒剂烟酰胺：200～400mg加入250mL液体中静滴。每日1～2次。好转后改口服，每次100mg，每日4次，共2周。

（3）血糖升高时给予普通胰岛素。

（4）对症支持治疗立即给予心电监护、监测血糖波动、神经功能，防止低血糖、脑水肿、保护心肌，维持水、电解质酸碱平衡等。

五、溴鼠灵

（一）毒理

溴鼠灵（Brodifacoum），又名大隆、溴鼠隆、溴敌拿鼠。为第二代抗凝血类杀鼠剂，属于双香豆素类抗凝血杀鼠剂。中毒机制是干扰肝脏对维生素 K 的作用，使凝血酶原和凝血因子 Ⅱ、Ⅶ、Ⅸ、Ⅹ 等的合成受阻，导致凝血时间和凝血酶原时间延长；同时其代谢产物亚苄基丙酮，可直接损伤毛细血管壁，使其通透性增加而加重出血。

（二）临床表现

本类杀鼠剂作用缓慢，误服后潜伏期长，大多数2～3d后才出现中毒症状，如恶心、呕吐、食欲缺乏、精神不振、低热等。中毒量小的患者无出血现象，不治而愈。达到一定剂量时，表现为全身广泛出血，首先出现血尿、鼻出血、牙龈出出、全身皮肤黏膜出血，严重者可出现呕血、便血、咯血及颅内出血。患者可死于颅内出血及心肌出血。由于中毒患者多以出血为主诉来就诊，应提高对其警惕性，详细询问病史有助于减少误诊。

（三）急救措施

（1）清除毒物：口服中毒者催吐、洗胃、导泻；皮肤污染者用清水彻底冲洗。

（2）特效解毒剂：轻度出血者，用维生素 K₁ 10～20mg肌内注射，每日3～4次；严重出血者，首剂 10～20mg 静脉注射，给予 60～80mg 静脉滴注；出血症状好转后逐渐减量，一般连用10～14天，出血症状消失，凝血酶原时间活动度正常后停药。

（3）输血：对出血严重者，可输注新鲜血浆或凝血酶原复合物，以迅速止血。

（4）肾上腺皮质激素：可以减少毛细血管通透性，保护血小板和凝血因子，促进止血、抗过敏和提高机体应激能力，可酌情使用，同时给予大剂量维生素 C。

（5）对症支持治疗：应注意维生素 K₃、维生素 K₄、卡巴克络、氨苯甲酸等药物对此类抗凝血类杀鼠剂中毒所致出血无效。

六、安妥

（一）毒理

安妥（antu）为硫脲类杀鼠剂，不溶于水，易溶于有机溶剂。大鼠经口 LD_{50} 为 7～250mg/kg，人口服致死量为4～6g。口服后对局部黏膜有刺激性作用而引起胃肠道症状，吸收后主要损害毛细血管，使其通透性增加，引起肺水肿、胸腔积液和肺出血，并可引起肝、肾损害，体温偏低、一过性血糖升高。肺水肿是其主要致死原因。

（二）临床表现

急性中毒时口部有灼热感、恶心、呕吐、口渴、头晕、嗜睡等；重症患者可出现呼吸困难、发绀、肺水肿等；也可有躁动、全身痉挛、休克等；稍晚期可有肝大、黄疸、血尿及蛋白尿等表现。

（三）急救措施

（1）清除毒物：口服者可用清水或者 1 : 5 000 高锰酸钾溶液洗胃，禁用碱性液洗胃；导泻，忌用油类泻剂；皮肤接触者清水冲洗。

（2）可试用半胱氨酸 100mg/kg 肌内注射，或 5% 硫代硫酸钠 5 ~ 10mL 静注，每日 2 ~ 4 次，可降低安妥的毒性。

（3）禁食脂肪性食物及碱性食物。

（4）病情严重，出现肺水肿者，应用肾上腺皮质激素，并限制入量。

（5）对症支持治疗重症者应给予心电监护、监测肝肾功能，维持水、电解质酸碱平衡等。

（毕旭明）

第四节　急性药物中毒

一、镇静催眠类药物中毒

能缓和激动，消除躁动，恢复安静情绪的药物称为镇静药（sedatives）。能促进和维持近似生理睡眠的药物称为催眠药（hypnotics）。但二者之间无本质区别，因为同一药物在小剂量时起镇静作用，中等剂量时起催眠作用，而大剂量时则具有麻醉和抗惊厥作用，故统称为镇静催眠类药物（sedative hypnotics）。临床上常用的有巴比妥类（barbiturates）、苯二氮䓬类受体激动剂（benzodiazepine receptor agonists, BZRAs）及其他类。患者常因自杀或误服摄入过量药物而导致中毒，主要表现为不同程度的中枢神经系统抑制，严重者累及延髓呼吸及血管运动中枢，患者可因呼吸抑制及循环衰竭而死亡。

（一）巴比妥类药物中毒

巴比妥类药物为巴比妥酸的衍生物，是最早使用的镇静催眠药，根据其脂溶性、起效和作用持续时间分为：①长效类（作用持续时间 6 ~ 8 小时）：巴比妥和苯巴比妥。②中效类（3 ~ 6 小时）：异戊巴比妥、丙烯巴比妥。③短效类（2 ~ 3 小时）：戊巴比妥、司可巴比妥。④超短效类（30 ~ 45 分钟）：环己巴比妥、硫喷妥钠。由于其安全性较低，且较易发生依赖性，目前已经较少用于镇静和催眠，但因过量时容易导致呼吸抑制，应予以重视。

1. 病因及毒理　如下所述。

（1）病因：①有自杀倾向、精神异常患者一次性摄入超剂量药物或长期服用导致药物蓄积。②患者有阻塞性肺疾病、肝肾疾病或内环境紊乱等情况时，对药物敏感性增加，而代谢、排泄减少。③酒精等中枢抑制剂加重其毒性作用。

（2）巴比妥类随剂量由小到大，依次导致镇静、催眠、抗惊厥和麻醉作用：其中毒机制在于抑制丙酮酸氧化酶系统，从而抑制中枢神经系统，尤其是脑干网状结构上行激活系统，导致意识障碍。巴比妥类还能通过延长 γ - 氨基丁酸（γ - aminobutyric acid, GABA）介导 Cl^- 通道开放的时间，增加 Cl^- 内流，引起超极化（抑制作用），并在高浓度时直接增加 Cl^- 内流。大剂量巴比妥类可直接抑制延髓血管运动中枢及呼吸中枢，导致休克和呼吸抑制。

2. 临床表现　巴比妥类药物中毒主要表现为不同程度的意识障碍以及对循环、呼吸的抑制，其中毒程度在临床上可分为三级（表 3 - 6）。

表 3 - 6　巴比妥类中毒的临床分级

分级	循环	呼吸	神经系统	其他
轻度中毒	无明显变化	无明显变化	嗜睡、反应迟钝、言语不清、记忆力减退、判断力及定向力障碍、眩晕、动作不协调	无明显变化

分级	循环	呼吸	神经系统	其他
中度中毒	无明显变化	呼吸减慢	浅昏迷、眼球震颤、对光反射迟钝、腱反射消失，但角膜反射和咽反射存在	无明显变化
重度中毒	血管运动中枢抑制，周围血管扩张，血压下降	呼吸中枢抑制，呼吸浅慢而不规则，呈潮式呼吸	深昏迷，早期四肢肌张力增高、腱反射亢进、病理反射阳性，后期全身肌肉松弛、各种反射消失	体温下降、脑水肿、肾功能衰竭、肝损害、肺水肿、肺炎、皮疹

3. 诊断　根据接触或口服巴比妥类药物的病史及中枢神经系统抑制为主要临床表现的特点，结合实验室检查应考虑有巴比妥类药物中毒可能，血液、呕吐物及尿液巴比妥类药物测定可有助于诊断。但尚需除外其他导致昏迷的疾病：如肝性脑病、糖尿病、急性脑卒中，并与其他可致昏迷的中毒（如吗啡、乙醇、一氧化碳）相鉴别，需要注意的是某些患者病史并不清楚，如遇昏迷患者，应常规排除本病，详问发病前的情况，注意搜寻巴比妥类药物服用的证据（自杀的遗书、空的巴比妥类药物包装）有助于诊断，应结合病史、临床表现及实验室检查综合判断。

4. 急救措施　如下所述。

（1）重点在于维持患者呼吸及循环功能稳定：①对于昏迷伴呼吸抑制患者保持呼吸道通畅，吸氧，必要时行气管插管及机械通气治疗。②对低血压患者予以扩容，必要时可应用多巴胺或去甲肾上腺素等血管活性药物。

（2）清除体内尚未被吸收的毒物：①催吐：对服用量较小者给予催吐后，一般不需要特殊处理；对服用量较大，有意识障碍的患者不宜催吐，以免加重心脏、呼吸等系统症状或导致吸入性肺炎。②洗胃：可选择 1∶5 000 高锰酸钾溶液洗胃，昏迷患者若须洗胃应在保护气道（如气管插管）的条件下进行。③管喂活性炭吸附。④导泻：洗胃后给予硫酸钠 10～15g 或甘露醇导泻，不宜使用硫酸镁，因镁离子在体内可增加中枢抑制作用。

（3）加速已吸收毒物排泄：①补液利尿：可促进巴比妥类（特别是长效类）排泄，在补液基础上静脉注射呋塞米或甘露醇，保证每小时尿量 250mL 以上，并注意纠正电解质紊乱。②碱化尿液：有利于巴比妥类（特别是长效类）由周围组织释放入血并经肾脏排泄，可给予 5% 碳酸氢钠溶液 100～125mL 静脉滴注，以后根据病情需要重复 2～4 次，直至尿液 pH 达 7.5～8.0 为宜。③血液净化：对于严重中效类巴比妥中毒，或合并肾功能不全的患者，可采用血液透析或血液灌流。短效类如司可巴妥，因其与血浆蛋白结合较多，并主要在肝脏代谢，故利尿和透析效果不理想，但若病情严重或合并肝功能不全时可考虑血液灌流。

（4）中枢兴奋剂：适用于呼吸抑制或持续昏迷的患者，包括有美解眠、尼可刹米等。美解眠为中枢兴奋药，毒性较低，可用于巴比妥类及其他镇静催眠药的中毒，也用于减少硫喷妥钠麻醉深度，以加快患者苏醒。用法：5% 葡萄糖注射液稀释后作静脉滴注，每 3～5 分钟滴注 50mg，直至病情改善或出现中毒症状（肌肉震颤、惊厥等）为止。

（5）对症支持治疗：昏迷患者定期翻身、拍背、吸痰，防止肺部感染及压疮，体温过低患者适当予以保温。

（二）BZRAs 中毒

BZRAs 可分为传统的苯二氮䓬类药物（benzodiazepine drugs，BZDs）和新型非苯二氮䓬类药物（non – BZDs）。由于其不良反应较巴比妥类低，安全性高，故已逐渐取代巴比妥类，是目前使用最广泛的镇静催眠药。其中 non – BZDs 由于几乎无残留效应，不易产生药物依赖性和成瘾性，已逐渐成为治疗失眠的首选药物。BZDs 包括有：①长效类：地西泮、氟西泮等。②中效类：阿普唑仑、氯氮䓬、硝西泮、氯硝西泮、艾司唑仑。③短效类：三唑仑等。non – BZDs 包括有唑吡坦、佐匹克隆和扎来普隆等。

1. 病因及毒理　如下所述。

（1）病因：与巴比妥类相似。

（2）毒理：BZRAs 主要作用于边缘系统和间脑，其中毒机制也在于对中枢的抑制作用，但相比于巴比妥类较少引起呼吸抑制。BZDs 非选择性激动 GABAA 受体上不同的 α 亚基，具有镇静、抗焦虑、肌松和抗惊厥等作用。并且与巴比妥类不同的是，BZDs 是通过促进 GABA 与其受体结合而增加 Cl⁻ 通道的开放频率，且不能直接开放 Cl⁻ 通道。而 non－BZDs 对含 α_1 亚单位的 GABAA 受体更具有选择性，主要发挥催眠作用。

2. 临床表现　此类药物的毒性作用较低，即使超过治疗剂量数倍通常仅有嗜睡、眩晕、乏力、共济失调等表现，偶有中枢兴奋、锥体外系障碍及一过性精神错乱。剂量过大时可出现昏迷、血压下降及呼吸抑制，尤其是静脉输注时要特别注意。长期使用可出现药物依赖，突然停药常出现戒断综合征，表现为抑郁、精神激动、失眠及癫痫发作等。

3. 诊断　应结合病史、临床表现及实验室检查综合判断：①过量服药病史。②相关临床表现。③诊断性治疗有效：BZRAs 中毒特异性拮抗剂氟马西尼能迅速逆转其所致的中枢抑制作用。④与其他导致昏迷疾病以及其他可致昏迷的中毒鉴别，同时注意排除合并其他颅脑疾病的可能，如颅脑外伤等。⑤患者呕吐物、洗胃液及尿液分析和血药浓度测定。

4. 急救措施　如下所述。

（1）维持患者呼吸及循环功能稳定。

（2）清除体内尚未被吸收的毒物。

（3）加速已吸收毒物排泄：由于本类药物脂溶性及血浆蛋白结合率均较高，利尿剂和血液透析效果可能不理想，必要时可考虑血液灌流。

（4）特效解毒剂：氟马西尼结构与 BZRAs 相似，是苯二氮䓬类受体特异性拮抗剂，能逆转或减轻 BZRAs 的中枢抑制作用。其作用持续时间较短（半衰期为 53 分钟），停药后可能出现"再镇静"现象，故主要用于诊断性治疗及重症患者抢救。若患者持续昏迷或伴有呼吸抑制，可静脉持续滴注。使用方法：首次静脉注射量为 $0.1\sim0.2$mg，如果在 60 秒内未达到所需的清醒程度，可重复使用，直至患者清醒或总量达 2mg。维持治疗：静脉滴注$0.2\sim1$mg/h，总量小于 3mg。

（5）对症支持治疗。

二、抗精神失常药物中毒

精神失常是由于多种原因引起的精神活动障碍的一类疾病，根据其症状学特征可分为精神分裂症、躁狂症、抑郁症和焦虑症。治疗这类疾病的药物统称为抗精神失常药物，根据临床用途分为三类：抗精神病药（antipsychotic drugs）、抗躁狂抑郁药（antimanic andantidepressant drugs）及抗焦虑药（antianxiety drugs），后者主要为 BZDs。

（一）抗精神病药中毒

抗精神病药物主要用于治疗精神分裂症，并对其他精神失常的躁狂症状也有效，根据化学结构可分为：①吩噻嗪类（phenothiazines）：如氯丙嗪、氟奋乃静及三氟拉嗪。②硫杂蒽类（thioxantheres）：如氯普噻吨。③丁酰苯类（butyrophenones）：如氟哌啶醇。④其他类：如五氟利多、舒必利、氯氮平、利培酮、喹硫平、奥氮平。根据作用机制可分为：①传统（或典型）抗精神病药：包括吩噻嗪类、硫杂蒽类、丁酰苯类等。②非传统（或非典型）抗精神病药：包括氯氮平、利培酮、喹硫平、奥氮平等。

1. 病因及毒理　如下所述。

（1）传统（或典型）抗精神病药：主要作用多为单纯的多巴胺 D_2 受体拮抗剂，其中毒机制主要有：①镇静作用，并增强其他中枢抑制药如麻醉药、镇静催眠药、镇痛药及乙醇的作用。②锥体外系反应。③抗 α 肾上腺素能受体作用。④抗胆碱能作用。⑤抗组胺作用。

（2）非传统（或非典型）抗精神病药：对除多巴胺 D_2 受体以外的其他受体，包括5-羟色胺（5-HT）受体、谷氨酸受体等也有阻断作用，锥体外系反应少。

2. 临床表现　如下所述。

（1）以吩噻嗪类的氯丙嗪为例：治疗剂量范围大，临床上以不良反应多见，氯丙嗪一次剂量达2~4g可发生急性中毒反应。

（2）不良反应：以锥体外系反应最具有特征性，表现为震颤麻痹综合征、静坐不能和急性肌张力障碍。其他还可能出现过敏反应及嗜睡、无力、口干等中枢神经及自主神经不良反应。

（3）急性中毒表现：体温调节异常，患者出现低温或高温；血压下降甚至休克，心律不齐，心电图见P-R或Q-T间期延长，ST-T改变；昏迷、呼吸抑制及癫痫发作。

3. 诊断　应结合病史、临床表现及实验室检查综合判断：①过量服药病史。②临床特征。③与其他导致昏迷疾病相鉴别：如肝性脑病、糖尿病、急性脑卒中，以及其他可致昏迷的中毒鉴别。④患者呕吐物、洗胃液及尿液分析和血药浓度测定。

4. 急救措施　如下所述。

（1）维持患者病情稳定：尤其注意对昏迷患者进行气道保护，对出现呼吸抑制者予以人工呼吸。

（2）清除毒物：病情允许时予以催吐、洗胃、导泻。血液净化不能有效清除本类药物。

（3）无特效解毒剂，以对症支持治疗为主，重点在以下方面：①维持患者体温正常。②低血压患者补液扩容，必要时予以α肾上腺素能受体兴奋剂如去甲肾上腺素、间羟胺等。注意β肾上腺素能受体兴奋剂如多巴胺、异丙肾上腺素会加重低血压，应避免使用（氯丙嗪最为明显）。治疗奎尼丁样心脏毒性可予以5%碳酸氢钠250mL静脉输注，对心律失常者可予以利多卡因。③对昏迷患者可予以中枢神经兴奋药物如盐酸哌醋甲酯40~100mg肌内注射。对出现震颤麻痹患者予以盐酸苯海索、氢溴酸东莨菪碱等。对急性及张力障碍患者可用苯海拉明25~50mg口服或20~40mg肌内注射。

（二）抗抑郁药物中毒

目前临床上常用抗抑郁药主要包括三环类及其他新型抗抑郁药等，单胺氧化酶抑制剂由于不良反应大，作用较差，临床上已被三环类等取代。三环类抗抑郁药包括有：丙咪嗪、地昔帕明、阿米替林、多塞平等；其他类：氟西汀、帕罗西汀、舍曲林、氟伏沙明等。

1. 病因及毒理　病因与镇静催眠药中毒类似，其中毒机制如下：①抑制单胺类递质重摄取，丙咪嗪及多塞平属于非选择性单胺再摄取抑制剂，地昔帕明属于去甲肾上腺素（NA）再摄取抑制剂，阿米替林及其他新型抗抑郁药是5-HT再摄取抑制剂。②镇静作用，增强中枢性抑制药作用。③抗胆碱作用。

2. 临床表现　如下所述。

（1）中枢神经系统：嗜睡、困倦、头晕、乏力、手指震颤、步态不稳、兴奋不安、躁动、谵妄、惊厥、昏迷。

（2）心血管系统：血压先升高后降低，窦性心动过速、心律失常，心电图出现Q-T间期延长、ST-T改变、QRS波增宽、房室传导阻滞等，严重者可致心脏停搏。

（3）消化系统：口干、恶心、呕吐、腹胀、便秘、肝损害。

（4）泌尿系统：排尿困难、尿潴留。

（5）其他：瞳孔扩大、视物模糊及眼压增高，体温升高等。

3. 诊断　应结合病史、临床表现及实验室检查综合判断：①过量服药病史。②相关临床表现。③与其他导致昏迷疾病以及其他可致昏迷的中毒鉴别。④患者呕吐、洗胃液及尿液分析和血药浓度测定。

4. 急救措施　如下所述。

（1）由于本类药物抑制胃肠蠕动，故服用后超过12小时仍需洗胃和灌肠。

（2）血液净化对于清除本类药物效果不显著。

（3）无特效解毒剂，以对症支持治疗为主，治疗重点包括：①出现严重室性心律失常，予以利多卡因注射，不宜使用普鲁卡因胺，其可能加重心脏毒性。出现 QRS 波增宽及低血压，可予以碳酸氢钠滴注。②抗胆碱能表现常能自行减轻及消退，毒扁豆碱可能加重传导阻滞，不应常规使用。③低血压患者积极补液扩容，必要时可考虑去甲肾上腺素。④癫痫发作时予以苯妥英钠，避免巴比妥及 BZRAs，因其可能加强中枢抑制作用。

（三）抗躁狂药中毒

抗躁狂药包括有氯丙嗪、氟哌啶醇等，但典型的药物为碳酸锂。

1. 病因及毒理　病因与镇静催眠药中毒类似。其安全范围较小，血锂浓度达 1.5 ~ 2.0mmol/L 时，可导致中枢中毒症状。

2. 临床表现　症状主要为神经系统异常，表现为意识障碍、昏迷、肌张力增高、深反射亢进、共济失调、震颤及癫痫发作。

3. 诊断　应结合病史、临床表现及实验室检查综合判断：①过量服药病史。②相关临床表现。③与其他导致昏迷疾病以及其他可致昏迷的中毒鉴别。④患者呕吐物、洗胃液及尿液分析和血药浓度测定，血锂浓度超过 1.5 ~ 2.0mmol/L。

4. 急救措施　如下所述。

（1）催吐、用生理盐水洗胃，并用硫酸钠导泻。

（2）静脉输注生理盐水能有效增加锂排泄。

（3）血液净化疗法血液透析能有效增加锂排泄，降低血锂浓度。

（4）对症支持治疗。

（毕旭明）

第五节　急性乙醇中毒

乙醇（ethanol）俗称酒精，是无色、易燃、易挥发的一种液体，具有醇香气味，能够与水及大多数有机溶剂混溶。乙醇是常用的工业原料，常用作医疗溶媒或消毒，也是酒类饮料中的主要成分。机体一次摄入过量乙醇或酒类饮料可引起先兴奋后抑制的神经精神症状，严重者甚至出现呼吸抑制及休克，临床上称为急性乙醇中毒（acute ethanol poisoning）或称为急性酒精中毒（acute alcohol poisoning）。血液中乙醇的致死浓度一般为 87 ~ 152mmol/L（4 000 ~ 7 000mg/L）。纯乙醇 250 ~ 500mL 为大多数成人的致死量。对乙醇的反应个体差异很大，一般血中浓度达 3 000mg/L 时可发生昏迷。

一、病因

酒是含乙醇的最常见饮品。用谷类或水果发酵制成的酒通常含乙醇浓度较低，常以容量浓度（L/L）计，啤酒为 3% ~ 5%，黄酒 12% ~ 15%，葡萄酒 10% ~ 25%；蒸馏形成烈性酒，如白酒、白兰地、威士忌等一般含乙醇浓度约为 40% ~ 60%。大量饮用含乙醇高的烈性酒易引起急性中毒，醉酒为其常见表现。由于人体对乙醇的耐受量差异很大，故可以引起酒醉的乙醇摄入量相差也很大。偶有因吸入大量乙醇蒸气而致中毒者。

二、中毒机制

乙醇饮入后约 80% 在小肠上段被吸收。空腹饮酒时，1 小时内乙醇吸收量约为 60%，2 小时内约为 95%，但胃内有食物存在时可延缓乙醇吸收。乙醇在体内代谢快，吸收后的乙醇约有 90% 在肝内氧化代谢。约 2% 的乙醇直接由肺和肾排出。乙醇属微毒类，是中枢神经的抑制剂，过度饮酒可引起中毒。

（一）乙醇的代谢

乙醇进入体内 0.5 ~ 3 小时在胃和小肠内完全吸收，分布于体内所有含水组织及体液中，包括脑和肺泡中。血中乙醇浓度可直接反映全身的乙醇浓度。90% 在肝脏内代谢、分解，其余 10% 乙醇经肾和肺排出。当乙醇进入肝脏内时，被乙醇脱氢酶氧化为乙醛，乙醛经醛脱氢酶氧化为乙酸，乙酸转化为乙酰辅酶 A 进入三羧酸循环，最后代谢为 CO_2 和 H_2O。上述过程是限速反应，其清除率约为 2.2mmol/（kg·h），成人每小时可清除乙醇约 7g（纯乙醇 9mL）。血中乙醇浓度下降速度约 0.43mmol/h。大多数成人乙醇致死量为一次饮酒相当于含纯乙醇 250~500mL 的酒精制品。

（二）急性毒害作用

1. 中枢神经系统抑制作用 乙醇具有脂溶性，经血液循环进入大脑可迅速透过大脑神经细胞膜，并作用于膜上的酶而影响细胞的功能。小剂量出现兴奋作用，这是由于乙醇作用于大脑细胞突触后膜苯二氮䓬 – GABA 受体，从而抑制 GABA 对脑的抑制作用。随着乙醇剂量的增加，乙醇对中枢神经系统的抑制作用增强，由大脑皮质向下，通过边缘系统、小脑、网络结构到延髓；乙醇可作用于小脑，引起共济失调；作用于网状结构，引起昏睡和昏迷；极高浓度乙醇直接抑制延髓中枢引起呼吸或循环衰竭，甚至死亡。

2. 代谢异常 乙醇在肝细胞内代谢生成大量还原型烟酰胺腺嘌呤二核苷酸（NADH），使之与氧化型的比值（NADH/NAD）增高，甚至可高达正常的 2~3 倍。相继发生乳酸增高、酮体蓄积，导致代谢性酸中毒糖异生受阻和血糖降低。

（三）乙醇的长期耐受性、依赖性和戒断综合征

1. 耐受性 饮酒后产生轻松、兴奋的欣快感。长时间饮酒，产生耐受性，需要增加饮酒量才能达到原有的效果。

2. 依赖性 为了获得饮酒后特殊快感，渴望饮酒，这是精神依赖性。生理依赖性是指机体对乙醇产生的适应性改变，一旦停用则产生难以忍受的不适感。

3. 戒断综合征 长期饮酒后已形成身体依赖，一旦停止饮酒或减少饮酒量，可出现与酒精中毒相反的症状。机制可能是戒酒使酒精抑制 GABA 的作用明显减弱，同时血浆中去甲肾上腺素浓度升高，出现交感神经兴奋症状如多汗、寒战等。

（四）长期酗酒的危害

1. 营养缺乏 酒饮料中，每克乙醇可供给 29.3kJ 热量，但不含维生素、矿物质和氨基酸等必须营养成分，因而酒是高热量而无营养成分的饮料。长期大量饮酒后进食减少，可造成明显的营养缺乏。缺乏维生素 B_1 可引起 Wernicke – Korsakoff 综合征、周围神经麻痹等症状。个体对维生素 B_1 需要量增多的遗传性，也可能作为发病的原因。叶酸缺乏可引起巨幼细胞贫血。长期饮酒饥饿时，应补充糖和多种维生素。

2. 毒性作用 乙醇对黏膜和腺体分泌有刺激作用，可引起食管炎、胃炎、胰腺炎。乙醇在体内代谢过程中产生的自由基，可引起细胞膜脂质过氧化，造成肝细胞坏死，肝功能异常。

三、诊断要点

（一）急性中毒临床表现

一次性大量饮酒可引起中枢神经系统抑制等中毒症状，其表现与饮酒量和血乙醇浓度以及个人耐受性相关，临床上将急性中毒反应分为三期。

1. 兴奋期 血乙醇浓度达到 11mmol/L（50mg/dl）时即感头痛、欣快、兴奋；血乙醇浓度达到 16mmol/L（75mg/dl）时，健谈、饶舌、情绪不稳定、自负、易激怒，可有粗鲁行为或攻击行动，也可能沉默、孤僻；浓度达到 22mmol/L（100mg/dl）时，驾车易发生车祸。

2. 共济失调期 血乙醇浓度达到 33mmol/L（150mg/dl）时，肌肉运动不协调，行动笨拙，言语含糊不清，眼球震颤，视力模糊，复视，步态不稳，出现明显共济失调。浓度达到 43mmol/L（200mg/dl）时，出现恶心、呕吐、厌倦。

3. 昏迷期 血乙醇浓度升至 54mmol/L 时，患者进入昏迷期，表现为昏睡、瞳孔散大、体温降低。血乙醇超过 87mmol/L 时，患者陷入深昏迷，心率增快、血压下降，呼吸慢而有鼾音，可由于呼吸、循

环衰竭危及生命。

酒醉醒后可有头痛、头昏、无力、恶心、震颤等症状。上述临床表现见于对酒精尚无耐受性者。如产生耐受性，症状可能较轻。此外，重症患者可并发酸碱平衡失常、心律失常、心肌炎、电解质紊乱、低血糖症、吸入性肺炎、急性呼吸衰竭和急性肌病等症状。部分患者酒醒后突然出现肌肉肿胀、疼痛，可伴有肌球蛋白尿，甚至出现急性肾衰竭。

（二）戒断综合征

长期酗酒者，突然停止饮酒或减少酒量后，可发生下列4种不同类型戒断综合征的反应。

1. 单纯性阶段反应　在减少饮酒后6~24小时发病。出现震颤、焦虑不安、兴奋、失眠、心动过速、血压升高、大量出汗、恶心、呕吐。多在2~5天内缓解自愈。

2. 酒精性幻觉反应　患者意识清晰，定向力完整。幻觉以幻听为主，也可出现幻视、错觉及视物变形。多为被害妄想，一般可持续3~4周后缓解。

3. 戒断性惊厥反应　往往与单纯性戒断反应同时发生，也可在其后发生癫痫大发作。多数只发作1~2次，每次数分钟。也可数日内多次发作。

4. 震颤谵妄反应　常在停止饮酒后24~72小时后，也可在7~10小时后，患者出现精神错乱，全身肌肉出现粗大震颤或谵妄。谵妄是在意识模糊的情况下出现生动、恐惧的幻视，可有大量出汗、心动过速、血压升高等交感神经兴奋表现。

（三）体格检查

（1）呼出气有明显酒精味。

（2）有兴奋、言语不清、共济失调，或昏睡、昏迷。

（3）严重者可有抽搐、瞳孔散大、体温降低、心率增快、血压下降、呼吸减慢或呼吸循环麻痹。

（四）实验室检查

（1）血气分析可见轻度代谢性酸中毒（BE < -3，$CO_2CP < 22mmol/L$）。

（2）血电解质可见低钾（<3.5mmol/L）、低镁（<0.8mmol/L）、低钙（<2.0mmol/L）。

（3）肝功能异常（氨基转移酶>40U/L），血糖可降低或升高（<3.9mmol/L，或>6.1mmol/L）。

（4）心电图可见心律失常，甚至心肌损害，心肌酶谱可见异常。

（5）少数患者可见肾功能异常（尿素氮>7.1mmol/L，肌酐>108μmol/L），甚至急性肾功能衰竭。

（6）如有可能，予血液或呼出气酒精浓度检测证实。

（7）如疑有外伤，应做相应的影像学检查。

（五）诊断原则

饮酒史结合临床表现，如急性酒精中毒的中枢神经兴奋或抑制症状，呼气酒味；戒断综合征的精神症状和癫痫发作；血清或呼出气中乙醇浓度测定可作出诊断。

（六）分级标准

轻度中毒和中毒早期表现兴奋、欣快、言语增多、颜面潮红或苍白、步态不稳、轻度动作不协调、判断力障碍、语无伦次、眼球震颤甚至昏睡。

重度中毒可出现深昏迷、呼吸表浅或潮式呼吸，并可因呼吸麻痹或循环衰竭而死亡。重症患者瞳孔常缩小、体温和血压下降、脉搏减慢。

四、治疗

（一）一般治疗

轻症患者无须特殊治疗，兴奋躁动的患者必要时加以约束以防止误伤。多饮糖水及酸性饮料，不主张饮咖啡和茶水，茶碱的利尿作用虽可加速乙醇排泄，但乙醇转化的乙醛未能分解即排出，影响肾脏功能。乙醇与咖啡因同样有兴奋大脑皮质的作用，酒与咖啡同饮可加重对大脑的刺激，出现神经及血管系统的病变。对中毒症状轻者注意保暖，防止误吸或吸入性肺炎，定时翻身，防止压迫性横纹肌溶解、坏死，导致肌红蛋白尿性急性肾衰竭。

（二）药物治疗

10% 葡萄糖 500～1 000mL 加入大剂量维生素 C，同时给予利尿药以加速乙醇排泄，可给予能量合剂加维生素 B_6 及烟酸静脉滴注，肌内注射维生素 B_1 以加速乙醇在体内氧化。可静脉注射 50% 葡萄糖溶液 100mL，预防低血糖的发生。昏迷者可用纳洛酮 0.4～0.8mg 加入葡萄糖液静脉注射，或用贝美格 50mg 加入葡萄糖液 10～20mL 静脉注射，或使用纳美芬治疗。狂躁兴奋者可肌内注射小剂量地西泮注射液（5mg），避免用吗啡、氯丙嗪、苯巴比妥类镇静药。有上消化道出血者，予 5% 葡萄糖注射液 100mL ＋奥美拉唑 40mg，静脉滴注。

（三）透析治疗

当患者血乙醇浓度达到 500mg/d 左右、出现重度昏迷或呼吸中枢抑制时，应紧急行透析治疗，以加快体内乙醇的排出。透析指征有：血乙醇含量 >108mmol/L（500mg/dl）且伴酸中毒或同时服用甲醇或其他可疑药物。

（四）其他治疗

维持重要脏器的功能：①维持气道通畅，保证氧供，必要时行气管插管，机械通气。②维持循环功能，注意血压、脉搏，可静脉输入 5% 葡萄糖盐水溶液。③监测心律失常和心肌损害。④保暖，维持正常体温。⑤维持水、电解质、酸碱平衡，血镁低时补镁。治疗 Wemicke 脑病，可肌内注射维生素 B_1 100mg。⑥保护大脑功能，应用纳洛酮 0.4～0.8mg 缓慢静脉注射，有助于缩短昏迷时间，必要时可重复给药。同时应注意昏迷患者此前是否同时服用其他药物。慎用镇静剂，使用镇静剂必须排除颅内疾病。疑有误吸，应予抗生素预防感染。

（毕旭明）

第六节　窒息性气体中毒

一、急性一氧化碳中毒

（一）概述

一氧化碳是无色、无味、无刺激性的易燃易爆气体。是生活中煤气的主要成分，因其含有硫醇，故有特殊气味。生产中，一氧化碳常用在金属冶炼、焦炉等作业中。生活中的一氧化碳中毒常发生在通风不良，用煤炉做饭或取暖，烟囱堵塞的房间内。生产中的一氧化碳中毒常发生在通风设备差、职业防护差的工作环境。据 WHO 在 2002 年的一项数据显示：全球每年约有 250 万人死于急性一氧化碳中毒，为意外中毒导致死亡的首要病因。

（二）中毒机制

含碳物质的不全燃烧均可产生一氧化碳，如果吸入过量的一氧化碳，可产生中毒。一氧化碳经呼吸道进入人体后，与血红蛋白结合形成碳氧血红蛋白。一氧化碳与血红蛋白结合的亲和力是氧与血红蛋白结合亲和力的 250～300 倍，而 HbCO 的解离速度又是 HbO 的 1/3 600，这些差异阻碍氧气与血红蛋白的结合，造成组织缺氧。组织缺氧使机体出现严重的能量代谢障碍，引起细胞功能障碍及病理性损伤。中枢神经系统对缺氧最为敏感，因此，缺氧时首先损伤大脑，缺氧 5 分钟，大脑就会出现不可逆的损害。同时一氧化碳可与细胞色素 C 氧化酶结合，阻碍呼吸链中电子的传递，阻碍氧化磷酸化，使细胞呼吸障碍，从而产生细胞损伤，引起一系列临床症状。

（三）临床表现

正常人血液中 HbCO 的含量可在 5%～10%（吸烟者的值偏高），急性一氧化碳中毒的程度取决于吸入一氧化碳的浓度、持续接触时间及机体对缺氧的敏感程度。当空气中一氧化碳浓度为 0.02% 时，2～3 小时会产生症状；当其为 0.08% 时，2 小时即会昏迷。根据吸入一氧化碳后血中碳氧血红蛋白的含量，可将中毒分为以下几类。

1. 轻度中毒　接触一氧化碳时间短，血液中碳氧血红蛋白浓度为 10%～20%，表现为头痛、头晕、心悸、恶心、呕吐、乏力等，可能出现短暂的晕厥。上述症状一般较轻，在脱离中毒环境，吸入新鲜空气或氧气后可迅速消失，一般无后遗症状。

2. 中度中毒　接触一氧化碳时间稍长，血液中碳氧血红蛋白浓度为 30%～40%，部分中毒患者的皮肤黏膜会出现樱桃红色；还有部分患者可出现意识障碍。在脱离中毒环境，吸入氧气后，患者可在数天后恢复，很少留有后遗症。

3. 重度中毒　接触一氧化碳时间很长，吸入一氧化碳过多，血液中碳氧血红蛋白浓度为在 50% 以上。患者会出现生命体征不稳定的情况，包括血压下降、呼吸急促、四肢厥冷、外周氧饱和度降低，甚至死亡。如患者在重度中毒中被抢救成功，因脑缺氧时间长，很多患者留有痴呆、记忆力减退等神经功能障碍，更有甚者，可能进入持续植物状态。

4. 急性一氧化碳中毒迟发性脑病　急性一氧化碳中毒迟发性脑病是指部分急性一氧化碳中毒患者在急性期意识障碍恢复正常后，经过一段时间的"假愈期"，突然出现以精神和脑局灶损害症状为主的脑功能障碍。一般发生在急性中毒后 2～30 天内，是一氧化碳中毒后常见的并发症，如不及时治疗，轻者会遗留神经症状，重者会影响生命。

（四）实验室检查

1. 血液中碳氧血红蛋白浓度　正常人血液中 HbCO 的含量可在 5%～10%，一氧化碳中毒患者在脱离中毒环境吸入新鲜空气 8 小时后，碳氧血红蛋白中一氧化碳解离完全，因此考虑一氧化碳中毒的患者应及时测量血液中碳氧血红蛋白浓度。轻度中毒患者，血液中碳氧血红蛋白浓度为 10%～20%；中度中毒患者，血液中碳氧血红蛋白浓度为 30%～40%；重度中毒患者，血液中碳氧血红蛋白浓度为在 50% 以上。

2. 血常规及生化检查　白细胞总数及中性粒细胞总数增高，ALT、AST、血乳酸可一过性增高，血糖可能因机体应激增高。重度中毒的患者可能出现多器官功能障碍。血气中氧分压可正常或降低，pH 正常或降低，氧饱和度可能正常。

3. 脑影像学及脑电图　早期脑 CT 可能正常，严重患者可能出现脑水肿的表现，脑 MRI 可能表现出脑缺血缺氧的改变。脑电图表现为低波幅慢波增多，与缺氧性脑病进展平行。

（五）诊断

根据 CO 接触史，突然发生的神经系统损伤的症状和体征，结合及时测定的血液中碳氧血红蛋白浓度，排除其他疾病，如脑血管意外、低血糖、脑炎、脑膜炎等疾病后方可作出诊断。

（六）治疗

1. 院前急救　对于怀疑一氧化碳中毒的患者，作为到达现场的医护人员，首先最重要的是评估周围环境的安全性，并使患者迅速脱离中毒环境。如在密闭的空间，尽量通风；如现场封闭又有一氧化碳持续排出时，要请专业人员携带氧气及面罩进行施救。患者脱离中毒环境后，应再次对患者进行评估。如呼吸心跳停止，按照心肺复苏抢救；如生命体征平稳，则给予吸氧、保持呼吸道通畅。

2. 院内急救　如下所述。

（1）吸氧、保持呼吸道通畅、卧床休息：研究表明，吸入氧气可使碳氧血红蛋白中的一氧化碳迅速解离；吸入新鲜空气时，一氧化碳由 COHb 释放出半量约需 4h；吸入纯氧时可缩短至 30～40 分钟，因而患者到达医院后应尽早给予高浓度氧气吸入。

（2）高压氧治疗：高压氧治疗一般在中毒后 4 小时内开始效果最佳。高压氧可以提高动脉血液中的溶解氧，提高动脉血氧分压，使毛细血管内的氧易向细胞内交换，纠正组织缺氧。同时高压氧还有缩血管作用，能改善组织微循环，降低颅压，减轻脑水肿，促使一氧化碳与细胞色素氧化酶等和组织细胞解离。

（3）防治脑水肿：因一氧化碳中毒引起组织的缺氧，神经系统对缺氧最为敏感，一氧化碳中毒后常会出现脑水肿，可适当给予甘露醇、甘油果糖、呋塞米、地塞米松等脱水。如由于脑水肿导致抽搐，急性期可予安定控制症状，对症处理。

（4）促进脑功能恢复：可采用胞磷胆碱 $500 \sim 1\,000$ mg 加入5%葡萄糖液250mL静脉滴注，1次/日，或醒脑静 $2 \sim 4$ mL 肌内注射，2次/日。

（5）防止并发症：对于长期卧床的患者注意有无坠积性肺炎、压疮等。如患者出现发热，要搜索感染源，必要时使用抗生素控制感染。体温过高会加快脑代谢，如患者出现发热，应积极处理，采用物理和（或）药物降温。

二、急性硫化氢中毒

（一）概述

硫化氢（hydrogen sulfide）是具有刺激性和窒息性的无色气体。低浓度接触仅有呼吸道及眼的局部刺激作用，高浓度时全身毒害作用较明显，表现为中枢神经系统症状和窒息症状。大部分硫化氢中毒发生在市政污水管道疏通或污物清理的作业中。

（二）中毒机制

硫化氢具有"臭蛋样"气味，可通过呼吸道、消化道及皮肤接触吸收，绝大部分硫化氢中毒是通过呼吸道进入体内所致。工业生产或有机物腐烂产生的废气中多含有硫化氢，因此从事下水道疏通、阴沟污物的处理、废窖池清理等工作时，都可发生急性硫化氢中毒。硫化氢被吸入人体后，很快溶解在水中，与钠离子结合成硫化钠，刺激呼吸道黏膜会引起呼吸道炎症、肺水肿，作用在结膜，会导致结膜炎。同时硫化氢也是细胞色素氧化酶的强抑制剂，能与细胞色素氧化酶中的三价铁离子结合，抑制电子传递和氧的利用，引起细胞缺氧和窒息。因脑组织对缺氧最敏感，故最易受损。硫化氢可直接作用于脑，低浓度起兴奋作用；高浓度则起抑制作用，引起昏迷、呼吸中枢和血管运动中枢麻痹，还可引起反射性呼吸心脏骤停甚至死亡，临床上称为"电击样"死亡。

（三）临床表现

急性硫化氢中毒一般发病迅速，短时间暴露在高硫化氢浓度的中毒表现比长时间暴露在低硫化氢浓度严重，出现以脑和（或）呼吸系统损害为主的临床表现，其表现因暴露环境中硫化氢的浓度等因素不同而有明显差异。

1. 环境中硫化氢浓度 $50 \times 10^{-6} \sim 100 \times 10^{-5}$ g/L　主要是眼球和上呼吸道的刺激症状，表现为畏光、流泪、眼刺痛、流涕、咽喉部灼热感，胸闷及刺激性干咳。查体可见眼结膜充血、肺部可有干啰音，脱离接触后短期内可恢复。

2. 环境中硫化氢浓度 $100 \times 10^{-6} \sim 300 \times 10^{-6}$ g/L　除上述轻度中毒的症状外，还会出现中枢神经系统症状包括：头痛、头晕、易激动、烦躁、意识模糊、谵妄、癫痫样抽搐，甚至呈全身强直性阵挛发作等；消化系统中毒症状：恶心、呕吐、肝功能障碍。眼底检查可见视神经盘水肿，角膜水肿。部分患者有胸部X线显示肺纹理增粗或有片状阴影等肺水肿表现。

3. 环境中硫化氢浓度 $>700 \times 10^{-6}$ g/L　接触极高浓度硫化氢后可发生电击样死亡，患者常会出现头晕、头痛、烦躁，谵妄，意识障碍，在接触后数秒或数分钟内可发生呼吸心脏骤停。有报道指出暴露环境中的硫化氢浓度在 $1\,000 \times 10^{-6}$ g/L 以上可迅速引起意识障碍与死亡。死亡前一般无先兆症状，可先出现呼吸深而快，随之呼吸骤停。严重中毒患者经抢救恢复后，部分患者仍可留有后遗症。

（四）实验室检查

尚无特异性实验室检查指标。为鉴定工作场所是否有硫化氢时，可将乙酸试纸浸入2%的乙酸铅酒精溶液中，至现场暴露30s，如为绿黄色、棕色、黑色中的任意一种颜色，即可提示存在硫化氢。但该反应无特异性，如存在其他的含硫化合物也会出现类似反应。有条件可测定血及小便中硫酸盐含量。

（五）诊断

（1）有明确的硫化氢接触史。

（2）患者的衣物和呼气有臭蛋气味可作为接触硫化氢的指标。

（3）事故现场可产生或测得硫化氢。

（4）接触毒物后，迅速出现以脑和（或）呼吸系统损害为主的表现。

（5）排除急性脑血管意外、心肌梗死等疾病后，方可作出诊断。

（六）治疗

1. 院前急救　立即将患者移至空气新鲜的地方，脱去受污染衣物，保暖，严密观察呼吸功能。有窒息时，应立即清理气道，给氧，必要时建立人工气道。

2. 高压氧治疗　高压氧治疗可迅速提高血氧含量，竞争性抑制一氧化氮和细胞色素氧化酶的结合，高压氧的治疗被认为在重新氧化磷酸化及直接解毒硫化氢是有益的，但目前缺少大量数据证明其可行性，故高压氧的治疗尚存争议。

3. 对症支持治疗　对于躁动不安者可给予冬眠疗法。同时早期、足量、短程地应用糖皮质激素预防肺水肿及脑水肿。另外可大剂量使用谷胱甘肽等药物，加强细胞氧化能力，加速对硫化氢的解毒作用。危重患者可考虑使用血浆置换，以将失活的细胞色素氧化酶及游离的硫化氢清除，每次可交换血浆500mL。同时使用抗生素预防感染。

4. 眼受刺激的处理　轻度时应立即用温水或2%小苏打水，然后用4%硼酸水清洗眼部，同时以抗生素眼药水、醋酸可的松眼液滴眼，或者二者同时应用，每日4次以上。

（李红霞）

第四章

脏器功能衰竭

第一节　急性脑功能衰竭

一、概述

急性脑功能衰竭（ABF）系指颅内外多种疾病引起脑组织功能严重损害、临床上以意识障碍和生命体征紊乱为主要表现的综合征。它是临床各科中常见的、病死率最高的脏器功能衰竭之一。

脑功能衰竭常为许多全身疾病和颅内疾病的严重后果，其病因很多。

（一）颅内疾病

（1）感染性疾病：乙型脑炎、散发性病毒性脑炎、流行性脑脊髓膜炎、结核性脑膜炎、化脓性脑膜炎、脑膜炎型脊髓灰质炎、脑型疟疾、淋巴细胞性脉络丛脑膜炎、森林脑炎。

（2）脑血管病：脑出血、蛛网膜下隙出血、脑梗死、其他脑血管病。

（3）颅内占位性病变：脑肿瘤、脑寄生虫病、脑内肉芽肿。

（4）颅脑损伤：脑挫伤、外伤性颅内血肿、硬膜外血肿、腹膜下血肿、脑内血肿。

（5）颅内压增高综合征。

（6）癫痫。

（二）全身性疾病

1. 感染性疾病　病毒感染（病毒性肝炎、流行性出血热、传染性脑炎）、立克次体感染、细菌性感染、螺旋体感染、寄生虫感染、感染中毒性脑病。

2. 内分泌与代谢性疾病　尿毒症性脑病、肝性脑病、垂体危象、甲状腺危象、黏液水肿性昏迷、糖尿病危象、低血糖危象、肾上腺危象、肺性脑病。

3. 外因性中毒　农药类中毒、药物类中毒、植物类中毒、动物类中毒。

4. 物理性与缺氧性损害　临床上可依病因作用机制的不同分为直接损害和间接损害，前者指致病因素直接作用于脑组织（如锐器伤、火器伤及急性中枢性中毒等）立即引起脑功能衰竭者；后者指某种致病因素首先引起脑水肿及颅内压增高，再由颅内高压引起脑功能衰竭者。

5. 其他　水、电解质平衡紊乱。

人脑仅占体重的2%，含有500亿以上的神经元和2 500万亿以上的突触。脑细胞虽然不执行机械功或外分泌活动，但需要能量以合成细胞成分（据估计，每个细胞一天要生成2 000个线粒体）和神经递质，经轴浆流运转细胞质，释放和摄取神经递质，逆电化学梯度或浓度梯度经细胞膜转运离子等。即使在"静止"状态，脑的代谢率也是非常高的。脑代谢的主要能量来源是葡萄糖。每100g脑组织1min约消耗5mg葡萄糖，成人脑每天要消耗120～130g葡萄糖作为能源。1mol葡萄糖酵解可提供2mol ATP（三磷腺苷）的能量，而其经过三羧酸循环氧化后可产生36mol ATP的能量。即：葡萄糖完全氧化后提供的能量为其乏氧代谢所产生能量的18倍。因此，葡萄糖的有氧氧化是供应脑能量的主要途径。静息状态下人脑的氧耗量占全身的 20%（5 岁以下儿童占 50%）。脑组织内几乎没有氧的储存，产能底物——葡萄糖的含量也极少，远低于全身其他组织。脑组织完全依赖血液循环不断地供应产能底物和氧才得以维持其正常的结构和功能。人脑的血液供应相当于心排出量的 15%～20%。脑循环具有自动调节的能力，脑内不同区域的血液随各区域代谢的变化而变化。在人体内，脑是对缺血缺氧最为敏感和最易受损的器官。在全脑缺血后 1min 内，脑内 ATP 含量降低 90%，以海马、大脑皮质、小脑 Purkinje 细胞和基底节为最敏感。正常静止状态下的平均脑血流量（CBF）每分钟为 55mL/100g 脑组织（灰质 CBF 约 75mL/100g 脑组织，白质 CBF 约 30mL/100g 脑组织）。当 CBF 降低至正常的 35% 以下时（约每分钟 15～20mL/100g 脑组织）脑 ATP 储存耗竭，患者昏迷，脑电活动消失，但脑细胞仍保持存活。这是产生神经元电衰竭的血流阈值或称为功能损伤性缺血阈值。CBF 降至正常的 20% 或更低，则达（神经元）膜衰竭的血流阈值或称为形态损害性缺血阈值。在脑全面性缺血和局部缺血时，总是有些神经细胞死亡而有的神经细胞比较不易受损而仍保留功能。介于这两类细胞之间的所谓"缺血半影区"（is-chemic penumbra），其神经细胞的功能丧失却依然存活。治疗的方向是使这些神经细胞的功能恢复而不发展至不可逆的阶段。

心脏骤停发生后大约 5s 内随氧耗竭而意识丧失，紧接着葡萄糖和 ATP 也在 4～5min 内耗尽，脑干功能在 1min 后终止，呈临终呼吸，瞳孔散大、固定。一般认为，心脏骤停 4～6min 后发生不可逆的脑损害。随着心脏骤停后脑的再灌注，脑组织出现进一步的损害。脑首先因缺血而受损，继而又因复苏而受损，复苏后先发生短暂的充血，血流超过心脏骤停前的水平，但分布不均匀。充血 15～30min 后，随着红细胞和血小板聚集开始出现细胞水肿，发生血管痉挛，CBF 显著恶化，整个脑出现严重程度不等的灌流不足。这种无再流现象（no－reflow phenomenon）可持续 18～24h。此后，局部 CBF 或改善而脑功能恢复，或继续恶化而细胞死亡。

（三）脑水肿

导致脑结构损害的机制有以下学说：①细胞内游离钙超载；②自由基的生成与毒性反应；③兴奋性氨基酸（EAAS）的神经毒性作用；④膜磷脂代谢障碍；⑤乳酸性酸中毒；⑥其他机制：包括激肽释放酶－激肽原－激肽系统的致脑水肿作用、溶酶体膜破坏和内源性阿片样物质（β 内啡肽、强啡肽）的有害作用等。

上述各种脑细胞损害的机制，均可引起脑水肿。脑水肿是脑组织对各种致病因素的一种反应，主要变化为脑实质内液体成分的增加，引起脑体积的增大。一般把脑水肿分为以下三种类型：

1. 细胞毒性脑水肿　多见于脑缺血缺氧早期以及脑膜炎等疾病。主要表现是脑细胞（神经元、胶质细胞）因细胞内液增多而肿胀，即细胞水肿。无血管损伤，血脑屏障相对完整，血管通透性无损害。引起水肿的机制可能是因缺血、缺氧或在某些毒性物质的作用下，细胞 Na$^+$ 泵功能受损，致细胞内 Na$^+$ 潴留，细胞内水亦增多。此型脑水肿意识障碍较常见，轻者嗜睡，重者昏迷。脑电图检查多为弥漫性高波幅慢波。

2. 血管源性脑水肿　多见于脑缺血缺氧严重时，以及脑肿瘤、脑外伤等疾病时，主要表现是灰质胶质细胞肿胀、水肿，而白质中除胶质细胞水肿外，细胞外间隙有液体积聚，其水肿液含较多蛋白质。其机制是由于毛细血管通透性增高，血脑屏障破坏，引起血浆中水与其他分子外渗的结果。此型脑水肿严重时常有明显的颅内压增高，并出现意识障碍。

3. 间质性肺水肿　见于肿瘤以及炎症性疾病。其主要表现是脑室周围间质中出现水肿：因炎症等可使脑脊液生成增加，或是因肿瘤等压迫、阻塞脑脊液循环通路，故可影响脑脊液正常循环而出现脑室扩张，形成脑积水。脑积水时，脑脊液压力增高，同时还可因炎症等的影响，室管膜的通透性增高。故脑脊液可渗入脑室周围的白质细胞间隙中，呈间质性水肿。此型脑水肿大脑功能改变较缓慢，一般无意识障碍，脑电图常为正常。

脑水肿的病理形态，可分为局灶性脑水肿和弥漫性脑水肿两类。如脑水肿较局限或程度较轻时，临床上可不出现，或仅出现轻微的脑功能异常，亦可不出现意识障碍；只有局灶性大脑占位病变引起严重脑水肿发生脑疝时，才可出现意识障碍。另一种弥漫性脑水肿，常为严重颅脑外伤、颅内感染、中毒及缺氧等病因引起。常见有局限性神经功能障碍及颅内压增高征，重者脑疝形成，多有意识障碍。

引起脑功能衰竭的各种病因，它们或是直接致颅内容物体积增加，或是致脑脊液循环障碍，或是引起脑水肿，导致颅内压增高及意识障碍，而脑水肿则是致颅内压增高的主要原因。从临床病理生理学角度，可将颅内压增高的发生发展分为代偿期、早期、高峰期和晚期等四个不同阶段。当颅内压升高到颅内无法缓冲时，某些脑组织受挤压，并向邻近阻力最小的空间疝出（脑疝形成）。不仅疝出的脑组织发生瘀血、水肿和软化，受脑组织挤压的四邻结构也将发生一系列神经功能障碍；同时疝组织阻塞脑脊液循环通路，导致颅内压更为增高。周而复始和恶性循环，最后致急性脑功能衰竭和一系列危急临床症状。

二、急性脑功能衰竭的诊断

急性脑功能衰竭常是许多颅内疾病和全身性疾病的严重后果，如何在各种疾病的发生发展中确定已发生脑功能衰竭，是一个十分紧迫的问题，因其对早期防治脑功能衰竭，改善预后有重要意义。在脑功能衰竭的诊断上，必须包括临床诊断、脑损害部位和病因诊断以及脑死亡的确定。

（一）临床诊断

脑功能衰竭时，脑内发生一系列生理生化改变，临床上出现许多症状和体征，而实验室检查所见则是非特异性的，主要是与原发病有关的变化。因此，脑功能衰竭的诊断主要是依据脑部受损的临床征象。不论病因如何，临床诊断主要包括意识障碍和颅内压增高的分析和判断。

1. 意识障碍　意识障碍是急性脑功能衰竭的主要临床表现之一。意识正常即意识清醒，表现为对自身与周围环境有正确理解，对内外环境的刺激有正确反应，对问话的注意力、理解程度以及定向力和计算能力都是正常的。意识障碍通常可分为觉醒障碍和意识内容障碍，依据检查时刺激的强度和患者的反应，可将觉醒障碍区分为嗜睡、昏睡、浅昏迷和深昏迷；意识内容障碍常见的有意识混浊、精神错乱、谵妄状态。

2. 脑水肿、脑疝　脑功能衰竭的重要病理改变是脑水肿及颅内压增高。典型表现为头痛、恶心呕吐与视神经盘水肿，常伴有血压增高、脉搏缓慢、呼吸慢而深、瞳孔缩小、烦躁不安或意识障碍、抽搐等生命体征的变化。随着颅内压增高，终致脑疝形成，急性发作者常表现为突然和急剧进展的意识障碍、瞳孔变化、呼吸与循环功能异常、肌张力障碍等。如未及时解除，可在短时间内致死。脑疝的出现是急性脑功能衰竭发生发展的严重后果，早期识别与防治它的形成与发展有极其重要的意义。临床上常见而危害大的脑疝有小脑幕裂孔下疝、枕骨大孔疝和小脑幕裂孔上疝，它们可单独存在或合并发生。

（1）小脑幕裂孔下疝：为部分颞叶和（或）脑中线结构经小脑幕裂孔往下疝出的一种脑疝，脑疝形成以后使脑池闭塞。颅内压增高，脑干被迫下移，位于中脑大脑脚与小脑幕切迹缘间的动眼神经，常因早期受压麻痹而出现同侧上睑下垂、瞳孔散大与眼球外展，继而大脑脚受压，对侧肢体瘫痪；随着移位的增加，对侧大脑脚被压于小脑幕的游离缘上引起病侧肢体瘫痪，对侧的动眼神经亦可受牵拉或压迫而形成双侧瞳孔散大，且散大较病变侧明显，眼球运动麻痹。因此，临床上如怀疑有外伤性急性颅内血肿存在，而按瞳孔散大侧施行颅钻孔探查时，如为阴性，尚需作对侧钻孔探查，以免遗漏血肿，当中脑网状结构上行激活系统受损时，可出现不同程度的意识障碍或昏迷，并逐渐加深。脑疝的继续发展，使脑干受压损害逐渐加重，出现四肢肌张力增高、瘫痪，并有强直样发作，称为去大脑强直。生命指征的改变随脑疝的发生发展而变化：①脑疝前期：脑疝时引起脑干缺氧，而脑干对缺氧耐受性较强；早期缺氧对脑干生命中枢起兴奋作用，从而出现呼吸深快，脉搏加快，血压升高；当颅内压继续升高时脉搏变慢；②脑疝代偿期：当脑干受压、脑缺氧与脑水肿更为严重时，生命中枢还可以暂时通过生理调节来维持生命活动，于是呼吸、循环中枢兴奋加强，克服缺氧，因而血压更趋升高，脉搏缓慢（50 次/min），呼吸深而节律不整；③脑疝晚期：呼吸与循环中枢处于衰竭状态，出现呼吸变浅而不规则，甚至呼吸停止、血压下降、心律失常、心跳停止。

（2）枕骨大孔疝：枕骨大孔为颅后窝与椎管间交通孔道，孔之前半部有延髓，后半部有小脑延髓池（亦称枕大池），小脑扁桃体居小脑半球后下部，紧邻枕骨大孔上缘。当颅内压增高时，小脑受挤促使小脑扁桃体向下移动和嵌入上颈段椎管内（称枕骨大孔疝或小脑扁桃体疝），使小脑延髓池闭塞。脑脊液循环受阻，颅内压进一步增高，小脑扁桃体进一步下移和紧紧地嵌入枕骨大孔和颈椎椎管上端，损及延髓及其邻近的第9~12对脑神经和第1~2对脊神经根、小脑后下动脉等重要结构，颅内压更加增高，如此恶性循环，最后像小脑幕裂孔下疝一样的结局都可发生。不同的是，枕骨大孔疝的呼吸、循环中枢功能障碍出现较早，瞳孔和意识障碍出现较晚，而小脑幕裂孔下疝恰好相反。

枕骨大孔疝多见于颅后窝占位性病变，亦见于引起严重脑水肿的颅内弥漫性病变。幕上占位性病变先形成小脑幕裂孔下疝，最后常合并有不同程度的枕骨大孔疝。可分为急性和慢性两种，后者常由慢性颅内压增高或颅后窝占位病变引起，临床上除有枕后部疼痛（因颈神经根受激惹）、颈项强直与压痛，第9~12对脑神经受损（如轻度吞咽困难、饮食呛咳与听力减退）外，偶有四肢强直，角弓反张甚或呼吸抑制，但意识常清楚，可能与机体已具有一定代偿功能有关，然晚期仍无例外地出现意识障碍。急性型多系突然发生，或在慢性型的基础上，因剧烈呕吐、咳嗽、挣扎、排便用力、腰穿或做压颈试验等促使颅内压增高的因素突然加剧，常可突然发生呼吸停止、昏迷而死亡。

（3）小脑幕裂孔上疝：是由于幕下颅内压增高使脑组织经小脑幕裂孔向上疝出所致。疝内容物主要是小脑上蚓部与小脑前叶，故又称小脑蚓部疝。多为颅后窝病变引起，常与枕骨大孔疝合并发生。颅后窝占位性病变病例作侧脑室快速引流时可诱发或加重此疝。当上述疝组织疝入四叠体池和压迫中脑后部的四叠体及背盖部时，可早期出现上睑下垂、双眼上视困难、瞳孔散大、对光反射消失和听力障碍等四叠体受损症状，以及背盖部内网状结构上行激活系统受损所致的意识障碍；晚期有去大脑强直与呼吸骤停。

（二）脑功能障碍解剖部位判断

急性脑功能衰竭时，脑内发生一系列的病理过程，可损害不同部位的结构及功能，呈现各种临床征象。临床上分析脑受损的部位及其功能障碍水平是非常重要的，对指导治疗、判断预后有较大价值。通常可根据意识状态、颅内压增高征、脑损害的症状和体征，结合必要的辅助检查，来推断脑部损害的范围及功能障碍水平。一般分为以下三种情况：

1. 幕上局限性病变　大多先有大脑半球损害的征象，常有定位表现，如癫痫、轻偏瘫、偏盲、失语等，迟早可出现颅内压增高的征象。当病变位于"静区"，如额叶或硬脑膜下间隙，可无局灶征，仅呈弥散性脑功能障碍和颅内高压症。随着病程进展，当病变累及间脑中央部，则发生意识障碍，继而进一步发展为小脑幕裂孔下疝，出现自上而下的脑干受损征象。因此，幕上病变的病程规律，一般是大脑半球损害的对侧定位征和颅内压增高征，其后依次出现意识障碍和脑干受损的表现。

2. 幕下局限性病变　主要特点是脑干功能障碍，一般在发生意识障碍的同时，常已伴随同水平脑干受损征象。因此，患者在昏迷前无大脑半球的偏侧定位体征。而常有枕区疼痛、恶心、呕吐、眩晕发作、复视、眼球震颤、共济失调、一侧脑干局限体征（如交叉性瘫痪）、后组颅神经麻痹等。若尚未影响脑脊液循环，则无颅内压增高的征象或较晚出现，但颅后窝占位性病变可较早发生颅内高压症，且较易引起枕骨大孔疝，通常不发生幕上病变那种自大脑皮质、间脑至脑干的病程规律。

3. 弥散性脑损害　急性的大脑弥散性损害，由于大脑皮质及皮质下结构受损，临床上常先有精神症状，意识内容减少，一般呈现对外界的注意力降低，计算与判断力辨别差，记忆障碍和定向力障碍，错觉、幻觉、谵语。很快出现较明显的觉醒障碍，呈现嗜睡或昏睡，直至昏迷，其程度常同病变的范围和严重程度相应。也常发生去大脑皮质状态。大多缺乏明确的脑局灶性定位征，而呈弥散性或多处性损害的体征，常伴颅内高压征和脑膜刺激征；晚期可呈现继发性脑干功能障碍的征象。

（三）病因诊断

脑功能衰竭的病因诊断极为重要。通常必须依据病史、体格和神经系统检查，以及有关的实验室资料，经过综合分析，能查出导致脑功能障碍的原发病因。由于脑功能衰竭的病因众多，而且某些病例的病程进展甚快，病情危重或因条件所限，无法进行详细或特殊的实验室检查，使病因诊断受到影响。从临床实际需要出发，区分原发病变位于颅内或颅外，具有较大价值。

1. 颅内疾病 原发病变在颅内，随着病程进展，最终导致脑功能衰竭。临床上通常先有大脑或脑干受损的定位症状和体征，较早出现意识障碍和精神症状，大多伴明显的颅内压增高，有关颅内病变的实验室检查多有阳性发现。常见的有急性脑血管病、颅内占位性病变（肿瘤、脓肿）、颅脑损伤、颅内感染以及癫痫持续状态等。

2. 全身性疾病 全身性（包括许多内脏器官）疾病可影响脑代谢而引起弥散性损害，又称继发性代谢性脑病。同原发性颅内病变相比，其临床特点是：先有颅外器官原发病的症状和体征，以及相应的实验室检查的阳性发现，后才出现脑部受损的征象。由于脑部损害为非特异性或仅是弥散性功能抑制，临床上一般无持久和明显的局限性神经体征及脑膜刺激征，主要是多灶性神经功能缺失的症状和体征，且大都较对称。通常先有精神异常、意识内容减少。一般是注意力减退、记忆和定向障碍，计算和判断力降低，尚有错觉、幻觉，随病情进展，意识障碍加深。此后有的可出现不同层次结构损害的神经体征，如昏迷较深和代谢性抑制很严重，而眼球运动和瞳孔受累却相对较轻。常见病因有外源性中毒、内分泌与代谢性疾病、感染性疾病、物理性与缺氧性损害等。

（四）脑功能监测

脑功能监测是为了解中枢神经功能损害的程度及抢救治疗的效果。

1. 必要的神经系统检查

（1）角膜反射：是衡量意识障碍程度的重要标志。长时间的角膜反射消失，预后不良。

（2）其他反射：瞳孔对光反射、咳嗽及吞咽反射、脊髓反射等的存在或消失，提示脑干功能恢复或消失。

（3）瞳孔：瞳孔大小的变化。

2. 电生理监测

（1）脑电图：须连续监测，对脑功能状态、病变部位、治疗及预后判断都有一定价值。脑电图正常，预后良好，可以完全恢复脑功能；脑电图极度异常，提示中枢神经功能严重受损。

（2）脑干诱发电位：为测定脑干功能状态的客观方法。常用的为脑干听觉诱发电位，因其一般不受麻醉药物的影响。

（3）颅内压监测：采用各种小型颅内压计，埋藏在颅内，连续记录颅内压，能较好地反映脑水肿的情况。

（五）脑死亡的确定

脑功能衰竭的最严重后果是脑功能的永远不能恢复，称为脑死亡或过度昏迷或不可逆性昏迷。脑死亡是颅内结构的最严重损伤，一旦发生，即意味着生命的终止。许多国家制订出脑死亡的诊断标准，归纳起来如下：①自主呼吸停止；②深度昏迷：患者的意识完全丧失，对一切刺激全无知觉，也不引起运动反应；③脑干反射消失即头眼反射、眼前庭反射、瞳孔对光反射、角膜和吞咽反射、瞬目和呕吐动作等均消失；④脑生物电活动消失，脑电图呈电静止、诱发电位的各波消失。如有脑生物电活动可否定脑死亡诊断，如中毒性等疾患时脑电图可以呈直线而不一定是脑死亡。上述条件经 6～22h 观察和近复检波仍无变化，即可确立诊断。

三、急性脑功能衰竭的治疗

急性脑功能衰竭是多种病因和不同性质病变所致的一种临床病理状态，并常引起许多严重并发症，因此必须根据不同的病因与病理阶段，采取最佳的综合治疗方案，以控制或逆转脑功能衰竭的发展，解除或最大限度地减轻脑损害，争取恢复正常的功能。

（一）一般处理

原则上应将患者安置在有抢救设备的重症监护室内，以便于严密观察、抢救治疗、给氧、加强护理，一般常取侧卧位或仰卧位（头偏向一侧），利于口鼻分泌物的引流，保持床褥平整、清洁，一般每 2～4h 翻身 1 次，骨突易受压处加用气圈或海绵垫。并适当按摩，防止舌后坠，定期吸痰。保持呼吸道通畅，注意口腔清洁。留置尿管者，定期冲洗膀胱及更换尿管。急性期有昏迷者先短时禁食，靠静脉补液。在生命体征稳定后，依病情给予易消化、高蛋白、高维生素、有一定热量的流质（可行鼻饲）。

（二）病因治疗

针对病因采取及时果断措施是抢救脑功能衰竭的关键。对病因已明确者，则迅速给予有效的病因处理，如颅脑外伤与颅内占位性病变，应尽可能早期手术处理；出血性脑血管病有手术指征时尽早行手术清除血肿，或行脑室穿刺引流术；急性中毒者应及时争取有效清除毒物和特殊解毒措施的应用；各种病原体引起的全身性感染和（或）颅内感染，应选用足量敏感的抗生素等药物。

（三）对症处理

1. 控制脑水肿，降低颅内压　除采取保持呼吸道通畅、合理的维持血压、适量的补液及防止高碳酸血症等措施外，尚需用脱水剂，如20%甘露醇或25%山梨醇液250mL静脉快速滴注（25～30min内），依病情每4～12h1次；呋塞米（速尿）20～40mg或依他尼酸（利尿酸钠）50～100mg静注，50%葡萄糖液40～100mL静注，每4～12h1次；地塞米松10～40mg/d静滴；常用上述药物联合或交替使用。

2. 维持水、电解质和酸碱平衡　一般每日静脉补液量1 500～2 000mL，其中5%葡萄糖盐水500mL左右；同时应注意纠正电解质紊乱如低钾或高钾血症，以及酸碱平衡失调。

3. 镇静止痉　对有抽搐、兴奋躁动等表现者，可选用地西泮（安定）、苯巴比妥、苯妥英钠等镇静、抗惊厥药物，亦可用东莨菪碱0.3～0.6mg肌内注射，或异丙嗪（非那根）25～50mg肌内注射，对高热伴抽搐者可用人工冬眠疗法。

4. 控制感染　有感染者，应根据细菌培养与药敏结果选择有效的抗生素。

5. 防治脏器功能衰竭　包括防治心、呼吸和肾衰竭以及消化道出血等并发症。

（四）脑保护剂的应用

某些药物能减少或抑制自由基的过氧化作用，降低脑代谢，从而阻止细胞发生不可逆性改变，形成对脑组织的保护作用，称为脑保护剂。如巴比妥类、苯妥英钠、甘露醇、肾上腺皮质激素、依托咪酯、纳洛酮、富马酸尼唑苯酮等。近年来神经节苷脂、腺苷及其类似物、兴奋性氨基酸受体拮抗剂、钙拮抗剂、缓激肽受体拮抗剂、热休克蛋白、镁离子等对脑损伤的治疗保护作用亦受到临床重视。

1. 巴比妥类药物　可能系通过以下几方面对脑起保护作用：①降低脑氧代谢率；②清除自由基、膜稳定作用；③改善脑血流分布；④降低颅内压和减轻脑水肿；⑤改善缺血后脑能量状态，预防和控制抽搐。

2. 苯妥英钠　本品作为脑保护剂的机制为：①可降低脑耗氧量，减少乳酸产生，增加脑内葡萄糖、糖原和磷酸肌酸水平，提高对脑缺血、缺氧的耐受性；②能稳定细胞膜，改善离子通透性，增加钾离子的摄入，防止细胞内钠离子增高，促进Na^+-K^+-ATP酶活性，减轻脑缺氧性损害的生化或形态方面的变化；③有扩张脑血管、增加脑血流之作用。

3. 甘露醇　除具有脱水降颅压作用外，尚有清除自由基的作用。已成为一种常用的脑细胞保护剂。

4. 纳洛酮　是吗啡受体拮抗剂，能有效地拮抗β-内啡肽对机体产生的不利影响；还具有抗氧化的作用，并能阻止钙内流、增加脑血液量。

5. 依托咪酯　是一种非巴比妥类静脉全麻药，作用强度分别为戊巴比妥的4倍和硫喷妥钠的12倍。对脑缺氧后由于自由基过氧化反应引起的脑损害有保护作用，并可制止脑缺氧引起的抽搐，还可减少脑血流量，从而降低颅内压。

6. 富马酸尼唑苯酮　有显著的脑保护作用，其主要机制有：①能使脑代谢率降低20%～30%，增加脑对缺氧的耐受性；②消除自由基、抗过氧化作用；③稳定生物膜；④抗TXA作用；⑤促进前列环素生成。

7. 肾上腺皮质激素 近来研究较多的是甲泼尼龙和21-氨基类固醇。

（1）甲泼尼龙（甲基强的松龙）：本品是一种较早合成的糖皮质激素，除具有抗炎作用外，近年来研究发现其有较强的抗脂质过氧化作用，对中枢神经损伤具有明显的保护作用。Hall等的研究发现，糖皮质激素对脑损伤的保护效能与它们抑制脂质过氧化反应呈平行关系，甲泼尼龙的抗脂质过氧化反应的效能比琥珀酸盐泼尼松龙（强的松龙）强1倍，而氢化可的松则无任何抗脂质过氧化作用。研究表明静脉注射大剂量甲泼尼龙（30mg/kg），能明显提高重度颅脑损伤患者生存率，改善伤后神经功能预后；而小剂量则无效。但有关大剂量糖皮质激素治疗重度脑损伤患者的临床疗效目前存在较大争议。

（2）21-氨基类固醇：鉴于甲泼尼龙的脑保护作用并非糖皮质激素受体介导，而是通过抑制氧自由基介导的脂质过氧化反应发挥其效能，故有学者试图合成某种药物既具有类似甲基强的松龙的抗氧自由基的效能，又不作用于糖皮质激素受体，这样可以防止或减轻药物介导糖皮质激素受体后所产生的不良反应，如糖尿病、免疫功能抑制、消化道溃疡、负氮平衡以及延迟伤口愈合等。研究发现21-氨基类固醇U-74006F有很强的抑制氧自由基脂质过氧化反应，且不作用于糖皮质激素受体。21-氨基类固醇抑制氧自由基介导的脂质过氧化反应的主要依据包括：具有与维生素E相同的清除过氧化自由基、阻断脂质过氧化反应过程；具有清除羟氧自由基功能；稳定细胞膜结构，抑制各种氧自由基循环反应。此外，最近还发现21-氨基类固醇U-74006F还有保护血脑屏障功能、改善脑能量代谢、降低脑组织乳酸含量、减轻脑酸中毒等作用。

8. 神经节苷脂 神经节苷脂类物质是含亲水性和疏水性两种不同特性阴离子的涎酸，位于脊椎动物细胞膜的外脂层。它和磷酸胆碱鞘脂类似物——鞘磷脂是构成神经细胞膜双脂层的最主要脂质成分。所有神经节苷脂分子均由疏水性酰基鞘氨醇部分和亲水性涎基低聚糖类基团所组成，各种不同类型神经节苷脂具有不同类型的低聚糖核心基团和涎酸部分，且涎酸数量和位置也不相同。神经节苷脂类物质根据低聚糖的特性可分为神经节系列神经节苷脂、球系列神经节苷脂和乳系列神经节苷脂等，其中神经节系列神经节苷脂又可分为中涎神经节苷脂 GM_1、双涎神经节苷脂（GD_{1a}、GD_{1b}、GD_2、GD_3）、三涎神经节苷脂（GT_{1a}、GT_{1b}）和四涎神经节苷脂（GQ_{1a}、GQ_{1b}）。目前研究结果表明，神经节苷脂类物质具有调节细胞膜内蛋白质的功能。给予外源性神经节苷脂对脑细胞有明显的治疗保护作用。其作用机制有：

（1）神经节苷脂能阻断兴奋性氨基酸对神经元的毒性作用。

（2）神经节苷脂对缺血性脑损伤有保护作用。

（3）神经节苷脂能促进轴索的生长，激活神经经营养因子（如神经生长因子），促进受损神经元的结构和功能恢复等。

（五）脑代谢活化剂的应用

不论是全身性疾病或是颅内病变都可引起脑代谢障碍，并有相应的病理生理和生化的改变，在脑功能衰竭中起重要作用。故只有积极改善脑代谢紊乱，才能促进脑功能的恢复，防止或减少脑损害的后遗症。临床上主要用促进脑细胞代谢、改善脑功能的药物，即脑代谢活化剂（cerebral metabolic activator）。较常用的有：①脑活素（cerebolysin）；②胞磷胆碱；③细胞色素C；④三磷腺苷（ATP）；⑤辅酶A（CoA）；⑥克脑迷；⑦甲氯芬脂；⑧具有苏醒作用的中成药：醒脑静注射液、牛黄清心丸、至宝丹；⑨促甲状腺激素释放激素（TRH）；⑩其他药物如左旋多巴、乙酰谷酰胺、谷氨酸盐（钾、钠）、氨醋酸（γ-氨基丁酸）、肌苷、脑复新、脑复康、维生素 B_6、贝美倍、纳洛酮、舒脑宁、脑通等。

（六）改善微循环、增加脑灌注量

对无出血倾向，由于脑缺氧或缺血性脑血管病引起的脑功能衰竭，可用降低血液黏稠度和扩张脑血管的药物，以改善微循环和增加脑灌注量，帮助脑功能的恢复。这类药物有：低分子右旋糖酐、维脑路通、复方丹参、脉络宁等。

（七）高压氧疗法

高压氧治疗在脑功能衰竭的复苏中具有重要意义，它能提高血液、脑组织、脑脊液的氧含量和储氧量；增加血氧弥散最初有效弥散距离；改善血脑屏障、减轻肺水肿，降低颅内压；促进脑电活动、脑干生命功能和觉醒状态，促使昏迷者苏醒；减轻无氧代谢和低氧代谢，促进高能磷酸键（AIP）的形成，调节生物合成和解毒反应，纠正酸中毒，维持有效循环，改善其他重要脏器的功能。通过上述高压氧的综合作用，可打断脑缺氧、脑水肿的恶性循环，促进脑功能恢复和复苏。因此，有条件、有适应证者应尽早使用。

（李红霞）

第二节　急性心力衰竭

一、概述

（一）定义

急性心力衰竭（acute heart failure，AHF）指由于急性发作的心功能异常而导致的以肺水肿、心源性休克为典型表现的临床综合征。发病前可以有或无基础心脏病病史，可以是收缩性或舒张性心力衰竭，起病突然或在原有慢性心力衰竭基础上急性加重。AHF 通常危及患者的生命，必须紧急实施抢救和治疗。

（二）病因和发病机制

任何原因导致的血流动力学负荷增加（如过多补液、过度劳力等）或心肌缺血、缺氧，导致心肌收缩力急性受损均可引起急性心力衰竭。急性心力衰竭可突然发作，也可以在原有心血管疾病基础上发生和（或）在慢性心衰基础上急性失代偿。通常，冠心病、高血压是高龄患者发生 AHF 的主要病因，而年轻人中急性心力衰竭多是由扩张型心肌病、心律失常、先天性心脏病、心脏瓣膜病或心肌炎引起。同时，应特别注意甲状腺疾病、结缔组织疾病、中毒（包括药物、乙醇、重金属或生物毒素）等病因。由于心脏血流动力学短期内快速异常，肺毛细血管压短期内急速增高，机体没有足够的时间发挥代偿机制，血管内液体渗入到肺间质和肺泡内形成急性肺水肿。肺水肿早期可因交感神经激活血压升高，但随着病情进展，血管反应减弱，血压逐步下降。

（三）临床表现

1. 症状　典型的临床表现为严重呼吸困难，如端坐呼吸，甚或站立、平卧后诱发或加重的咳嗽，干咳或有多量白痰、粉红色泡沫痰、咯血，吸气性肋间隙和锁骨上窝凹陷。情绪紧张、焦虑、大汗淋漓，极重的患者面色苍白、口唇青紫、四肢湿冷、末梢充盈不良、皮肤苍白和发绀。初起血压升高、脉搏快而有力，若未及时处理，20~30min 后则血压下降、脉搏细速，进入休克而死亡，部分患者表现为心搏骤停。

2. 体征　肺部听诊早期可闻及干性啰音和喘鸣音，吸气和呼气相均有窘迫，肺水肿发生后闻及广泛湿啰音和哮鸣音；心率增快、舒张期奔马律、可闻及第三心音和肺动脉瓣第二音亢进。

（四）严重程度的评估

1. Killip 分级　用于急性心力衰竭严重性评价。分 I~IV级。I 级：无心力衰竭。无心功能失代偿症状。II 级：心力衰竭。有肺部中下野湿啰音、心脏奔马律、X 线片示肺瘀血。III 级：严重心力衰竭。明显肺水肿，满肺湿啰音。IV 级：心源性休克。低血压（收缩压 <90mmHg）、面色苍白和发绀、少尿、四肢湿冷。

2. Forrester 分级　以临床特点和血流动力学特征分 4 级。见图 4-1。

3. 临床严重程度分级　根据末梢循环和肺部听诊分 4 级。见图 4-1。

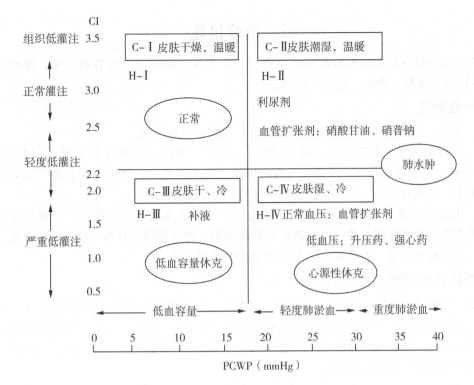

图 4-1　急性心力衰竭临床严重程度分级

CI：心脏指数；H Ⅰ~Ⅳ：血流动力学变化的程度；

C Ⅰ~Ⅳ：临床严重程度；PCWP：肺毛细血管楔压

二、诊断思路

（一）急性与慢性心力衰竭的区别

见表 4-1。

表 4-1　急性与慢性心力衰竭的比较

特征	急性心力衰竭	失代偿性慢性心力衰竭	慢性心力衰竭
症状严重性	显著	显著	轻至重
肺水肿	常见	常见	罕见
外周水肿	罕见	常见	常见
体重增加	无到轻	常见	常见
总的体液容量负荷	不变或轻度增加	显著增加	增加
心脏扩大	不常见	多见	常见
心室收缩功能	降低正常或升高	下降	下降
室壁应力	升高	显著升高	升高
交感神经系统激活	明显	明显	轻到明显
RAAS 的激活	常增加	明显	轻到明显
可修复可纠正的病因病变	常见	偶见	偶见

（二）肺水肿的鉴别诊断

急性心源性肺水肿应与其他原因导致的肺水肿相鉴别见本书相关章节。常见的非心源性肺水肿有成人呼吸窘迫综合征（ARDS）、高原性肺水肿（HAPE）、神经源性肺水肿、麻醉剂过量引起的肺水肿、电复律后肺水肿等。

三、治疗措施

急性心力衰竭一旦发展为肺水肿甚或心源性休克，会在短期内危及患者的生命，抢救治疗要突出"急"字，其包含"及时、准确、系统"的概念。

（一）一般治疗

1. **体位** 坐位、双腿下垂有利于减少回心血量，减轻心脏前负荷。

2. **氧疗** 目标是尽量保持患者的 SaO_2 在 95%～98%。方法：①鼻导管吸氧。②开放面罩吸氧。③CPAP 和 BiPAP：无创通气治疗能更有效地改善肺水肿患者的氧合，降低呼吸做功，减轻症状，减少气管插管的概率，降低死亡率。④气管插管机械通气治疗。

3. **镇静** AHF 时早期应用吗啡对抢救有重要意义。吗啡有强大的镇静作用，能够轻度扩张静脉和动脉，并减慢心率。多数研究表明，一旦建立起静脉通道，则立即静脉注射吗啡 3～5mg/次，视患者的症状和情绪，必要时可重复。但昏迷、严重呼吸道疾病患者不用。

（二）静脉注射血管扩张剂的应用

1. **硝普钠** 应用于严重心力衰竭，特别是急性肺水肿，有明显后负荷升高的患者。如：高血压性AHF、急性二尖瓣反流等，建议从小剂量起始静脉注射［0.3μg/（kg·min）］逐渐滴定上调剂量，可达 5μg/（kg·min）甚或更高。应用时作好避光保存（用棕色或黑色管），以免化学分解产生氰酸盐，对严重肝、肾功能异常的患者更要小心。

2. **硝酸甘油** 更加适用于有急性冠状动脉综合征的重症心力衰竭患者，没有硝普钠对于冠状动脉血流的"窃血效应"。建议起始剂量为 0.14μg/（kg·min）静脉注射，逐渐滴定上调可达 4μg/（kg·min）。紧急情况下，亦可先舌下含服或喷雾吸入硝酸甘油 400～500μg/次。

3. **重组人 B 型利钠肽** 是一种内源性激素，具有扩张血管，利尿利钠，有效降低心脏前后负荷，抑制 ARRS 和交感神经系统等作用，可以有效改善 AHF 患者的急性血流动力学障碍。通常的剂量为 1～2μg/kg 负荷量静脉注射，然后 0.01～0.03μg/（kg·min），持续静脉注射。

血管扩张剂能有效地扩张血管，增加心脏指数，降低肺动脉楔压，改善患者的症状。然而，静脉使用以上血管扩张剂特别应注意其降低血压的问题，特别是在主动脉瓣狭窄的患者。通常 AHF 的患者的收缩压低于 90～100mmHg 时，应慎重使用，对已使用者血压下降至此时，则应及时减量，若进一步下降，则需停药。通常来说，患者的用药后平均血压较用药前降低 10mmHg 比较合适。对于肝肾功能不全、平时长期高血压的患者，更需注意血压不可较平时降低过多。

（三）静脉注射利尿剂的应用

强效利尿剂（襻利尿剂）是 AHF 抢救时改善急性血流动力学紊乱的基石。常用的襻利尿剂有：呋塞米、布美他尼、托拉塞米，具有强大的利尿利钠作用，能减轻心脏前后负荷，静脉注射还能够扩张血管，降低肺动脉楔压。肺瘀血时，呋塞米 20～40mg/次口服，若症状改善不好，利尿效果不佳，增加剂量或静脉注射。肺水肿时，呋塞米 40～100mg/次负荷量静脉注射或 5～40mg/h 持续静脉滴注，每日总量小于 500mg。依据患者症状改善，调整剂量和用法。若有利尿剂抵抗，可合用小剂量多巴胺或合用氢氯噻嗪。

利尿剂抵抗指达到水肿完全消除前，利尿剂作用下降和消失的现象。利尿剂效果不佳可能与血容量不足、血压较基础水平下降过多、低钠低氯血症、低氧血症、低蛋白血症等有关，可通过纠正这些诱发因素，改变用药途径等纠正。还要注意过度利尿后引起的电解质紊乱、低血容量综合征。

（四）β 受体阻滞剂

目前，尚无在急性心力衰竭中应用 β 受体阻滞剂治疗能够迅速改善症状的研究，通常认为是禁忌证。但是，一些研究证明，AMI 时应用 β 受体阻滞剂能够缓解缺血导致的胸痛，缩小心肌梗死面积。实际应用中对于严重 AHF，肺底部有啰音的患者应慎重使用 β 受体阻滞剂。目前比较公认的药物有美托洛尔、比索洛尔、卡维地洛。

（五）正性肌力药物

1. **强心苷** 强心苷（包括洋地黄苷、地高辛和毛花苷 C），主要有正性肌力、降低交感神经活性、负性传导和频率的作用。一般而言，急性心力衰竭并非其应用指征，除非快速心房颤动。急性心力衰竭应使用其他合适的治疗措施（常为静脉给药），强心苷仅可作为长期治疗措施的开始阶段而发挥部分作用。AHF 时，若患者心率快、血压偏低，可静脉注射毛花苷 C 0.2～0.4mg/次，若患者为快速心房颤动，则可用 0.4mg/次，总量不宜超过 1.2mg。口服最常用的是地高辛 0.125～0.25mg/d。

2. **儿茶酚胺类** 多巴酚丁胺起始剂量为 2～3μg/（kg·min）持续静脉注射，根据血流动力学监测可逐渐增加至 15～20μg/（kg·min）；患者病情好转后，药物应逐渐减低剂量［每两天减少 2μg/（kg·min）］而停药，不可骤停。AHF 伴有低血压时，更宜选用多巴胺，起始剂量为 2～3μg/（kg·min），有正性肌力、改善肾血流和尿量的作用。

3. **磷酸二酯酶抑制剂（PDEI）** PDEI 具有正性肌力和外周血管扩张作用，可降低肺动脉压、肺动脉楔压和增加心排血量。可增加室性心律失常的发生，且与剂量相关。通常有米力农和依诺昔酮。

4. **钙离子增敏剂** 左西孟旦是钙浓度依赖的钙离子增敏剂，半衰期达 80h，可增加心排血量，降低 PCMP，降低血压。在与多巴酚丁胺的双盲对照试验中，北京阜外心血管病医院的经验显示，该药在 AHF 中应用时，应注意其降低血压的作用。通常不建议用于收缩压 <85mmHg 的患者。

5. **心肌糖苷类** 此类药物不宜用于 AMI 心力衰竭的患者。应用指征是心动过速引起的心力衰竭，如通过应用 β 受体阻滞剂未能控制心率的心房颤动患者。

（六）机械辅助治疗

1. **动脉内气囊反搏（IABP）** 尽早的应用 AMI 严重低血压，甚或心源性休克的患者。IABP 可延长收缩压时间，增加动脉舒张压和冠状动脉灌注压，增加冠状动脉血流量 22%～52%，可起到辅助心脏功能的作用。

2. **体外膜氧合器（extracorporeal membrane oxygenation，ECMO）** 是一种临时性的部分心肺辅助系统，通过引流管将静脉血引流到体外膜氧合器内进行氧合，再经过另一根引流管将氧合血泵入体内（静脉或动脉），改善全身组织氧供，可以暂时替代肺的气体交换功能和心脏的泵功能。北京阜外心血管病医院已经对晚期终末期心力衰竭、心源性休克，内科治疗无效的患者，成功应用该技术进行支持治疗，有效地维持了患者的心脏功能和血流动力学稳定，部分患者度过了危险期，成功撤机并逐渐恢复心脏功能，部分患者赢得了心脏移植的时间。

3. **左心辅助** 适用于晚期终末期心力衰竭、心源性休克的患者。

4. **心脏移植** 终末期心力衰竭，内科药物治疗效果不佳或无效，心源性休克内科治疗无效，在 ECMO 或左心辅助循环支持下，等待合适供体，尽早心脏移植。

（七）其他

1. **饮食和休息** 急性期卧床休息，尽量减少体力活动，缓解后逐渐增加运动量。急性期若血压偏高或正常，则应保持液体出量大于入量，根据胸片肺水肿或瘀血改善的情况调整。饮食不宜过多，不能饱餐，控制在 6～7 成饱便可，必要时可静脉补充营养，意即"质高量少"。缓解期亦严格控制液体的摄入和出入量的平衡。

2. **预防和控制感染** 感染是 AHF 发生，特别是慢性心力衰竭急性失代偿的重要原因和诱因，应积极预防和控制。

3. **保持水、电解质和酸碱平衡** 内环境的稳定对于患者 AHF 的纠正，防止恶性心律失常的发生具有重要的意义，应特别注意。不仅重视钾的变化，同时要重视低钠血症，限钠是有条件的，不要一味强调。

4. **基础疾病和并发疾病的处理** 例如对缺血性心脏病应重视 β 受体阻滞剂的正确使用，积极改善缺血发作是治疗的关键。对高血压引起的 AHF 一方面要积极降低血压，同时还应注意平时血压水平高的患者，不宜突然过度降压，一个"正常"的血压，可能对特定的患者就是低血压，导致肾灌注不足，发生肾衰竭。

（八）缓解期的治疗和康复

（1）加强基础心脏病治疗，如冠心病、高血压等的治疗。

（2）对于慢性心力衰竭的患者，要重视诱因的预防，防止反复发生急性失代偿。

（3）有计划地逐步康复锻炼。

总之，急性心力衰竭作为一种最严重的心血管综合征，其诊断和治疗必须强调整体观念，要系统的考虑患者的机体状况，这样才能获得良好的疗效。

（李红霞）

第三节　呼吸衰竭

呼吸衰竭是由于肺通气不足、弥散功能障碍和肺通气/血流比例失调等因素，使静息状态下呼吸时出现低氧血症伴或不伴二氧化碳潴留，从而引起一系列生理功能和代谢紊乱的临床综合征。其诊断标准为：在海平面大气压下，于静息条件下呼吸室内空气，并排除心内解剖分流和原发于心排血量降低等情况后，动脉血氧分压（PaO_2）＜8kPa（60mmHg），或伴有二氧化碳分压（$PaCO_2$）＞6.65kPa（50mmHg），即为呼吸衰竭。呼吸衰竭可分两型。Ⅰ型（缺氧型呼吸衰竭）：PaO_2降低，$PaCO_2$正常或降低；Ⅱ型（高碳酸型呼吸衰竭）：PaO_2降低，同时$PaCO_2$增高。根据呼吸衰竭发生的急缓，又可分为急性呼吸衰竭与慢性呼吸衰竭。战时以急性呼吸衰竭为主。急慢性呼吸衰竭除了在病因、起病的急缓、病程的长短上有较大的差别外，在发病机制、病理生理、临床特点、诊断和治疗原则上大同小异。

一、急性呼吸衰竭

（一）概念

急性呼吸衰竭是指患者由于某种原因在短期内呼吸功能迅速失去代偿，出现严重缺氧和（或）呼吸性酸中毒。其原因多为溺水、电击、创伤、药物中毒等，起病急骤，病情发展迅速，须及时抢救才能挽救生命。

（二）病因

呼吸系统疾病，如严重呼吸系统感染、急性呼吸道阻塞性病变、重度或危重哮喘、各种原因引起的急性肺水肿、肺血管疾病、胸廓畸形、外伤或手术损伤、自发性气胸和急剧增加的胸腔积液导致肺通气和（或）换气障碍；急性颅内感染、颅脑外伤、脑血管病变（脑出血、脑梗死）等直接或间接抑制呼吸中枢；脊髓灰质炎、重症肌无力、有机磷中毒及颈椎外伤等可损伤神经-肌肉传导系统，引起通气不足。上述各种原因均可造成急性呼吸衰竭。

（三）临床表现

急性呼吸衰竭的临床表现主要是低氧血症所致的呼吸困难和多器官功能障碍。

1. 呼吸困难　呼吸困难（dyspnea）时患者主观感到空气不足，客观表现为呼吸用力，伴有呼吸频率、深度与节律的改变。有时可见鼻翼扇动，端坐呼吸。上呼吸道疾患常表现为吸气性呼吸困难，可有三凹征。呼气性呼吸困难多见于下呼吸道不完全阻塞，如支气管哮喘等。胸廓疾患、重症肺炎等表现为混合性呼吸困难。中枢性呼吸衰竭多表现为呼吸节律不规则，如潮式呼吸等。出现呼吸肌疲劳者，表现为呼吸浅快、腹式反常呼吸，如吸气时腹壁内陷。呼吸衰竭并不一定有呼吸困难，如镇静药中毒，可表现为呼吸匀缓、表情淡漠或昏睡。

2. 发绀　发绀是缺氧的典型表现，当动脉血氧饱和度＜90%时，动脉血还原型血红蛋白增加，可在血流较大的耳垂、口唇、口腔黏膜、指甲等部位呈现青紫色的现象。另外应注意，因发绀的程度与还原型血红蛋白含量相关，所以红细胞增多者发绀更明显，贫血者则发绀不明显或不出现；严重休克等原因引起末梢循环障碍的患者，即使动脉血氧分压尚正常，也可出现发绀，称为外周性发绀。由于动脉血氧饱和度降低引起的发绀，称为中央性发绀。发绀还受皮肤色素及心脏功能的影响。

3. 精神神经症状　急性呼吸衰竭的精神症状较慢性呼吸衰竭明显，可出现精神错乱、躁狂、昏迷、抽搐等。如合并急性二氧化碳潴留，pH < 7.3 时，可出现嗜睡、淡漠、扑翼样震颤，以致呼吸骤停。严重 CO_2 潴留可出现腱反射减弱或消失，锥体束征阳性等。

4. 血液循环系统症状　一般患者会有心动过速、肺动脉高压，可发生右心衰竭，伴有体循环瘀血体征。严重缺 O_2 和 CO_2 潴留可引起心肌损害，亦可引起周围循环衰竭、血压下降、心律失常、心搏停止。

5. 消化和泌尿系统表现　严重呼吸衰竭对肝肾功能都有影响，部分病例可出现丙氨酸氨基转移酶与血浆尿素氮升高；个别病例可出现尿蛋白、红细胞和管型。因胃肠道黏膜屏障功能损伤，导致胃肠道黏膜充血水肿、糜烂渗血或应激性溃疡，引起上消化道出血。

6. 酸碱失衡和水、电解质紊乱表现　因缺氧而通气过度可发生呼吸性碱中毒。CO_2 潴留则表现为呼吸性酸中毒。严重缺氧多伴有代谢性酸中毒及电解质紊乱。

（四）诊断

除原发性疾病、低氧血症及 CO_2 潴留导致的临床表现外，呼吸衰竭的诊断主要依靠血气分析。结合肺功能、胸部影像学和纤维支气管镜等检查有助于明确呼吸衰竭的原因。

1. 动脉血气分析　动脉血气分析（arterial bloodgas analysis）对于判断呼吸衰竭和酸碱失衡的严重程度及指导治疗具有重要意义。pH 可反映机体的代偿状况，有助于对急性或慢性呼吸衰竭加以鉴别。当 $PaCO_2$ 升高、pH 正常时，称为代偿性呼吸性酸中毒；而 PaO_2 升高、pH < 7.35，则称为失代偿性呼吸性酸中毒。需要指出，由于血气受年龄、海拔高度、氧疗等多种因素的影响，在具体分析时一定要结合临床症状。

2. 肺功能检测　尽管在某些重症患者，肺功能检测受到限制，但通过肺功能的检测能判断通气功能障碍的性质（阻塞性、限制性或混合性）及是否合并换气功能障碍，并可对通气和换气功能障碍的严重程度进行判断。呼吸肌功能测试能够提示呼吸肌无力的原因和严重程度。

3. 胸部影像学检查　包括普通 X 线胸片、胸部 CT、放射性核素肺通气/灌注扫描、肺血管造影等。

4. 纤维支气管镜检查　对于明确大气道情况和取得病理学证据具有重要意义。

（五）治疗

现代医学对呼吸衰竭的一般治疗原则是加强呼吸支持，包括保持呼吸道通畅、纠正缺氧和改善通气等；呼吸衰竭病因和诱发因素的治疗；加强一般支持治疗和对其他重要脏器功能的监测与支持。

1. 保持呼吸道通畅　对任何类型的呼吸衰竭，保持呼吸道通畅是最基本、最重要的治疗措施。气道不畅使呼吸阻力增加，呼吸功消耗增多，会加重呼吸肌疲劳；气道阻塞致分泌物排出困难将加重感染，同时也可能发生肺不张，使气体交换面积减少；气道如发生急性完全阻塞，会发生窒息，在短时间内导致患者死亡。

保持气道通畅的方法主要有：①若患者昏迷，应使其处于仰卧位，头后仰，托起下颌并将口打开；②清除气道内分泌物及异物；③若以上方法不能奏效，必要时应建立人工气道。人工气道的建立一般有 3 种方法，即简便人工气道、气管内插管及气管切开，后两者属气管内导管。简便人工气道主要有口咽通气道、鼻咽通气道和喉罩，是气管内导管的临时替代方式，在病情危重不具备插管条件时应用，待病情允许后再行气管内插管或切开。气管内导管是重建呼吸通道最可靠的方法。若患者有支气管痉挛，需积极使用支气管扩张药物，可选用 β_2 肾上腺素受体激动剂、抗胆碱药、糖皮质激素或茶碱类药物等。在发生急性呼吸衰竭时，主要经静脉给药。

2. 氧疗　通过增加吸入氧浓度来纠正患者缺氧状态的治疗方法即为氧疗。对于急性呼吸衰竭患者，应给予氧疗。

（1）吸氧浓度的确定：吸氧浓度确定的原则是在保证 PaO_2 迅速提高到 60mmHg 或脉搏容积血氧饱和度（SPO_2）达 90% 以上的前提下，尽量降低吸氧浓度。Ⅰ 型呼吸衰竭的主要问题为氧合功能障碍而通气功能基本正常，较高浓度（>35%）给氧可迅速缓解低氧血症而不会引起 CO_2 潴留。对于伴有高碳酸血症的急性呼吸衰竭，往往需要低浓度给氧。

（2）吸氧装置

1）鼻导管或鼻塞：主要优点为简单、方便；不影响患者咳痰、进食。缺点为氧浓度不恒定，易受患者呼吸的影响；高流量时对局部黏膜有刺激，氧流量不能大于 7L/min。吸入氧浓度与氧流量的关系：吸入氧浓度（%）=21+4×氧流量（L/min）。

2）面罩：主要包括简单面罩、带储气囊无重复呼吸面罩和文丘里（Venturi）面罩，主要优点为吸氧浓度相对稳定，可按需调节，该方法对鼻黏膜刺激小；缺点为在一定程度上影响患者咳痰、进食。

3. 增加通气量、改善 CO_2 潴留

（1）呼吸兴奋剂：呼吸兴奋剂的使用原则：必须保持气道通畅，否则会促发呼吸肌疲劳，进而加重 CO_2 潴留；脑缺氧、脑水肿未纠正而出现频繁抽搐者慎用；患者的呼吸肌功能基本正常；不可突然停药。主要适用于以中枢抑制为主、通气量不足引起的呼吸衰竭，以肺换气功能障碍为主所导致的呼吸衰竭患者不宜使用。常用的药物有尼可刹米和洛贝林，用量过大可引起不良反应。近年来这两种药物在西方国家几乎已被淘汰，取而代之的是多沙普仑（doxapram），该药对于镇静催眠药过量引起的呼吸抑制和 COPD 并发急性呼吸衰竭有显著的呼吸兴奋效果。

（2）机械通气：当机体出现严重的通气和（或）换气功能障碍时，以人工辅助通气装置（呼吸机）来改善通气和（或）换气功能，即为机械通气。呼吸衰竭时应用机械通气能维持必要的肺泡通气量，降低 $PaCO_2$；改善肺的气体交换效能；使呼吸肌得以休息，有利于恢复呼吸肌功能。

气管内插管的指征因病而异。急性呼吸衰竭患者昏迷逐渐加深、呼吸不规则或出现暂停、呼吸道分泌物增多、咳嗽和吞咽反射明显减弱或消失时，应行气管内插管机械通气。机械通气过程中应根据血气分析和临床资料调整呼吸机参数。机械通气的主要并发症为通气过度，造成呼吸性碱中毒；通气不足，加重原有的呼吸性酸中毒和低氧血症；出现血压下降、心排血量下降、脉搏增快等循环功能障碍；气道压力过高或潮气量过大可致气压伤，如气胸、纵隔气肿或间质性肺气肿；人工气道长期存在，可并发呼吸机相关性肺炎（ventilator associated pneumonia，VAP）。

近年来，无创正压通气（non-invasive positive pressure ventilation，NIP-PV）用于急性呼吸衰竭的治疗已取得了良好效果。经鼻/面罩行无创正压通气，无须建立有创人工气道，简便易行，与机械通气相关的严重并发症的发生率低。但患者应具备以下基本条件：①清醒能够合作；②血流动力学稳定；③不需要气管内插管保护（即患者无误吸、严重消化道出血、气道分泌物过多且排痰不利等情况）；④无影响使用鼻/面罩的面部创伤；⑤能够耐受鼻/面罩。

4. 控制感染　主要是对感染途径的严格控制，如手、呼吸机、操作过程等，若患者伴有感染，则通过药敏试验选择最敏感的药物，采取各种手段以预防为先，防治结合，最优方案为理念控制病情。

5. 病因治疗　如前所述，引起急性呼吸衰竭的原发疾病多种多样，在解决呼吸衰竭本身造成危害的前提下，针对不同病因采取适当的治疗措施十分必要，也是治疗呼吸衰竭的根本所在。

6. 一般支持疗法　电解质紊乱和酸碱平衡失调的存在可以进一步加重呼吸系统乃至其他系统器官的功能障碍，并可干扰呼吸衰竭的治疗效果，因此应及时纠正。加强液体管理、防止血容量不足和液体负荷过大、保证血细胞比容（hematocrit，Hct）在一定水平，对于维持氧输送能力和防止肺水过多具有重要意义。呼吸衰竭患者由于摄入不足或代谢失衡，往往存在营养不良，需保证充足的营养及热量供给。

7. 改善微循环、肾等重要系统和脏器的功能　如果 SaO_2 无明显改善，则要视病情变化进行鼻/面罩通气，或进行气管内插管通气。一般健康人体内存氧约 1.0L，平静时每分钟氧耗量为 200~250mL。一旦呼吸停止，如果机体能保持血循环，仍能借肺泡与混合静脉血 O_2 和 CO_2 分压差继续进行气体交换，这称为弥散呼吸。然而，由于 O_2 储存量有限，所以呼吸完全停止 8 分钟左右，机体内会出现严重的缺氧，导致脑细胞不可逆性损害。因此应加强对重要脏器功能的监测与支持，及时将重症患者转入 ICU，特别要注意防治多器官功能障碍综合征（MODS），预防和治疗肺动脉高压、肺源性心脏病、

肺性脑病、肾功能不全、消化道功能障碍和弥散性血管内凝血（DIC）等。

二、慢性呼吸衰竭

（一）病因

1. 支气管－肺疾病　包括：①慢性阻塞性肺疾病（COPD）（慢性支气管炎、阻塞性肺气肿、哮喘）；②重症肺结核；③广泛肺间质纤维化；④肺尘埃沉着病等。

2. 胸廓病变　包括：①胸部手术、外伤、大量胸腔积液、气胸等；②广泛胸膜增厚等。

3. 其他　如①脊柱严重侧凸、后凸等畸形；②肺血管病变等。

（二）分类

1. 低氧血症型（Ⅰ型呼吸衰竭）　当 $PaO_2 < 60mmHg$，$PaCO_2$ 正常或低于正常时为Ⅰ型呼吸衰竭。低氧血症型主要见于静动脉分流、通气/血流比例失调或弥散功能障碍。

2. 低氧血症伴高碳酸血症型（Ⅱ型呼吸衰竭）　当 $PaO_2 < 60mmHg$，$PaCO_2 > 50mmHg$ 时为Ⅱ型呼吸衰竭。由于肺泡的有效通气量不足，使肺泡氧分压下降，二氧化碳分压增高，因而肺泡－毛细血管的氧和二氧化碳分压差均减小，影响氧和二氧化碳的交换量。

（三）诊断要点

对于呼吸衰竭的诊断，血气分析固然重要，但也要结合病史、缺氧和二氧化碳潴留的临床表现来进行判断。

（1）临床表现：慢性呼吸衰竭的临床表现包括原发疾病原有的临床表现和缺氧、二氧化碳潴留所致的各脏器损害。缺氧和二氧化碳潴留对机体的危害不仅取决于缺氧和二氧化碳潴留的程度，更取决于缺氧和二氧化碳潴留发生的速度和持续时间，因此当慢性呼吸衰竭急性加剧时，因缺氧和二氧化碳潴留急剧发生，临床表现往往尤为严重。缺氧和二氧化碳潴留对机体损害不尽相同，但有不少重叠，对于一个呼吸衰竭患者来讲，所显示的临床表现往往是缺氧和二氧化碳潴留共同作用的结果。因此下面将缺氧和二氧化碳潴留引起的临床表现综合在一起加以阐述。

1）呼吸困难：缺氧和二氧化碳潴留均可导致呼吸困难。呼吸困难和呼吸频率增快往往是临床上最早出现的重要症状。表现为呼吸费力，伴有呼吸频率加快、呼吸表浅、鼻翼扇动、辅助肌参与呼吸活动，特别是COPD患者存在气道阻塞、呼吸泵衰竭的因素，呼吸困难更为明显。有时也可出现呼吸节律紊乱，表现为陈－施呼吸、叹息样呼吸等，主要见于呼吸中枢受抑制时。呼吸衰竭并不一定有呼吸困难，严重时也出现呼吸抑制。

2）发绀：发绀是一项可靠的低氧血症的体征，但不够敏感。以往认为还原型血红蛋白超过50g/L就有发绀的观点已被否定。实际上当 PaO_2 50mmHg、血氧饱和度（SaO_2）80%时，即可出现发绀。舌色发绀较口唇、甲床显现得更早、更明显。发绀主要取决于缺氧的程度，也受血红蛋白量、皮肤色素及心功能状态的影响。

3）神经精神症状：轻度缺氧可出现注意力不集中、定向障碍。严重缺氧者，特别是伴有二氧化碳潴留时，可出现头痛、兴奋、抑制、嗜睡、抽搐、意识丧失，甚至昏迷等症状。慢性胸肺疾患引起的呼吸衰竭急性加剧，低氧血症和二氧化碳潴留发生迅速，因此可出现明显的神经精神症状，此时称为肺性脑病。

4）心血管功能障碍：严重的二氧化碳潴留和缺氧可引起心悸、球结膜充血水肿、心律失常、肺动脉高压、右心衰竭、低血压等。

5）消化系统症状：包括：①溃疡病症状；②上消化道出血；③肝功能异常。上述变化与二氧化碳潴留、严重低氧有关。

6）肾脏并发症：可出现肾功能不全，但多见功能性肾功能不全、严重二氧化碳潴留，缺氧晚期可出现肾衰竭。

7）酸碱失衡和电解质紊乱：呼吸衰竭时常因缺氧和（或）二氧化碳潴留、临床上应用糖皮质激素和利尿剂、食欲减退等因素存在而并发酸碱失衡和电解质紊乱。常见的异常动脉血气及酸碱失衡类型是：①严重缺氧伴呼吸性酸中毒；②严重缺氧伴呼吸性酸中毒合并代谢性碱中毒；③严重缺氧伴呼吸性酸中毒合并代谢性酸中毒；④缺氧伴呼吸性碱中毒；⑤缺氧伴呼吸性碱中毒并代谢性碱中毒；⑥缺氧伴三重酸碱失衡（triple acid – base disorders with respiratory alkalosis，TABD）。

（2）血气分析

1）判断呼吸功能：动脉血气分析是判断呼吸衰竭最客观的指标，根据动脉血气分析可以将呼吸衰竭分为Ⅰ型和Ⅱ型。Ⅰ型呼吸衰竭的标准为海平面平静呼吸空气的条件下 $PaCO_2$ 正常或下降，$PaO_2 < 60mmHg$。Ⅱ型呼吸衰竭的标准为海平面平静呼吸空气的条件下 $PaCO_2 > 50mmHg$，$PaO_2 < 60mmHg$。在吸 O_2 条件下，需计算氧合指数，氧合指数：$PaO_2/FiO_2 < 300mmHg$，提示存在呼吸衰竭。

2）判断酸碱失衡：常用的考核酸碱失衡的指标有：①pH：动脉血 pH 正常值为 7.35 ~ 7.45，平均值 7.40。pH < 7.35 时为酸血症；pH > 7.45 时为碱血症。② PCO_2：动脉血 PCO_2 正常值为 35 ~ 45mmHg，平均值 40mmHg。静脉血较动脉血高 5 ~ 7mmHg。它是酸碱平衡呼吸因素的唯一指标。当 $PCO_2 > 45mmHg$ 时，应考虑为呼吸性酸中毒或代谢性碱中毒的呼吸代偿；当 $PCO_2 < 35mmHg$ 时，应考虑为呼吸性碱中毒或代谢性酸中毒的呼吸代偿。③ HCO_3^-：HCO_3^-，即实际碳酸氢盐（actual bicarbonate，AB），正常值 22 ~ 27mmol/L，平均值 24mmol/L，动、静脉血 HCO_3^- 大致相等。它是反映酸碱平衡代谢因素的指标。$HCO_3^- \leqslant 22mmol/L$，可见于代谢性酸中毒或呼吸性碱中毒代偿；$HCO_3^- \geqslant 27mmol/L$，可见于代谢性碱中毒或呼吸性酸中毒代偿。另外，标准碳酸氢盐（standard bicarbonate，SB）、缓冲碱（buffer base，BB）、碱剩余（base excess，BE）、总 CO_2 量（TCO_2）和二氧化碳结合力（$CO_2 – CP$）等指标在判断酸碱失衡时可供参考。

（四）治疗

慢性呼吸衰竭的治疗原则是治疗病因，去除诱因，保持呼吸道通畅，纠正缺氧，解除二氧化碳潴留，治疗与防止缺氧和二氧化碳潴留所引起的各种症状。

1. 保持气道通畅、增加通气量　在氧疗和改善通气之前，应采取各种措施，使呼吸道保持通畅。要注意清除口咽部分泌物或胃内反流物。口腔护理和鼓励患者咳嗽对通畅气道很重要。在有效抗生素治疗的基础上常采用支气管扩张剂治疗和雾化吸入治疗，必要时可采用气管内插管或切开以及机械通气治疗。

（1）支气管扩张剂：支气管扩张剂能够舒张气道平滑肌，对慢性呼吸衰竭患者通畅气道、改善缺氧和二氧化碳潴留是非常有益的。所以，正确使用支气管扩张剂对呼吸衰竭患者将是有益的。

1）抗胆碱药物：应首选抗胆碱能药物，如异丙托溴铵，因 COPD 患者气流阻塞的可逆成分是由副交感神经介导的。可通过吸入给药，很少吸入血循环，副作用极小。起效时间稍慢于 β_2 受体激动剂，30 ~ 90 分钟达作用高峰，疗效维持 4 ~ 6 小时。新一代的抗胆碱能药物后马托品疗效延长，可维持 6 ~ 8 小时。对 COPD 并发呼吸衰竭的患者可以单独使用，也可以与 β_2 受体激动剂联合使用。非急性期的患者长期使用有改善肺功能的作用。抗胆碱能药物的最大优点是其安全性。目前被认为是治疗 COPD 患者气道阻塞的较为理想的药物。

2）β_2 受体激动剂：β_2 受体激动剂具有迅速和确切的支气管扩张作用。由于大多慢性呼吸衰竭患者气道阻塞的可逆性极小，因此，使用 β_2 受体激动剂的疗效较差。但对 COPD 合并哮喘或慢性呼吸衰竭急性加重期的患者仍是有效的，可以选用。

β_2 受体激动剂可以经吸入、口服、皮下和静脉途径用药，但是最好通过吸入方式给药。吸入与口服、静脉给药相比，有用药量小、见效快和副作用小的优点。吸入用药的剂量是口服剂量的 1/20 ~ 1/10。而且见效快，通常用药后几分钟开始见效，15 ~ 30 分钟达作用高峰。口服给药最常见的副作用有肌肉震颤，但吸入用药引起肌肉震颤十分罕见。另外，吸入用药导致心血管系统的副作用也明显少于全身用药。对大多数患者来说，吸入给药和静脉给药同样有效。而且静脉给药对心血管系统的副作用发生率较高，所以，一般主张吸入给药。对有明显呼吸困难、吸入给药有困难或吸入给药无效的患者可采用口服、静脉或皮下注射给药。

临床常用0.5%沙丁胺醇（万托林）溶液1~5mg或特布他林2.5~10mg加入超声雾化器，将药物雾化后使患者吸入。有夜间喘息症状的患者可以使用长效 β_2 受体激动剂，如沙美特罗，其优点是使用一次，其作用可持续12小时。

3）茶碱：近年研究发现，茶碱除有扩张支气管的作用外，还有一定的抗气道非特异性炎症的作用，COPD患者长期服用小剂量茶碱可以改善患者的肺功能。茶碱可分为普通剂型和缓释剂型。口服和静脉使用普通剂型适用于急性加重期患者的治疗。由于茶碱的治疗剂量和安全剂量很接近，血中浓度的个体差异较大，故每日剂量不应超过0.8mg，静脉使用时输液速度不宜过快。一般开始剂量为2.5~5mg/kg（负荷量），30分钟内给完。维持剂量为0.5mg/（kg·h），并根据患者症状和血药浓度进行调整。

需要注意的是，许多因素可以影响茶碱在体内的代谢和血药浓度，吸烟、饮酒、抗惊厥药物、利福平可降低茶碱半衰期。喹诺酮类药物、西咪替丁等可增加血药浓度。所以，有条件应随时监测血中茶碱浓度，防止茶碱过量发生副作用。

（2）呼吸道的湿化和雾化治疗：可采用湿化或雾化装置将药物（溶液或粉末）分散成微小的雾滴或雾粒，使其悬浮于气体中，并进入呼吸道及肺内，达到洁净气道、湿化气道，起局部治疗（解痉、祛痰、抗感染等）作用。这对于慢性呼吸衰竭患者起到较好的解痉、祛痰、通畅气道作用。常用湿化及雾化的药物有：①祛痰药：如乙酰半胱氨酸、α糜蛋白酶等；②支气管扩张剂：如 β_2 受体激动剂沙丁胺醇、特布他林和抗胆碱类药物（异丙托溴铵）；③抗生素：如常用氨基糖苷类药物；④糖皮质激素等。

（3）祛痰：对于痰多、黏稠而难以咳出的患者，要鼓励其咳嗽。多翻身拍背可协助痰液排出。而且可常规给予化痰药物，如盐酸氨溴索每次30mg，每日3次；厄多司坦每次0.3g，每日2次。

（4）呼吸中枢兴奋剂：呼吸兴奋剂不仅可以起到兴奋呼吸中枢的作用，而且可以起到清醒意识、利于祛痰的作用。Ⅱ型呼吸衰竭患者当 $PaCO_2 > 75mmHg$ 时，即使无意识障碍也可酌情使用呼吸中枢兴奋剂。

对于慢性呼吸衰竭患者需要用呼吸中枢兴奋剂治疗时，剂量不宜偏大，最常用的为5%葡萄糖液或0.9%生理盐水500mL加洛贝林25mg或尼可刹米1.875mg，按每分钟25~30滴静滴。若经4~12小时未见效，或出现肌肉抽搐等严重副作用，则应停用。使用时应注意保持呼吸道通畅，必要时可加大吸氧浓度。因为呼吸中枢兴奋剂的使用会使机体氧耗量增大。都可喜是口服的呼吸兴奋剂。主要通过刺激颈动脉窦和主动脉体化学感受器来兴奋呼吸中枢，增加通气量。常用剂量为50~100mg，每日1~2次，适合于较轻的呼吸衰竭患者。

（5）机械通气治疗：机械通气是借助于人工装置的机械力量产生或增强患者的呼吸动力和呼吸功能。机械通气是治疗急性呼吸衰竭和慢性呼吸衰竭急性加重最有效的手段。对于急慢性呼吸衰竭患者，正确使用机械通气治疗能十分有效地纠正缺氧和二氧化碳潴留，并能为原发支气管-肺部感染的治疗赢得时间，减少和避免缺氧、二氧化碳潴留对其他脏器造成的损害。

1）适应证：目前尚没有明确生命指征或生理参数能作为机械通气治疗的绝对标准，出现以下状况可考虑机械通气治疗：①缺氧或二氧化碳潴留进行性加重：慢性呼吸衰竭患者因某种因素造成缺氧或二氧化碳潴留加重，以一般方法无法缓解，并随时有危及患者生命的情况，应及时应用机械通气治疗。如在合理氧疗的情况下，$PaO_2 < 35 \sim 40mmHg$，$PaCO_2 > 70 \sim 80mmHg$。②并发肺性脑病：肺源性心脏病患者一旦并发肺性脑病，应用呼吸兴奋剂治疗效果欠佳，且原发病因在短时间内无法去除时，也应考虑及时应用机械通气治疗。

2）人工气道选择：人工气道的类型很多，如口或鼻面罩、经口或鼻气管内插管及气管切开等。不同类型人工气道对人体的损害各有不同，患者的耐受程度也各不相同，依据患者的具体情况选择合适的人工气道，是合理应用机械通气的主要环节之一。慢性呼吸衰竭患者肺部感染和病情恶化有可能反复发作，也可能需要多次应用机械通气治疗，人工气道应尽可能选择无损伤性方法。

A. 口、鼻、喉面罩：属于无创性人工气道，可以反复应用，十分适合于慢性呼吸衰竭患者。面罩式人工气道只能选择性地应用于部分病情不是十分严重的患者，如慢性肺功能不全缓解期的治疗。急性发作期病情均较严重，相当一部分患者合并意识障碍，因此一般不适合应用面罩的方式连接机械通气。

B. 经口或鼻气管内插管：两者各有利弊。对慢性呼吸衰竭患者来说，经鼻气管内插管较经口气管内插管利多于弊，应该是最理想的途径。其优点是：①保留时间长：一般至少能保留 7~10 天，主要取决于气道护理的质量；②不影响口腔护理；③容易固定；④容易耐受；⑤与经口气管内插管相比，经鼻气管内插管容易被患者所耐受。

C. 气管切开：慢性呼吸衰竭需要应用机械通气治疗时，一般不考虑做气管切开，除非应用机械通气治疗的时间太长，患者已经出现呼吸机依赖时，为便于气道护理和患者耐受。

3）机械通气机类型的选择：慢性呼吸衰竭患者缺氧和二氧化碳潴留主要由通气功能障碍所致，这类患者主要的病理生理特点是气道阻力增加。选择机械通气机类型时，应选择定容型呼吸机，以确保通气量不受气道阻力增加而降低。也可应用双水平正压（BiPAP）通气机，这种类型机械通气机用于慢性呼吸衰竭的主要不利点是，纠正二氧化碳潴留的效果远不如定容型呼吸机恒定。但对部分轻中度二氧化碳潴留的患者应用 BiPAP 通气机也可获得较好的效果。

4）呼吸模式和功能选择：通气功能障碍的患者不需要特殊的呼吸模式和功能，一般间歇正压通气（IPPV）呼吸模式已足以纠正患者的缺氧和二氧化碳潴留。但在脱机之前，需要借助同步间隙指令通气（SIMV）与压力支持通气（PSV）模式或功能。因此，在选择呼吸机时，除了选择定容型呼吸机外，最好能兼顾有上述两种功能或模式的呼吸机。

5）机械通气参数设置：是合理应用机械通气的重要环节。正常人呼吸频率为 16~24 次/分，慢性呼吸衰竭患者可选择 11~18 次/分。最初进行机械通气时，呼吸频率可适当增加，以迅速纠正缺氧和二氧化碳潴留，使自主呼吸频率降低，有利于与机械通气机同步。慢性呼吸衰竭患者首次设置潮气量时，以 8mL/kg 计算为妥，以后根据动脉血气分析结果随时调整。调节吸呼比时，若以缺氧为主时，应适当延长吸气时间；相反，以二氧化碳潴留为主者，应适当延长呼气时间。慢性呼吸衰竭患者多同时具有缺氧与二氧化碳潴留，但多数患者的缺氧容易被氧疗和机械通气纠正。为便于纠正二氧化碳潴留，吸呼比设置应 >1：1.5；二氧化碳潴留严重时，吸呼比可设置在 1：2.0~1：2.5。FiO_2 通常设置在 40%~50% 水平即可。只有当肺源性心脏病晚期或合并严重感染，在原有的通气功能障碍基础上，又同时存在换气功能障碍时，才需要酌情提高 FiO_2 水平。

6）特殊呼吸模式或功能：随着机械通气技术的发展，各种呼吸模式和功能不断出现，适用于各种不同类型的呼吸功能障碍。应用于慢性呼吸衰竭患者的呼吸模式或功能有如下几种：

A. 间歇正压通气（intermittent positlve pressure ventilation，IPPV）：是临床应用最早、最普遍的通气方式，也是目前机械通气最基本的通气模式，很多通气模式均是在此基础上的改良和进一步完善。它在吸气相是正压，呼气相压力降为零。临床上泛指的机械通气就是 IPPV。IPPV 通气机可以配置同步或非同步、控制或辅助等装置，也可配置各种特殊的呼吸模式。IPPV 主要应用于各种以通气功能障碍为主的呼吸衰竭患者，肺源性心脏病是其最合适的应用对象。

B. 压力支持通气（pressure support ventilation，PSV）：是一种辅助通气方式，即在自主呼吸的前提下，每次吸气都接受一定水平的压力支持，以辅助和增强患者的吸气能力，增加患者的吸气幅度和吸入气量，PSV 既可以作为一种独立的通气模式单独应用，也可以作为一种通气功能与其他的通气模式同时使用。PSV 的压力可以自行设置和任意调节。吸气压力随患者的吸气动作开始，并随吸气流速减少到一定程度或患者有呼气努力而结束。它与 IPPV 有类似之处，但支持的压力恒定，受吸气流速的反馈调节。应用此种通气功能时，事先只需设定吸气压力和触发灵敏度，患者可独立控制吸、呼气时间，并与支持压力共同调节吸气流量和潮气量。COPD 并发慢性呼吸衰竭患者通常在脱机过程中应用 PSV，以训练呼吸肌力量，为正式脱机做好准备。

C. 同步间歇指令通气和间歇指令通气（synchronized intermittent mandatory ventilation/intermittent mandatory ventilation，SIMV/IMV）：IMV/SIMV 的工作原理大致相同，均是在每分钟内按操作者在通气

机上设置的呼吸参数给予患者指令性呼吸，唯一不同点是：IMV 没有同步装置，供气不需患者自主呼吸触发，但易与患者自主呼吸产生对抗。SIMV 设有同步装置，即使是由通气机提供的指令性通气，也由患者的自主呼吸触发，故可达到同步呼吸的目的，更好地保证患者的有效通气量。SIMV/IMV 主要用于慢性呼吸衰竭患者脱机前的训练和过渡，但并非所有脱机的患者均要经过 IMV/SIMV 阶段，这主要取决于脱机的难易程度。脱机前，可将 IMV/SIMV 的呼吸次数由正常水平逐渐减少，直至完全脱机。一般当指令呼吸次数降至 5 次/分，患者仍可保持较好的氧合状态时，即可考虑脱机。应用常规通气时，多与 PSV 同时使用（IMV/SIMV + PSV），以避免或加重呼吸肌疲劳。另外，由于 COPD 患者存在内源性呼气末正压（PEEPi），为减少 PEEPi 所致的吸气功耗增加和人机对抗，常常需加用外源性 PEEP，其水平相当于 70% ~ 80% 的 PEEPi。

2. 抗感染治疗　反复的支气管 - 肺部感染是引起慢性呼吸衰竭的重要因素，又是呼吸衰竭加重的关键所在。据文献报道，90% 左右 COPD 急性发作是由支气管 - 肺部感染所诱发的，正是严重支气管 - 肺部感染加重气道阻塞，导致了呼吸衰竭。慢性呼吸衰竭，特别是在使用呼吸机治疗时，更容易加重支气管 - 肺部感染。因此，积极防治支气管 - 肺部感染是成功治疗慢性呼吸衰竭的关键。其抗感染治疗的原则和方法为：

（1）抗生素的选择：慢性呼吸衰竭患者的特点为年老体弱，反复住院治疗，较多使用雾化吸入、气管内插管或切开以及机械通气等治疗，经常使用抗生素治疗，因此发生院内获得性支气管 - 肺部感染机会多。病原菌大多为革兰阴性杆菌、耐甲氧西林金黄色葡萄球菌（MRSA）和厌氧菌，并且细菌的耐药性明显增高。因此经验性治疗时应首先选用喹诺酮类或氨基糖苷类联合下列药物之一：①抗假单孢菌 β - 内酰胺类抗生素，如头孢他啶、头孢哌酮、哌拉西林、替卡西林、美洛西林等；②广谱 β - 内酰胺类/β - 内酰胺酶抑制剂，如替卡西林 - 克拉维酸、头孢哌酮 - 舒巴坦钠、哌拉西林 - 他唑巴坦；③碳青霉烯类，如亚胺培南；④必要时联合万古霉素（针对 MRSA）；⑤当估计真菌感染可能性较大时应选用有效的抗真菌药物。有条件者应尽快行痰培养及药物敏感试验，明确致病菌和选用敏感有效的抗生素。但是必须明确痰培养的结果并不完全代表肺部感染病原菌。因此对于痰培养的结果，一定要结合病史、临床表现综合分析判断。

（2）关于联合用药：慢性呼吸衰竭多有混合感染，常需联合应用抗生素治疗。兼顾革兰阳性、革兰阴性和厌氧菌感染，一般用两类即可。常将第二代、第三代头孢菌素与氨基糖苷类药物或喹诺酮类药物联合应用，青霉素过敏者选用氟喹诺酮类与克林霉素或大环内酯类联合应用。

3. 氧气治疗　氧气治疗（oxygen therapy）是应用氧气吸入纠正缺氧的一种治疗方法，简称氧疗。

（1）适应证：理论上只要 PaO_2 低于正常就可给予氧疗，但实际应用中更严格一些，允许临床医师根据患者情况灵活掌握。但是慢性呼吸衰竭患者 $PaO_2 < 60mmHg$ 是氧疗的绝对适应证。氧疗的目的也是要使 $PaO_2 > 60mmHg$。

（2）方法：慢性呼吸衰竭患者临床上最常用、简便的方法是应用鼻导管吸氧，氧流量 1 ~ 3L/min，其吸氧浓度（FiO_2）= 21% + 4% × 氧流量（L/min）。有条件者也可用面罩吸氧。

（3）吸氧浓度：对于慢性呼吸衰竭患者应采用控制性氧疗，其吸氧浓度通常为 25% ~ 33%。对于 Ⅰ 型呼吸衰竭患者吸氧浓度可适当提高，尽快使 $PaO_2 > 60mmHg$，但吸氧浓度一般也不超过 40%。对于 Ⅱ 型呼吸衰竭患者，宜从低吸氧浓度开始，逐渐加大吸氧浓度，一般不超过 33%。其最终目标是使 PaO_2 达到 55 ~ 60mmHg，对升高的 $PaCO_2$ 没有明显加重趋势。

4. 酸碱失衡及电解质紊乱的治疗　具体如下。

（1）酸碱失衡的治疗：慢性呼吸衰竭大部分是由于支气管 - 肺部感染加重而引起气道阻塞加重，导致二氧化碳潴留和严重缺氧，随之出现酸碱失衡和电解质紊乱。因此在治疗上首先要积极治疗支气管肺部感染，解痉祛痰，通畅气道，解除二氧化碳潴留。强调尽快通畅气道，解除二氧化碳潴留，随着气道通畅，二氧化碳潴留解除，呼吸性酸中毒及低氧血症随之纠正。因此原则上不需要补碱性药物。但是当 pH < 7.20 时，为了减轻酸血症对机体的损害，可以适当补 5% 碳酸氢钠，一次量为 40 ~ 60mL，以后再根据动脉血气分析结果酌情补充。只要将 pH 升至 7.20 以上即可。当呼吸性酸中毒并代谢性酸中毒

时，补碱量可适当加大，在 pH < 7.20 时，一次补 5% 碳酸氢钠量可控制在 80 ~ 100mL，以后再根据动脉血气分析结果酌情处理。对于伴有严重低氧血症的呼吸性碱中毒，只要治疗肺部感染，通畅气道，吸氧纠正低氧血症即可，随着上述治疗低氧血症好转，呼吸性碱中毒随之也好转。要注意预防碱中毒的发生。慢性呼吸衰竭患者的碱中毒可见于呼吸性酸中毒并代谢性碱中毒、呼吸性碱中毒、呼吸性碱中毒并代谢性碱中毒、二氧化碳排出后碱中毒（post - hypercapnic alkalosis）和呼吸性碱中毒型三重酸碱失衡。其中并发的代谢性碱中毒大部分是医源性引起的，临床上应注意预防，只要患者每日尿量大于 500m，常规补氯化钾每日 3.0 ~ 4.5g，牢记见 "见尿补钾，多尿多补，少尿少补，无尿不补"的原则。应注意二氧化碳不要排出过快，特别是机械通气治疗时，避免二氧化碳排出后碱中毒的发生。

（2）水、电解质紊乱的纠正：慢性呼吸衰竭患者酸碱失衡常同时合并严重水和电解质紊乱。其中，水、钠异常较为常见；HCO_3^- 和 Cl^- 变化常与二氧化碳变化有关；电解质紊乱特别是 K^+、Cl^- 和酸碱失衡互为因果。例如低氯、低钾可引起碱中毒，而代谢性碱中毒又可引起低钾和低氯。注意针对不同情况进行相应的预防与治疗。

5. 合理使用利尿剂和强心剂　慢性呼吸衰竭患者常常合并心功能不全，需要使用利尿剂和强心剂。利尿剂的使用原则：小量、联合（排钾和保钾利尿剂联合）、间歇使用，注意补钾。每日尿量在 500mL 以上时应常规补钾，多尿多补，少尿少补，无尿不补。

合并心功能不全时可酌情使用强心剂，但要慎用。因缺氧患者对洋地黄类药物的疗效较差，且易出现中毒。洋地黄类药物使用原则：①剂量要小，是常用剂量的 1/3 ~ 1/2；②使用快速洋地黄类药物，如毛花苷 C、地高辛等；③不能以心率减慢作为洋地黄类药物有效的指标，因为呼吸衰竭患者缺氧时心率较快，常在 110 次/分左右。

6. 糖皮质激素的应用　激素对 COPD 的作用仍有争议。但在慢性呼吸衰竭急性加重期口服和静脉使用糖皮质激素通常是有效的。其目的是减轻气道炎症、通畅气道和提高患者的应激能力，减轻脑水肿，但应避免使用时间过长，以防止发生副作用。可静脉滴注甲泼尼龙 40 ~ 80mg，每 12 小时 1 次，连用 3 天；或泼尼松 60mg 口服，逐渐减量，持续 10 天。

7. 消化道出血的防治　慢性呼吸衰竭患者由于缺氧、二氧化碳潴留以及使用糖皮质激素和氨茶碱等因素，常可并发消化道出血。其防治原则为病因治疗和对症治疗：①尽快纠正缺氧和解除二氧化碳潴留；②应慎用或禁用对胃肠道有刺激的药物或食物；③预防性应用制酸剂，如氢氧化铝凝胶、H 受体拮抗剂，如西咪替丁或雷尼替丁以控制胃液酸度，减少出血机会；④对有消化道出血先兆者，及早安置胃管，先抽尽胃内容物，胃内注入去甲肾上腺素或凝血酶；⑤如无 DIC 并存，消化道出血可用酚磺乙胺、6 - 氨基己酸等；⑥如合并 DIC，应用抗凝剂肝素及低分子右旋糖酐等；⑦出血明显、发生严重贫血者，应补充血容量，纠正贫血。

8. 营养支持　慢性呼吸衰竭患者因能量代谢增高，蛋白分解加速，摄入不足，机体处于负代谢状态。长时间营养不良会降低机体的免疫功能，感染不易控制，呼吸肌疲劳，以致发生呼吸泵功能衰竭，不利于患者的救治和康复。故在慢性呼吸衰竭救治中需注意对患者的营养支持。抢救时应常规给予鼻饲高蛋白、高脂肪、低碳水化合物，以及适量多种维生素和微量元素的饮食。必要时需要静脉高营养治疗。营养支持应达到基础能量消耗值。

（李红霞）

第四节　急性肺损伤和急性呼吸窘迫综合征

一、基本概念

急性肺损伤（Acute lung injury，ALI）和急性呼吸窘迫综合征（Acute respiratory distress syndrome，ARDS）是由多种疾病引起的临床综合征，是急性呼吸衰竭的特殊类型。表现为呼吸窘迫、顽固性低氧血症和双侧肺部浸润性病变的 X 线征。ALI 和 ARDS 不是一个独立的疾病，它是连续的病理过程，其早期阶段为 ALI，重度的 ALI 即为 ARDS。ARDS 晚期多诱发或并发 MODS，病情凶险，病死率为 50% ~70%。

二、常见病因

ALI 和 ARDS 的病因复杂多样，可涉及临床各科，大致可分为两大类，肺内因素与肺外因素，以肺外因素为多见：

1. 肺外因素　如脓毒症、急性重症胰腺炎、大量输血、休克、创伤（如多发性骨折、胸腹部外伤、烧伤）。心源性心肌梗死、心肺复苏后、体外循环。其他有羊水栓塞、一氧化碳中毒、肠梗阻、酮症酸中毒、中枢神经系统出血等。

2. 肺内因素　如重症肺炎、卡氏肺孢子虫肺炎、有害气体吸入、胃内容物误吸、肺挫伤等。

三、发病机制

各种病因作用于肺，导致肺的病理解剖和生理方面的改变，其确切发病机制尚未完全阐明。ALI 和 ARDS 是全身炎症反应综合征（SIRS）的一部分，故将 ALI 和 ARDS 视为 SIRS 在肺部的表现。另外，有害气体的吸入、胃内容物误吸等可直接损伤肺泡－毛细血管膜（ACM），造成肺毛细血管通透性增加，使水分甚至蛋白质聚积于肺间质和肺泡内，引起肺顺应性降低，功能残气量减少，V/Q 比例失调，肺内分流量增加和严重低氧血症等一系列病理生理改变，导致 ALI 和 ARDS。ALI 和 ARDS 病理改变的特征为非特异性、弥漫性肺泡损伤，病变最终导致肺间质和支气管周围纤维化。

四、临床特征

早期主要是原发病症状，并无典型的呼吸窘迫和明显的缺氧表现，易被忽视。一般在创伤、休克或大手术后 1 ~3d，突然呼吸窘迫，呼吸频率常达每分钟 30 ~50 次，严重时患者烦躁不安，口唇和指甲发绀，呼吸困难进行性加重，吸氧不能得到改善。咯血、水样痰是 ALI 和 ARDS 的重要特征。病情后期可有发热、畏寒等肺部感染症状及嗜睡、谵妄、昏迷等，肺部听诊可闻及干、湿啰音。

1. 损伤期　损伤后 4 ~6h 以原发病表现为主，呼吸增快，呼吸频率每分钟大于 25 次，出现过度通气，但无呼吸窘迫。X 线胸片无阳性发现，PaO_2 尚属正常或正常低值。此期容易恢复。

2. 相对稳定期　损伤后 6 ~48h，逐渐出现呼吸困难、频率加快，低氧血症、过度通气、$PaCO_2$ 降低、肺部体征不明显。X 线胸片可见肺纹理增多、模糊和网状浸润影，提示肺血管周围液体积聚增多和间质性水肿。

3. 呼吸衰竭期　损伤后 48h，呼吸困难、窘迫，出现发绀，常规氧疗无效，也不能用其他原发心肺疾病来解释。呼吸频率可达每分钟 35 ~50 次，胸部听诊可闻及湿啰音。X 线胸片两肺有散在的片状阴影或磨玻璃样改变。血气分析 PaO_2 和 $PaCO_2$ 均降低，低氧血症更加明显，常呈代谢性酸中毒并发呼吸性碱中毒。

4. 终末期　极度呼吸困难和严重发绀，出现神经精神症状如嗜睡、谵妄、昏迷等。X 线胸片示：融合成大片状浸润阴影。血气分析严重低氧血症、二氧化碳潴留，常有混合性酸碱失衡，最终可发生循环功能衰竭。

五、辅助检查

1. 动脉血气分析　早期低氧血症是其特点，氧合指数（PaO_2/FiO_2）是诊断 ALI 和 ARDS 与判断预后的重要指标。早期 PaO_2 <60mmHg 或吸入氧气浓度（FiO_2）>50% 时，PaO_2 仍 <50mmHg，PaO_2/FiO_2 ≤300mmHg，为 ALI；PaO_2/FiO_2 ≤200mmHg，为 ARDS。早期 $PaCO_2$ 正常或偏低，后期则出现增高。肺泡－动脉氧分压（$PA-aDO_2$）可增加至 100mmHg，甚至 300mmHg（正常值 <60mmHg）。吸纯氧 15min 后，$PA-aDO_2$ 仍 >200mmHg 有诊断意义。因为 ARDS 主要是换气功能障碍，$PA-aDO_2$ 虽是计算值，但其是判断换气功能障碍的重要指标之一，并能较准确的换算，故应予以采用。

2. X线检查 发病1d后，即可见两肺散布大小不等、边缘模糊的浓密斑片状阴影。可融合成大片磨玻璃样影。发病5d后磨玻璃样影密度增加，心影边缘不清，呈"白肺"样改变（磨砂玻璃状）。值得注意的是ARDS的X线改变常较临床症状迟4～24h。另外X线改变受治疗干预的影响很大。

3. 肺CT CT可见肺渗出性改变和肺实变。CT显示的病变范围大小常能较准确地反映气体交换的异常和肺顺应性的改变。

4. 血流动力学监测 ARDS的血流动力学常表现为PAWP正常或降低，心输出量增高。通过PAWP监测，有助于ARDS与心源性肺水肿的鉴别诊断。也可直接指导ARDS的液体治疗，避免输液过多，也可防止容量不足。

六、诊断思路

1. 诊断标准 国内外曾多次修订诊断标准但未统一。如果具有前述常见病因，且在短期内（多为1～2d）发生：①不能解释的呼吸困难；②不能解释的低氧血症；③肺水肿。应考虑ALI和ARDS的可能，此时需要密切观察病情，尤其是PaO_2的动态变化。中华医学会呼吸病学分会1999年9月（昆明）提出ALI/ARDS的诊断标准：①有发病的高危因素；②急性起病、呼吸频数和（或）呼吸窘迫；③ALI：$PaO_2/FiO_2 \leqslant 300mmHg$；ARDS：$PaO_2/FiO_2 \leqslant 200mmHg$；④胸部X线示：检查两肺浸润阴影；⑤$PCWP \leqslant 18mmHg$或临床上能除外心源性肺水肿。凡符合以上5项可诊断为ALI或ARDS。

2011年在德国柏林，南欧洲危重症协会成立了一个全球性专家小组，主持修订了ARDS诊断标准（称ARDS柏林定义），随后又对其修订方法进行了解释，ARDS柏林的诊断标准见表4-2。

表4-2 ARDS柏林的诊断标准

指标	数值
起病时间	从已知临床损害以及新发或加重呼吸系统症状至符合诊断标准时间≤7d
胸部影像学	双侧浸润影，不能用积液、肺不张或结节来完全解释
肺水肿原因	呼吸衰竭不能用心力衰竭或液体过度负荷来完全解释；如无相关危险因素，需行客观检查（如超声心动图）以排除静水压增高型肺水肿
氧合情况	轻度：PEEP或CPAP≥5cmH₂O时，200mmHg < PaO_2/FiO_2 ≤300mmHg 中度：PEEP≥5cmH₂O时，100mmHg < PaO_2/FiO_2 ≤200mmHg 重度：PEEPs > 5cmH₂O时，PaO_2/FiO_2 ≤100mmHg

2. 鉴别诊断 如下所述。

（1）充血性心力衰竭：与ARDS相比，充血性心力衰竭较少伴有发热和白细胞升高，较易并发胸腔积液。鉴别有困难时，应进行血流动力学测定。ARDS时左房压正常，PAWP≤12mmHg，出现充血性心力衰竭时PAWP > 18mmHg。虽然PAWP≤18mmHg可排除心源性肺水肿，但PAWP > 18mmHg却不能只诊断为心源性肺水肿而除外ARDS，因为两者也可同时存在，如此时只诊断心源性肺水肿，势必造成ARDS漏诊。鉴别见表4-3。

表4-3 ARDS与充血性心力衰竭的鉴别

特点	ARDS	充血性心力衰竭
双肺浸润性阴影	+	+
发热	+	可能
白细胞增多	+	可能
胸腔积液	−	+
PAWP	正常	高

（2）急性肺栓塞：①常有血栓性静脉炎、心脏病、肿瘤、羊水栓塞等病史；②除呼吸困难外，尚有胸痛、咯血、晕厥等临床表现，听诊肺动脉第二音亢进、胸膜摩擦音；③肺部阴影多见于下叶，可呈

楔形改变；④心电图有右心受累的表现；⑤肺动脉造影有血管腔内充盈和肺动脉截断现象。即可明确诊断。

（3）特发性肺纤维化：该病以进行性呼吸困难和持续性低氧血症为临床特征，但多属慢性过程，少数呈亚急性；X 线胸片可见双肺弥漫性、网状、条索状和斑点状阴影，晚期有蜂窝状改变；肺功能检查呈限制性通气功能障碍和弥散功能减退；吸氧可改善低氧血症。

七、救治方法

1. 纠正低氧血症　如下所述。

（1）氧疗：必须尽早给氧，最初时可经面罩以 30%～50% 的氧浓度给氧，维持 PaO_2 在 80mmHg 左右。体位采取间断仰卧位和俯卧位，有助于 ALI 和 ARDS 患者的氧合和肺内分流。若无效，呼吸困难加重，PaO_2 继续下降，则可酌情选用无创机械通气；如病情严重，PaO_2 仍继续降低至 60mmHg 以下，则需气管插管或气管切开机械通气。

（2）机械通气：机械通气是目前治疗 ALI 和 ARDS 最重要且无可替代的手段之一。研究发现，ARDS 时肺泡损伤的分布并不是均匀的，即部分区域肺泡闭陷，部分区域肺泡保持开放和正常通气，通常受重力影响存下肺区存在广泛的肺水肿和肺不张，而在上肺区存在通气较好的肺泡。肺 CT 扫描证实了不同体位下存在重力依赖性肺液体积聚现象，ARDS 时参与气体交换的肺容量减至正常肺容量 35%～50%，严重 ARDS 甚至减至 20%。当使用常规潮气量时，会导致通气肺泡的过度扩张，产生肺泡外气体、系统性气体栓塞和弥漫性肺损伤等所谓气压伤。基于以上认识，故提出保护性通气策略，主要目的是防止呼吸机相关性肺损伤。保护性通气策略：①低潮气量：其平台压不应超过肺静态压力 - 容量曲线（PV 曲线）的上拐点（潮气量 4～8mg/kg，平台压 <30～35cmH_2O），防止肺泡过度膨胀；②允许性高碳酸血症：为符合低潮气量，故允许 $PaCO_2$ 升高；③高 PEEP：PEEP 水平高于 PV 曲线的下拐点，可维持在 5～15cmH_2O。保护性通气策略已经临床实践证实，并成为标准通气模式，可明显降低死亡率。

（3）糖皮质激素：ALI 和 ARDS 使用糖皮质激素，至今仍无一致看法。大多数认为有积极作用，可保护肺毛细血管内皮细胞，维护肺泡Ⅱ型细胞分泌表面物质功能，保持肺泡稳定性；可抗炎和促使肺水肿吸收；可缓解支气管痉挛，抑制病程后期肺组织纤维化，维护肺功能。

2. 治疗肺水肿　如下所述。

（1）严格掌握补液：一般应适当控制补液量，以最低有效血容量来维持有效循环功能，使肺处于相对"干"的状态，必要时可用利尿剂。入量以静脉输液为主，出量以尿量为主，一般每日入量限于 2 000mL 以内，亦可以每日静脉入量与尿量相当为原则，甚至出量稍大于入量，这对于肺水肿的控制十分有利，以免加重肺水肿。在疾病的早期，血清蛋白无明显减少时，补液应以晶体为主。如低蛋白血症者，静脉输入血浆白蛋白，以求提高胶体渗透压，使肺内水肿液回到血管内，继而应用利尿剂排出体外，当然这最好在血流动力学比较稳定的情况下进行。

（2）强心药与血管扩张剂：当 ALI 和 ARDS 低氧血症时必然造成心肌缺氧、心功能不全、继而引起肺瘀血、肺动脉高压、肺水肿等加重 ALI 和 ARDS。强心药可改善心功能，增加心排量。血管扩张剂不仅减轻心脏前、后负荷，改善微循环，更重要的是降低肺动脉高压、减少肺循环短路开放、解除支气管痉挛，有利于通气改善和纠正低氧血症。

3. 营养支持　ARDS 时机体因三大物质的分解代谢增强而出现负氮平衡及热量供给不足，影响损伤的肺组织修复，严重者导致机体免疫和防御功能下降，出现感染等并发症。应尽早进行肠内或肠外营养，以增强机体的抗病能力。一般中度危重患者每日需要热量 30～40kcal/kg，危重患者则需要 40～50kcal/kg。还应补充水溶性维生素和微量元素等。

八、最新进展

（一）诊断问题

柏林定义只沿用了 1994 年欧美 ARDS 专题研讨会（AECC）制订的诊断 ALI/ARDS 的 4 项标准，修订后的诊断标准更加符合临床。

1. 对"急性"的概念提出明确的时间规定　从已知临床损害至符合诊断标准时间≤7d。在 ARDS 危险因素出现后的 5d 内，90% 以上患者发生 ARDS；到 7d 时，所有患者均发生 ARDS。这有利于 ARDS 与间质性肺疾病的鉴别，因后者的发生常历时数周至数月，而且病因不明。

2. 胸部影像学　AECC 标准只提 X 线胸片"双侧浸润影"，过于笼统。柏林定义改为"双侧浸润影不能用积液、肺不张或结节来完全解释"，强调了鉴别诊断。

3. 肺水肿原因　规定要与心力衰竭或液体过度负荷进行鉴别；废除以前肺动脉楔压（PAWP）≤ 18mmHg 的规定。因为 Swan - Ganz 导管测定临床上已很少应用。研究还显示：即使测定 PAWP，也有 1/3 ~ 1/2 的 ARDS/ALI 患者的 PAWP > 18mmHg，经常与传送的气道压和液体复苏相关，较高的 PEEP 导致 PAWP 测定假性率增高。柏林定义加上了"若有条件，需行超声心动图（EC）等客观检查"的内容，EC、BNP、pro - BNP 和 CVP 检查有助于心力衰竭的诊断。

4. 柏林定义　基于氧合情况将 ARDS 分为轻度、中度和重度。有益于预测机械通气时间和 ARDS 病死率，并为选择 ARDS 治疗方法提供参考。

（二）机械通气

目前肺复张手法包括：控制性肺膨胀（SI）、呼气末正压递增法（PEEP）、压力控制法（PCV）、高频通气法、俯卧位通气，其中前 3 种应用较多，但哪种方法更有优势，目前尚无充分证据。SI 是采取持续气道正压的方式，正压水平设置为 30 ~ 45cmH$_2$O，持续 30 ~ 40s，然后恢复到常规通气模式。PEEP 递增法是将呼吸机调整到压力控制模式，首先设定气道压上限为 40cmH$_2$O，每 30s PEEP 增加 5cmH$_2$O，直至 PEEP 为 35cmH$_2$O，维持 30s，然后每 30s PEEP 递减 5cmH$_2$O，直至目标 PEEP。PCV 法是将呼吸机调整至压力控制模式，同时提高气道压和 PEEP 的水平，设定气道压上限为 40cmH$_2$O，PEEP 增加到 20cmH$_2$O，维持 2min，然后调回常规通气模式。

实施肺复张手法复张塌陷肺泡后，必须应用适当水平 PEEP，即所谓的最佳 PEEP，防止肺泡再次塌陷，从而改善低氧血症，避免剪切伤，防治呼吸机相关性肺损伤。一般认为 8 ~ 15cmH$_2$O 的 PEEP 适用于大多数 ARDS 患者，对于部分被证实有良好的肺可复张性的患者，可以考虑使用更高水平的 PEEP，但很少有患者需要超过 24cmH$_2$O 的 PEEP。

动脉血氧合状况评估肺复张简便易行，氧合指数高于 350mmHg 或反复肺复张后氧合指数变化 < 5%，可认为已达到充分的肺泡复张，但因其影响因素较多而限制了其可信性。

肺复张过程中可出现一过性 MAP、SpO$_2$ 降低，但肺复张后均很快恢复至肺复张前水平，可能是肺复张时同心血量减少，前负荷不足引起心排血量下降所致，实施肺复张前补足液体可减少发生概率。对肺复张反应差或无反应的患者较易出现心输出最（CO）及 MAP 的明显下降，而对肺复张反应好的患者血流动力学影响较小。

（魏　进）

第五章

呼吸系统疾病

第一节　普通感冒

普通感冒（common cold）是最常见的上呼吸道病毒感染，主要病原体是病毒，临床表现为急性鼻炎和上呼吸道卡他。

一、病因

根据抗原分型感冒病毒有上百种，主要病原体为鼻病毒，其他为流感病毒、副流感病毒（1，3型）、呼吸道合胞病毒、腺病毒、冠状病毒和肠道病毒中的柯萨奇病毒 A_7 和 A_{21} 型、埃可病毒（Ⅴ型），此外，尚有 5~10 种是由肺炎霉浆菌引起。

二、流行病学

主要是通过飞沫传播，也可由手接触病毒而传染。1/3 的鼻病毒和 2/3 的冠状病毒的感染者无临床症状。鼻病毒感染后病毒复制 48 小时达到高峰浓度，传播期则持续 3 周。个体易感性与营养健康状况和上呼吸道异常（如扁桃体肿大）及吸烟等因素有关，发病以冬季多见，与气候变化、空气湿度和污染及年龄、环境有关。但寒冷本身并不会引起感冒，而寒冷季节多见的部分原因与病毒类型有关，也可能因寒冷导致室内家庭成员或人群聚集增加及拥挤有关。感染症状受宿主生理状况影响，过劳、抑郁、鼻咽过敏性疾病、月经期等均可加重症状。

三、发病机制

（一）基本发病机制

普通感冒的病原体主要是鼻病毒，以鼻病毒为例，鼻腔或眼部是其进入机体的门户，鼻咽部是最先感染的部位。腺体淋巴上皮区域的 M 细胞含有鼻病毒细胞间黏附分子 -1（ICAM - 1）受体，病毒首先在此黏附，并借鼻腔的黏液纤毛活动到达后鼻咽部。此时病毒迅速复制，并向前扩散到鼻道。鼻腔上皮细胞活检及鼻腔分泌物的研究表明炎症介质（缓激肽、前列腺素）、白介素 -1 和白介素 -8 等分泌增加，可能与感冒的部分临床症状有关。组胺的作用尚不清楚，尽管组胺鼻内滴入可引起感冒症状，但抗组胺药治疗感冒的效果并不肯定。副交感神经阻滞药对解除感冒症状有效，表明神经反射机制在感冒发病机制中可能也存在着一定的作用。免疫反应（IgA、干扰素产生）通常是短暂的，加上病毒抗原的多样性及漂移，所以一生中可反复多次感冒。

（二）非典型发病机制

感冒病毒侵入鼻旁窦、中耳、支气管、消化道可引起相应部位的炎症反应，而出现非典型的感冒症状。

四、病理和病理生理

细胞的病理变化与病毒的毒力及鼻腔的感染范围有关。呼吸道黏膜水肿、充血，出现大量的漏出液和渗出液，但细胞群并未发生任何重要变化，修复较为迅速，并不造成组织损伤。不同病毒可引起不同程度的细胞增殖及变性，鼻病毒及肠道病毒较黏液性病毒更为严重。当感染严重时，连接呼吸道的鼻旁窦、中耳管道可能被阻塞，发生继发感染。

机体的抵抗力，生理状态如疲乏，全身状况，血管舒张神经的反应性，有否鼻炎等都影响机体的免疫力。鼻分泌液是第一道保护屏障，黏液的流动对呼吸道上皮有一定的保护作用，同时鼻分泌液含有IgG、IgA，IgA是主要的局部免疫球蛋白。受呼吸道病毒感染后，细胞能产生干扰素，从而抑制病毒的繁殖。

五、临床表现

（一）症状

1. 常见症状　起病急骤，潜伏期短，临床表现个体差异很大。早期有咽部干燥、喷嚏，继以畏寒、流涕、鼻塞、低热。咳嗽、鼻分泌是普通感冒的一特征性症状，开始为清水样，以后变厚，黄脓样，黏稠。鼻塞约4~5天。如病变向下发展，侵入喉部、气管、支气管，则可出现声音嘶哑，咳嗽加剧或有小量黏液痰，1~2周消失。全身症状短暂，可出现全身酸痛、头痛、乏力、胃纳差、腹胀、便秘或腹泻等，部分患者可伴发单纯性疱疹。

2. 非典型症状　从病原分型发现感冒病毒有上百种，不同病毒感染，必然引起不同的临床表现，包括病程长短及程度轻重，但从临床上很难区分，加之个体的易感性不同，使得这些不同的微生物不可能引起固有的或特异的临床表现。因此在诊断方面应对非典型的临床表现加以重视，以防漏诊或误诊。以下列举几种类型的不典型表现。

（1）流行性胸痛：潜伏期为2~5天，主要表现为发热和阵发性胸痛，本病有自限性。

（2）急性阻塞性喉－气管－支气管炎（哮吼）：儿童多见，可出现痉挛性咳嗽，有大量分泌物，以致造成不同程度的呼吸道阻塞、哮喘和呼吸困难。呼吸道合胞病毒感染在幼儿中常表现为发热、咳嗽、气促、发绀和呼吸困难，需及时进行抢救，病死率为1%~5%。

（二）常见体征

体检鼻和咽部的黏膜充血水肿。

（三）并发症

1. 鼻窦炎及中耳炎　在鼻旁窦及中耳液中可发现鼻病毒。但在治疗中应注意并发细菌感染所起的作用。

2. 急性心肌炎　流感病毒、柯萨奇病毒和埃可病毒的感染可损伤心肌，或进入人体繁殖而间接作用于心肌，引起心肌局限性或弥漫性炎症。一般在感冒1~4周内出现心悸、气急、呼吸困难、心前区闷痛、心律失常，于活动时加剧。

六、实验室检查

白细胞计数正常或稍增，淋巴细胞稍升高。必要时进行病毒分离。

七、器械检查

鼻旁窦及中耳、胸部X线摄片可协助诊断。心电图检查可出现心动过速、期前收缩、房室传导阻滞等。

八、诊断

根据病史及临床症状，并排除其他疾病如过敏性鼻炎、癌性感染、急性传染病前驱期的上呼吸道炎症症状，如脑炎、流行性脑膜炎、伤寒、斑疹伤寒等，进行密切观察辅以必要的化验，诊断并不困难。病原的确定需进行病毒分离，由于病毒培养和免疫血清学诊断需要一定的设备，费时耗材，因此在临床工作当中，分离出特异性病毒并不实际，只有在确定流行病因和鉴别继发性细菌感染和真菌感染，才做病毒分离。

九、鉴别诊断

（一）常见表现鉴别诊断

1. 流行性感冒　略。

2. 鼻炎

（1）过敏性鼻炎：临床上很像伤风，所不同的是起病急骤，持续时间短，常突然痊愈。主要表现为喷嚏频作，鼻涕多，呈清水样，鼻腔水肿，苍白，分泌物中有较多嗜酸粒细胞，经常发作，常伴有其他过敏性疾病如荨麻疹等。

（2）血管舒缩性鼻炎：无过敏史，以鼻黏膜间歇性血管充盈、打喷嚏和流清涕为特点，干燥空气能使症状加重。根据病史以及无脓涕和痂皮等可与病毒性或细菌性相鉴别。

（3）萎缩性鼻炎：鼻腔异常通畅，黏膜固有层变薄且血管减少，嗅觉减退并有痂皮形成及臭味，容易鉴别。

（4）鼻中隔偏曲、鼻息肉：鼻镜检查可明确诊断。

3. 急性传染病前驱期　麻疹、脊髓灰质炎、流行性脑膜炎、伤寒、斑疹伤寒、人类免疫缺陷病毒（HIV）等在患病初期常有上呼吸道炎症症状。在这些病的流行区及流行季节应密切观察，并进行必要的化验检查以资鉴别。

（二）非典型表现的鉴别诊断

1. 白喉　起病较缓，咽部有灰白色伪膜，不易拭去，剥离后易出血，但局部疼痛不剧烈。咽拭纸培养与锡克试验、亚碲酸钾快速诊断结合流行季节病学资料等可协助诊断。

2. 樊尚咽峡炎（奋森咽峡炎）　咽部有污灰色坏死组织形成的假膜，剥离后可见出血和溃疡。全身症状一般不重，可有中度发热，但局部疼痛较重。伪膜涂片检查可见梭形杆菌与樊尚螺旋体。

3. 支气管哮喘　急性喉 – 气管 – 支气管炎主要表现为吸气性呼吸困难和特征性哮吼声。而支气管哮喘患儿可有家族过敏史，主要表现为发作性呼气性呼吸困难，典型体征为呼气哮鸣音，与呼吸困难同时出现与消失。β_2 – 受体激动药和氨茶碱治疗后可迅速缓解，借此得以鉴别。

4. 其他　在感冒期间出现急性心肌炎并发症时，应除外甲状腺功能亢进症、二尖瓣脱垂综合征及影响心肌的其他疾病如风湿性心肌炎、中毒性心肌炎、冠心病、结缔组织病、代谢性疾病以及克山病（克山病地区）等。如有条件必须进行上述任何一项病原学检查。

十、治疗

（一）常用对症治疗药物

1. 抗感冒药　各种抗感冒药大多含有下述几种成分，但不同品种所含成分或剂量有差别，应根据临床症状特点选用相应品种。

（1）伪麻黄碱：作用于呼吸道黏膜 α – 肾上腺素能受体，缓解鼻黏膜充血，对心脏和其他外周血管 α – 受体作用甚微。可减轻鼻塞，改善睡眠。

（2）抗组胺药：第一代抗组胺药物如马来酸氯苯那敏（扑尔敏）对减少打喷嚏和鼻溢有效，非镇静作用的抗组胺药缺少抗胆碱能作用，效果不肯定。

（3）解热镇痛药：在发热和肌肉酸痛、头痛患者可选用。阿司匹林反复运用增加病毒排出量，而改善症状轻微，不予推荐。

（4）镇咳药：为保护咳嗽反射一般不主张应用，但剧咳影响休息时可酌情应用，以右美沙芬应用较多。

2. 治疗矛盾 运用感冒药对症治疗旨在控制症状，防止疾病进一步的发展。但抗感冒药中所含成分的不良反应对各种不同人群有着不同的影响，如伪麻黄碱在收缩鼻黏膜血管、减轻鼻塞的同时有可能出现较轻的兴奋、失眠、头痛。抗组胺药如氯苯那敏在减轻打喷嚏及鼻溢的同时有引起嗜睡的作用，最近研究还发现有影响血液系统的改变如血小板减少性紫癜等。解热镇痛药如对乙酰氨基酚（扑热息痛），长期使用或超量使用存在肾功能损害及慢性肾衰竭的风险。镇咳药如美沙芬在止咳的同时也使痰不易咳出。有吸烟、支气管哮喘、慢性阻塞性肺疾病等基础疾病者往往痰多黏稠，使用含有美沙芬成分的感冒药，有可能引起痰液阻塞。

3. 对策 选用感冒药应因人因症而异，即根据感冒的症状、抗感冒药的组成、感冒患者的年龄、生理特征、职业、并发症、基础病、伴随用药等多方面因素综合考虑。凡驾驶机动车船或其他机械操作、高空作业者在工作期间均应禁用含氯苯那敏的抗感冒药。以免引起嗜睡、头昏而肇事。小儿、老年人、有出血疾病的人，应慎用感冒通。高血压、心脏病、甲亢、青光眼、糖尿病、前列腺肥大患者，慎用含有伪麻黄碱成分的酚麻美敏（泰诺）、白加黑等感冒药。哺乳期妇女慎用速效伤风胶囊，以免引起闭乳，孕期头 3 个月禁用抗感冒药，全程避免使用速效伤风胶囊。有溃疡病的患者不宜选用含有阿司匹林、双氯芬酸等成分的药物，以免引起或加重溃疡出血。痰多不易咳出者可采取多饮水，使呼吸道炎性分泌物黏稠度降低，易于痰液的咳出，并注意室内温度和湿度；也可蒸汽吸入或超声雾化吸入，湿化痰液，有利于排痰；使用祛痰药，如氨溴索（沐舒坦）等稀释痰液。

（二）抗病毒药物的治疗

1. 利巴韦林（病毒唑） 其对流感和副流感病毒、呼吸道合胞病毒有一定的抑制作用，临床应用仅限于儿童下呼吸道感染呼吸道合胞病毒时。对鼻病毒和其他呼吸道病毒目前尚无有效的抗病毒药物。

2. 治疗矛盾 利巴韦林最主要的毒性是溶血性贫血，在口服治疗后最初 1~2 周内出现血红蛋白下降，其中约 10% 的患者可能伴随心肺方面不良反应。已经有报道伴随有贫血的患者服用利巴韦林可引起致命或非致命的心肌损害，并对肝、肾功能有影响，对胎儿有致畸作用。药物少量经乳汁排泄，对乳儿有潜在的危险。

3. 对策 定期进行血常规（血红蛋白水平、白细胞计数、血小板计数）、血液生化（肝功能、甲状腺雌激素）检查，尤其血红蛋白检查（包括在开始前、治疗第 2 周、第 4 周）。对可能怀孕的妇女每月进行怀孕测试。不推荐哺乳期妇女服用利巴韦林。

严重贫血患者慎用，有珠蛋白生成障碍性贫血（地中海贫血）、镰刀细胞性贫血患者不推荐使用利巴韦林。有胰腺炎症状或明确有胰腺炎患者不可使用利巴韦林。具有心脏病史或明显心脏病症状患者不可使用利巴韦林。如使用利巴韦林出现任何心脏病恶化症状，应立即停药给予相应治疗。

肝肾功能异常者慎用。肌酐清除率 <50mL/min 的患者，不推荐使用利巴韦林。老年人肾功能多有下降，容易导致蓄积，应慎用。

利巴韦林对诊断有一定干扰，可引起血胆红素增高（可高达 25%），大剂量可引起血红蛋白降低。

（三）抗细菌治疗

1. 抗生素的应用 一般不应该用、也不需要用抗生素，但婴幼儿患者、年老伴有慢性疾病患者或有继发细菌感染时，则可考虑选用适当的抗菌药物治疗。一项安慰剂对照的研究表明鼻喉冲洗物培养有肺炎链球菌、流感嗜血杆菌或卡他莫拉菌生长。因此在有细菌定植、呼吸道分泌物中粒细胞增加、出现鼻窦炎、中耳炎等并发症，慢性阻塞性肺病（COPD）基础疾病和病程超 1 周者可适当选用针对肺炎链球菌、流感嗜血杆菌、卡他莫拉菌的药物治疗。

2. 治疗矛盾 强调积极用药的必要性的同时带来不少不良用药甚至抗生素滥用之间的矛盾。造成抗生素滥用的原因在于对病原学的研究重视不够，盲目的经验性用药或对抗生素的应用缺乏必要的知识和训练。呼吸道吸入抗生素治疗虽可提高局部药物浓度，克服血液支气管肺屏障造成的呼吸道药物浓度不足，但局部应用易诱导耐药。

3. 对策　使用抗生素应参考流行病学和临床资料，推测可能的病原体，有针对地选择抗生素，不主张不加区别地普遍采取联合用药和无选择地应用"高级别"的抗生素。联合用药旨在通过药物的协同或相加作用，增强抗菌能力。根据药代学及药动学（PK/PD）的原理制订治疗方案。不推荐呼吸道局部吸入抗生素。

（魏　进）

第二节　流行性感冒

一、定义及概况

流行性感冒（infuenza，简称流感）是由流感病毒引起的急性呼吸道传染病，病原体为甲、乙、丙三型流行性感冒病毒，通过飞沫传播，临床上有急起高热，乏力、全身肌肉酸痛和轻度呼吸道症状，病程短，有自限性，老年人和伴有慢性呼吸道疾病或心脏病患者易并发肺炎。流感病毒，尤以甲型极易变异，往往造成暴发、流行或大流行。自20世纪以来已有五次世界性大流行记载，分别发生于1900年、1918年、1957年、1968年和1977年，其中以1918年的一次流行最为严重，死亡人数达2 000万人之多。我国从1953—1976年已有12次中等或中等以上的流行，每次流行均由甲型流感病毒所引起。20世纪80年代以后流感的疫情以散发与小暴发为主，没有明显的大流行发生。

二、病因

流感病毒属正黏病毒科，系RNA病毒，病毒颗粒呈球形或细长形，直径为80～120nm，有一层脂质囊膜，膜上有糖蛋白纤突，是由血凝素（H）、神经氨酸酶（N）所构成，均具有抗原性。血凝素促使病毒吸附到细胞上，故其抗体能中和病毒，免疫学上起主要作用；神经氨酸酶作用点在于细胞释放病毒，故其抗体不能中和病毒，但能限制病毒释放，缩短感染过程。

流感病毒的核酸是8个片段的单股RNA，核蛋白质具有特异性，可用补体结合试验将其区分为甲、乙、丙三型。抗核蛋白质的抗体对病毒感染无保护作用。除核蛋白质外，核心内还有三个多聚酶蛋白（P_1、P_2、P_3），其性质不明。核心外有膜蛋白（M_1、M_2）和脂质囊膜包围。

甲型流感病毒变异是常见的自然现象，主要是血凝素（H）和神经氨酸酶（N）的变异。血凝素有H_1、H_2、H_3，而神经氨酸酶仅有N_1、N_2，有时只有一种抗原发生变异，有时两种抗原同时发生变异，例如1946—1957年甲型流行株为（H_1N_1），1957—1968年的流行株为（H_2N_2）。1968年7月发生的一次流感流行是由甲型（H_3N_2）毒株引起，自1972年以来历次流感流行均由甲型（H_3N_2）所致，与以往的流行株相比，抗原特性仅有细微变化，但均属（H_3N_2）株。自1976年以来旧株（H_1N_1）又起，称为"俄国株"（H_1N_1），在年轻人中（尤其是学生）引起流行。甲型流感病毒的变异，系由于两株不同毒株同时感染单个细胞，造成病毒基因重新组合，使血凝素或/与神经氨酸酶同时发生变化，导致新型的出现，称为抗原性转变（antigenic shift），例如在人群中流行株的血凝素基因与鸟型流感病毒基因重新组合；另一种称为抗原性漂移（antigenic drift），在免疫系统压力下流感病毒通过变异与选择而成的流行株，主要的改变在血凝素上氨基酸的替代，1968年以来的H_3N_2各流行株都是如此。近年来又出现甲型流感病毒H_1N_1株、H_3N_2亚型的O相变异，即病毒株只能在麦丁达比犬肾（MDCK）细胞中复制，而难以在鸡胚中复制。由于MDCK的传代细胞有致癌性，这给疫苗的产生带来了困难。

Webster RG等1993年报道，根据8株甲型流感病毒RNA片段的核苷酸科研序列种系分析，人类宿主的甲型流感病毒来自鸟类流感病毒基因库，有学者对意大利猪群中循环的经典H_1N_1株、鸟型H_1N_1株和人类H_3N_2株进行种系分析发现基因重组是在欧洲猪群中鸟类与人类病毒间进行。这些学者认为欧洲猪群可能作为人类与鸟类宿主的水磨石病毒基因重新组合的混合场所，因此提出下一次世界大流行可能从欧洲开始。

三、发病机制

（一）流行病学

1. 流行特点 发病率高，起病急且迅速蔓延，流行过程短但可反复多次。

2. 流行环节

（1）传染源：患者是主要传染源，自潜伏期末即可传染，病初 2～3 天传染性最强，体温正常后很少带毒，排毒时间可至病后 7 天。病毒可存在于患者的鼻涕、口涎及痰液中，并随咳嗽、喷嚏排出体外。由于部分免疫，感染后可不发病，成为隐性感染。带毒时间虽短，但在人群中易引起传播，迄今尚未证实有长期带毒。

（2）传播途径：主要通过空气飞沫传播，病毒存在于患者或隐性感染者的呼吸道分泌物中，通过说话、咳嗽、喷嚏等方式散播至空气中，并可保持 30 分钟，易感者吸入后即能感染。其传播速度取决于人群的密度，通过污染食具或玩具的接触也可引起传播。

（3）易感人群：人群对流感病毒普遍易感，与年龄、性别、职业等均无关。抗体于感染后 1 周出现，2～3 周达高峰，1～2 个月后开始下降，1 年左右降到最低水平，抗体存在于血液和鼻分泌物中，但分泌物中的抗体仅为血液中的 5% 左右。流感病毒三个型别之间无交叉免疫，感染后免疫维持时间不长，据临床观察，感染 5 个月后虽然血中有抗体存在，但仍能再次感染同一病毒。呼吸道所产生的分泌型抗体，能阻止病毒的侵入，但当局部黏膜上皮细胞脱落后，即失去其保护作用，故局部抗体比血液中的抗体更为重要。

（二）基本发病机制

带有流感病毒颗粒的飞沫（直径一般小于 10μm）吸入呼吸道后，病毒的神经氨酸酶破坏神经氨酸，使黏蛋白水解，糖蛋白受体暴露，糖蛋白受体乃与血凝素（含糖蛋白成分）结合，这是一种专一性吸附。具有特异性，它能被血凝素抗体所抑制，在人的呼吸道分泌物中有一种可溶性黏液蛋白，具有流感病毒受体且能与血凝素结合，从而抑制病毒侵入细胞，但只有在流感症状出现后，呼吸道黏液分泌增多时，才有一定的防护作用。病毒穿入细胞时，其包膜丢失在细胞外。在感染早期，流感病毒 RNA 被转运到细胞核内，在病毒转录酶和细胞 RNA 多聚酶Ⅱ的参与下，病毒 RNA 被转录完成后，形成互补 RNA 及病毒 RNA 合成的换板。互补 RNA 迅速与核蛋白体结合，构成信息 RNA，在复制酶的参与下，复制出病毒 RNA，再移行到细胞质中参加装配。核蛋白在细胞壁内合成后，很快转移到细胞核，与病毒 RNA 结合成核衣壳，然后再移行到细胞膜部位进行装配。病毒成熟前，各种病毒成分已结合在细胞表面，最后的装配称为芽生，局部的细胞膜向外隆起，包围住结合在细胞膜上的核衣壳，成为新合成的有感染性的病毒体。此时神经氨酸酶可水解细胞表面的糖蛋白，释放N－乙酰神经氨酸，促使复制病毒由细胞释放出。一个复制过程的周期为 4～6 小时，排出的病毒扩散感染到附近细胞，并使大量呼吸道纤毛上皮细胞受染、变性、坏死和脱落，产生炎症反应。

（三）非典型表现发病机制

流感病毒感染是通过患者污染的呼吸道分泌物传染给易感者而获得。小颗粒气溶胶（直径小于 10μm）在这种人与人传播的过程中十分重要。一旦病毒停留在呼吸道上皮，除非有特异性分泌抗体，非特异性黏液蛋白或黏液纤毛层机械运动保护，否则病毒将黏附其上通过胞饮作用穿透柱状上皮细胞。导致疾病的主要机制是病毒复制引起细胞死亡。病毒感染后血清和气管分泌物中特异性 IgG 和 IgE 上升，并出现气道反应性增高。

四、病理和病理生理

（一）典型表现病理和病理生理

单纯性流感的病理变化主要是流感病毒入侵呼吸道黏膜上皮细胞，在上皮细胞内繁殖，损害柱状上皮细胞、杯状细胞和分泌腺体，纤毛上皮细胞变性、坏死和脱落，黏膜局部充血、水肿和表浅溃疡等卡他性病变。起病 4~5 天后，基底细胞层开始增生，形成未分化的上皮细胞，2 周后纤毛上皮细胞重新出现和修复。

（二）非典型表现病理和病理生理

流感病毒肺炎型则有肺脏充血和水肿，切面呈暗红色，气管和支气管内有血性分泌物，黏膜下层有灶性出血、水肿和细胞浸润，肺泡腔内含有纤维蛋白和渗出液，呈现浆液性出血性支气管肺炎，应用荧光抗体技术可检出流感病毒。若并发金黄色葡萄球菌感染，则肺炎呈片状实变或有脓肿形成，易发生脓胸、气胸。如并发肺炎球菌感染，可呈大叶或小叶实变，继发链球菌、肺炎杆菌感染时，则多表现为间质性肺炎。当并发中毒性休克时，肺部可出现肺水肿、肺不张、微血管阻塞，从而导致肺顺应性下降、生理分流及生理无效腔增加。如并发 Reye 综合征，可出现脑水肿和缺氧性神经细胞退行性变，肝细胞脂肪浸润。严重细菌感染的漫延可引起严重的后遗症如骨髓炎，海绵体血栓性静脉炎，硬脑膜外或硬脑膜下脓肿，脑膜炎或脑脓肿。但这种并发症极其少见。

五、临床表现

（一）症状

1. 常见症状　本病的潜伏期一般为 1~3 天（数小时至 4 天），临床上可出现发热、肌肉痛和白细胞减低等全身毒血症样表现但不发生病毒血症。也可有急起高热，全身症状较重而呼吸道症状并不严重，表现为畏寒、发热、头痛、乏力、全身酸痛等，体温可达 39~40℃，一般持续 2~3 天后渐退。全身症状逐渐好转，但鼻塞、流涕、咽痛、干咳等上呼吸道症状较显著，少数患者可有鼻衄、食欲不振、恶心、便秘或腹泻等轻度胃肠道症状。

2. 非典型症状

（1）肺部症状

1）原发性病毒性肺炎：本病较少见，是 1918—1919 年大流行时死亡的主要原因。多见于原有心肺疾病患者（特别是风湿性心脏病、二尖瓣狭窄）或孕妇。肺部疾病以浆液性出血性支气管肺炎为主，有红细胞外渗、纤维渗出物和透明膜形成。临床上有高热持续不退、气急、发绀、阵咳、咯血等症状。

2）继发性细菌性肺炎：以单纯型流感起病，2~4 天后病情加重，热度增高并有寒战，全身中毒症状明显，咳嗽增剧，咳脓痰，伴有胸痛。

3）病毒与细菌混合性肺炎：流感病毒与细菌性肺炎同时并存，起病急，高热持续不退，病情较重，可呈支气管肺炎或大叶性肺炎，除流感抗体上升外，也可找到病原菌。

（2）肺外症状

1）Reye 综合征：系甲型和乙型流感的肝脏、神经系统并发症，也可见于带状疱疹病毒感染。本病限于 2~6 岁的儿童，因与流感有关，可呈暴发流行。临床上在急性呼吸道感染热退数日后出现恶心、呕吐，继而嗜睡、昏迷、惊厥等神经系统症状，但脑脊液检查正常。

2）中毒性休克综合征：多在流感后出现，伴有呼吸衰竭。

3）横纹肌溶解（Rhabdomyolysis）：系局部或全身骨骼肌坏死，表现为肌痛和肌弱。

（二）体征

1. 常见体征　体检发热是最常见的体征，患者呈急病容，面颊潮红，眼结膜轻度充血和眼球压痛，咽充血，口腔黏膜可有疱疹，肺部听诊仅有粗糙呼吸，偶闻胸膜摩擦音。症状消失后，仍感软弱无力，精神较差，体力恢复缓慢。

2. 非典型体征　发生病毒性肺炎时，体检双肺呼吸音低，满布哮鸣音，但无实变体征。病程可长达 3~4 周，患者可因心力衰竭或周围循环衰竭而死亡。抗菌药物治疗无效，病死率较高。继发细菌性肺炎时，体检可见患者呼吸困难、发绀、肺部满布啰音，有实变或局灶性肺炎征。

发生 Reye 综合征时，有肝大，但无黄疸、无脑炎征，病理变化脑部仅有脑水肿和缺氧性神经细胞退行性变，肝细胞有脂肪浸润。病因不明，近年来认为与服用阿司匹林有关。

六、实验室检查

（一）常见表现

1. 血常规　白细胞总数减少，淋巴细胞相对增加，嗜酸粒细胞消失。并发细菌感染时，白细胞总数和中性粒细胞增多。

2. 免疫荧光或免疫酶染法检测抗原　取患者鼻洗液中黏膜上皮细胞的涂片标本，用荧光或酶标记的流感病毒免疫血染色检出抗原，出结果快、灵敏度高，有助于早期诊断，如应用单克隆抗体检测抗原则能鉴定甲、乙、丙型流感。

3. 多聚酶链反应（PCR）测定流感病毒RNA　它可直接从患者分泌物中检测病毒RNA，是个快速、直接、敏感的方法。目前改进应用PCR - 细胞免疫（PCR - EIA）直接检测流感病毒RNA，它比病毒培养敏感得多，且测定快速、直接。

4. 病毒分离　将急性期患者的含漱液接种于鸡胚羊膜囊或尿囊液中，进行病毒分离。

5. 血清学检查　应用血凝抑制试验、补体结合试验等测定急性期和恢复期血清中的抗体，如有4倍以上增长，则为阳性。应用中和免疫酶学试验测定中和滴度，可检测中和抗体，这些都有助于回顾性诊断和流行病学调查。

（二）非典型表现

血清肌酸磷酸酶（creatine phosphokinase）升高和电解质紊乱，可有急性肾衰竭，表现为血肌酐、尿素氮升高。血液中可有流感抗体上升，气管分泌物可找到病菌，以金黄色葡萄球菌为多见。中毒性休克综合征患者血气分析可出现Ⅰ型呼吸衰竭。

七、器械检查

（一）常见表现

单纯型流行性感冒胸部摄片无异常发现。

（二）非典型表现

流感肺炎型患者，X线检查双侧肺部呈散在性絮状阴影。中毒性休克综合征患者胸片可显示急性呼吸窘迫综合征，但肺炎病变不明显。Reye综合征者，腹部B超检查可见肝脏肿大，并有脂肪浸润。

八、诊断

当流感流行时诊断较易，可根据：①接触史和集体发病史；②典型的症状和体征。散发病例则不易诊断，如单位在短期内出现较多的上呼吸道感染患者，则应考虑流感的可能，应做进一步检查，予以确定。

九、鉴别诊断

（一）常见表现鉴别诊断

1. 呼吸道感染　起病较缓慢，症状较轻，无明显中毒症状，因而局部症状较全身症状明显，血清学和免疫荧光学等检查可明确诊断。

2. 流行性脑脊膜炎（流脑）　流脑早期症状往往类似流感，但流感有明确的季节性，儿童多见。早期有剧烈的头痛、脑膜刺激征、瘀点、口唇疱疹等均可与流感相鉴别。脑脊液检查可明确诊断。

（二）非典型表现鉴别诊断

1. 军团菌肺炎　本病多见于夏秋季，临床上表现为重症肺炎，白细胞总数增高，并有肝肾并发症，但轻型病例类似流感。红霉素、利福平等抗生素对本病有效，确诊有助于病原学检查。

2. 支原体肺炎　支原体肺炎与原发性病毒性肺炎的X线表现相似，但前者的病情较轻，冷凝集试验和 MG 链球菌凝集试验可呈阳性。

3. 其他　在诊断 Reye 综合征时，必须排除其他原因引起的急性脑病及肝功能不全，如病毒性肝炎、肝性昏迷及其他遗传代谢性疾病如先天性高氨血症等。可根据其显著的肝功能异常，脑脊液无明显变化等，与化脓性、结核性或病毒性脑膜炎、脑炎区别；又根据本病肝功能虽异常但无黄疸，与重症肝炎、肝性脑病鉴别。某些遗传代谢病如尿素循环酶缺陷，有机酸尿症可酷似 Reye 综合征表现，可通过详细病史，针对代谢病的尿液筛查以及遗传学诊断进行鉴别。

十 、治疗

（一）基本原则

1. 尽早应用抗流感病毒药物治疗　现有流感药物有两类，即金刚烷胺（Amantadine）及其衍生物金刚乙胺（Rimantadine）和神经氨酸抑制剂类（neuraminidase inhibitors）。前者阻止病毒进入宿主细胞内，后者抑制流感病毒表面的神经氨酸酶，从而防止新的病毒颗粒自感染细胞释放，限制感染扩散。因此抗病毒药物治疗只有早期（起病 1~2 天内）使用，才能取得疗效。

2. 加强支持治疗和预防并发症　休息，多饮水，注意营养，饮食要易于消化，特别在儿童和老年患者应予充分强调。密切观察和监测并发症，抗生素仅在明确或有充分证据提示继发细菌感染时才有应用指征。

3. 谨慎和合理应用对症治疗药物　早期应用抗流感病毒药物大多能改善症状。必要时联合应用缓解鼻黏膜充血药物（喷雾剂、滴剂或口服剂型，前两者使用不应超过 3 天）、止咳祛痰药物。儿童和少年（<20 岁）忌用阿司匹林药物以及其他水杨酸制剂，因为该类药物与流感的肝脏和神经系统并发症即 Reye 综合征存在相关，偶可致死。

（二）抗流感病毒药物治疗

1. 金刚烷胺和金刚乙胺

（1）用药方法：金刚烷胺特异性地抑制甲型流感病毒，阻止病毒进入细胞内，抑制病毒脱壳和释放其核酸，并能改变血凝素构型而抑制病毒装配。盐酸金刚烷胺对于成年人的推荐剂量为 100mg（1 片），每日 2 次。对于严重肝功能不全、肾衰竭（Clcr≤10mL/min）和老年人家庭护理患者，推荐剂量为每日 100mg（1 片）。金刚乙胺的用药剂量与金刚烷胺相同，但其活性比金刚烷胺强 4~10 倍，且毒性低。早期应用此类药物半数以上患者能使症状减轻，症状持续时间缩短 1~2 天，并减少排毒量。在高危患者能否减少流感相关并发症尚无定论。在出现 A 型流行性感冒的症状和体征时，服用本品越早越好，在 48 小时内服用本品治疗效果更好，从症状开始连续治疗约 7 天。

（2）治疗矛盾：在应用金刚烷胺和金刚乙胺治疗的同时可发生不良反应，如，消化系统：腹泻、消化不良等；神经系统：注意力下降、运动失调、嗜睡、急躁不安、抑郁等；有的还会出现如步态反常、精神愉快、运动过度、震颤、幻觉、意识模糊、惊厥等；心血管系统：心悸、高血压、脑血管功能紊乱、心脏衰竭、下肢水肿、心脏神经传导阻滞、心动过速、晕厥等；以及呼吸困难、非产后泌乳、皮疹、耳鸣等。目前还没有多剂量的数据可以证实对于肾或肝损伤的受试者是安全的。因为在多剂量期，金刚乙胺的代谢物有可能会积累。据报道，有癫痫病史的患者服用盐酸金刚烷胺后，癫痫发作的发病率增加。

（3）对策：虽然一般而论金刚烷胺的不良反应为轻度和一过性的，但在应用时必须根据患者年龄、体重、肾功能和基础疾病等情况，慎重用药和密切观察。对任何肾功能不全患者应监视其不良反应，必要时调整剂量。如有脑血管病或病史者、有反复发作的湿疹样皮疹病史、末梢性水肿、充血性心力衰竭、精神病或严重神经官能症、有癫痫病史者可增加发作。尤其对有癫痫发作史的患者，发现癫痫样发作仍有活动以及出现中枢神经系统功能失常应立即停药。由于有轻度嗜睡，故高空作业、驾车、机械操作者工作时不宜使用。

2. 神经氨酸酶抑制药

（1）用药方法：神经氨酸酶抑制药目前有两个品种即扎那韦尔和奥司托维尔（商品名为达菲）被批准临床使用，目前在中国仅有奥司托维尔。神经氨酸酶抑制剂仅用于流感病毒，而对宿主、其他病毒和细菌的神经氨酸酶很少或者无作用。口服奥司托维尔 100mg，3.7 小时后血清峰浓度达 250μg/L，12 小时后为峰浓度的 35%。与金刚烷胺相比，奥司托维尔发生耐药甚少，而且耐药速度产生缓慢，耐药突变株毒力显著降低。推荐剂量和疗程：成人奥司托维尔（胶囊）75mg，2 次/天，应用 5 天，儿童参照表 5 - 1。

表 5 - 1　奥司托维尔用于儿童的推荐剂量

体重/kg	年龄/岁	剂量/mg	体重/kg	年龄/岁	剂量/mg
≤15	1 ~ 3	30（混悬剂）	24 ~ 40	8 ~ 12	60（混悬剂）
16 ~ 23	4 ~ 7	45（混悬剂）	>40	>13	75（胶囊）

（2）治疗矛盾：奥司托维尔在治疗的同时可出现恶心、呕吐等消化道反应。腹痛、头痛、头晕、失眠、咳嗽、乏力等服药后症状在试验组与安慰剂组的发生率无差异。

（3）对策：对奥司托维尔或药物的任何成分过敏者禁用。对肌酐清除率小于 30mL/min 的患者建议做剂量调整。目前尚缺乏足够数据评价怀孕妇女服用奥司托维尔后导致胎儿畸形或药物有胎儿毒性的潜在可能性。同时也尚不知奥司托维尔及其代谢产物两者会不会从人乳中排出。因此肾功能不全患者及孕妇、哺乳期妇女用药应慎重。

3. 利巴韦林　利巴韦林在组织培养中显示对甲型、乙型流感病毒有抑制作用，但临床不能肯定其治疗作用。

十一、预防

1. 早期发现和迅速诊断流感　及时报告，隔离和治疗患者，凡遇到以下情况，应疑有本病流行，及时上报疫情：①门诊上呼吸道患者连续 3 天持续增加，并有直线上升趋势；②连续出现临床典型病例；③有发热感冒患者 2 例以上的家庭连续增多。遇上述情况，应采取措施，早期就地隔离，采集急性期患者标本进行病毒分离和抗原检测，以早期确诊和早期治疗，减少传播，降低发病率，控制流行期间应减少大型集会和集体活动，接触者应戴口罩。

2. 药物预防　金刚烷胺与金刚乙胺预防甲型流感有一定效果，乙型流感则无效，因此，在流行早期必须及时确定流行株的型别，对无保护的人群和养老院人员进行药物预防。也可试用中草药预防。

3. 疫苗预防　流感疫苗可分为减毒活疫苗和灭活疫苗两种，接种后在血清和分泌物中出现抗血凝素抗体和抗神经氨酸抗体或 T 细胞毒反应，前两者能阻止病毒入侵，后者可降低疾病的严重度和加速复原。减毒活疫苗经鼻喷入可在局部产生抗体，阻止病毒吸附，接种后半年至 1 年后可预防同型流感病毒作用，发病率可降低 50% ~ 70%。灭活疫苗采用三价疫苗皮下注射法，在中、小流行中对重点人群使用。

由于流感病毒经常变异，疫苗使用中的主要问题是毒种的选择，制造疫苗的毒株力求接近流行株，根据美国 CDC 实施免疫专家委员会的推荐，1994—1995 年度的三价流感疫苗包括 A/德克斯/36/1（H_1N_1）、A/山东/9/93（H_2N_2）和 B 巴拿马/45/90（乙型）三种毒株为宜。老年人除应用流感疫苗外，还应接种肺炎球菌疫苗，以防止下呼吸道并发症。Mader R 等曾报道有 3 例接种流感疫苗后发生系统性脉管炎，虽属少见，但大范围接种应注意。

（魏　进）

第三节　急性气管 - 支气管炎

急性气管 - 支气管炎（acute tracheobronchitis）是由生物、物理、化学刺激或过敏等因素引起的气管－支气管黏膜的急性炎症。临床主要症状有咳嗽和咳痰。常见于寒冷季节或气候突变时。也可由急性上呼吸道感染蔓延而来。

一、病因

1. 微生物　可由病毒、细菌感染致病。常见病毒为腺病毒、流感病毒（甲、乙）、冠状病毒、鼻病毒、单纯疱疹病毒、呼吸道合胞病毒和副流感病毒。常见细菌为流感嗜血杆菌、肺炎链球菌、卡他莫拉菌等，衣原体和支原体感染有所增加。也可在病毒感染的基础上继发细菌感染。

2. 物理、化学因素　过冷空气、粉尘、刺激性气体或烟雾（如二氧化硫、二氧化氮、氨气、氯气等）的吸入，对气管－支气管黏膜引起急性刺激和损伤。

3. 过敏反应　常见的吸入致敏原包括花粉、有机粉尘、真菌孢子等；或对细菌蛋白质的过敏，引起气管－支气管炎症反应。

二、发病机制

气管、支气管的黏膜有纤毛并分泌黏液，具有清除异物的功能。气道分泌物中尚有非特异性的酶，如干扰素，能抑制病毒的复制。乳铁蛋白有抑菌作用。气管黏膜的浆细胞和淋巴细胞还能分泌型 IgA，在补体和溶酶体存在下，有灭菌和中和病毒的作用。

当人体遇寒、受凉和过度疲劳时，可削弱呼吸道的生理性防御功能和机体的免疫功能而发病。

近年来有人注意到急性支气管炎与气道高反应性之间的关系。在复发性急性支气管炎的患者其哮喘轻度发作较正常人群为多。反之，急性支气管炎患者既往亦多有支气管哮喘或特异质病史，提示支气管痉挛可能是急性支气管炎患者咳嗽迁延不愈的原因。

三、病理

气管、支气管黏膜发生急性炎症，黏膜充血、水肿、黏液腺体肥大，分泌物增加并有淋巴细胞、中性粒细胞浸润，纤毛上皮细胞损伤、脱落，炎症消退后，气管、支气管黏膜的结构和功能可恢复正常。

四、临床表现

1. 常见表现　起病较急，常先有急性上呼吸道感染症状。

（1）症状：全身症状一般较轻，可有发热，38℃左右，多于 3～5 天降至正常。咳嗽、咳痰，先为干咳或少量黏液性痰，随后可转为黏液脓性或脓性，痰量增多，咳嗽加剧。咳嗽、咳痰可延续 2～3 周才消失，如迁延不愈，可演变成慢性支气管炎。

（2）体征：体征不多，呼吸音常正常，可以在两肺听到散在干、湿性啰音。啰音部位不固定，咳嗽后可减少或消失。

2. 非典型表现

（1）咯血：少部分患者可以出现痰中带血。

（2）如支气管发生痉挛，可出现程度不等的气促，伴胸骨后发紧感，肺部可闻及哮鸣音。

五、诊断

（一）实验室检查及器械检查

周围血中白细胞计数和分类多无明显改变。细菌感染较重时，白细胞总数和中性粒细胞增高，痰培养可发现致病菌。X 线胸片检查，大多数表现正常或仅有肺纹理增粗。

（二）诊断与鉴别诊断

根据病史、咳嗽和咳痰等呼吸道症状以及两肺散在干、湿性啰音等体征，结合血常规和 X 线胸片检查，可做出临床诊断，进行病毒和细菌检查，可确定病因诊断。本病需与流行性感冒、其他急性上呼吸道感染、支气管肺炎、肺结核、肺癌、肺脓肿、麻疹、百日咳等多种疾病鉴别。

（1）流行性感冒：起病急，有流行病史，除呼吸道症状外，全身症状如发热、头痛明显，病毒分离和补体结合试验阳性可鉴别。

（2）上呼吸道感染：鼻塞、流涕、咽痛等症状明显，无咳嗽、咳痰，肺部无异常体征。

（3）支气管哮喘：急性支气管炎患者如伴有支气管痉挛时，可出现吼喘，应与支气管哮喘相鉴别，后者有发作性呼吸困难、呼气费力、喘鸣及满肺哮鸣音及端坐呼吸等症状和体征。

六、治疗

1. 一般治疗　休息、保暖、多饮水、补充足够的热量。

（1）注意保证充足的睡眠和适当的休息，发病时应增加日间卧床休息时间，调整好饮食，保证足够的能量摄入。

（2）注意大量的饮水，水是痰液的最好的生理稀释剂，每日最少饮水2.0L。如有发热，在此基础上还需增加。

（3）保持居室的温、湿度适宜，空气新鲜，避免呼吸道的理化性刺激（如冷空气、灰尘、刺激性气味等）。

2. 抗菌药物治疗　根据感染的病原体及药物敏感试验选择抗菌药物治疗。一般未能得到病原菌阳性结果前，可选用大环内酯类、青霉素类、头孢菌素类和喹诺酮类等。

（魏　进）

第四节　病毒性肺炎

一、概述

病毒性肺炎（viral pneumoma，VP）是由多种不同种类的病毒侵犯肺实质而引起的肺部炎症，通常由上呼吸道病毒感染向下蔓延所致，常伴气管–支气管炎。临床表现无特异性，主要为发热、头痛、全身酸痛、干咳及肺部浸润等。目前已知能引起呼吸道感染的病毒约有200种。自2002年11月于我国广东省首发而后波及世界许多国家和城市的严重急性呼吸综合征（SARS），系由一种新发现的病毒——SARS病毒引起的病毒性肺炎。因其具有极强的传染性和较高的病死率而受到高度重视。

二、病因

引起病毒性肺炎的病毒以呼吸道合胞病毒（RSV）、流行性感冒病毒和腺病毒为常见，其他有副流感病毒、巨细胞病毒（CMV）、鼻病毒、冠状病毒、EB病毒和某些肠道病毒，如柯萨奇病毒、埃可病毒等，以及单纯疱疹病毒（HSV）、水痘病毒、带状疱疹病毒、风疹病毒、麻疹病毒等。新发现的人类免疫缺陷病毒（HIV）、汉塔病毒、尼派病毒、高致病性禽流感病毒以及新冠状病毒（又称SARS病毒）也可引起肺炎。本病主要经飞沫和直接接触传播，但器官移植的病例可以通过多次输血，甚至供者的器官途径导致病毒感染。其一年四季均可发生，但多见于冬春季节。可散发流行或暴发流行。VP的发生除与病毒本身的毒力、感染途径及感染量有关外，宿主的年龄、呼吸道局部及全身的免疫功能状态等也是重要的影响因素。一般儿童发病率高于成人，婴幼儿高于年长儿。据统计，在非细菌性肺炎中，病毒性肺炎约占25%～50%。近年来由于免疫抑制药物广泛应用于肿瘤、器官移植以及获得性免疫缺陷综合征（AIDS）的出现及其流行，HSV、水痘–带状疱疹病毒（VZV）、CMV等都可引起严重的VP。

三、发病机制

（一）基本发病机制

病毒感染主要表现为肺间质病变。最初累及纤毛柱状上皮细胞，然后侵及其他呼吸道细胞，包括肺泡细胞、黏液腺细胞及巨噬细胞。病毒在细胞内复制，然后释放出感染性病毒感染相邻细胞。被感染的纤毛细胞可出现退行性变包括颗粒变形、空泡形成、细胞肿胀和核固缩，继而坏死和崩解。细胞碎片聚集在气道内和阻塞小气道，并出现呼吸道肿胀。肺泡间隔有明显的炎症反应，伴淋巴细胞、巨噬细胞浸润，偶有浆细胞和中性粒细胞浸润和水肿。肺泡毛细血管内可出现坏死和出血的纤维蛋白血栓，肺泡可见嗜酸性透明膜。重症感染者可出现肺水肿、实变、出血，肺实质坏死，肺不张。

（二）非典型表现发病机制

SARS 病毒通过短距离飞沫、气溶胶或接触污染的物品传播。发病机制未明，推测 SARS 病毒通过其表面蛋白与肺泡上皮等细胞上的相应受体结合，导致肺炎的发生。病理改变主要显示弥漫性肺泡损伤和炎症细胞浸润，早期的特征是肺水肿、纤维素渗出、透明膜形成、脱屑性肺炎及灶性肺出血等病变；机化期可见到肺泡内含细胞性的纤维黏液样渗出物及肺泡间隔的成纤维细胞增生，仅部分病例出现明显的纤维增生，导致肺纤维化甚至硬化。

人感染 H_5N_1 迄今的证据符合禽 - 人传播，可能存在环境 - 人传播，还有少数未得到证据支持的人 - 人传播。虽然人类广泛暴露于感染的家禽，但 H_5N_1 的发病率相对较低，表明阻碍获得禽流感病毒的物种屏障是牢固的。家族成员聚集发病可能由共同暴露所致。尸检可见高致病性人禽流感病毒性肺炎有严重肺损伤伴弥漫性肺泡损害，包括肺泡腔充满纤维蛋白性渗出物和红细胞、透明膜形成、血管充血、肺间质淋巴细胞浸润和反应性成纤维细胞增生。

四、病理

病毒侵入细支气管上皮引起细支气管炎。感染可波及肺间质与肺泡而致肺炎。气道上皮广泛受损，黏膜发生溃疡，其上覆盖纤维蛋白被膜。气道防御功能降低，易招致细菌感染。单纯病毒性肺炎多为间质性肺炎，肺泡间隔有大量单核细胞浸润。肺泡水肿，被覆含蛋白及纤维蛋白的透明膜，使肺泡弥散距离加宽。肺炎多为局灶性或弥漫性，偶呈实变。肺泡细胞及巨噬细胞内可见病毒包涵体。炎性介质释出，直接作用于支气管平滑肌，致使支气管痉挛，临床上表现为支气管反应性增高。病变吸收后可留有肺纤维化。

五、临床表现

（一）症状

1. 常见症状　无特异性症状。常有上呼吸道感染的前驱症状如咽干、咽痛，继之喷嚏、鼻塞、流涕、头痛、乏力、发热、食欲减退以及全身酸痛等。病变进一步向下发展累及肺实质发生肺炎，则表现为咳嗽，多呈阵发性干咳、气急、胸痛，持续高热，尚可咳少量白色黏液痰。部分患者可并发细菌性肺炎。

2. 非典型症状　一些病毒性肺炎在临床表现上可以出现不典型改变，如儿童、老年人或免疫损害宿主患者易发生重症病毒性肺炎，出现呼吸困难、心悸、气急、发绀、嗜睡、精神萎靡，甚至出现休克、心力衰竭、急性呼吸窘迫综合征（ARDS）和肾功能衰竭等疾病的表现。成人水痘并发水痘病毒性肺炎时，可发生致命性并发症，如肺水肿、休克等。在脏器移植（如肾移植、骨髓移植等）患者，CMV 肺炎可呈现为急剧进展的临床表现过程，在很短时间内（数小时或 1～2 天）发展为白肺状态，出现呼吸衰竭。SARS 起病急骤，多以发热为首发症状，体温大于 38℃，可有寒战、咳嗽、少痰，偶有血丝痰、心悸、呼吸困难或呼吸窘迫。可伴有肌肉关节酸痛、头痛、乏力和腹泻。禽流感重症患者可出现高热不退，病情发展迅速，几乎所有患者都有临床表现明显的肺炎，常出现急性肺损伤、急性呼吸窘迫综合征（ARDS）、肺出血、胸腔积液、全血细胞减少、多脏器功能衰竭、休克及瑞氏（Reye）综合征等多种并发症。可继发细菌感染，发生败血症。

（二）体征

1. 常见体征　一般病毒性肺炎胸部体征不明显或无阳性体征。其临床症状较重，而肺部体征较少或出现较迟为其特征。常见肺部体征为：轻中度患者病变部位浊音，呼吸音减弱，散在的干湿性啰音。

2. 非典型体征　重症患者体检可见吸气三凹征和鼻翼翕动，呼吸浅速、心动过速、发绀，可出现休克、心力衰竭体征，肺部可闻及较为广泛的干、湿性啰音，病情极危重者可听不到呼吸音及啰音。

六、实验室检查

（一）常见表现

白细胞计数一般正常，亦有稍高或偏低，血沉大多正常。继发细菌感染时白细胞总数和中性粒细胞均增多。痰涂片可见白细胞以单核细胞为主，痰培养常无致病菌生长。但若痰白细胞核内出现包涵体，则提示病毒感染。

血清学检测是目前临床诊断病毒感染的重要方法，双份血清病毒抗体滴度 4 倍以上升高有诊断意义。

病原学检查：病毒分离培养和鉴定是确诊病毒性肺炎的最可靠方法，可采集咽喉和鼻拭子、咽喉漱液、痰液、经纤支镜获取的下呼吸道分泌物、支气管肺泡灌洗液或血液标本，接种于鸡胚或组织细胞进行病毒培养，或采用动物接种法进行病毒分离，然后进行病毒鉴定。但病毒的分离培养一般实验室不能常规进行，阳性率也不高。特异性诊断技术如免疫荧光法、免疫酶法、同位素免疫标记法等检测病毒抗原、聚合酶链反应（PCR）检测病毒 DNA 等都有助于病原学诊断。

（二）非典型表现

外周血白细胞计数一般不升高，或降低，常有淋巴细胞减少，可有血小板降低。部分患者有血清转氨酶、乳酸脱氢酶升高等多系统损害的实验室检查结果。

七、器械检查

（一）常见表现

胸部 X 线检查可见肺纹理增多，小片状浸润或广泛浸润，病情严重者显示双肺弥漫性结节性浸润，但大叶实变及胸腔积液者均不多见。病毒性肺炎的致病原不同，其 X 线征象亦有不同的特征。

（二）非典型表现

病毒性肺炎在胸部影像学上常出现：①肺体征不明显时，即可出现 X 线改变；②大小不等的片状阴影或融合成大病灶，可形成肺气肿；③部分病灶吸收缓慢，需数周或更长等非典型特征。

八、诊断

在病毒感染的流行季节，根据患者有关病毒感染的基本特征，肺炎的症状和体征，以及胸片有絮状阴影或间质性肺炎改变，血常规不高者并排除其他病原体引起的肺炎，应考虑病毒性肺炎的可能。确诊有赖于病原学检查，包括病毒分离、血清学检查以及分子病毒学检查等。呼吸道分泌物中细胞核内的包涵体可提示病毒感染。

九、鉴别诊断

（一）常见表现鉴别诊断

主要应与细菌性肺炎、支原体性肺炎、支气管哮喘、肺结核、卡氏肺孢子虫肺炎、衣原体肺炎、真菌性肺炎等相鉴别。一般根据发病季节、流行史及临床表现等方面，结合实验室检查和 X 线胸片所见，有助于病毒性肺炎的诊断，并可与其他呼吸道疾病相鉴别。值得注意的是，在呼吸道病毒感染的基础上，呼吸道自身防御能力及全身抵抗力均有不同程度的削弱，故易继发肺部的细菌感染。继发细菌感染多出现在后期，病情重，病死率高。临床上难以判断，归纳以下几点可作参考：①体温降至正常后再度发热，咳嗽加重，痰白色转黄色，全身中毒症状严重；②肺部体征增多，呼吸困难加重，发绀明显；

③白细胞总数及中性粒细胞百分数由少到多；④白细胞碱性磷酸酶（AKP）积分＞200或四唑氮蓝（NBT）还原试验＞15%；⑤血清 C－反应蛋白（CRP）浓度升高；⑥胸部 X 线示肺部出现新阴影；⑦痰液连续 2 次分离到相同致病菌，或其他方法证实的致病菌。

（二）非典型表现鉴别诊断

非典型表现应与军团菌肺炎、重症肺炎、肺水肿、支原体肺炎等相鉴别。

十、治疗

病毒性肺炎治疗除首先积极抗病毒治疗外，还应采取综合治疗措施，包括一般对症处理和支持疗法等。重点应预防继发细菌感染和并发症的发生。

1. 一般治疗　加强护理，注意休息，保持室内空气流通、新鲜，环境安静整洁。

2. 保持呼吸道通畅　对有呼吸困难和发绀的患者需保持呼吸道通畅，可给予雾化或湿化气道，给予祛痰药物，并行体位引流，清除呼吸道痰液。对有喘息症状者适当给予支气管扩张剂治疗，并早期进行持续氧疗（血气分析动脉氧分压＜60mmHg 或 SpO_2＜90% 者），如出现严重低氧血症，应行面罩或气管插管、气管切开机械通气。

3. 对症治疗

（1）退热与镇静：对于发热、烦躁不安或发生惊厥者，应及时给予降温及镇静治疗。烦躁不安或缺氧严重，有明显憋喘者可适当给予镇静剂如 10% 水合氯醛口服或灌肠（有心力衰竭时禁用），有呼吸衰竭者慎用镇静剂，痰黏稠者不用异丙嗪。

（2）止咳平喘：对咳嗽有痰者，一般祛痰药可以达到减少咳嗽的作用，不用镇咳药。干咳，特别是因咳嗽引起呕吐及影响睡眠者可服用美沙芬。对咳嗽明显者可雾化吸入糖皮质激素治疗。对有憋喘者酌情应用氨茶碱、沙丁胺醇、溴化异丙托品等。对有呼吸道梗阻、憋喘严重、中毒症状严重者，可应用短暂糖皮质激素治疗。

（3）物理疗法：对肺部啰音经久不消的患者，可用光疗、电疗、超短波等以减轻肺部瘀血，促进肺部渗出物的吸收。

4. 抗病毒治疗　目前对于病毒性肺炎尚缺乏理想的特异性治疗。常用于临床的抗病毒药物有以下几种。

（1）利巴韦林（Ribavirin，RBV）：又称三氮唑核苷、病毒唑，是一种鸟苷类似物，通过干扰鸟苷酸合成而发挥抗病毒作用，为广谱抗病毒药物。临床主要可用于 RSV、腺病毒、流感病毒、副流感病毒、疱疹病毒、水痘病毒、麻疹病毒性肺炎治疗。也可用于汉塔病毒感染的治疗。

（2）阿昔洛韦（Acyclovir，ACV）：又称无环鸟苷，对病毒 DNA 多聚酶呈强大抑制作用，阻止病毒 DNA 的合成，具有广谱、强效和起效快的特点，为疱疹病毒感染的首选治疗药物。临床主要用于疱疹病毒、水痘病毒性肺炎的治疗。尤其对免疫缺陷或应用免疫抑制药物者并发 VP 应尽早应用。

（3）阿糖腺苷：又称阿糖腺嘌呤，为嘌呤核苷类化合物，能抑制病毒 DNA 的合成，具有广泛抗病毒作用。临床主要用于疱疹病毒、水痘病毒及巨细胞病毒性肺炎，尤其适用于免疫抑制患者并发 VP 的治疗。

（4）金刚烷胺和金刚乙胺：为人工合成的胺类抗病毒类药物，能阻止某些病毒进入人体细胞内，并有退热作用。临床上主要用于流感 A 型病毒肺炎的治疗，且在发病 24～48h 内应用效果最佳，可减轻发热和全身症状，减少病毒排出，防止流感病毒的扩散。

（5）更昔洛韦（Gancilovir）：又名丙氧鸟苷，属无环鸟苷的衍生物，但比阿昔洛韦有更强更广谱的抗病毒作用。尤其对人巨细胞病毒（HCMV）有高度选择性抑制作用。主要用于治疗肾移植、骨髓移植等脏器移植患者和 AIDS 患者的巨细胞病毒性肺炎。

（6）膦甲酸钠（Foscarnet Sodium）：静滴治疗巨细胞病毒性肺炎，并可作为免疫缺陷患者疱疹病毒耐药株 VP 的首选药物。静滴剂量每次 9mg/kg，2 次/天，滴速为 0.078mg/（kg·min）或连续静滴每日 20mg/kg，稀释浓度低于 12mg/mL，疗程 2～3 周。

5. 中医中药 双黄连粉针剂及口服液,以及金银花、贯众、板蓝根、大青叶和具有抗病毒作用的中药方剂等对病毒感染有一定疗效。

6. 免疫治疗

(1) 干扰素 (Interferon, IFN):干扰素具有广谱抗病毒作用,可用于防治流感病毒、腺病毒、RSV 等引起的 VP。干扰素与阿昔洛韦或阿糖腺苷合用治疗骨髓移植后的巨细胞病毒性肺炎可取得较好的疗效。

(2) 聚肌胞 (Poly I:C):是一种高效的干扰素诱导剂。主要用于预防和治疗婴幼儿病毒性肺炎。用法:2 岁以下儿童 1mg/次,2 岁以上儿童 2mg/次,每日或隔日肌内注射一次,共 2~4 周。

(3) 其他:如白细胞介素 -2 (IL-2)、特异性抗病毒免疫核糖核酸 (iRNA)、左旋咪唑、转移因子和胸腺素也有一定的抗病毒作用。

(4) 被动免疫治疗:包括输血和新鲜血浆、高效价特异性免疫球蛋白和抗体以及恢复期血清等也被用于治疗病毒性肺炎。

7. 抗生素的应用 无细菌感染证据的患者,无须抗菌药物治疗。一旦并发细菌感染或不能除外细菌感染者,应选用敏感的抗生素治疗。

8. 少见症状的治疗

(1) 糖皮质激素的应用:应采取谨慎态度,严格掌握使用指征,必要时短程应用,并同时应用有效抗病毒药物,以防止病毒扩散,加重病情。

(2) ARDS 的治疗:对于病毒性肺炎患者发展为急性呼吸窘迫综合征 (ARDS) 时应将患者收入重症监护病房 (ICU) 进行救治,主要治疗措施包括:①氧疗,应高浓度吸氧;②机械通气,明确诊断后宜尽早机械通气,PEEP 从低水平开始,5~15cmH$_2$O;③合适的血容量;④维持适当的液体平衡,轻度负平衡 (-500mL/天),早期一般不宜补胶体,如有明显低蛋白血症,可考虑给予白蛋白;⑤其他如抗感染治疗,生命支持,保护器官功能,防治并发症等。

十一、预后

预后与年龄、机体免疫功能状态有密切关系。正常人获得性感染有自限性,肺内病灶可自行吸收,年龄越小、免疫力低下特别是器官移植术后、AIDS 患者以及并发其他病原体感染时预后差。

(张慧如)

第五节 支原体肺炎

一、概述

支原体肺炎 (mycoplasmal pneumonia) 是由肺炎支原体引起的呼吸道和肺部的急性炎症。常同时有咽炎、支气管炎和肺炎。秋冬季节发病较多,但季节性差异并不显著。临床主要表现为发热、咽痛、咳嗽及肺部浸润,肺部 X 线征象可较明显,体征相对较少。

本病约占非细菌性肺炎的 1/3 以上,或各种原因引起的肺炎的 10%,常于秋季发病。患者中儿童和青年人居多,婴儿有间质性肺炎时应考虑支原体肺炎的可能性。

本病潜伏期和呼吸道带菌时间长,但病死率较低,约为 1.4%。

肺炎支原体过去称"非典型肺炎",该名称首次应用于 1938 年,描述一种常见的气管-支气管炎及症状。病原体于 1944 年由 Eaton 等首先自非典型肺炎患者的痰中分离,但直到 1961 年才被 Chanock 鉴定为肺炎支原体。

二、病理生理

支原体是一组原核细胞型微生物,介于细菌和病毒之间,是能在无细胞培养基上生长的最小微生物之一；无细胞壁，仅有三层结构的细胞膜，基本形态为杆状，长 $1 \sim 2\mu m$、宽 $0.1 \sim 0.2\mu m$，能在含有血清蛋白和甾醇的琼脂培养基上生长，$2 \sim 3$ 周后菌落呈煎蛋状，中间较厚，周围低平。

首次感染肺炎支原体后，病原体可在呼吸道黏膜内常驻，时间可长达数月（在免疫低下患者甚至可达数年），成为正常携带者，另外肺炎支原体可进入黏膜下和血流，并播散至其他器官。

肺炎支原体吸入呼吸道后，在支气管周围可有淋巴细胞和浆细胞浸润及中性粒细胞和巨噬细胞聚集，向支气管和肺蔓延，呈间质性肺炎或斑片融合性支气管肺炎。而且支原体通常存在于纤毛上皮之间，不侵入肺实质，通过细胞膜上神经氨酸受体位点，吸附于宿主呼吸道上皮细胞表面，抑制纤毛活动与破坏上皮细胞。

肺炎支原体致病性还可能与患者对病原体或其代谢产物的过敏反应有关。肺外器官病变的发生，可能与感染后引起免疫反应、产生免疫复合物和自身抗体有关。

肺炎支原体可附着并破坏呼吸道黏膜纤毛上皮细胞。在显微镜下，可见间质性肺炎、支气管炎和细支气管炎。支气管周围有浆细胞和小淋巴细胞浸润。支气管腔内有多形核白细胞、巨噬细胞、纤维蛋白束和上皮细胞碎片。

由于大环内酯类抗生素是临床上治疗支原体感染的首选药物，此类药物的广泛使用，导致支原体对大环内酯类抗生素耐药形势严峻。日本学者 Morozumi 等发现，2002 年肺炎支原体对大环内酯类耐药为 0，2003 年耐药为 5%，2004 年为 12.5%，2005 年为 13.5%，2006 年上升致 30.6%。而另一日本学者报道在 2000—2003 年上呼吸道感染患者分离的肺炎支原体中，有约 20% 对大环内酯类耐药。我国辛德莉等将 2004 年 1 月至 2005 年 7 月期间北京友谊医院临床确诊的肺炎支原体感染 260 例患儿留取鼻咽分泌物或咽拭子，经培养和鉴定阳性 13 例，分离的 13 例阳性株中有 9 株耐药，占 69.2%，而且耐药株同时对阿奇霉素和交沙霉素耐药。可见肺炎支原体对大环内酯类耐药的形势十分严峻。

三、流行病学

血清流行病学显示全球范围的肺炎支原体感染率较高。支原体肺炎以儿童及青年人居多，主要通过呼吸道飞沫传播。支原体肺炎冬季高发，症状持续 $1 \sim 3$ 周。

在普通人群中，肺炎支原体感染常呈家庭内传播。在大中小学校和集体单位可引起小范围的暴发和流行。儿童支原体肺炎有一定的流行规律，一般每 $3 \sim 4$ 年流行一次。支原体肺炎占小儿肺炎的 15% ~ 20%，占成人肺炎的比例可高达 15% ~ 50%。40 岁以下的人群是支原体肺炎高发人群。

支原体肺炎的传染源是支原体肺炎患者和支原体携带者，主要通过口、鼻的分泌物在空气中传播，引起散发的呼吸道感染或者小流行。

四、临床表现

1. 症状　大多数感染者仅累及上呼吸道。潜伏期约 $2 \sim 3$ 周，起病缓慢。潜伏期过后，表现为畏寒、发热，体温多在 $38 \sim 39℃$，伴有乏力、咽痛、头痛、咳嗽、食欲缺乏、腹泻、肌肉酸痛、全身不适、耳痛等症状。发热可持续 $2 \sim 3$ 周，体温恢复正常后可能仍有咳嗽。偶伴有胸骨后疼痛。少数患者有关节痛和关节炎症状。

咳嗽是肺炎支原体感染的特点，咳嗽初期为干咳，后转为顽固性剧烈咳嗽，无痰或伴有少量黏痰，特别是夜间咳嗽较为明显，偶可有痰中带血。由于持续咳嗽，患者可因肌张力增加而发生胸骨旁胸腔疼痛，但真正的胸膜疼痛较少见。

病情一般较轻，有时可重，但很少死亡。发热 3 天至 2 周，咳嗽可延长至 6 周左右。可有血管内溶血，溶血往往见于退热时，或发生于受凉时。

2. 体征　体检示轻度鼻塞、流涕，咽中度充血、水肿。耳鼓膜常有充血、水肿，约 15% 有鼓膜炎。颈淋巴结可肿大。少数病例有斑丘疹、红斑或唇疱疹。胸部一般无明显异常体征，约半数可闻干性或湿性啰音，约 10% ~ 15% 病例发生少量胸腔积液。

3. 并发症　可并发皮炎、鼓膜炎或中耳炎、关节炎等；中枢神经受累者，可见脑膜炎、脑炎及脊髓炎病变；可伴有血液（急性溶血、血小板减少性紫癜）或雷诺现象（受冷时四肢间歇苍白或发绀并感疼痛），此时病程延长。心包炎、心肌炎、肝炎也有发现。

五、实验室检查

1. X线胸片　显示双肺纹理增多，肺实质可有多形态的浸润形，以下叶多见，也可呈斑点状，斑片状或均匀模糊阴影。约1/5有少量胸腔积液。肺部病变表现多样化，早期间质性肺炎，肺部显示纹理增加及网织状阴影，后发展为斑点片状或均匀的模糊阴影，近肺门较深，下叶较多。约半数为单叶或单肺段分布，有时浸润广泛、有实变。儿童可见肺门淋巴结肿大。少数病例有少量胸腔积液。肺炎常在2～3周内消散，偶有延长至4～6周者。

2. 血常规　血白细胞总数正常或略增高，以中性粒细胞为主。

3. 尿液分析可有微量蛋白、肝功能检查可有转氨酶升高

4. 病原学检查　可采集患者咽部分泌物、痰、支气管肺泡灌洗液等进行培养和分离支原体。

肺炎支原体的分离，难以广泛应用，无助于早期诊断。痰、鼻和咽拭子培养可获肺炎支原体，但需时约3周，同时可用抗血清抑制其生长，也可借红细胞的溶血来证实阴性培养。此项检查诊断可靠，但培养技术难度大，烦琐费时，无助于本病的早期诊断。

5. 血清学检查　血清学检查是确诊肺炎支原体感染最常用的检测手段，如补体结合试验、间接荧光抗体测定、间接血凝试验、酶联免疫吸附试验（EIISA）及生长抑制试验等。酶联免疫吸附试验最敏感，免疫荧光法特异性强。血清学方法可直接检测标本中肺炎支原体抗原，用于临床早期快速诊断。肺炎支原体IgM抗体阳性可作为急性感染的指标，尤其是在儿科患者。在成人，IgM抗体阳性是急性感染的指标，但阴性时不能排除肺炎支原体感染，因为再次感染时IgM抗体可能缺如。

6. 冷凝集试验　是临床上沿用多年的一种非特异性血清学诊断方法，由于冷凝集抗体出现较早，阳性率较高，下降也快，故在目前仍不失为一项简便、快速、实用和较早期的诊断方法，但其他微生物也可诱导产生冷凝素，故该试验不推荐用于肺炎支原体感染的诊断，必须结合临床及其他血清学检测进行判断。

如果血清病原抗体效价＞1：32；链球菌MG凝集试验，效价≥1：40为阳性，连续两次4倍以上增高有诊断价值。

7. 单克隆抗体免疫印迹法、多克隆抗体间接免疫荧光测定、固相酶免疫技术ELISA法等　可直接从患者鼻咽分泌物或痰标本中检测支原体抗原而确立诊断。此法快速、简便，但敏感性、特异性和稳定性尚待进一步提高。

8. 核酸杂交技术及PCR技术等　具有高效、特异而敏感等优点，易于推广，对早期诊断肺炎支原体感染有重要价值。

六、诊断

（1）好发于儿童及青少年，常有家庭、学校或军营的小流行发生，有本病接触史者有助于诊断。

（2）发病缓慢，早期有乏力、头痛、咽痛等症状。多为中等度发热，突出症状为阵发性刺激性咳嗽，可有少量黏痰或脓性痰，也可有血痰，部分患者无明显症状。

（3）肺部检查多数无阳性体征，部分患者可有干、湿啰音。

（4）周围血白细胞总数正常或稍增多，以中性粒细胞为主。

（5）血清免疫学检查：①红细胞冷凝集试验阳性（滴定效价1：32以上）持续升高者诊断意义更大。一般起病后2周，约2/3患者冷凝集试验阳性，滴定效价大于1：32，特别是当滴度逐步升高时，有诊断价值。②链球菌MG凝集试验阳性（滴定效价1：40或以上），后一次标本滴度较前次增高达4倍或以上诊断意义更大；约半数患者对链球菌MG凝集试验阳性。③血清特异性补体结合试验阳性［滴定效价（1：40）～（1：80）］，2周后滴度增高4倍，有重要诊断价值。

（6）痰液尤其是支气管吸出分泌物培养分离出肺炎支原体可确诊。

（7）X 线检查：肺部有形态多样化的浸润阴影，以肺下野斑片状淡薄阴影多见，肺门处密度较深。部分呈叶段性分布。

七、鉴别诊断

1. 气管 - 支气管炎　大多数感染肺炎支原体的患者症状很轻，起始时主要表现为上呼吸道症状，肺部也没有体征，白细胞通常是正常的，此种情况下容易误诊为急性气管和支气管炎，但通过胸部影像学的检查一般不难鉴别。对于不易诊断的可做胸部 CT 确诊。

2. 传染性非典型肺炎（SARS）　本病主要表现为发热等病毒感染的非特异性症状，实验室检查白细胞不升高或降低，特别表现为淋巴细胞数量的下降。由于 SARS 是新出现的一个疾病，易与支原体肺炎混淆。但 SARS 有很强的传染性，重症发生率高，对抗生素治疗无效，病情进展快。对于鉴别有困难的，可通过实验室检查进行鉴别。

3. 肺嗜酸粒细胞浸润症　多数支原体肺炎感染特征不是很明显，影像学特征又不具特异性，很容易与肺嗜酸粒细胞浸润症、过敏性肺炎等混淆，但非感染性肺疾病一般在病理学上有其相应特征，及时进行检查有助于鉴别。

4. 细菌性肺炎　临床表现较肺炎支原体肺炎重，X 线的肺部浸润阴影也更明显，且白细胞计数明显高于参考值上限。

5. 流感病毒性肺炎或流感后并发细菌性肺炎　发生于流行季节，起病较急，肌肉酸痛明显，可能伴胃肠道症状。

6. 腺病毒肺炎　尤其多见于军营，常伴腹泻。

7. 军团菌肺炎和衣原体肺炎　临床不易鉴别，明确诊断必须借助于病原的分离鉴定培养和血清学检查。

八、治疗

（1）早期使用适当抗生素可减轻症状，缩短病程致 7～10 天。大环内酯类抗生素是肺炎支原体感染的首选药物，红霉素、克拉霉素、多西环素治疗有效，可缩短病程。喹诺酮类（如左氧氟沙星、莫昔沙星等）、四环素类也用于肺炎支原体肺炎的治疗。疗程一般 2～3 周。因肺炎支原体无细胞壁，青霉素或头孢菌素类等抗生素无效。若继发细菌感染，可根据痰病原学检查结果，选用针对性的抗生素治疗。

推荐剂量：红霉素 0.5g/次，每 6h 1 次；克拉霉素的胃肠道反应轻，其他不良反应少，效果与红霉素相仿，用量 0.5g/天，口服；四环素 0.25g，每 6h 1 次；多西环素 0.1g/天，口服。治疗须继续 2～3 周，以免复发。罗红霉素、阿奇霉素的效果亦佳，且不良反应少。如果不能排除军团菌肺炎，应选用红霉素。如果不能排除衣原体肺炎，推荐四环素和多西环素。

对于耐药的肺炎支原体，可选用他利霉素和利福霉素。他利霉素属于酮内酯类，是新一代大环内酯类抗生素，该类抗生素由 14 元环大环内酯衍生而成，因在菌体内有更广泛的结合位点，具有更强的抗菌活性。

利福霉素具有抗菌谱广、作用强、吸收快、局部浓度高、不良反应小、耐药率较低等优点，对于耐阿奇霉素肺炎支原体引起的下呼吸道感染选用联合利福霉素治疗，有明显的疗效。

支原体耐药与抗生素的使用密切相关，在临床治疗支原体感染时，应结合药敏试验足量使用敏感药物，并使疗程尽可能短，避免低浓度药物与支原体长期接触，人为造成"抗生素压力"，使原来占优势的敏感株被抑制或杀灭，诱导或选择出耐药菌株并使之繁衍成抗菌药物主要作用对象，造成治疗失败。

（2）对剧烈呛咳者，应适当给予镇咳药。

九、预后

本病预后良好。但在老年患者和已有慢性病，如 COPD 的患者，或继发其他细菌性肺炎患者，预后较差。

本病有自限性，部分病例不经治疗可自愈。注意事项：家庭中发病应注意隔离，避免密切接触。抗生素预防无效。支原体肺炎疫苗的预防效果尚无定论。鼻内接种减毒活疫苗的预防尚在研究中。

十、预防

预防支原体肺炎，一定要多到户外活动，以增强体质；外出回来及用餐前一定要用洗手液或肥皂洗手；咳嗽或打喷嚏时用手绢或纸掩住口鼻，尽量减少飞沫向周围喷射，以免传染他人。

（张慧如）

第六节　衣原体肺炎

一、概述

衣原体肺炎（chlamydia pneumonia）是由衣原体感染引起的肺部炎症，衣原体有沙眼衣原体（CT）、肺炎衣原体（CP）、鹦鹉热衣原体和家畜衣原体。与人类关系密切的为 CT 和 CP，偶见鹦鹉热衣原体肺炎。

二、流行病学

血清流行病学显示人类的衣原体感染是世界普遍性的，但具体的流行病学资料尚缺乏。

三、临床表现

轻症可无明显症状。青少年常有声音嘶哑、干咳，有时发热，咽痛等咽炎、喉炎、鼻窦炎、中耳炎和支气管炎等症状，且可持续数周之久，发生肺炎通常为轻型，与肺炎支原体感染的临床表现极为相似，并可能伴随肺外表现如红斑结节、甲状腺炎、脑炎和吉兰－巴雷（格林－巴利）综合征。成年人肺炎多较严重，特别是老年人往往必须住院和呼吸支持治疗。

四、实验室检查

1. 肺部 X 线　显示肺亚段少量片状浸润灶，广泛实变仅见于病情严重者。X 线也可显示双侧间质性或小片状浸润，双肺过度充气，CT 肺炎也可急性发病，迅速加重，造成死亡。

2. 血常规检查　大部分患者血白细胞在正常范围。

五、诊断及鉴别诊断

1. 沙眼衣原体肺炎　1975 年有人开始报告新生儿衣原体肺炎，继发于包涵体脓性卡他之后。本病多由受感染的母亲传染，可眼部感染经鼻泪管传入呼吸道。症状多在出生后 2～12 周出现，起病缓慢，可先有上呼吸道感染表现，多不发热或偶有低热，然后出现咳嗽和气促，吸气时常有细湿啰音或捻发音，少有呼气性喘鸣。胸片显示双侧广泛间质和肺泡浸润，过度充气征比较常见，偶见大叶实变。周围血白细胞计数一般正常，嗜酸粒细胞增多。鼻咽拭子一定要刮取到上皮细胞。也可用直接荧光抗体试验（DFA）、酶免疫试验（EIA）检测鼻咽标本沙眼衣原体抗原。血清学检查特异性抗体诊断标准为双份血清抗体滴度 4 倍以上升高，或 IgM ＞1：32，IgG ＞1：512。也可应用 PCR 技术直接检测衣原体 DNA。

2. 鹦鹉热衣原体肺炎　来源于家禽接触或受染于鸟粪，是禽类饲养、贩卖和屠宰者的职业病。人与人的感染少见。病原体自分泌物及排泄物排出，可带菌很久。鹦鹉热衣原体通过呼吸道进入人体，在单核细胞内繁殖并释放毒素，经血流播散至肺及全身组织，引起肺实质及血管周围细胞浸润，肺门淋巴结肿大。潜伏期 6～14 天，发病呈感冒样症状，常有38～40.5℃的发热，咳嗽初期为干咳，以后有痰，呼吸困难或轻或重。有相对缓脉、肌痛、胸痛、食欲不振，偶有恶心、呕吐。如为全身感染，可有中枢神经系统感染症状或心肌炎表现，偶见黄疸。多有肝、脾肿大，需与伤寒、败血症鉴别。胸部 X 线检查，从肺门向周边，特别在下肺野可见毛玻璃样阴影中间有点状影。周围血白细胞数正常，血沉在患病早期稍增快。肺泡渗出液的吞噬细胞内可查见衣原体包涵体。轻症患儿 3～7 天发热渐退，中症 8～14 天，重症 20～25 天退热。病后免疫力减弱，可复发，有报道复发率达 21%，再感染率 10% 左右。

3. 肺炎衣原体肺炎　本症临床表现无特异性，与支原体肺炎相似。起病缓，病程长，一般症状轻，常伴咽、喉炎及鼻窦炎为其特点。上呼吸道感染症状消退后，出现干湿啰音等支气管炎、肺炎表现。咳嗽症状可持续 3 周以上。白细胞计数正常，胸片无特异性，多为单侧下叶浸润，表现为节段性肺炎，严重者呈广泛双侧肺炎。病原学检查与沙眼衣原体肺炎一样，以气管或鼻咽吸取物做细胞培养，肺炎衣原体阳性。或用荧光结合的肺炎衣原体特异性单克隆抗体来鉴定细胞培养中的肺炎衣原体。PCR 检测肺炎衣原体 DNA 较培养更敏感，但用咽拭子标本检测似不够理想，不如血清学检测肺炎衣原体特异性抗体。微量免疫荧光（MIF）试验检测肺炎衣原体仍最敏感。特异性 IgM 抗体≥1∶16 或 IgM 抗体≥1∶512 或抗体滴度 4 倍以上增高，有诊断价值。

六、治疗

衣原体肺炎的治疗原则与一般肺炎的治疗原则大致相同。

1. 一般治疗　注意加强护理和休息，保持室内空气新鲜，并保持适当室温及湿度。保持呼吸道通畅，经常翻身更换体位。烦躁不安可加重缺氧，故可给适量的镇静药物。供给热量丰富并含有丰富维生素、易于消化吸收的食物及充足水分。

2. 抗生素治疗

（1）大环内酯类抗生素

1）红霉素：衣原体肺炎的抗生素应首选红霉素，用量为 50mg/（kg·天），分 3～4 次口服连用 2 周。重症或不能口服者，可静脉给药。眼泪中红霉素可达有效浓度，还可清除鼻咽部沙眼衣原体，可预防沙眼衣原体肺炎的发生。

2）罗红霉素：用量为 5～8mg/（kg·天），分 2 次于早晚餐前服用，连用 2 周。如在第 1 疗程后仍有咳嗽和疲乏，可用第 2 疗程。

3）阿奇霉素：口服吸收很好，最高血清浓度为 0.4mg/L，能迅速分布于各组织和器官。对衣原体作用强。治疗结束后，药物可维持在治疗水平 5～7 天。$T_{1/2}$ 为 12～14h，每日口服 1 次，疗程短。以药物原型经胆汁排泄。与抗酸药物的给药时间至少间隔 2h。尚未发现与茶碱类、口服抗凝血药、卡马西平、苯妥英钠、地高辛等有相互作用。儿童（体重 10kg 以上）第一天每次 10mg/kg，以后 4 天每天每次 5mg/kg，1 次顿服，其抗菌作用至少维持 10 天。

（2）磺胺异噁唑：用量为 50～70mg/（kg·天），分 2～4 次口服，可用于治疗沙眼衣原体肺炎。

（3）支持治疗：对病情较重、病程较长、体弱或营养不良者应输鲜血或血浆，或应用丙种球蛋白治疗，以提高机体抵抗力。

七、预后

衣原体肺炎治疗反应比支原体肺炎慢，如治疗过早停止，症状有复发趋势。年轻人一般治疗效果好，老年人病死率为 5%～10%。

八、预防

隔离，避免与病原体接触，锻炼身体。

（张慧如）

第七节 肺炎链球菌肺炎

一、概述

肺炎链球菌肺炎（pneumococcal pneumonia）是肺炎链球菌感染引起的急性肺组织炎症，为社区获得性细菌性肺炎中最常见的一种。约占社区获得性细菌性肺炎的半数，医院内肺炎中仅占3%～10%。肺炎链球菌肺炎通常以上呼吸道急性感染起病，临床表现为高热、畏寒、咳嗽、血痰及胸痛，并有肺实变体征等。自从抗菌药物广泛应用，临床表现趋于不典型。国内肺炎链球菌肺炎缺乏确切的发病率，在美国其每年患者数约为50万。近来虽然在诊断、治疗和预防等方面有了很大进步，但此病在全世界仍有较高的发病率和病死率。

二、病因

肺炎链球菌为革兰阳性双球菌，有荚膜，属链球菌科的链球菌属。肺炎链球菌在人体内能形成荚膜，系多糖多聚体，可保护细菌免受吞噬细胞吞噬。在普通染色标本中，菌体外围的荚膜区呈不着色的半透明环。根据荚膜多糖抗原特性，肺炎链球菌可分近90个血清型，大多数菌株不致病或致病力很弱，仅部分菌株有致病力，荚膜多糖抗原与肺炎球菌的致病力有密切关系。成人致病菌多为1～9型，以第3型毒力最强，常致严重肺炎。

三、发病机制

1. 基本发病机制　肺炎链球菌为口咽部定植菌，主要靠荚膜对组织的侵袭作用引起组织的炎性反应，通常在机体免疫功能低下时致病。在全身及呼吸道防御功能受损时，如上呼吸道病毒感染、受凉、淋雨、劳累、糖尿病、醉酒或全身麻醉均可使机体对肺炎链球菌易感。肺炎链球菌经上呼吸道吸入肺泡并在局部繁殖。细菌不产生毒素，不引起原发性组织坏死或形成空洞，其致病力是由于含有高分子多糖体的荚膜对组织的侵袭作用。细菌能躲避机体吞噬细胞的吞噬过程，并主要在肺泡内的富含蛋白质的渗液中繁殖。首先引起肺泡壁水肿，然后迅速出现白细胞和红细胞渗出，含菌的渗出液经Cohn孔向邻近肺泡扩散，甚至蔓及几个肺段或整个肺叶，典型的结果是导致大叶性肺炎。

2. 非典型表现发病机制　患有黏液、纤毛运动障碍的患者如慢性阻塞性肺病（COPD），或肺水肿及心力衰竭，特别容易感染本菌，老年及婴幼儿感染可沿支气管分布即支气管肺炎。

四、病理

病理改变有充血水肿期、红色肝变期、灰色肝变期和消散期。整个过程包括肺组织充血水肿，肺泡内浆液性渗出和红、白细胞浸润，吞噬细菌，继而纤维蛋白渗出物溶解、吸收，肺泡重新充气。初阶段是充血，特点是大量浆液性渗出物，血管扩张及细菌迅速增殖，持续1～2天；下一阶段叫作"红色肝样变"，即实变的肺脏呈肝样外观，一般从第3天开始，肺泡腔内充满多形核细胞，血管充血及红细胞外渗，因此肉眼检查呈淡红色。接着是"灰色肝样变"期，第4～6天达到高峰，该期的纤维蛋白集聚与处于不同阶段的白细胞和红细胞有关，肺泡腔充满炎症渗出物。最后阶段是以渗出物吸收为特征的消散期，常在病程第7～10天出现。实际上四个病理阶段很难绝对分开，往往相互重叠，而且在使用抗生素的情况下，这种典型的病理分期已很少见。病变消散后肺组织结构多无损坏，不留纤维瘢痕。

极个别患者由于机体反应性差，肺泡内白细胞不多，白细胞溶解酶少，纤维蛋白吸收不完全，甚至有成纤维细胞形成，发生机化性肺炎。如细菌毒力强且未及时使用有效抗生素，15%～20%细菌经胸淋巴导管进入血循环，形成肺外感染包括胸膜炎、关节炎、心包炎、心内膜炎、腹膜炎、中耳炎，5%～10%可并发脓胸，少数可发生败血症或感染性休克，侵犯脑膜可引起化脓性脑膜炎。

五、临床表现

（一）症状

1. 常见症状　本病以冬季和初春为多，这与呼吸道病毒感染流行有一定关系。青壮年男性或老幼多见。本病发病随年龄增大，发病率不断增高，春、冬季节因带菌率较高为本病多发季节。

（1）诱因：常有受凉、淋雨、疲劳、醉酒、精神刺激、上呼吸道病毒感染史，半数左右的病例有上呼吸道感染的先驱症状。

（2）全身感染中毒症状：起病多急骤，有高热，体温在数小时内可升到39～40℃，高峰在下午或傍晚，亦可呈稽留热型，与脉率相平行。常伴有畏寒，半数有寒战。可有全身肌肉酸痛，口角或鼻周出现单纯疱疹。

（3）呼吸系统症状：咳嗽，初起无痰或痰量不多，后逐渐变成带脓性、血丝或"铁锈"痰液。

2. 非典型症状　仅表现为高热性胸痛，而呼吸道症状不明显，可有食欲锐减、恶心、呕吐、腹痛、腹泻；患侧胸痛，可放射至肩部、腹部，咳嗽或深呼吸时加重，有时被误诊为急腹症、心绞痛或心肌梗死。累及脑膜时可表现意识模糊、烦躁不安、嗜睡、谵妄等。但在很多情况下，特别是婴幼儿和老年患者，本病较为隐袭，症状可不典型。少数年老体弱者起病后不久便表现为休克。

（二）体征

1. 常见体征

（1）急性热病容：面颊绯红、鼻翼翕动、皮肤灼热、干燥、口角及鼻周有疱疹；病变广泛、低氧血症时，可出现气急、发绀。

（2）肺部体征：典型的肺部实变体征受累侧胸部呼吸运动减弱，呼吸音减低，可闻及少许湿性啰音。大片肺叶实变时才有典型的实变体征如叩诊呈浊音，语颤增强，管状呼吸音和湿性啰音。病变累及胸膜时可引起局部胸壁压痛，听诊有胸膜摩擦音；并发大量胸腔积液时，气管可偏移，叩诊实音，呼吸音减低或消失。

2. 非典型体征

（1）在年幼、体弱和老年人以及感染早期，临床表现可不明显，仅表现出疲乏、精神恍惚或体温升高。

（2）由于早期诊断及治疗，近年来一般肺炎链球菌肺炎可能在未完全实变时已开始消散，部分可不出现明显的异常体征，仅有高热，无干、湿性啰音。

（3）少数有脓毒血症者，可出现皮肤、黏膜出血点，巩膜轻度黄染。发现头痛特别是颈部疼痛或有僵硬感，颈有阻力提示可能累及脑膜。心率增快、心界的扩大，提示心力衰竭。炎症延及膈胸膜外围可引起上腹部压痛，炎症严重者可引起腹部胀气及肠梗阻。严重感染可并发休克，血压下降或测不出。

六、实验室检查

（一）常见表现

1. 血常规检查　血白细胞计数多数在（10×10^9～30×10^9）/L，中性粒细胞常超过80%，并有核左移或见胞质内毒性颗粒。

2. 病原学检查　合格痰标本涂片检查有大量中性粒细胞和革兰阳性成对或短链状球菌，尤其在细胞内者，具有诊断参考意义。痰培养分离出肺炎链球菌是诊断本病的主要依据，可利用型特异抗血清确定出分离菌株的型别，但国内临床细菌室没有常规做菌型测试。为减少污染，应在漱口后采集深咳痰液，微生物标本必须在抗菌药物使用前留取，否则明显影响培养阳性率。

3. 血气分析　可出现动脉血氧分压（PaO_2）降低、二氧化碳分压（PaO_2）正常或降低，因原有基础病不同可有代谢性酸中毒改变。

（二）非典型表现

年老体弱、酗酒、免疫力低下者的白细胞计数常不增高，但中性粒细胞百分比仍升高。约 10% ~ 20% 并发菌血症，重症感染不应忽视血培养的临床意义。也可经支气管镜防污染毛刷或支气管肺泡灌洗采样，因系侵袭性检查，仅限于少数重症感染。如并发胸腔积液，应积极抽胸液进行细菌培养。血培养阳性率不高，只有在病程早期的短暂菌血症期或并发脓毒血症时血培养才会出现阳性。

七、器械检查

1. 常见表现　病变早期肺部仅见纹理增多，或局限于肺段的淡薄、均匀阴影；随着病情进展，典型表现为肺叶或肺段分布的大片呈均匀致密阴影，在实变阴影中可见支气管充气征。也可表现为一个肺段中单一区域或几个区域的浸润影。在有效抗生素治疗数日后开始消散，一般 3 周后完全消散。

2. 不典型表现　由于抗生素的应用，典型的大叶实变已少见。肋膈角可有少量胸腔积液征。在肺炎消散期，X 线显示炎性浸润逐渐吸收，部分区域吸收较早，可呈现"假空洞"征。老年人病灶消散较慢，容易出现吸收不完全而发展为机化性肺炎。少数患者可伴有胸膜增厚，并发胸膜或心包积液时可出现相应改变。

八、诊断

凡急性发热伴咳嗽、胸痛和呼吸困难都应怀疑为肺炎链球菌肺炎。根据病史、体征、胸部 X 线改变，痰涂片、痰培养或血培养，涂片革兰染色可见成对或短链状排列的阳性球菌、荚膜肿胀反应而缺乏其他优势菌群，并有大量的中性粒细胞，可做出初步诊断。痰培养分离出肺炎链球菌是诊断本病的主要依据，但如能在胸液、血液、肺组织或经气管吸出物中检出肺炎链球菌，则具有确诊价值。严重的患者病情变化急骤，开始表现轻微，但在数小时内发生唇绀、呼吸急促、鼻翼扇动和末梢循环衰竭引起休克等。无发热，特别是低体温往往与病情恶化相关。

九、鉴别诊断

（一）常见表现鉴别诊断

1. 干酪性肺炎　急性结核性肺炎临床表现与肺炎链球菌肺炎相似，X 线亦有肺实变，但结核病常有低热乏力，痰中容易找到结核菌。X 线显示病变多在肺尖或锁骨上、下，密度不均，久不消散，且可形成空洞和肺内播散。典型肺炎多发生于中下叶，阴影密度均匀。而肺炎链球菌肺炎经青霉素等治疗 3 ~ 5 天，体温多能恢复正常，肺内炎症也较快吸收。

2. 肺癌　少数周围型肺癌 X 线影像颇似肺部炎症。但一般不发热或仅有低热，周围血白细胞计数不高，痰中找到癌细胞可以确诊。中央型肺癌可伴阻塞性肺炎，经抗生素治疗后炎症消退，肿瘤阴影渐趋明显；或者伴发肺门淋巴结肿大、肺不张。对于有效抗生素治疗下炎症久不消散或者消散后又复出现者，尤其在年龄较大者，要注意分析，必要时做 CT、痰脱落细胞和纤支镜检查等，以确定诊断。

3. 急性肺脓肿　早期临床表现与肺炎链球菌肺炎相似。但随着病程的发展，出现大量特征性的脓臭痰。致病菌有金黄色葡萄球菌、克雷白杆菌及其他革兰阴性杆菌和厌氧菌等。葡萄球菌肺炎病情往往较重，咳脓痰。X 线胸片表现为大片炎症，伴空洞及液平。克雷白杆菌肺炎常引起坏死性肺叶炎症，累及上叶多见，痰呈红棕色胶冻样。肺脓肿 X 线显示脓腔和液平，较易鉴别。但须警惕肺脓肿与肺结核可同时存在。

4. 其他病菌引起的肺炎　葡萄球菌肺炎和革兰阴性杆菌肺炎，临床表现较严重。克雷白杆菌肺炎等常见于体弱、心肺慢性疾病或免疫受损患者，多为院内继发感染；痰液、血或胸液细菌阳性培养是诊断不可缺少的依据。病毒和支原体肺炎一般病情较轻，支原体肺炎和衣原体肺炎较少引起整个肺叶实变，可常年发作无明显季节特征；白细胞常无明显增加，临床过程、痰液病原体分离和血液免疫学试验对诊断有重要意义。

（二）非典型表现鉴别诊断

1. **渗出性胸膜炎** 可与下叶肺炎相混淆，有类似肺炎的表现，如胸痛、发热、气急等症，但咳嗽较轻，一般无血痰，胸液量多时可用 X 线检查、B 超定位进行胸腔穿刺抽液，以明确诊断，须注意肺炎旁积液的发生。

2. **肺栓塞** 常发生于手术、长期卧床或下肢血栓性静脉炎患者，表现为突然气急、咳嗽、咯血、胸痛甚至昏迷，一般无寒战和高热，白细胞中等度增加，咯血较多见，很少出现口角疱疹。肺动脉增强螺旋 CT 或肺血管造影可以明确诊断；但须警惕肺炎与肺栓塞可同时存在。

3. **腹部疾病** 肺炎的脓毒血症可发生腹部症状，病变位于下叶者可累及膈胸膜，出现上腹痛，应注意与膈下脓肿、胆囊炎、胰腺炎、胃肠炎等进行鉴别。

十、治疗

（一）药物治疗

一经疑似诊断应立即开始抗生素治疗，不必等待细菌培养结果。青霉素可作为肺炎链球菌肺炎的首选药物，对无并发症的肺炎链球菌肺炎经验性治疗推荐青霉素，给青霉素 G 80 万～240 万单位静脉注射，1 次/4～6h。青霉素自问世以来一直被认为是治疗肺炎链球菌感染的常规敏感药物。但自从 20 世纪 60—70 年代在澳大利亚和南非首次报道发现耐青霉素肺炎链球菌（PRSP）以来，PRSP 流行呈上升趋势；对 PRSP 引起的各种感染均应选择青霉素以外的抗生素治疗，但对低度耐药株可用大剂量的青霉素 G，使血药浓度远高于 MIC 以取得较好的抗菌效果。对于严重肺炎链球菌感染伴发原发疾病患者，也可选用青霉素 G，须在治疗过程中注意观察疗效，并根据药敏结果及时调整给药方案。医源性感染患者对青霉素低度耐药者可选用大剂量青霉素 G 治疗，β-内酰胺类抗生素中以阿莫西林为最有效的药物，其他有效药物包括青霉素类如氨苄西林、阿莫西林，头孢菌素中的头孢唑啉、头孢丙烯、头孢克洛、头孢噻肟、头孢曲松也有效。万古霉素对 PRSP 感染有极强的抗菌活性，替考拉宁作用与万古霉素相似，不良反应减轻，半衰期延长。对青霉素过敏者，可静脉滴注红霉素，或口服克拉霉素或阿奇霉素。大环内酯类抗生素的抗菌活性，以红霉素最强，但国内耐红霉素肺炎链球菌的比例高达 50%。阿奇霉素与红霉素等沿用品种相比，其对流感嗜血杆菌和非典型病原的抗微生物活性明显增强；与头孢呋辛等 β-内酰胺类抗生素相比，对呼吸道非典型病原有良好活性。由于阿奇霉素血浓度较低，国内外不推荐用于治疗伴有菌血症的肺炎链球菌肺炎。大环内酯类新品种，如罗红霉素、阿奇霉素、克拉霉素抗菌谱没有明显扩大，常用于社区获得性感染，不宜作为重症感染的主要药物，除非有病原体检查结果支持或临床高度疑似为军团菌感染。在体外和动物实验中，许多药物的联合用药表现出了很大的抗菌活性，如头孢曲松与万古霉素，氨苄西林与利福平，阿莫西林与头孢噻肟，氯苯吩嗪与头孢噻肟，对 PRSP 表现出协同作用，可能在将来针对 PRSP 感染的治疗中是一种较好的方案。PRSP 感染危及患者的生命，病死率高，更为严重的是 PRSP 菌株在患者之间的传播，控制感染方案失败，抗生素使用不合理，均可引起医院感染，因此对 PRSP 进行预防控制是很有必要的。新一代氟喹诺酮类组织渗透性好，痰液中药物浓度多达血药浓度的 50% 以上，肺组织浓度可达血浓度的 3～4 倍。如左氧氟沙星、莫西沙星、加替沙星对大多数中度耐药菌株有效。在第三代头孢菌素耐药比较高的某些地区，尽管经验性选用万古霉素治疗的方案有争议，但临床医生根据经验将氟喹诺酮或万古霉素作为首选。如对青霉素高度耐药，可用第三代头孢菌素，如头孢曲松或头孢噻肟，或伊米配能等。抗菌药物疗程一般为 5～7 天，或在退热后 3 天停药。对衰弱患者疗程应适当延长。除抗生素治疗外，还应予以适当的对症治疗和支持治疗，包括卧床休息、补充液体及针对胸膜疼痛使用止痛药。

（二）治疗矛盾及对策

近 20～30 年来，肺炎链球菌对抗生素的耐药性日益流行，给临床治疗带来困难。国外已有 20%～40% 的肺炎链球菌对青霉素中度耐药或高度耐药（PRSP），我国肺炎链球菌的耐药率尚低，中度耐药可采取加大青霉素剂量而获得有效治疗的方法，青霉素高度耐药菌株在我国甚少约为 0～5%，但有逐年上升的趋势。国内已有资料显示肺炎链球菌对大环内酯类、磺胺类等抗生素耐药率很高，疑诊或明确为该菌感染时不宜选用。而肺炎链球菌多重耐药株（MDRP）也逐渐增多，引起医院内暴发流行。北京地区多重耐药肺炎链球菌上升到 2001—2002 年的 6.9%。上海地区部分医院研究发现肺炎链球菌对除万古霉素以外抗菌药有不同程度的耐药性，同时存在交叉耐药现象。在某些地区肺炎链球菌对青霉素、头孢克洛、头孢呋辛等不敏感率也较高，应根据当地实际情况决定是否选用。肺炎链球菌对新型氟喹诺酮类敏感，但近来报告出现的耐药菌株已引起了人们的高度重视。万古霉素对所有肺炎链球菌均有抗菌活性，可作为伴有青霉素高耐药菌株易感因素的重症患者的首选药物。

（三）并发症的处理

1. 肺外感染　经适当抗生素治疗以后，高热一般在 24h 内消退，或在数天内呈分离性下降，如体温再升或 3 天后仍不退者，应考虑肺炎链球菌的肺外感染，如脓胸、心包炎或关节炎等。持续发热的其他原因还有混杂细菌感染，药物热或存在其他并存的疾患。肺炎治疗不当，可有 5% 并发脓胸，对于脓胸患者应予置管引流冲洗，慢性包裹性脓胸应考虑外科肋间切开引流。

2. 脑膜炎　如疑有脑膜炎时，给予头孢噻肟 2g 静脉注射，1 次/（4~6）h 或头孢曲松 1~2g 静脉注射，1 次/12h，同时给予万古霉素 1g 静脉注射，1 次/12h，可加用利福平 600mg/天口服，直至取得药敏结果。除静脉滴注有效抗生素外，应行腰穿明确诊断，并积极脱水，吸氧并给予脑保护。

3. 感染性休克　强有效的控制感染是关键，有并发症如脓胸而需要引流或有转移感染灶如脑膜炎、心内膜炎、脓毒性关节炎需加大青霉素剂量。补充血容量，对老年发热患者慎用解热镇痛药，特别并发低血压者注意防止虚脱，补足液体量。可加用血管活性药物以维持休克患者的血压，保证重要脏器的血液灌流，并维持血压不低于 100/60mmHg，现临床上常用以下方法。

（1）多巴胺以微量泵入，严重时加间羟胺静脉滴注。

（2）输氧：一般鼻导管给氧，呼吸衰竭可考虑气管插管、气管切开和呼吸机辅助通气。

（3）纠正水、电解质和酸碱失衡：监护期间要密切随访血电解质、动脉血气，尤其是对 COPD 患者。

4. 其他　临床表现腹痛又并发高热患者，排除外科急腹症可应用解热镇痛药；因基础病不同酌情予以解痉止痛药。如果临床症状逐步改善，而且病因明确，不应改变治疗方案。当患者仍无好转时，需考虑以下因素：病因诊断错误，药物选用不当，疾病已属晚期或重复感染，并发症使患者抵抗力低下，用药方法错误，肺炎链球菌属耐药菌株。青霉素的发现使肺炎链球菌性肺炎的病死率大大降低，本病总病死率为 10%，但在已知病原菌的社区获得性肺炎死亡病例中，肺炎链球菌肺炎仍占较大比例。一般主张对 35 岁以上的患者要随访 X 线检查。胸部 X 线检查可能要在几周之后才能看到浸润消散，病情严重及有菌血症或原先已有慢性肺病的患者尤其如此。有肿瘤或异物阻塞支气管时，肺炎虽在治疗后消散，但阻塞因素未除，仍可再度出现肺炎。治疗开始 6 周或 6 周以上仍然有浸润，应怀疑其他疾病如原发性支气管癌或结核的可能。

十一、预后

本病自然病程 1~2 周。发病第 5~10 天时，发热可以自行骤降或逐渐减退。使用有效的抗菌药物可使体温在 2~3 天内恢复正常，患者顿觉症状消失，逐渐恢复健康。接受治疗较早的轻型患者，一般在 24~48h 内体温下降，但病情严重的患者，特别是具有预后不良因素的患者，往往需 4 天或 4 天以上才能退热。预后不佳的因素为：幼儿或老年，特别是 1 岁以下及 60 岁以上，血培养阳性，病变广泛、多叶受累者，周围血白细胞计数 <4 000/mm^3，并发其他疾病如肝硬化、心力衰竭、免疫抑制、血液丙种球蛋白缺乏、脾切除或脾功能丧失、尿毒症等，某些血清型尤其是第 3 和第 8 型的病原体，发生肺外并发症如脑膜炎或心内膜炎。在已知病原菌的社区获得性肺炎死亡病例中，肺炎链球菌肺炎仍占较大比例。

十二、预防

避免淋雨受寒、疲劳、醉酒等诱发因素。对于易感人群可注射肺炎链球菌多糖疫苗。20 世纪 20 年代曾用过肺炎链球菌疫苗，由于抗生素的兴起而被摒弃，随着耐药菌的增加，近十余年来，疫苗接种又重新受到重视。目前多采用多型组合的纯化荚膜抗原疫苗，有商品供应的疫苗含肺炎链球菌型特异多糖抗原中的 23 种抗原，覆盖 85%～90% 引起感染的肺炎链球菌菌型。有研究表明，哮喘人群中侵袭性肺炎球菌病的发生率增加；接种肺炎链球菌多价荚膜多糖疫苗可减少其感染和携带率。虽然对精确的保护水平尚不甚了解，因为通常不能作抗体效价测定，一般认为健康人注射肺炎链球菌疫苗后 2～3 周，血清内出现抗体，4～8 周抗体效价持续增高，可降低肺炎链球菌肺炎的发病率，有效率超过 50%，保护的期限至少 1 年以上。对于高危人群，5～10 年后需重复接种。

（张慧如）

第六章

循环系统疾病

第一节 高脂血症

高脂血症（hyperlipidemia）是促进动脉粥样硬化（artherosclerosis，AS）的一个直接因素。高血脂常常指血浆三酰甘油、总胆固醇、低密度胆固醇升高，这类血脂的升高在动脉粥样硬化、糖尿病的发展过程中起着重要的作用，也都是冠心病的独立危险因素，其中特别是低密度胆固醇（LDL）的升高与AS的相关更为密切，因而高 LDL 一直是 AS 重要的生物标志物和干预靶点。大量的 AS 干预研究结果表明降低 LDL 的措施最大限度可引起 1/3 动脉粥样硬化性冠心病死亡率的降低，还有 2/3 的 AS 患者不能通过单纯降低 LDL 治疗而得到控制。近几十年来大量的研究认为低血浆 HDL（≤35mg/dL）是 AS、冠心病的另一重要的独立危险因素，目前大量临床研究在关注升高 HDL 的策略。高脂血症并不能概括低 HDL 在 AS 形成中的危害作用，近来更倾向用血脂紊乱来代替高脂血症。有以下三种中的一种就为血脂异常：血清 TC 水平增高，血清 TG 水平增高，血清 HDL－C 水平减低。

血浆中的脂类主要分为 5 种：三酰甘油（triglyceride）、磷脂（phospholipid）、胆固醇酯（cholesterol ester）、胆固醇（cholesterol）以及游离脂肪酸（free fatty acid）。除游离脂肪酸是直接与血浆白蛋白结合运输外，其余的脂类则均与载脂蛋白结合，形成水溶性的脂蛋白转运。由于各种脂蛋白中所含的蛋白质和脂类的组成和比例不同，所以它们的密度、颗粒大小、表面负荷、电泳表现和其免疫特性均不同。脂蛋白的分离常用密度离心法，可将脂蛋白分为：乳糜微粒（chylomicrons，CM）、极低密度脂蛋白低密度脂蛋白和高密度脂蛋白。CM 是颗粒最大的脂蛋白，主要功能是运输外源性胆固醇。VLDL 主要含内源性三酰甘油。LDL 是富含胆固醇的脂蛋白，主要作用是将胆固醇运送到外周血液。HDL 是血清中颗粒密度最大的一组脂蛋白，主要作用是将肝脏以外组织中的胆固醇转运到肝脏进行分解代谢。

一、膳食营养因素和血脂代谢

营养膳食是影响和调节血脂代谢的最重要的环境因素，其中膳食脂类是影响脂质代谢最突出的因素。

（一）脂类

1. 脂肪酸　膳食脂肪酸的组成不同对血脂水平的影响也不同，如脂肪酸的饱和程度不同和脂肪酸碳链长度不同对血脂的影响不一。

（1）饱和脂肪酸：饱和脂肪酸被认为是膳食中使血液胆固醇含量升高的主要脂肪酸。但进一步研究表明，并不是所有的饱和脂肪酸都具有升高血清胆固醇的作用。小于 10 个碳原子和大于 18 个碳原子的饱和脂肪酸几乎不升高血液胆固醇。而棕榈酸（palmitic acid，C16：0）、豆蔻酸（myristic acid，C14：0）和月桂酸（lauric acid，C12：0）有升高血胆固醇的作用。升高血清胆固醇的作用以豆蔻酸最强，棕榈酸次之，月桂酸再次之。这些饱和脂肪酸升高胆固醇的机理可能与抑制 LDL 受体的活性有关，从而干扰 LDL 从血液循环中清除。

（2）单不饱和脂肪酸：单不饱和脂肪酸如橄榄油和茶油曾被认为对血清胆固醇的作用是中性的，既不引起血清胆固醇升高，也不引起其降低。但随着研究的深入，发现摄入富含单不饱和脂肪酸橄榄油较多的地中海居民虽然脂肪的摄入量很高，但冠心病的病死率较低。进一步的研究认为单不饱和脂肪酸能降低血总胆固醇和 LDL，而不降低 HDL 水平，或使 LDL 胆固醇下降较多而 HDL 胆固醇下降较少。

（3）多不饱和脂肪酸：膳食中的多不饱和脂肪酸主要为 n－6 多不饱和脂肪酸和 n－3 多不饱和脂肪酸。n－6 多不饱和脂肪酸如亚油酸（linoleic acid，C18 ：2）能降低血液胆固醇含量，降低 LDL 胆固醇的同时也降低 HDL 胆固醇。亚油酸对血胆固醇的作用机理正好与饱和脂肪酸相反，即增加 LDL 受体的活性，从而降低血中 LDL 颗粒数及颗粒中胆固醇的含量。

膳食中的 n－3 多不饱和脂肪酸如 α－亚麻酸（α－linolenic acid，C18 ：3）、EPA 和 DHA 能降低血液胆固醇含量，同时降低血液三酰甘油含量，并且升高血浆 HDL 水平。EPA 和 DHA 降低血浆三酰甘油的作用是因为它们阻碍了三酰甘油掺入到肝脏的 VLDL 颗粒中，导致肝脏分泌三酰甘油减少，血浆三酰甘油降低。

n－6 多不饱和脂肪酸系列的亚油酸和 n－3 系列的 EPA 和 DHA 可为前列腺素中阻碍血小板凝集成分的前体之一，故亚油酸、EPA 和 DHA 具有抑制血小板凝集的作用。除此之外，n－3 多不饱和脂肪酸还具有改善血管内膜的功能，如调节血管内膜 NO 的合成和释放等。

多不饱和脂肪酸由于双键多，在体内易被氧化。大量多不饱和脂肪酸的摄入可提高机体内的氧化应激水平，从而促进 AS 的形成或发展。单不饱和脂肪酸由于不饱和双键较少，对氧化作用的敏感性较多不饱和脂肪酸低，可能对预防 AS 更有优越性。

（4）反式脂肪酸：反式脂肪酸（trans fatty acids）是食物中常见的顺式脂肪酸的异构体。在将植物油氢化制成人造黄油的生产过程中，双键可以从顺式变成反式，即形成反式脂肪酸。近年来的研究表明摄入反式脂肪酸可使血中 LDL 胆固醇含量增加，同时引起 HDL 降低，HDL/LDL 比例降低。

2. 胆固醇　人体内的胆固醇来自外源性和内源性两种途径，外源性约占 30% ~ 40%，直接来自于膳食，其余由肝脏合成。当膳食中摄入的胆固醇增加时，不仅肠道的吸收率下降，而且可反馈性地抑制肝脏 HMG－CoA 还原酶的活性，减少体内胆固醇的合成，从而维持体内胆固醇含量的相对稳定。但这种反馈调节并不完善，故胆固醇摄入太多时，仍可使血中胆固醇含量升高。值得注意的是，个体间对膳食胆固醇摄入量的反应差异较大，影响这种敏感性的因素主要有膳食史、年龄、遗传因素及膳食中各种营养素之间的比例等。

3. 植物固醇　植物中含有与胆固醇结构类似的化合物称为植物固醇（phytosterol），它能够在消化道与胆固醇竞争性形成"胶粒"，抑制胆固醇的吸收，降低血浆胆固醇。

（二）膳食纤维

膳食纤维能够降低胆固醇和胆酸的吸收，并增加其从粪便的排出，改变肝脏脂蛋白和胆固醇的代谢，具有降低血脂的作用。

二、血脂异常的营养治疗

血脂异常主要表现为总胆固醇、LDL 升高，根据胆固醇和 LDL 的水平，把血脂异常分为轻度、中度和严重升高。

（一）轻度高胆固醇血症的营养治疗

对没有冠心病而表现为轻度胆固醇升高（200 ~ 239mg/dL）的，主要通过膳食治疗。膳食治疗的策略是指合理控制热能和糖，减少升高胆固醇脂肪酸的摄入，主要是指饱和脂肪酸的摄入不超过总能量的 10%，总脂肪酸的摄入不超过 30% 能量摄入。饱和脂肪酸常来源于动物性食物，包括肉类和奶类脂肪。相对而言，奶类脂肪比肉类更易于升高血浆胆固醇。植物的饱和脂肪酸主要来自热带植物如椰子油。减少牛排、汉堡和肉类的消费是降低饱和脂肪酸摄入的主要途径，此外，减少奶制品的摄入如减少牛奶、奶酪、冰激凌及用低脂肪或无脂肪的乳制品来替代也是减少饱和脂肪酸摄入的有效途径。

反式脂肪酸可升高胆固醇。西方国家要求反式脂肪酸的摄入低于总能量的3%，鉴于我国反式脂肪酸的消费量低，通常反式脂肪酸的摄入量达不到这个水平。减少动物性食物也必然减少胆固醇的摄入，有助于降低血浆总胆固醇和LDL水平。轻度胆固醇升高者常伴有肥胖，因此控制肥胖也是降低胆固醇的一个重要方面。

（二）中度高胆固醇血症的营养治疗

中度高胆固醇血症（240～299mg/dL）的治疗方案取决于冠心病的危险状况。患者可分为中度和高度危险状况。

在中度胆固醇升高不伴有或伴有上述危险因素中的一项被认为是中度危险患者，而伴有2项危险因素及以上者被认为是高度危险患者。

中度危险的患者其血浆LDL在160～180mg/dL，可通过非药物的膳食或生活方式可使LDL水平控制在<160mg/dL。而LDL在190～219mg/dL的中度危险患者及高度危险患者，需在膳食的基础上应用降脂药物治疗。

（三）常用降低血脂的食物的选择

大量的研究观察了食物对血脂的影响，发现了不少食物可以防治高胆固醇血症或改善血脂紊乱。

1. 豆类　包括大豆、蚕豆、豌豆、赤豆、绿豆等，它们是人体蛋白质的良好来源，蛋白质的氨基酸比较齐全，因而营养价值较高，特别是经过加工成豆腐或其他制品后，更易被人体消化吸收利用。几乎不含胆固醇，含有豆固醇，可以起到抑制机体吸收动物食品所含胆固醇的作用。大豆中所含脂肪为多不饱和脂肪酸，即亚油酸；还含有丰富的磷脂、食物纤维、维生素、无机盐，微量元素如钙、磷、铁、锰、碘等，所有这些不仅有益于身体健康，而且有益于防治高血脂病、冠心病等。专家指出大豆中还含有皂角苷，能降低血液中的胆固醇。若每人每天或隔日能吃豆类50～100g，便可有明显的降低胆固醇的作用，从而达到降低血脂的目的。

2. 大蒜　它不仅含有丰富的营养，而且含有大量的大蒜素，其主要成分是挥发性硫化物。它可抑制胆固醇的合成，对高血脂有预防作用，能使血清胆固醇明显减少。

3. 洋葱　其降血脂效能与其所含的烯丙基二硫化物作用有关，健康人每天吃60g油煎洋葱，能有效预防因高脂食物引起的血胆固醇升高的现象。

4. 苹果　常年不间断地食用苹果，每天大约110g左右，可以防止血中胆固醇的增高。其原因是苹果中含有丰富的类黄酮。类黄酮是一种天然抗氧化剂，具有降低血脂的作用。

5. 山楂　山楂酸甜可口具有很多的医学价值，如具有散瘀、消积、化痰、解毒、活血、醒脑等功效。山楂主要含有山楂酸、柠檬酸、脂肪分解酸、维生素C、枸橼酸、黄酮、碳水化合物和蛋白质等多种成分，可促进胆固醇排泄而降低血脂的作用。

6. 鱼类　鱼类含有多不饱和脂肪酸，特别是二十碳五烯酸，可使血液中的三酰甘油和胆固醇显著降低，对于防止高脂血症大有益处。

7. 海带　海带中含有一种叫作海带多糖的有效成分，可以降低血清总胆固醇和三酰甘油的含量。在食用油腻过多的动物脂肪膳食中掺点海带，可以减少脂肪在体内的寄存，会使脂肪在人体内的蓄积趋向于皮下和肌肉组织中，同时会使血液中的胆固醇含量显著降低。海带中含有纤维素，纤维素可以和胆汁酸结合而排出体外，从而减少胆固醇的合成，防止动脉粥样硬化的发生。海带中含有丰富的维生素和矿物质。

8. 菌类食物　蘑菇、草菇、香菇、平菇等菌类食物，是一种高蛋白、低脂肪，富含天然维生素的健康食品，具有许多的保健作用。如香菇中含有纤维素，能促进胃肠蠕动，防止便秘，减少肠道对胆固醇的吸收；含有的香菇嘌呤等核酸物质，能促进胆固醇分解而排泄，防止血脂升高。

9. 牛奶　牛奶不仅营养价值高，而且含有羟基与甲基戊二酸，能够抑制人体内胆固醇合成酶的活性，从而抑制胆固醇的合成，降低血中胆固醇的含量。牛奶中含有丰富的钙，能降低人体对胆固醇的吸收。牛奶中含有的乳清酸能有效抑制胆固醇的生物合成与吸收，故能使人体内的胆固醇的含量降低。如果有条件喝脱脂的牛奶和酸奶对高脂血症或高胆固醇症者有益。

10. 燕麦　燕麦是世界上公认的高营养粮种之一，必需氨基酸的含量高于其他谷类粮食。燕麦有降低胆固醇的作用。每天适量食用燕麦粥，可使人体血清胆固醇水平降低。究其原因一是燕麦富含人体必需的亚油酸，另外燕麦中含有丰富的可溶性膳食纤维。

11. 植物油　食用植物油，包括菜油、豆油、麻油、花生油或玉米油等，由于其中含丰富的不饱和脂肪酸，有降低血中胆固醇的作用；但需注意油脂含有的热能较高，过量可引起体重的增加。

（蔡文虹）

第二节　冠心病

冠心病的病理改变是动脉粥样硬化（atherosclerosis，AS），因此冠心病的预防也就是 AS 的预防。AS 是一种炎症性、多阶段的退行性的复合性病变。近年来的研究认为 AS 是在损伤因子的作用下导致的一个慢性炎症的过程，主要包括四期的病理变化：动脉血管内膜功能紊乱期，血管内膜脂质条纹期，典型斑块期和斑块破裂期。目前认为除了遗传、年龄、肥胖、吸烟、血脂异常、机体内氧化应激水平升高和缺乏体力活动等危险因素外，营养膳食因素在 AS 的发病中起着极为重要的作用。

一、膳食营养因素和冠心病

（一）热能、碳水化合物

过多的能量摄入在体内转化成脂肪，储存于皮下或身体各组织，形成肥胖。肥胖患者的脂肪细胞对胰岛素的敏感性降低，引起葡萄糖的利用受限，继而引起代谢紊乱，血浆三酰甘油升高。

膳食中碳水化合物的种类和数量对血脂水平有较大的影响。蔗糖、果糖摄入过多容易引起血清三酰甘油含量升高，这是因为肝脏利用多余的碳水化合物变成三酰甘油所致。膳食纤维能够降低胆固醇和胆酸的吸收，并增加其从粪便的排出，具有降低血脂的作用。

（二）脂类

膳食脂肪酸、胆固醇对血脂水平有直接的影响。

（三）蛋白质与动脉粥样硬化

蛋白质与动脉硬化的关系尚未完全阐明。在动物实验中发现，高动物性蛋白（如酪蛋白）膳食可促进 AS 的形成。用大豆蛋白和其他植物性蛋白代替高脂血症患者膳食中的动物性蛋白能够降低血清胆固醇。研究还发现一些氨基酸可影响心血管的功能，如牛磺酸能减少氧自由基的产生，使还原性谷胱甘肽增加，保护细胞膜的稳定性，同时还具有降低血胆固醇和肝胆固醇的作用；目前高血浆同型半胱氨酸被认为是血管损伤或 AS 的独立危险因子，同型半胱氨酸在体内由必需氨基酸——蛋氨酸转变生成。蛋氨酸摄入增加引起血浆同型半胱氨酸升高，动物研究发现增加蛋氨酸摄入能引起动脉内膜的损伤。除了酶代谢因素外，同型半胱氨酸的升高不仅取决于膳食蛋氨酸的摄入，而且也取决于维生素 B_{12}、B_6 和叶酸的水平，因为维生素 B_{12}、B_6 和叶酸在同型半胱氨酸转化为蛋氨酸或胱氨酸的过程中起着重要的作用。

（四）维生素和微量元素

1. 维生素 E　人群观察性研究和动物实验干预研究已证实，维生素 E 有预防动脉粥样硬化和冠心病的作用，但人群干预研究中，维生素 E 是否具有抗动脉粥样硬化作用并不清楚。维生素 E 预防动脉粥样硬化作用的机理可能与其抗氧化作用有关，即减少脂质过氧化物质的形成。除了氧化－还原特性外，维生素 E 还可能通过抑制炎症因子的形成和分泌，以及抑制血小板凝集而发挥抗动脉粥样硬化的作用。

2. 维生素 C　维生素 C 在体内参与多种生物活性物质的羟化反应，包括参与肝脏胆固醇代谢成胆酸的羟化反应，促进胆固醇转变为胆汁酸而降低血中胆固醇的含量。维生素 C 参与体内胶原的合成，降低血管的脆性和血管的通透性；维生素 C 是体内重要的水溶性抗氧化物质，可降低血管内皮的氧化损伤；大剂量的维生素 C 可加快冠状动脉血流量，保护血管壁的结构和功能，从而有利于防治心血管疾病。

3. 其他维生素　血浆同型半胱氨酸是动脉粥样硬化的独立危险因素。同型半胱氨酸是蛋氨酸的中间代谢产物，同型半胱氨酸在转变成蛋氨酸和胱氨酸过程中需要叶酸、维生素 B_{12} 和维生素 B_6 作为辅酶。当叶酸、维生素 B_{12} 和维生素 B_6 缺乏时，血浆同型半胱氨酸浓度增加。膳食中补充叶酸、维生素 B_{12} 和维生素 B_6 可降低高血浆同型半胱氨酸对血管的损伤。

烟酸在药用剂量下也有降低血清胆固醇和三酰甘油、升高 HDL、促进末梢血管扩张等作用。维生素 B_6 与构成动脉管壁的基质成分——酸性黏多糖的合成以及脂蛋白脂酶的活性有关，缺乏时可引起脂质代谢紊乱和动脉粥样硬化。

4. 微量元素　镁对心肌的结构、功能和代谢有重要作用，还能改善脂质代谢并有抗凝血功能。缺镁易发生血管硬化和心肌损害，软水地区居民心血管疾病发病率高于硬水地区，可能与软水中含镁较少有关。高钙饲料可降低动物血胆固醇。铬是葡萄糖耐量因子的组成成分，缺铬可引起糖代谢和脂类代谢的紊乱，增加动脉粥样硬化的危险性。而补充铬可降低血清胆固醇和 LDL，提高 HDL 的含量，防止粥样硬化斑块的形成。铜缺乏也可使血胆固醇含量升高，并影响弹性蛋白和胶原蛋白的交联而引起心血管损伤。过多的锌则降低血中 HDL 含量，膳食中锌/铜比值较高的地区冠心病发病率也较高。近年来的实验研究还发现，过量的铁可引起心肌损伤、心律失常和心衰等，应用铁螯合剂可促进心肌细胞功能和代谢的恢复。此外，碘可减少胆固醇在动脉壁的沉着；硒是体内抗氧化酶——谷胱甘肽过氧化物酶的核心成分。谷胱甘肽过氧化物酶使体内形成的过氧化物迅速分解，减少氧自由基对机体组织的损伤。缺硒也可减少前列腺素的合成，促进血小板的聚集和血管收缩，增加动脉粥样硬化的危险性。

（五）其他膳食因素

1. 酒　少量饮酒可增加血 HDL 水平，而大量饮酒可引起肝脏的损伤和脂代谢的紊乱，主要是升高血三酰甘油和 LDL。

2. 茶　茶叶中含有茶多酚等化学物质，茶多酚具有抗氧化作用和降低胆固醇在动脉壁的聚集作用。

3. 大蒜和洋葱　大蒜和洋葱有降低血胆固醇水平和提高 HDL 的作用，其作用与大蒜和洋葱中的含硫化合物有关。

4. 富含植物化学物质的食物　植物性食物中含有大量的植物化学物质如黄酮、异黄酮、花青素类化合物和皂苷类化合物，这些化合物具有降低血浆胆固醇、抗氧化和抑制动脉粥样硬化性的血管炎性反应，及抗动脉粥样硬化形成的作用。

二、动脉粥样硬化及冠心病的营养防治

冠心病的临床分为隐匿型、心绞痛型、心肌梗死型、心力衰竭和心律失常型、猝死型。冠心病是在动脉粥样硬化的基础上逐步发展形成的，而动脉粥样硬化与血脂异常密切相关，在一般情况下，血脂异常、动脉粥样硬化和冠心病的营养膳食治疗的基本原则和措施是相同的。

动脉粥样硬化或动脉粥样硬化冠心病的防治原则是在平衡膳食的基础上，控制总热能和总脂肪，限制膳食饱和脂肪酸和胆固醇，保证充足的膳食纤维和多种维生素，保证适量的矿物质和抗氧化营养素。但在发生心肌梗死或心力衰竭等危急情况时，营养膳食措施可作适当的调整。

1. 限制总热量摄入，保持理想体重　热能摄入过多是肥胖的重要原因，而后者是动脉粥样硬化的重要危险因素，故应该控制总能量的摄入，并适当增加运动，保持理想体重。

2. 限制脂肪和胆固醇摄入　限制膳食中脂肪总量及饱和脂肪酸和胆固醇摄入量是防治高胆固醇血症和动脉粥样硬化，以及动脉粥样硬化性冠心病的重要措施。膳食中脂肪摄入量以占总热能 20% ~ 25% 为宜，饱和脂肪酸摄入量应少于总热能的 10%，适当增加单不饱和脂肪酸和多不饱和脂肪酸的摄入。鱼类主要含 n-3 系列的多不饱和脂肪酸，对心血管有保护作用，可适当多吃。少吃含胆固醇高的食物，如猪脑和动物内脏等。胆固醇摄入量 <300mg/d。高胆固醇血症患者应进一步降低饱和脂肪酸摄

入量使其低于总热能的 7%，胆固醇 <200mg/d。国际上对降低和控制血浆胆固醇已经进行过很多的研究，并在许多问题上已经取得了共识，相当多的方案都是一致的。

3. 提高植物性蛋白的摄入，少吃甜食　蛋白质摄入应占总能量的 15%，植物蛋白中的大豆有很好地降低血脂的作用，所以应提高大豆及大豆制品的摄入。碳水化合物应占总能量的 60% 左右，应限制单糖和双糖的摄入，少吃甜食和含糖饮料。

4. 保证充足的膳食纤维摄入　膳食纤维能明显降低血胆固醇，因此应多摄入含膳食纤维高的食物，如燕麦、玉米、蔬菜等。

5. 供给充足的维生素和矿物质　维生素 E 和很多水溶性维生素以及微量元素具有改善心血管功能的作用，特别是维生素 E 和维生素 C 具有抗氧化作用，应多食用新鲜蔬菜和水果。

6. 饮食清淡，少盐和少饮酒　高血压是动脉粥样硬化的重要危险因素，为预防高血压，每日盐的摄入应限制在 6g 以下。严禁酗酒，可少量饮酒。

7. 适当多吃保护性食品　非营养素的植物化学物质（phytochemicals）具有心血管健康促进作用，摄入富含这类物质的食物将助于心血管的健康和抑制动脉粥样硬化的形成。应鼓励多吃富含植物化学物质的植物性食物，如大豆、黑色或绿色食品、草莓、洋葱和香菇等。

三、心肌梗死的营养治疗

心肌梗死（myocardial infarction）是心肌的缺血性坏死。常见的是在冠状动脉粥样硬化病变的基础上，发生冠状动脉血供应急剧减少或中断，使相应的心肌严重而持久地急性缺血所致；可发生心律失常、休克或心力衰竭。

心肌梗死的饮食治疗包括以下几个方面：

1. 限制能量摄入　急性心肌梗死发病开始的 2~3 天内，能量摄入不宜过高，以减轻心脏负担。能量给予 500~800kcal/d，食物总容量 1 000~1 500mL，进食内容包括米汤、藕粉、去油肉汤、温果汁、菜汁、蜂蜜水等流质。此阶段应避免胀气或带刺激性的食物，如豆浆、牛奶、浓茶和咖啡。少量多餐，分 5 次多次进食，以避免膈肌抬高加重心脏负担。食物不宜过冷和过热，以防引起心律失常，这阶段应完全卧床休息，进食由他人协助。

2. 注意水和电解质的平衡　要一并考虑食物中的饮水及输液的总量，以适应心脏的负荷能力。患者如伴有高血压或心力衰竭，应限制钠盐。临床上观察到急性心肌梗死发生后，有尿钠的丢失。高钾和低钾对心脏功能不利，故应该根据血液生化指标予以调整。

3. 注意饮食清淡、易消化且营养平衡　病情好转后，可选用低脂半流质，能量供给增至 1 000~1 500kcal/d。膳食宜清淡、富有营养和容易消化。可选用适量的瘦肉末，鱼类、家禽、蔬菜、水果、低脂奶和豆浆。保持胃肠道通畅，以防大便时过分用力，加重病情。

病情稳定后（一般 3~4 周后），随着患者逐步恢复活动，饮食的限制也可逐渐放松，但脂肪和胆固醇的摄入仍然应适当限制，以防止血脂升高、血液的黏度增加。另外，仍应少食多餐，避免过饱，以防心肌梗死再复发。另一方面，饮食不要过分限制，以免造成营养不良和增加患者的精神负担，影响患者的康复。

四、心力衰竭的营养治疗

心力衰竭系指在适量静脉回流情况下，心脏不能输出足够的血液来满足组织代谢需要的一种病理状态，临床上可分为左心、右心和全心衰竭。心力衰竭的常见诱因有：感染、心律不齐、心肌缺血、心脏负荷加重、电解质平衡紊乱和酸碱平衡紊乱等。心力衰竭期间的营养膳食应注意以下几个方面。

1. 适当限制能量和蛋白质的摄入　限制能量和蛋白质的摄入，以减轻心脏的负担。心力衰竭明显时，每天的能量摄入限制在 600~1 000kcal，蛋白质为 25~30g 为宜，能量逐渐增加至 1 000~1 500kcal/d，蛋白质逐渐增加至 40~50g/d。病情稳定后，能量以低于理想体重，蛋白质以 0.8g/kg 为宜。

2. 控制钠盐 根据心力衰竭的程度，钠盐的摄入量每天限制在 2 000mg、1 500mg 或 500mg。心力衰竭时水潴留常继发于钠潴留，在限钠的同时饮水量可不加严格限制，一般允许每天摄入 1 500 ~ 2 000mL。

3. 注意电解质的平衡 心力衰竭最常见的电解质紊乱之一是钾的平衡失调。由于摄入不足、丢失增加或利尿剂的使用等可出现低钾血症。这时应摄入含钾高的食物。如并发肾功能减退，出现高钾血症，则注意选择低钾食物。

4. 维生素、无机盐充足 宜补充富含维生素的食物，尤其是 B 族维生素和维生素 C。钙与心肌收缩密切相关，给予适量的钙或摄入含钙丰富的食物在心力衰竭的治疗中有积极的意义。

5. 少食多餐 减少胃胀，食物应易消化。

（蔡文虹）

第三节 高血压

一、定义

原发性高血压是一种以体循环动脉收缩压和（或）舒张期血压持续升高为主要特点的全身性疾病。

二、高血压诊断标准和分类

我国目前采用的高血压诊断标准和分类（表6-1），采用世界卫生组织和国际高血压学会给出的高血压诊断标准和分类。

表6-1 血压水平的分类和定义

类别	收缩压（mmHg）	舒张压（mmHg）
正常血压	<120	<80
正常高值	120 ~ 139	80 ~ 89
高血压	≥140	≥90
1 级高血压（轻度）	140 ~ 159	90 ~ 99
2 级高血压（中度）	160 ~ 179	100 ~ 109
单纯收缩期高血压	≥140	<90

目前 90% 以上高血压原因不明，称为原发性高血压。如果高血压是由于某些疾病（如肾脏病、原发性醛固酮增多症、嗜铬细胞瘤等）引起的，称为继发性高血压。继发性高血压服药治疗效果差，应当针对病因治疗，去除病因后血压能有效降低甚至恢复正常。本节仅对原发性高血压加以介绍，简称高血压。

三、我国高血压流行现状

1959 年我国成人高血压的患病率只有 5.9%，2002 年上升到 18.8%，估计每年新增 1 000 万例患者，估算 2012 年 15 岁以上患病率达 24%，全国高血压患者达 2.66 亿。可见，伴随着人口老龄化、城镇化进程，生活方式和膳食结构的改变，高血压的患病率呈增长趋势。同时注意，现在高血压越来越年轻化，儿童和中青年高血压的患病率呈持续上升趋势。然而，我国人群高血压知晓率、治疗率和控制率分别为 30.2%、24.7% 和 6.1%。

我国高血压患病率和流行存在地区、城乡和民族差异，随年龄增长而升高。北方高于南方，华北和东北属于高发区；沿海高于内地；城市高于农村；高原少数民族地区患病率较高。男、女性高血压总体患病率差别不大，青年期男性略高于女性，中年后女性略高于男性。

高血压是导致其他心、脑血管疾病的主要基础病变之一，我国心脑血管疾病现患人数为 2.9 亿。每年约有 350 万人死于心脑血管疾病，占总死亡病因的首位（41%），平均每 10 秒钟就有一人死于此病。我国现有脑卒中患者至少 700 万，心肌梗死 250 万，这些患者超过一半存在不同程度的残疾。在心脑血管病死亡人群中，一半以上与高血压有关。

四、高血压的病因和发病机制

高血压是一种由遗传多基因与环境多危险因子交互作用而形成的慢性全身性疾病。但是遗传和环境因素具体通过何种途径升高血压，至今尚无完整统一的认识，原因如下：高血压不是一种均匀同质性疾病，不同个体间病因和发病机制不尽相同；其次，高血压病程较长，进展一般较缓慢，不同阶段始动、维持和加速机制不同。因此，高血压是多因素、多环节、多阶段和个体差异性较大的疾病。

1. 遗传因素　高血压具有明显的家族聚集性。通过高血压患者家系调查发现，父母均患有高血压者，其子女今后患高血压概率高达 46%；父母一方患高血压病者，子女患高血压的概率是 28%；而双亲血压正常者其子女患高血压的概率仅为 3%。约 60% 的高血压患者有高血压家族史。高血压的遗传可能存在主要基因显性遗传和多基因关联遗传两种方式。

2. 年龄　医学研究发现，中老年人即使不患高血压，其血压值也随年龄增长，从 40 岁开始，每增加 10 岁，收缩压就增高 10mmHg。因此年龄增长与高血压是密切相关的。

年龄和遗传因素是高血压不可逆的危险因素。

3. 超重和肥胖　大量研究已证实，肥胖或超重是血压升高的重要危险因素，特别是向心性肥胖是高血压危险性的重要指标。体质指数（BMI）与血压水平有着明显的正相关关系，$BMI > 24kg/m^2$ 者，在 4 年内发生高血压的风险是 $BMI < 24kg/m^2$ 者的 2～3 倍，且随着 BMI 的增加，血压水平也相应增加。肥胖儿童高血压的患病率是正常体重儿童的 2～3 倍，成人肥胖者中也有较高的高血压患病率，超过理想体重 20% 者患高血压的危险性是低于理想体重 20% 者的 8 倍以上。高血压患者 60% 以上有肥胖或超重，肥胖的高血压患者更易发生心绞痛和猝死。此外，体脂水平也和高血压患病风险相关，体脂量每增加 10%，收缩压和舒张压平均上升 6mmHg 和 4mmHg。我国南北地区人群比较研究表明，尽管国人平均 BMI 明显低于西方国家，单因素与多因素分析一致显示 BMI 增高是血压升高的独立危险因素。

减轻体重已成为降血压的重要措施，体重减轻 9.2kg 可引起收缩压降低 6.3mmHg，舒张压降低 3.1mmHg。肥胖导致高血压的机制可能归于：肥胖引起高血脂，脂肪组织增加导致心输出量的增加，交感神经活动增加以及胰岛素抵抗增加。

4. 高钠低钾膳食　研究表明钠盐摄入与血压升高成正相关，严格控制钠盐摄入量能有效降低血压。钾能促钠排出，钾的摄入量与血压呈负相关，而我国居民的膳食特点是高钠低钾。我国南方人群食盐摄入量平均 8～10g/d，北方人群 12～15g/d，均远远超过 WHO 推荐的 5g 标准。我国人群钾的摄入量只有 1.89g，远低于 WHO 推荐 4.7g。高盐膳食不仅是高血压发生的主要危险因素，同时也是脑卒中、心脏病和肾脏病发生发展的危险因素。每日食盐的摄入量从 9g 降到 6g，可使脑卒中的发生率下降 22%，冠心病发生率降低 16%。

5. 钙　膳食中钙摄入不足可使血压升高，膳食中增加钙可引起血压降低。美国全国健康和膳食调查结果显示，每日钙摄入量低于 300mg 者与摄入量为 1 200mg 者相比，高血压危险性高 2～3 倍。一般认为膳食中每天钙的摄入少于 600mg 就有可能导致血压升高。钙能促进钠从尿中的排泄可能是其降血压作用的机制之一。

6. 镁　镁与血压的研究较少。一般认为低镁与血压升高相关。摄入含镁高的膳食可降低血压。镁降低血压的机制可能包括：降低血管的紧张性和收缩性；减少细胞钙的摄取而引起细胞质的钙降低；促进产生具有舒血管作用的物质等。

7. 过量饮酒　高血压的患病率随着饮酒量增加而增加。高血压患者中，有 5%～10% 是因为过量饮酒造成的。少量饮酒后短时间内血压下降，但随后血压上升。大量饮酒刺激交感神经兴奋，心跳加快，血压升高及血压波动性增大。重度饮酒者脑卒中的死亡率是不常饮酒者的 3 倍。

8. 精神长期过度紧张　主要机制是：①情绪失调引起大脑皮层兴奋抑制机制失调，交感神经活动增强，血压升高；②神经内分泌功能失调，诱发心律失常；③血小板活性反应性升高；④诱发冠状动脉收缩、粥样斑块破裂而引起急性事件。有心血管病史的患者，心理压力增加会使病情复发或恶化。

9. 吸烟　烟草中含有 2 000 多种有害物质，会引起交感神经兴奋、氧化应激，损害血管内膜，致血管收缩、血管壁增厚、动脉硬化，不仅使血压增高，还增加冠心病、脑卒中、猝死和外周血管病发生的风险。被动吸烟同样有害。婴幼儿尤其容易受到二手烟的有毒物质的侵害。孕妇主动或被动吸烟，烟草中的有害物质可通过胎盘而损害胎儿的心血管系统，这种损害对下一代是永久性的。

10. 体力活动不足　我国城市居民（尤其是中青年）普遍缺乏体力活动，严重影响心血管健康。适量运动可舒缓交感神经紧张，增加扩血管物质，改善内皮舒张功能，促进糖脂代谢，降低高血压、心血管疾病风险。

五、高血压的营养防治

所有高血压患者都应坚持健康的生活方式，主要包括合理膳食、控制体重、戒烟限酒、适量运动、心理平衡。

1. 合理膳食　重点是限制钠盐摄入、限制总热量和饮食均衡。

（1）限制钠盐摄入：高血压的膳食疗法最主要的关键点是减盐，严格限盐可有效降低血压。中国营养学会推荐健康成人每日食盐摄入量不超过 6g，高血压患者不超过 3g。

膳食中钠钾比值和血压呈正比，通过增加钾的摄入量也可起到降压效果。钾在蔬菜、水果含量较高，因此摄入充足的蔬菜（500g/d）、水果（1~2 个/d）可起到降压作用，市场上出售的富钾低盐也可以起到补钾的作用。

避免高盐摄入的措施包括：①使用限量盐勺，每人每餐不超过 2g（即一个 2g 的标准盐勺），每人每天不超过 6g。②尽量避免高盐的食物和调味品如榨菜、咸菜、腌菜、黄酱、辣酱、酱油、腌肉、咸肉、火腿肠、午餐肉、咸蛋、皮蛋、挂面等。利用佐料、食物本身的风味来调味，如葱、姜、蒜、醋、青椒、番茄、洋葱、香菇等。

（2）限制总热量：尤其要控制油脂的总量和种类。蛋白质、脂肪、碳水化合物三大产能营养素，如果摄入过多超过人体需要量，多余的能量就会转换成脂肪储存起来，久而久之就会造成肥胖。

对于体重超重或肥胖的高血压患者，总热量在标准体重的基础上，按 20~25kcal/（kg·d），或在正常能量需求［30kcal/（kg·d）］的基础上每天减 300~500kcal。为增加饱腹感，可适量增加粗杂粮和蔬菜供给量。减重膳食也应该是平衡膳食，三大营养素要保持适当比例。

1）减少动物油和胆固醇的摄入：来自动物性食物的饱和脂肪酸和胆固醇是导致血脂异常的确定性危险因素。饱和脂肪酸主要存在于肥肉和动物内脏中。胆固醇主要存在于动物内脏、蟹黄、鱼子、蛋黄、鱿鱼。

2）减少反式脂肪酸的摄入：反式脂肪酸主要来源为含人造奶油食品，包括西式糕点、巧克力派、咖啡伴侣、速食食品等。不饱和脂肪酸高温或反复加热会形成反式脂肪酸危害健康。

3）适量选用橄榄油：橄榄油含有单不饱和脂肪酸，主要是油酸，对降低血胆固醇、三酰甘油、低密度脂蛋白有益。橄榄油可做凉拌菜也可以炒菜，但是油温控制在 150℃ 以下。

4）限制烹调用油：不论何种烹调油，烹调油的总量限制在 25g 以内（半两，2.5 汤匙），家庭用餐建议用带刻度油壶控制用油量。

5）控制烹调油温：油温越高，不饱和脂肪酸氧化越快，营养成分流失越多。

（3）营养均衡

1）适量补充蛋白质：蛋白质摄入不足，影响血管细胞的代谢，血管老化加剧，加速高血压和动脉硬化的发生。富含蛋白质的食物包括：牛奶、鱼类、鸡蛋清、瘦肉、豆制品。成人蛋白质摄入量按 1.0g/（kg·d）。

2）适量增加新鲜蔬菜和水果：①蔬菜、水果含钾高，可促进体内钠的排出。②蔬菜水果能量密度低，避免摄入过多能量。增加水溶性维生素，特别是维生素 C 的摄入。③增加膳食纤维，特别是可溶性膳食纤维的摄入。

高血压患者每天可摄入新鲜蔬菜 400～500g，水果 1～2 个。对伴有糖尿病的高血压患者，可在血糖稳定的前提下选择一些低糖或中等糖度的水果，如苹果、猕猴桃、草莓、梨、橙子等。

3）增加钙的摄入：低钙膳食易导致血压升高，钙摄入量 <500mg/d 人群，收缩压随年龄增加而上升得最为明显，钙摄入量 500～1 200mg/d 者次之，钙摄入量 >1 200mg/d 者最低。我国居民人均钙的摄入量为 390.6mg/d，远低于中国营养学会的推荐量 800mg/d。

补钙最简单、安全、有效的方法是保证奶及奶制品的摄入，即低脂或脱脂奶 250mL/d，对乳糖不耐受的可选用酸奶或去乳糖奶粉；其次大豆及其制品也是钙的良好来源，每天可摄入 50～100g 的豆制品。

4）丰富的膳食纤维：膳食纤维丰富的食物饱腹感强，有助于控制体重。可溶性膳食纤维有助于降低胆固醇。富含膳食纤维的食物有：燕麦、薯类、粗杂粮、杂豆等。

2. 控制体重　控制体重避免超重肥胖。

在体重控制方面应注意以下几点：

（1）体质指数（BMI）：BMI = 体重（kg）/身高^2（m^2）是国际上通用的评价人体胖瘦的指标，中国肥胖问题工作组推荐的 BMI 标准是：正常 18.5～23.9kg/m^2；超重 24～27.9kg/m^2；肥胖 >28kg/m^2；消瘦 <18.5kg/m^2。

（2）体脂：体脂超标将显著增加高血压的风险。目前主张，男性体脂不超过体质量的 25%，女性体脂不超过体质量的 30%。凡体脂超标即使体质量正常也认为是肥胖，应该减肥。

（3）腰围、腰臀比：腰臀比反映体脂在人体的分布。脂肪过多的分布在上半身或腹部称为中心性肥胖（即腹型、苹果型，或内脏脂肪型肥胖）。脂肪过多地集中在下半身、臀部或四肢皮下称为周围型肥胖（即梨型肥胖或皮下脂肪型肥胖）。腹部脂肪积聚越多，发生高血压等疾病的风险越高。成年男性腰围 >90cm 或腰臀比 >0.9，女性腰围 >85cm 或腰臀比 >0.85 为中心性肥胖。

减肥的方法：适度的低热量膳食加适量运动，达到能量的负平衡，从而达到减重效果。

减肥有益于高血压的治疗，可明显降低患者心血管的风险。每减少 1kg 体重，可降低 4mmHg 的收缩压。对很多超重/肥胖的中老年高血压患者，即使达不到理想体重，但是只要在原有的基础上有所降低，都能对高血压的控制和临床后果产生益处。减肥膳食应该是低能量的平衡膳食，在平衡膳食的基础上再加上适量的有氧运动，可以使体内脂肪燃烧分解而减肥。

减肥应循序渐进，通常每周减 0.5～1.0kg，在 6 个月至 1 年内减轻原体重的 5%～10% 为宜。不提倡快速减重。减慢进食速度有减少进食量的效果。

3. 戒烟限酒　戒烟可明显降低心血管、癌症等疾病的风险。戒烟不仅是一种生理矫正，更是一种行为心理矫正。烟草依赖是一种慢性成瘾性疾病，自行戒烟率低，复吸率高，必须将烟草依赖作为一种慢性病对待，进行长期评估并反复干预才能取得成效。复吸率高还与社会环境和风气有关。对戒烟成功者要不断进行随访和督促，使他们不再重蹈覆辙。教育青少年终身不吸烟是根本大计。

长期过量饮酒是高血压、心血管病发生的危险因素。饮酒还可对抗降压药的作用使血压难以控制；戒酒后，除血压下降外，降压药的疗效也大为改善。

高血压患者最好不要饮酒。如饮酒，建议少量，男性饮酒的酒精量不超过 25g。按此计算，白酒 <25～50mL（0.5～1 两）或葡萄酒 <100～150mL（2～3 两）或啤酒 <250～500mL（半斤至 1 斤）。女性减半，孕妇不饮酒。

4. 适量运动　运动中的收缩压随运动增加而升高，中等强度运动时收缩压比安静状态升高 30～50mmHg，舒张压有轻微的变化或基本维持稳定。运动可降低安静时的血压，一次 10min 以上，中低强度运动的降压效果可维持 10～22h，长期坚持规律运动，可以增强运动带来的降压效果。安静时血压未能很好控制或超过 180/110mmHg 的患者暂时禁止中度或以上强度的运动。

5. 运动强度　中低强度运动较高强度运动在降压方面更有效、更安全。可选用以下方法评价中等强度：①主观感觉：运动中心跳加快、微微出汗、自我感觉有点累；②客观表现：运动中呼吸频率加快、微喘，可以与人交谈，但是不能唱歌；③步行速度：每分钟 120 步左右；④运动中心率 =170 - 年龄；⑤在休息 10min 后，呼吸频率增加明显缓解，心率也恢复到正常或接近正常，否则考虑运动强度过大。

生活中的体力活动：高血压患者可适当做些家务、购物等活动，使每天的活动总步数达到或接近 10 000 步。

运动适宜时间：高血压患者清晨血压常处于比较高的水平，清晨也是心血管事件的高发时段，因此最好选下午或傍晚进行锻炼。

高血压患者适宜的运动方式包括有氧运动、力量练习、柔韧性练习和综合功能练习。

（1）有氧运动：是高血压患者最基本的健身方式，常见运动形式有快走、慢跑、骑自行车、秧歌舞、广播体操、有氧健身操、登山、爬楼梯。建议每周 3～5 次，每次 30min 以上中等强度的运动。注意循序渐进，量力而行，不可操之过急。

（2）力量训练：力量训练可以增加肌肉量、增强肌肉训练，减缓关节疼痛，增加人体平衡能力，防止跌倒。建议高血压患者每周 2～3 次力量训练，两次间隔 48h 以上。可采用多种运动方式和器械设备，针对每一组肌群进行力量练习，每组力量练习以 10～15 次为宜。生活中的推、拉、拽、举、压等动作都是力量练习方式。力量练习选择中低强度，练习时应保持正常呼吸状态，避免憋气。

（3）柔韧性练习：柔韧性练习可以改善关节活动度，增强人体的协调性和平衡能力，防止摔倒。建议每周进行 2～3 次柔韧性练习。

（4）综合功能练习：包括太极、瑜伽、太极柔力球、乒乓球、羽毛球等可以改善身体功能。

6. 心理平衡　预防和缓解心理压力主要方法如下。

（1）避免负性情绪，保持乐观和积极向上的态度。

（2）正视现实生活，正确对待自己和别人，大度为怀。

（3）有困难主动寻求帮助。

（4）处理好家庭和同事的关系。

（5）寻找适合自己的心理调节方式。

（6）增强承受心理压力的抵抗力，培养应对心理压力的能力。

（7）心理咨询是减轻心理压力的科学方法。

（8）避免和干预心理危机（一种严重的病态心理，一旦发生必须及时求医）。

（蔡文虹）

第七章

消化系统疾病

第一节　急性胃炎

急性胃炎（acute gastritis）是由各种有害因素引起的胃黏膜的急性炎症，病因多种多样，有人将其分为急性外因性与急性内因性两类，凡致病因子经口进入胃内引起的胃炎称外因性胃炎，包括细菌性胃炎、中毒性胃炎、腐蚀性胃炎、药物性胃炎等；凡有害因子通过血循环到达胃黏膜而引起的胃炎，称内因性胃炎，包括急性传染病并发胃炎、全身性疾病（如尿毒症、肝硬化、肺心病、呼吸衰竭等）并发胃炎，化脓性胃炎、过敏性胃炎和应激性病变。近年来由于内镜的广泛应用，发现应激性病变很常见，是急性上消化道出血的常见病因之一。

一、细菌引起的胃炎

进食污染细菌或细菌毒素的食物常于进食数小时或 24 小时内发病，常伴有发冷发热、腹痛、恶心呕吐、继而腹部绞痛，出现腹泻，一日内可达数次至十数次，严重者出现脱水、电解质紊乱、酸中毒或休克等。

实验室检查周围血白细胞增加，中性粒细胞增多。内镜检查可见黏膜充血水肿糜烂，有出血点及脓性分泌物，病原学检查是诊断本病的依据，同桌共餐者常同时发病是诊断本病的有力证据。

治疗方面，口服电解质溶液，纠正脱水，止吐，解痉止痛，不能口服者给予静脉补液。此外应给予抗生素如氨基糖苷类药物包括庆大霉素、阿米卡星等以及喹诺酮类药物如环丙沙星、氧氟沙星等。此外，针刺足三里穴也可缓解症状。

二、药物性胃炎

用某些药物治疗疾病时可发生胃的刺激症状。能引起胃黏膜损伤的药物常见的有非甾体类消炎药（non – steroid anti – inflammatory drug，NSAID）如阿司匹林、保泰松、吲哚美辛（消炎痛）、扑热息痛等及含有这类药物的各类感冒药等，激素类、乙醇、抗生素类、组胺类、咖啡因、奎宁、抗肿瘤化疗药、洋地黄、氯化钾、铁剂等。这些药物不但可以引起急性胃炎，同时也可使慢性胃炎加重。有人指出规律性应用阿司匹林者较之不用阿司匹林者胃溃疡的患病率约高三倍，阿司匹林至少通过两个主要的机制损害胃黏膜：①破坏胃黏膜屏障；②抑制前列腺素的合成，已经证明前列腺素可以保护胃黏膜免遭受许多外源性因素的损害。

临床表现为用药后出现上腹痛、上腹不适，有些患者可出现黑便、呕血等上消化道出血的表现。根据不同的损害程度内镜下可表现为黏膜充血、水肿、糜烂甚至多发浅表溃疡。

对于长期服用阿司匹林等药物的患者应加用施维舒、硫糖铝等胃黏膜保护剂预防。对仅有上腹部症状而无上消化道出血的患者可用质子泵制酸剂或胃黏膜保护剂。对于有上消化道出血的患者应停药，应给予质子泵抑制剂（proton pump inhibitor，PPI）抑酸等治疗。

三、急性腐蚀性胃炎（acute corrosive gastritis）

急性腐蚀性胃炎是由于吞服强酸、强碱或其他腐蚀剂引起。盐酸、硫酸、硝酸、氢氧化钠、氢氧化钾、来苏、过氧乙酸、氯化汞、砷、磷及盘状电池等均可引起腐蚀性胃炎。常伴有食管的损伤。1989年，美国中毒救治中心协会报道的 25 026 例食入强碱患者中，9 603 例就诊，7 例死亡，1 890 例为中重度损伤。损伤的严重程度取决于所吞食的腐蚀性物质的性质和浓度，如盘状电池含有高浓度的氢氧化钠或氢氧化钾；同时，食入的量也很重要，有自杀意图的患者中严重损伤率高于意外食入者。

病理变化的轻重取决于腐蚀剂的性质、浓度、剂量、空腹与否、有无呕吐及是否得到及时抢救等因素。一般来讲，碱对食管的危害性大于胃，而强酸对胃的损伤大于食管，食入碱性物质引起食管损伤者中，20% 的患者伴有胃损伤，而且胃穿孔者也并不少见。主要病理变化为黏膜充血水肿和黏液增多，严重者可发生糜烂、溃疡、坏死，甚至穿孔。

临床表现最早出现的症状为口腔、咽喉、胸骨后及中上腹剧烈疼痛，常伴有吞咽疼痛、咽下困难、频繁的恶心呕吐。严重者可发生呕血、休克，甚至发生食管或胃穿孔。黏膜与腐蚀剂接触后，可产生颜色不同的灼痂。如与硫酸接触后呈黑色痂。盐酸结灰棕色痂，硝酸结深黄色痂，醋酸或草酸结白色痂，强碱使黏膜透明水肿。腐蚀剂吸收后可引起全身中毒症状，如甲酚皂液吸收后可引起肾小管损害，导致肾衰竭；酸类吸收后可致酸中毒引起呼吸困难。在急性后期可逐渐形成食管、贲门或幽门瘢痕性狭窄，并形成萎缩性胃炎。

诊断该病需要详细询问病史，观察唇与口腔黏膜痂的色泽，检测呕吐物的色味及酸碱反应，重要的是收集剩下的腐蚀剂做化学分析，对于鉴定其性质最为可靠。在急性期内禁止做 X 线钡餐检查，以避免食管、胃穿孔。一个月后可进行 X 线钡餐检查，了解食管和胃损伤的程度。胃镜检查是一个有争议的问题，主要是上消化道管壁的穿孔，国外有学者认为可在吞服腐蚀剂 12 ~ 24 小时进行，5 天后不应再行胃镜检查，因为此时食管壁最薄，有增加穿孔的危险。大多数报道指出，穿孔与使用硬式胃镜有关，胃镜检查的禁忌证是休克、严重的咽喉部水肿和坏死、会厌坏死、严重的呼吸困难、腹膜炎、膈下游离气体和纵隔炎。胃镜检查的优点是为临床治疗和预后估计提供重要的依据，内镜下表现为：黏膜水肿、充血、变色、渗出、糜烂和溃疡。

腐蚀性胃炎是一种严重的急性中毒，必须积极抢救。吞服强酸、强碱者可服牛奶、蛋清或植物油，以期保护黏膜，但强碱或强酸对黏膜的破坏作用常常发生在瞬间；对中和剂的作用尚有疑问，如不能用碳酸氢钠中和强酸，以免产生二氧化碳导致腹胀，甚至胃穿孔，同时，中和作用可释放热量，在化学烧伤的基础上增加热烧伤；中和剂还可引起呕吐，进一步损伤食管和气道。洗胃是有争议的方法，如诱发恶心和呕吐，以及导致食管、胃的穿孔。休克时应首先抢救休克，剧痛时可用吗啡、哌替啶镇痛。吞服强酸强碱者严禁洗胃。若有继发感染，应选用抗生素。在病情好转后可施行食管探条或气囊扩张术，以预防食管狭窄。食管严重狭窄而不能进食者，可放置支架或行胃造瘘术。

四、化脓性胃炎（acute suppurative gastritis）

化脓性胃炎是由化脓菌引起的胃壁黏膜下层的蜂窝织炎，故又称急性蜂窝组织胃炎（acute phlegmonous gastritis），其病情危重，属于临床少见病。男性多见，发病年龄多在 30 ~ 60 岁。约 70% 的致病菌是溶血性链球菌，其次为金黄色葡萄球菌、肺炎球菌、大肠杆菌及产气荚膜杆菌等。大量饮酒、营养不良、年老体弱、低胃酸或无胃酸，常为此病的诱因。

临床表现通常为急性上腹部疼痛、高热、寒战、恶心，呕吐物常有胆汁，也可吐出脓血样物，虽不多见，但具有诊断价值。患者腹痛较重，多不放射，坐位或前倾体位时疼痛减轻或缓解（Deininger征），为本病的特异症状，与胃穿孔有鉴别意义。查体多有上腹部压痛和肌紧张可并发胃穿孔、腹膜炎、血栓性门静脉炎及肝脓肿。周围血白细胞增多，以中性粒细胞为主，粪潜血试验可为阳性。典型的腹部 X 线平片检查可见呈斑点状阴影的胃壁内有不规则分布的气泡串。CT 扫描可见有胃壁增厚或胃壁内液体集聚，也可在门静脉内见到气体。内镜检查可见胃黏膜充血或成紫色，由于黏膜下肿块而致胃腔狭窄或呈卵石样。还可见因凝固性坏死而产生的白色渗出液。常规活检组织革兰染色和细菌培养可阳性。

急性化脓性胃炎诊断困难，治疗成功的关键在于早期诊断。应及早给予大剂量抗生素控制感染，纠正休克、水与电解质紊乱等。如病变局限而形成脓肿者，药物治疗无效，当患者全身情况允许时，可行胃部分切除术。

五、中毒性胃炎

能引起胃炎的化学毒物有几十种，常遇到的是 DDV、DDT、砷、汞等，多为误服或自杀。根据毒物的性质与摄入量，可有不同的临床症状，如上腹痛、恶心、呕吐、腹泻、流涎、出汗或头晕，甚至有失水、谵妄、肌肉痉挛及昏迷。根据病史进行诊断，检查患者用过的物品，必要时进行毒物鉴定。

治疗原则：立即清除胃内毒物，充分洗胃；给予解毒剂；辅助治疗为补液、吸氧、给予兴奋剂或镇静剂等。

六、应激性糜烂和溃疡

本病的临床表现为起病较急，多在原发病的病程初期或急性期时，突发上消化道出血，表现为呕血或胃管内引流出鲜血，有黑便。出血常为间歇性，大量出血可引起晕厥或休克，伴贫血。有中上腹隐痛不适或有触痛。发病 24～48 小时检查内镜可发现胃黏膜糜烂、出血或多发的浅表溃疡，尤以胃体上部多见，亦可在食管、十二指肠见到，结肠出血极为罕见。

七、酒精性胃炎

饮酒过量可以引起胃黏膜充血水肿糜烂出血，患者表现为上腹痛、上腹不适、胃灼热、反酸、恶心、呕吐、黑便，症状轻者多在短期内恢复。可以用 H_2 受体阻滞剂或胃黏膜保护剂。伴有酒中毒者应进行洗胃等治疗。

八、过敏性胃炎

过敏性胃炎是过敏性疾病在胃的一种表现，除胃部症状如恶心、呕吐、上腹痛、食欲不振甚至幽门梗阻及胃出血外，常伴有其他过敏现象，如荨麻疹、神经性水肿、头晕及发热等。Cherair 曾用胃镜观察过一些过敏患者的胃黏膜表现，血管通透性增强，胃黏膜明显水肿，可有糜烂出血。可给予抗过敏药物及对症治疗。

九、急性幽门螺杆菌胃炎

急性幽门螺杆菌胃炎是幽门螺杆菌原发感染引起的急性胃黏膜炎症，临床症状轻微或无症状。少数患者表现急性的上腹痛、恶心、呕吐及腹胀，胃镜检查胃窦部有显著异常，很像胃癌所见改变，组织学检查见有明显的嗜中性粒细胞的浸润、水肿及充血等。患者的症状于数日或数周内消失，经有效的抗生素治疗后，随着幽门螺杆菌的清除，胃炎也得以恢复。

（蔡文虹）

第二节　慢性胃炎

慢性胃炎（chronic gastritis）是由各种病因引起的胃黏膜慢性炎症。根据新悉尼胃炎系统和我国2006 年颁布的《中国慢性胃炎共识意见》标准，由内镜及病理组织学变化，将慢性胃炎分为非萎缩性（浅表性）胃炎及萎缩性胃炎两大基本类型和一些特殊类型胃炎。

一、流行病学

因为幽门螺旋杆菌（Hp）感染为慢性非萎缩性胃炎的主要病因。大致上说来，慢性非萎缩性胃炎发病率与 Hp 感染情况相平行，慢性非萎缩性胃炎流行情况因不同国家、不同地区 Hp 感染情况而异。一般 Hp 感染率发展中国家高于发达国家，感染率随年龄增加而升高。我国属 Hp 高感染率国家，估计人群中 Hp 感染率为 40% ~70%。慢性萎缩性胃炎是原因不明的慢性胃炎，在我国是一种常见病、多发病，在慢性胃炎中占 10% ~20%。

二、病因

（一）慢性非萎缩性胃炎的常见病因

1. Hp 感染　Hp 感染是慢性非萎缩性胃炎最主要的病因，二者的关系符合 Koch 提出的确定病原体为感染性疾病病因的 4 项基本要求（Koch's postulates），即该病原体存在于该病的患者中，病原体的分布与体内病变分布一致，清除病原体后疾病可好转，在动物模型中该病原体可诱发与人相似的疾病。研究表明，80% ~95% 的慢性活动性胃炎患者胃黏膜中有 Hp 感染，5% ~20% 的 Hp 阴性率反映了慢性胃炎病因的多样性；Hp 相关胃炎者，Hp 胃内分布与炎症分布一致；根除 Hp 可使胃黏膜炎症消退，一般中性粒细胞消退较快，但淋巴细胞、浆细胞消退需要较长时间；志愿者和动物模型中已证实 Hp 感染可引起胃炎。

Hp 其感染引起的慢性非萎缩性胃炎中胃窦为主全胃炎患者胃酸分泌可增加，十二指肠溃疡发生的危险度较高；而以胃体为主全胃炎患者胃溃疡和胃癌发生的危险性增加。

2. 胆汁和其他碱性肠液反流　幽门括约肌功能不全时含胆汁和胰液的十二指肠液反流入胃，可削弱胃黏膜屏障功能，使胃黏膜遭到消化液作用，产生炎症、糜烂、出血和上皮化生等病变。

3. 其他外源因素　酗酒、服用 NSAID 等药物、某些刺激性食物等均可反复损伤胃黏膜。这类因素均可各自或与 Hp 感染协同作用而引起或加重胃黏膜慢性炎症。

（二）慢性萎缩性胃炎的主要病因

1973 年 Strickland 将慢性萎缩性胃炎分为 A、B 两型，A 型是胃体弥漫萎缩，导致胃酸分泌下降，影响维生素 B_{12} 及内因子的吸收，因此常并发恶性贫血，与自身免疫有关；B 型在胃窦部，少数人可发展成胃癌，与幽门螺杆菌、化学损伤（胆汁反流、非皮质激素消炎药、吸烟、酗酒等）有关，我国 80% 以上的属于第二类。

胃内攻击因子与防御修复因子失衡是慢性萎缩性胃炎发生的根本原因。具体病因与慢性非萎缩性胃炎相似。包括 Hp 感染；长期饮浓茶、烈酒、咖啡、过热、过冷、过于粗糙的食物，可导致胃黏膜的反复损伤；长期大量服用非甾体类消炎药如阿司匹林、吲哚美辛等可抑制胃黏膜前列腺素的合成，破坏黏膜屏障；烟草中的尼古丁不仅影响胃黏膜的血液循环，还可导致幽门括约肌功能紊乱，造成胆汁反流；各种原因的胆汁反流均可破坏黏膜屏障造成胃黏膜慢性炎症改变。比较特殊的是壁细胞抗原和抗体结合形成免疫复合体在补体参与下，破坏壁细胞；胃黏膜营养因子（如胃泌素、表皮生长因子等）缺乏；心力衰竭、动脉硬化、肝硬化并发门脉高压、糖尿病、甲状腺病、慢性肾上腺皮质功能减退、尿毒症、干燥综合征、胃血流量不足以及精神因素等均可导致胃黏膜萎缩。

三、病理生理学和病理学

（一）病理生理学

1. Hp 感染　Hp 感染途径为粪 - 口或口 - 口途径，其外壁靠黏附素而紧贴胃上皮细胞。

Hp 感染的持续存在，致使腺体破坏，最终发展成为萎缩性胃炎。而感染 Hp 后胃炎的严重程度则除了与细菌本身有关外，还决定与患者机体情况和外界环境。如带有空泡毒素（VacA）和细胞毒相关基因（CagA）者，胃黏膜损伤明显较重。患者的免疫应答反应强弱、其胃酸的分泌情况、血型、民族和年龄差异等也影响胃黏膜炎症程度。此外患者饮食情况也有一定作用。

2. 自身免疫机制　研究早已证明，以胃体萎缩为主的 A 型萎缩性胃炎患者血清中，存在壁细胞抗体（parietal cell antibody，PCA）和内因子抗体（intrinsic factor antibody，IFA）。前者的抗原是壁细胞分泌小管微绒毛膜上的质子泵 $H^+ - K^+ - ATP$ 酶，它破坏壁细胞而使胃酸分泌减少。而 IFA 则对抗内因子（壁细胞分泌的一种糖蛋白），使食物中的维生素 B_{12} 无法与后者结合被末端回肠吸收，最后引起维生素 B_{12} 吸收不良，甚至导致恶性贫血。IFA 具有特异性，几乎仅见于胃萎缩伴恶性贫血者。

造成胃酸和内因子分泌减少或丧失，恶性贫血是 A 型萎缩性胃炎的终末阶段，是自身免疫性胃炎最严重的标志。当泌酸腺完全萎缩时称为胃萎缩。

另外，近年发现 Hp 感染者中也存在着自身免疫反应，其血清抗体能与宿主胃黏膜上皮以及黏液起交叉反应，如菌体 Lewis X 和 Lewis Y 抗原。

3. 外源损伤因素破坏胃黏膜屏障　碱性十二指肠液反流等，可减弱胃黏膜屏障功能。致使胃腔内 H^+ 通过损害的屏障，反弥散入胃黏膜内，使炎症不易消散。长期慢性炎症，又加重屏障功能的减退，如此恶性循环使慢性胃炎久治不愈。

4. 生理因素和胃黏膜营养因子缺乏　萎缩性变化和肠化生等皆与衰老相关，而炎症细胞浸润程度与年龄关系不大。这主要是老龄者的退行性变——胃黏膜小血管扭曲，小动脉壁玻璃样变性，管腔狭窄导致黏膜营养不良、分泌功能下降。

新近研究证明，某些胃黏膜营养因子（胃泌素、表皮生长因子等）缺乏或胃黏膜感觉神经终器（endorgan）对这些因子不敏感可引起胃黏膜萎缩。如手术后残胃炎原因之一是 G 细胞数量减少，而引起胃泌素营养作用减弱。

5. 遗传因素　萎缩性胃炎、低酸或无酸、维生素 B_{12} 吸收不良的患病率和 PCA、IFA 的阳性率很高，提示可能有遗传因素的影响。

（二）病理学

慢性胃炎病理变化是由胃黏膜损伤和修复过程所引起。病理组织学的描述包括活动性慢性炎症、萎缩和化生及异型增生等。此外，在慢性炎症过程中，胃黏膜也有反应性增生变化，如胃小凹上皮过形成、黏膜肌增厚、淋巴滤泡形成、纤维组织和腺管增生等。

近几年对于慢性胃炎尤其是慢性萎缩性胃炎的病理组织学，有不少新的进展。以下结合 2006 年 9 月中华医学会消化病学分会的《全国第二次慢性胃炎共识会议》中制订的慢性胃炎诊治的共识意见，论述以下关键进展问题。

1. 萎缩的定义　1996 年新悉尼系统把萎缩定义为"腺体的丧失"，这是模糊而易歧义的定义，反映了当时肠化是否属于萎缩，病理学家间有不同认识。其后国际上一个病理学家的自由组织——萎缩联谊会（Atrophy Club 2000）进行了 3 次研讨会，并在 2002 年发表了对萎缩的新分类，12 位作者中有 8 位也曾是悉尼系统的执笔者，故此意见可认为是悉尼系统的补充和发展，有很高权威性。

萎缩联谊会把萎缩新定义为"萎缩是胃固有腺体的丧失"，将萎缩分为三种情况：无萎缩、未确定萎缩和萎缩，进而将萎缩分两个类型：非化生性萎缩和化生性萎缩。前者特点是腺体丧失伴有黏膜固有层中的纤维化或纤维肌增生；后者是胃黏膜腺体被化生的腺体所替换。这两类萎缩的程度分级仍用最初悉尼系统标准和新悉尼系统的模拟评分图，分为 4 级，即无、轻度、中度和重度萎缩。国际的萎缩新定义对我国来说不是新的，我国学者早年就认为"肠化或假幽门腺化生不是胃固有腺体，因此尽管胃腺体数量未减少，但也属萎缩"，并在全国第一届慢性胃炎共识会议做了说明。

对于上述第二个问题，答案显然是肯定的。这是因为多灶性萎缩性胃炎的胃黏膜萎缩呈灶状分布，即使活检块数少，只要病理活检发现有萎缩，就可诊断为萎缩性胃炎。在此次全国慢性胃炎共识意见中强调，需注意取材于糜烂或溃疡边缘的组织易存在萎缩，但不能简单地视为萎缩性胃炎。此外，活检组织太浅、组织包埋方向不当等因素均可影响萎缩的判断。

"未确定萎缩"是国际新提出的观点，认为黏膜层炎症很明显时，单核细胞密集浸润造成腺体被取代、移置或隐匿，以致难以判断这些"看来似乎丧失"的腺体是否真正丧失，此时暂先诊断为"未确定萎缩"，最后诊断延期到炎症明显消退（大部分在 Hp 根除治疗 3 ~ 6 个月后），再取活检时做出。对萎缩的诊断采取了比较谨慎的态度。

目前，我国共识意见并未采用此概念。因为：①炎症明显时腺体被破坏、数量减少，在这个时点上，病理按照萎缩的定义可以诊断为萎缩，非病理不能。②一般临床希望活检后有病理结论，病理如不作诊断，会出现临床难出诊断、对治疗效果无法评价的情况。尤其在临床研究上，设立此诊断项会使治疗前或后失去相当一部分统计资料。慢性胃炎是个动态过程，炎症可以有两个结局：完全修复和不完全修复（纤维化和肠化），炎症明显期病理无责任预言今后趋向哪个结局。可以预料对萎缩采用的诊断标准不一，治疗有效率也不一，采用"未确定萎缩"的研究课题，因为事先去除了一部分可逆的萎缩，萎缩的可逆性就低。

2. 肠化分型的临床意义与价值　用 AB – PAS 和 HID – AB 黏液染色能区分肠化亚型，然而，肠化分型的意义并未明了。传统观念认为，肠化亚型中的小肠型和完全型肠化无明显癌前病变意义，而大肠型肠化的胃癌发生危险性增高，从而引起临床的重视。支持肠化分型有意义的学者认为化生是细胞表型的一种非肿瘤性改变，通常在长期不利环境作用下出现。这种表型改变可以是干细胞内出现体细胞突变的结果，或是表观遗传修饰的变化导致后代细胞向不同方向分化的结果。胃内肠化生部位发现很多遗传改变，这些改变甚至可出现在异型增生前。他们认为肠化生中不完全型结肠型者，具有大多数遗传学改变，有发生胃癌的危险性。但近年越来越多的临床资料显示其预测胃癌价值有限而更强调重视肠化范围，肠化分布范围越广，其发生胃癌的危险性越高。十多年来罕有从大肠型肠化随访发展成癌的报道。另方面，从病理检测的实际情况看，肠化以混合型多见，大肠型肠化的检出率与活检块数有密切关系，即活检块数越多，大肠型肠化检出率越高。客观地讲，该型肠化生的遗传学改变和胃不典型增生（上皮内瘤）的改变相似。因此，对肠化分型的临床意义和价值的争论仍未有定论。

3. 关于异型增生　异型增生（上皮内瘤变）是重要的胃癌癌前病变。分为轻度和重度（或低级别和高级别）两级。异型增生（dysplasia）和上皮内瘤变（intraepithelial neoplasia）是同义词，后者是WHO 国际癌症研究协会推荐使用的术语。

4. 萎缩和肠化发生过程是否存在不可逆转点　胃黏膜萎缩的产生主要有两种途径：一是干细胞区室（stem cell compartment）和（或）腺体被破坏；二是选择性破坏特定的上皮细胞而保留干细胞。这两种途径在慢性 Hp 感染中均可发生。

萎缩与肠化的逆转报道已经不在少数，但是否所有病患均有逆转可能？是否在萎缩的发生与发展过程中存在某一不可逆转点（the point of no return）？这一转折点是否可能为肠化生？已明确 Hp 感染可诱发慢性胃炎，经历慢性炎症→萎缩→肠化→异型增生等多个步骤最终发展至胃癌（Correa 模式）。可否通过根除 Hp 来降低胃癌发生危险性始终是近年来关注的热点。多数研究表明，根除 Hp 可防止胃黏膜萎缩和肠化的进一步发展，但萎缩、肠化是否能得到逆转尚待更多研究证实。

Mera 和 Correa 等最新报道了一项长达 12 年的大型前瞻性随机对照研究，纳入 795 例具有胃癌前病变的成人患者，随机给予他们抗 Hp 治疗和（或）抗氧化治疗。他们观察到萎缩黏膜在 Hp 根除后持续保持阴性 12 年后可以完全消退，而肠化黏膜也有逐渐消退的趋向，但可能需要随访更为长时间。他们认为通过抗 Hp 治疗来进行胃癌的化学预防是可行的策略。

但是，部分学者认为在考虑萎缩的可逆性时，需区分缺失腺体的恢复和腺体内特定细胞的再生。在后一种情况下，干细胞区室被保留，去除有害因素可使壁细胞和主细胞再生，并完全恢复腺体功能。当腺体及干细胞被完全破坏后，腺体的恢复只能由周围未被破坏的腺窝单元（pit gland units）来完成。

当萎缩伴有肠化生时，逆转机会进一步减小。如果肠化生是对不利因素的适应性反应，而且不利因素可以被确定和去除，此时肠化生有可能逆转。但是，肠化生还有很多其他原因，如胆汁反流、高盐饮食、乙醇。这意味着即使在 Hp 感染个体，感染以外的其他因素亦可以引发或加速化生的发生。如果肠化生是稳定的干细胞内体细胞突变的结果，则改变黏膜的环境也许不能使肠化生逆转。

1992—2002 年文献 34 篇，根治 Hp 后萎缩可逆和无好转的基本各占一半，主要由于萎缩诊断标准、随访时间和间隔长短、活检取材部位和数量不统一所造成。建议今后制定统一随访方案，联合各医疗单位合作研究，使能得到大宗病例的统计资料。根治 Hp 可以产生某些有益效应，如消除炎症，消除活性氧所致的 DNA 损伤，缩短细胞更新周期，提高低胃酸者的泌酸量，并逐步恢复胃液维生素 C 的分泌。在预防胃癌方面，这些已被证实的结果可能比希望萎缩和肠化生逆转重要得多。

实际上，国际著名学者对有否此不可逆转点也有争论。如美国的 Cjorrea 教授并不认同它的存在，而英国 Aberdeen 大学的 Emad Munir Elomar 教授则强烈认为在异型增生发展至胃癌的过程中有某个节点，越过此则基本处于不可逆转阶段，但至今为止尚未明确此点的确切位置。

四、临床表现

流行病学研究表明，多数慢性非萎缩性胃炎患者无任何症状。少数患者可有上腹痛或不适、上腹胀、早饱、嗳气、恶心等非特异性消化不良症状。某些慢性萎缩性胃炎患者可有上腹部灼痛、胀痛、钝痛或胀闷且以餐后为著，食欲缺乏、恶心、嗳气、便秘或腹泻等症状。内镜检查和胃黏膜组织学检查结果与慢性胃炎患者症状的相关分析表明，患者的症状缺乏特异性，且症状之有无及严重程度与内镜所见及组织学分级并无肯定的相关性。

伴有胃黏膜糜烂者，可有少量或大量上消化道出血，长期少量出血可引起缺铁性贫血。胃体萎缩性胃炎可出现恶性贫血，常有全身衰弱、疲软、神情淡漠、隐性黄疸，消化道症状一般较少。

体征多不明显，有时上腹轻压痛，胃体胃炎严重时可有舌炎和贫血。

慢性萎缩性胃炎的临床表现不仅缺乏特异性，而且与病变程度并不完全一致。

五、辅助检查

(一) 胃镜及活组织检查

1. 胃镜检查　随着内镜器械的长足发展，内镜观察更加清晰。内镜下慢性非萎缩性胃炎可见红斑（点状、片状、条状），黏膜粗糙不平，出血点（斑），黏膜水肿及渗出等基本表现，尚可见糜烂及胆汁反流。萎缩性胃炎则主要表现为黏膜色泽白，不同程度的皱襞变平或消失。在不过度充气状态下，可透见血管纹，轻度萎缩时见到模糊的血管，重度时看到明显血管分支。内镜下肠化黏膜呈灰白色颗粒状小隆起，重者贴近观察有绒毛状变化。肠化也可以呈平坦或凹陷外观的。如果喷撒亚甲蓝色素，肠化区可能出现被染上蓝色，非肠化黏膜不着色。

胃黏膜血管脆性增加可致黏膜下出血，谓之壁内出血，表现为水肿或充血胃黏膜上见点状、斑状或线状出血，可多发、新鲜和陈旧性出血相混杂。如观察到黑色附着物常提示糜烂等致出血。

值得注意的是，少数 Hp 感染性胃炎可有胃体部皱襞肥厚，甚至宽度达到 5mm 以上，且在适当充气后皱襞不能展平，用活检钳将黏膜提起时，可见帐篷征（tent sign），这是和恶性浸润性病变鉴别点之一。

2. 病理组织学检查　萎缩的确诊依赖于病理组织学检查。萎缩的肉眼与病理之符合率仅为 38% ~ 78%，这与萎缩或肠化甚至 Hp 的分布都是非均匀的，或者说多灶性萎缩性胃炎的胃黏膜萎缩呈灶状分布有关。当然，只要病理活检发现有萎缩，就可诊断为萎缩性胃炎。但如果未能发现萎缩，却不能轻易排除之。如果不取足够多的标本或者内镜医生并未在病变最重部位（这也需要内镜医生的经验）活检，则势必可能遗漏病灶。反之，当在糜烂或溃疡边缘的组织活检时，即使病理发现了萎缩，却不能简单地视为萎缩性胃炎，这是因为活检组织太浅、组织包埋方向不当等因素均可影响萎缩的判断。还有，根除 Hp 可使胃黏膜活动性炎症消退，慢性炎症程度减轻。一些因素可影响结果的判断，如：①活检部位的差异；②Hp感染时胃黏膜大量炎症细胞浸润，形如萎缩；但根除 Hp 后胃黏膜炎症细胞消退，黏膜萎缩、肠化可望恢复。然而在胃镜活检取材多少问题上，病理学家的要求与内镜医生出现了矛盾。从病理组织学观点来看，5 块或更多则有利于组织学的准确判断；然而，就内镜医生而言，考虑的医疗费用，主张 2 ~ 3 块即可。

(二) Hp 检测

活组织病理学检查时可同时检测 Hp，并可在内镜检查时多取 1 块组织做快速尿素酶检查以增加诊断的可靠性。其他检查 Hp 的方法包括：①胃黏膜直接涂片或组织切片，然后以 Gram 或 Giemsa 或 Warthin – Starry 染色（经典方法），甚至 HE 染色；免疫组化染色则有助于检测球形 Hp。②细菌培养：为金标准；需特殊培养基和微需氧环境，培养时间 3~7d，阳性率可能不高但特异性高，且可做药物敏感试验。③血清 Hp 抗体测定：多在流行病学调查时用。④尿素呼吸试验：是一种非侵入性诊断法，口服^{13}C或^{14}C标记的尿素后，检测患者呼气中的$^{13}CO_2$或$^{14}CO_2$量，结果准确。⑤多聚酶联反应法（PCR 法）：能特异地检出不同来源标本中的 Hp。

根除 Hp 治疗后，可在胃镜复查时重复上述检查，亦可采用非侵入性检查手段，如^{13}C或^{14}C尿素呼气试验、粪便 Hp 抗原检测及血清学检查。应注意，近期使用抗生素、质子泵抑制药、铋剂等药物，因有暂时抑制 Hp 作用，会使上述检查（血清学检查除外）呈假阴性。

（三）X 线钡剂检查

主要是很好地显示胃黏膜相的气钡双重造影。对于萎缩性胃炎，常常可见胃皱襞相对平坦和减少。但依靠 X 线诊断慢性胃炎价值不如胃镜和病理组织学。

（四）实验室检查

1. 胃酸分泌功能测定　非萎缩性胃炎胃酸分泌常正常，有时可以增高。萎缩性胃炎病变局限于胃窦时，胃酸可正常或低酸，低酸是由于泌酸细胞数量减少和H^+向胃壁反弥散所致。测定基础胃液分泌量（BAO）及注射组胺或五肽胃泌素后测定最大泌酸量（MAO）和高峰泌酸量（PAO）以判断胃泌酸功能，有助于萎缩性胃炎的诊断及指导临床治疗。A 型慢性萎缩性胃炎患者多无酸或低酸，B 型慢性萎缩性胃炎患者可正常或低酸，往往在给予酸分泌刺激药后，亦不见胃液和胃酸分泌。

2. 胃蛋白酶原（pepsinogen，PG）测定　胃体黏膜萎缩时血清 PG I 水平及 PG I / II 比例下降，严重时可伴餐后血清 G-17 水平升高；胃窦黏膜萎缩时餐后血清 G-17 水平下降，严重时可伴 PG I 水平及 PG I / II 比例下降。然而，这主要是一种统计学上的差异（图 7-1）。

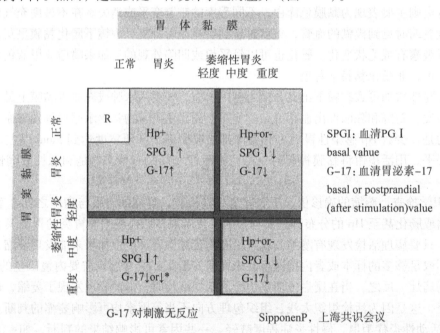

图 7-1　胃蛋白酶原测定

日本学者发现无症状胃癌患者，本法 85% 阳性，PG I 或比值降低者，推荐进一步胃镜检查，以检出伴有萎缩性胃炎的胃癌。该试剂盒用于诊断萎缩性胃炎和判断胃癌倾向在欧洲国家应用要多于我国。

3. 血清胃泌素测定　如果以放射免疫法检测血清胃泌素，则正常值应 <100pg/mL。慢性萎缩性胃炎胃体为主者，因壁细胞分泌胃酸缺乏、反馈性地 G 细胞分泌胃泌素增多，致胃泌素中度升高。特别是当伴有恶性贫血时，该值可达 1 000pg/mL 或更高。注意此时要与胃泌素瘤相鉴别，后者是高胃酸分泌。慢性萎缩性胃炎以胃窦为主时，空腹血清胃泌素正常或降低。

4. 自身抗体　血清 PCA 和 IFA 阳性对诊断慢性胃体萎缩性胃炎有帮助，尽管血清 IFA 阳性率较低，但胃液中 IFA 的阳性，则十分有助于恶性贫血的诊断。

5. 血清维生素 B_{12} 浓度和维生素 B_{12} 吸收试验　慢性胃体萎缩性胃炎时，维生素 B_{12} 缺乏，常低于 200ng/L。维生素 B_{12} 吸收试验（Schilling 试验）能检测维生素 B_{12} 在末端回肠吸收情况且可与回盲部疾病和严重肾功能障碍相鉴别。同时服用 ^{58}CO 和 ^{57}CO（加有内因子）标记的氰钴素胶囊。此后收集 24h 尿液。如两者排出率均大于 10% 则正常，若尿中 ^{58}CO 排出率低于 10%，而 ^{57}CO 的排出率则正常常提示恶性贫血；而二者均降低的常常是回盲部疾病或者肾功能衰竭者。

六、诊断和鉴别诊断

（一）诊断

鉴于多数慢性胃炎患者无任何症状，或即使有症状也缺乏特异性，且缺乏特异性体征，因此根据症状和体征难以做出慢性胃炎的正确诊断。慢性胃炎的确诊主要依赖于内镜检查和胃黏膜活检组织学检查，尤其是后者的诊断价值更大。

按照悉尼胃炎标准要求，完整的诊断应包括病因、部位和形态学 3 方面。例如诊断为"胃窦为主慢性活动性 Hp 胃炎""NSAID 相关性胃炎"。当胃窦和胃体炎症程度相差 2 级或以上时，加上"为主"修饰词，如"慢性（活动性）胃炎，胃窦显著"。当然这些诊断结论最好是在病理报告后给出，实际的临床工作中，胃镜医生可根据胃镜下表现给予初步诊断。病理诊断则主要根据新悉尼胃炎系统如下图（图 7 - 2）。

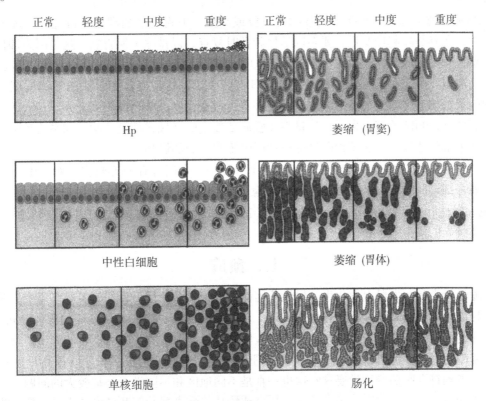

图 7 - 2　新悉尼胃炎系统

对于自身免疫性胃炎诊断，要予以足够的重视。因为胃体活检者甚少，或者很少开展 PCA 和 IFA 的检测，诊断该病者很少。为此，如果遇到以全身衰弱和贫血为主要表现，而上消化道症状往往不明显者，应做血清胃泌素测定和（或）胃液分析，异常者进一步做维生素 B_{12} 吸收试验，血清维生素 B_{12} 浓度测定可获确诊。注意不能仅仅凭活检组织学诊断本病，特别标本数少时，这是因为 Hp 感染性胃炎后期，胃窦肠化，Hp 上移，胃体炎症变得显著，可与自身免疫性胃炎表现相重叠，但后者胃窦黏膜的变化很轻微。另外淋巴细胞性胃炎也可出现类似情况，而其并无泌酸腺萎缩。

A 型、B 型萎缩性胃炎特点如下表（表7－1）。

表7－1　A 型和 B 型慢性萎缩性胃炎的鉴别

项目		A 型慢性萎缩性胃炎	B 型慢性萎缩性胃炎
部位	胃窦	正常	萎缩
	胃体	弥漫性萎缩	多灶性
血清胃泌素		明显升高	不定，可以降低或不变
胃酸分泌		降低	降低或正常
自身免疫抗体（内因子抗体和壁细胞抗体）阳性率		90%	10%
恶性贫血发生率		90%	10%
可能的病因		自身免疫，遗传因素	幽门螺杆菌、化学损伤

（二）鉴别诊断

1. 功能性消化不良　2006 年《我国慢性胃炎共识意见》将消化不良症状与慢性胃炎作了对比，一方面慢性胃炎患者可有消化不良的各种症状，另一方面，一部分有消化不良症状者如果胃镜和病理检查无明显阳性发现，可能仅仅为功能性消化不良。当然，少数功能性消化不良患者可同时伴有慢性胃炎。这样在慢性胃炎－消化不良症状－功能性消化不良之间形成较为错综复杂的关系。但一般说来，消化不良症状的有无和严重程度与慢性胃炎的内镜所见或组织学分级并无明显相关性。

2. 早期胃癌和胃溃疡　几种疾病的症状有重叠或类似，但胃镜及病理检查可鉴别。重要的是，如遇到黏膜糜烂，尤其是隆起性糜烂，要多取活检和及时复查，以排除早期胃癌。这是因为即使是病理组织学诊断，恐也有一定局限性。原因为主要是：①胃黏膜组织学变化易受胃镜检查前夜的食物（如某些刺激性食物加重黏膜充血）性质、被检查者近日是否吸烟、胃镜操作者手法的熟练程度、患者恶心反应等诸种因素影响。②活检是点的调查，而慢性胃炎病变程度在整个黏膜面上并非一致，要多点活检才能作出全面估计，判断治疗效果时，尽量在黏膜病变较重的区域或部位活检。如系治疗前后比较，则应在相同或相近部位活检。③病理诊断易受病理医师主观经验的影响。

3. 慢性胆囊炎与胆石症　其与慢性胃炎症状十分相似，同时并存者亦较多。对于中年女性诊断慢性胃炎时，要仔细询问病史，必要时行胆囊 B 超检查，以了解胆囊情况。

4. 其他　慢性肝炎和慢性胰腺疾病等，也可出现与慢性胃炎类似症状，在详询病史后，行必要的影像学检查和特异的实验室检查。

七、预后

慢性萎缩性胃炎常并发肠上皮化生。慢性萎缩性胃炎绝大多数预后良好，少数可癌变，其癌变率为 1% ~3%。目前认为慢性萎缩性胃炎若早期发现，及时积极治疗，病变部位萎缩的腺体是可以恢复的，其可转化为非萎缩性胃炎或被治愈，改变了以往人们对慢性萎缩性胃炎不可逆转的认识。根据萎缩性胃炎每年的癌变率为 0.5% ~1%，那么，胃镜和病理检查的随访间期定位多长才既提高早期胃癌的诊断率，又方便患者和符合医药经济学要求？这也一直是不同地区和不同学者分歧较大的问题。在我国，城市和乡村由不同胃癌发生率和医疗条件差异。如果纯粹从疾病进展和预防角度考虑，一般认为，不伴有肠化和异型增生的萎缩性胃炎可 1 ~2 年做内镜和病理随访 1 次；活检有中 ~重度萎缩伴有肠化的萎缩性胃炎 1 年左右随访 1 次。伴有轻度异型增生并剔除取于癌旁者，根据内镜和临床情况缩短至 6 ~12 个月随访 1 次；而重度异型增生者需立即复查胃镜和病理，必要时手术治疗或内镜下局部治疗。

八、治疗

慢性非萎缩性胃炎的治疗目的是缓解消化不良症状和改善胃黏膜炎症。治疗应尽可能针对病因，遵循个体化原则。消化不良症状的处理与功能性消化不良相同。无症状、Hp 阴性的非萎缩性胃炎无须特殊治疗。

（一）一般治疗

慢性萎缩性胃炎患者，不论其病因如何，均应戒烟、忌酒，避免使用损害胃黏膜的药物如 NSAID 等，以及避免对胃黏膜有刺激性的食物和饮品，如过于酸、甜、咸、辛辣和过热、过冷食物，浓茶、咖啡等，饮食宜规律，少吃油炸、烟熏、腌制食物，不食腐烂变质的食物，多吃新鲜蔬菜和水果，所食食品要新鲜并富于营养，保证有足够的蛋白质、维生素（如维生素 C 和叶酸等）及铁质摄入，精神上乐观，生活要规律。

（二）针对病因或发病机制的治疗

1. 根除 Hp　具体方法和药物参见有关专门章节，慢性非萎缩性胃炎的主要症状为消化不良，其症状应归属于功能性消化不良范畴。目前国内、外均推荐对 Hp 阳性的功能性消化不良行根除治疗。因此，有消化不良症状的 Hp 阳性慢性非萎缩性胃炎患者均应根除 Hp。另外，如果伴有胃黏膜糜烂，也该根除 Hp。大量研究结果表明，根除 Hp 可使胃黏膜组织学得到改善；对预防消化性溃疡和胃癌等有重要意义；对改善或消除消化不良症状具有费用 – 疗效比优势。

2. 保护胃黏膜　关于胃黏膜屏障功能的研究由来已久。1964 年美国密歇根大学 Horace Willard Davenport 博士首次提出"胃黏膜具有阻止 H^+ 自胃腔向黏膜内扩散的屏障作用"。1975 年，美国密歇根州 Upjohn 公司的 A. Robert 博士发现前列腺素可明显防止或减轻 NSAID 和应激等对胃黏膜的损伤，其效果呈剂量依赖性。从而提出细胞保护（Cytoprotection）的概念。1996 年加拿大的 Wallace 教授较全面阐述胃黏膜屏障，根据解剖和功能将胃黏膜的防御修复分为五个层次——黏液 – HCO_3^- 屏障、单层柱状上皮屏障、胃黏膜血流量、免疫细胞 – 炎症反应和修复重建因子作用等。至关重要的上皮屏障主要包括胃上皮细胞顶膜能抵御高浓度酸、胃上皮细胞之间紧密连接、胃上皮抗原递呈，免疫探及并限制潜在有害物质，并且它们大约每 72h 完全更新一次。这说明它起着关键作用。

近年来，有关前列腺素和胃黏膜血流量等成为胃黏膜保护领域的研究热点。这与 NSAID 药物的广泛应用带来的不良反应日益引起学者的重视有关。美国加州大学戴维斯分校的 Tarnawski 教授的研究显示，前列腺素保护胃黏膜抵抗致溃疡及致坏死因素损害的机制不仅是抑制胃酸分泌。当然表皮生长因子（EGF）、成纤维生长因子（bFGF）和血管内皮生长因子（VEGF）及热休克蛋白等都是重要的黏膜保护因子，在抵御黏膜损害中起重要作用。

然而，当机体遇到有害因素强烈攻击时，仅依靠自身的防御修复能力是不够的，强化黏膜防卫能力，促进黏膜的修复是治疗胃黏膜损伤的重要环节之一。具有保护和增强胃黏膜防御功能或者防止胃黏膜屏障受到损害的一类药物统称为胃黏膜保护药。包括铝碳酸镁、硫糖铝、胶体铋剂、地诺前列酮（喜克溃）、替普瑞酮（又名施维舒）、吉法酯（又名惠加强 – G）、谷氨酰胺类（麦滋林 – S）、瑞巴派特（膜固思达）等药物。另外，合欢香叶酯能增加胃黏膜更新，提高细胞再生能力，增强胃黏膜对胃酸的抵抗能力，达到保护胃黏膜作用。

3. 抑制胆汁反流　促动力药如多潘立酮可防止或减少胆汁反流；胃黏膜保护药，特别是有结合胆酸作用的铝碳酸镁制剂，可增强胃黏膜屏障、结合胆酸，从而减轻或消除胆汁反流所致的胃黏膜损害。考来烯胺可络合反流至胃内的胆盐，防止胆汁酸破坏胃黏膜屏障，方法为每次 3~4g，1 日 3~4 次。

（三）对症处理

消化不良症状的治疗由于临床症状与慢性非萎缩性胃炎之间并不存在明确关系，因此症状治疗事实上属于功能性消化不良的经验性治疗。慢性胃炎伴胆汁反流者可应用促动力药（如多潘立酮）和（或）有结合胆酸作用的胃黏膜保护药（如铝碳酸镁制剂）。

（1）有胃黏膜糜烂和（或）以反酸、上腹痛等症状为主者，可根据病情或症状严重程度选用抗酸药、H_2 受体拮抗药或质子泵抑制药（PPI）。

（2）促动力药：如多潘立酮、马来酸曲美布汀、莫沙必利、盐酸伊托必利主要用于上腹饱胀、恶心或呕吐等为主要症状者。

（3）胃黏膜保护药：如硫糖铝、瑞巴派特、替普瑞酮、吉法酯、依卡倍特适用于有胆汁反流、胃黏膜损害和（或）症状明显者。

（4）抗抑郁药或抗焦虑治疗：可用于有明显精神因素的慢性胃炎伴消化不良症状患者，同时应予耐心解释或心理治疗。

（5）助消化治疗：对于伴有腹胀、食欲缺乏等消化不良症而无明显上述胃烧热、反酸、上腹饥饿痛症状者，可选用含有胃酶、胰酶和肠酶等复合酶制剂治疗。

（6）其他对症治疗：包括解痉止痛、止吐、改善贫血等。

（7）对于贫血，若为缺铁，应补充铁剂。大细胞贫血者根据维生素 B_{12} 或叶酸缺乏分别给予补充。

（四）中药治疗

可拓宽慢性胃炎的治疗途径。常用的中成药有温胃舒胶囊、阴虚胃痛冲剂、养胃舒胶囊、虚寒胃痛冲剂、三九胃泰、猴菇菌片、胃乃安胶囊、胃康灵胶囊、养胃冲剂、复方胃乐舒口服液。上述药物除具对症治疗作用外，对胃黏膜上皮修复及炎症也可能具有一定作用。

（五）治疗慢性萎缩性胃炎而预防其癌变

诚然，迄今为止尚缺乏公认的、十分有效的逆转萎缩、肠化和异型增生的药物，但是一些饮食方法或药物已经显示具有诱人的前景。

1. 根除 Hp 是否可逆转胃黏膜萎缩和肠化　根除 Hp 治疗后萎缩可逆性的临床报告结果很不一致，1992—2002 年文献 34 篇，萎缩可逆和无好转的基本各占一半，主要由于萎缩诊断标准、随访时间和间隔长短、活检取材部位和数量不统一所造成。但是，根除 Hp 后炎症的消除、萎缩甚至肠化的好转却是不争的事实。

2. COX - 2 抑制药的化学预防　环氧化酶（cyclooxygenase，COX）是前列腺素（PGs）合成过程中的限速酶，它将花生四烯酸代谢成各种前列腺素产物，后者参与维持机体的各种生理和病理功能。COX是膜结合蛋白，存在于核膜和微粒体膜。胃上皮壁细胞、肠黏膜细胞、单核 - 巨噬细胞、平滑肌细胞、血管内皮细胞、滑膜细胞和成纤维细胞可表达 COX - 2。COX - 2 与炎症及肿瘤的发生、发展有密切关系，并且可作为预防、治疗炎症和肿瘤的靶分子，因而具有重要的临床意义。

3. 生物活性食物成分　除了满足人体必需的营养成分外，同时具有预防疾病、增强体质或延缓衰老等生理功能的食物与膳食成分称之为生物活性食物成分。近年来的研究显示饮食中的一些天然食物成分有一定的预防胃癌作用。

（1）叶酸：一种 B 族维生素。主要存在于蔬菜和水果，人体自身不能合成叶酸，必须从膳食获取，若蔬菜和水果摄入不足，极易造成叶酸缺乏，而叶酸缺乏将导致 DNA 甲基化紊乱和 DNA 修复机制减弱，并与人类肿瘤的发生有关。具有较高叶酸水平者发生贲门癌和非贲门胃癌的概率是低叶酸含量人群的 27% 和 33%。Mayne 等在美国进行的一项关于饮食营养素摄入与食管癌及胃癌发病风险的研究中发现，叶酸摄入量最低的人群患食管腺癌、食管鳞癌、贲门癌及胃癌的相对危险度比叶酸摄入量最高的人群分别高出 2.08 倍、1.72 倍、1.37 倍和 1.49 倍。萎缩性胃炎和胃癌发生中不仅有叶酸水平的降低，更有总基因组 DNA 和癌基因低甲基化的发生。有学者实施的动物实验表明叶酸可预防犬胃癌的发生率。也曾进行了叶酸预防慢性萎缩性胃炎癌变的随机对照的临床研究，显示叶酸具有预防胃癌等消化道肿瘤的作用。也有研究者提出在肿瘤发展的不同阶段，叶酸可能具有双重调节作用：在正常上皮组织，叶酸缺乏可使其向肿瘤发展；适当补充叶酸则抑制其转变为肿瘤；而对进展期的肿瘤，补充叶酸则有可能促进其发展。因此补充叶酸需严格控制其干预剂量及时间，以便提供安全有效的肿瘤预防而不是盲目补充叶酸。

（2）维生素 C：传统的亚硝胺致癌假说和其他的研究结果提示，维生素 C 具有预防胃癌的作用，机制之一可能与纠正由 Hp 引起的高胺环境有关。维生素 C 是一种较好的抗氧化剂，能清除体内的自由基，提高机体的免疫力，对抗多种致癌物质，此外维生素 C 也具有抗炎和恢复细胞间交通的作用。有人曾给胃癌高发区居民补充足够的维生素 C，一定时间后发现这些居民体内及尿中致癌物亚硝胺类含量明显降低。胃病患者进行血清学检测和胃液分析，发现萎缩性胃炎和胃癌患者的胃液内维生素 C 水平都普遍低于其他胃病患者，并伴有 pH 和亚硝酸盐水平异常升高。当然，该方面也有一些矛盾之处：对 51 例多病灶萎缩性胃炎患者进行抗 Hp 及大剂量维生素 C（1g/d）治疗 3 个月后，发现鸟氨酸脱羧酶（ODC）和 COX－2 的表达明显减弱，并抑制了致炎细胞因子（IL－Ibeta，IL－8，TNF－alpha）的释放，同时增加了表皮生长因子和转化生长因子的产物，明显改善了胃黏膜内外分泌活性。该研究显示维生素 C 不具备抗 Hp 的作用。但胃液维生素 C 预防胃癌的疗效在 Hp 感染时显著降低。如果 Hp 感染患者的维生素 C 浓度降低，则对胃癌细胞的抑制作用消失。值得注意的是，维生素 C 对胃癌的保护作用主要发生在肿瘤形成的起始阶段，这种保护作用在吸烟或酗酒者中无效。

（3）维生素 E：预防胃癌的作用目前仍有争议，且多认为无效。

（4）维生素 A 类衍生物：对胃癌可能有一定预防作用。不同的维生素 A 衍生物对胃癌的影响不同，其最佳剂量与肿瘤抑制的相关性还需进一步实验证明。

（5）茶多酚：富含茶多酚（如表没食子儿茶素没食子酸酯，又简称 EGCG）的绿茶有降低萎缩性胃炎发展为胃癌的危险性。饮茶可以减缓胃黏膜炎症的发生，从而降低慢性胃炎的发病。目前认为茶叶对胃癌的保护作用主要发生在那些大量饮茶者中。在一项国内的报道中，每年饮茶 3kg 以上者的胃癌发病率呈显著下降趋势。绿茶和红茶中的儿茶素可以诱导胃癌细胞凋亡，而对正常细胞影响较小。其中高分子量成分可以引起 $G2/M$ 期阻滞，并伴随 p21Wafl 的上调。

（6）大蒜素：可减少 Hp 引起的萎缩性胃炎的胃癌发病率，可能与其影响代谢酶的活性及抑制肿瘤细胞增殖和诱导凋亡有关。研究显示大蒜素具有极强和广泛的杀菌能力，从而阻止 Hp 引起的胃炎，最终降低胃癌的发生。流行病学研究显示种大蒜以及素有吃大蒜习惯的地区和人群，胃癌的发病率较低，并且长期吃生大蒜者胃内亚硝酸盐的含量远低于其他人群。最近研究还发现大蒜的主要成分大蒜素可以抑制胃癌细胞 BGC823 的增殖，诱导其发生分化和凋亡。大蒜素可以在胃癌细胞中激发一系列与细胞凋亡通路相关蛋白质的表达响应，进一步抑制胃癌细胞。

（7）微量元素硒：对胃癌的预防有一定的作用，但过量应用（如 3 200μg/d，1 年）却有一定的肝、肾毒性。其合适的剂量与疗程，尚待研究。

一般认为，无机硒（亚硒酸钠）毒性大，其吸收前必须先与肠道中的有机配体结合才能被机体吸收利用，而肠道中存在着多种元素与硒竞争有限配体，从而大大影响无机硒的吸收。有机硒是以主动运输机制通过肠壁被机体吸收利用，其吸收率高于无机硒；被人体吸收后可迅速地被人体利用，且安全较高。近年，有学者认为纳米硒的生物活性比有机硒、无机硒高且具有更高的安全性。以上问题值得重视和须深入研究。

（六）手术问题

中年以上的慢性萎缩性胃炎患者，如在治疗或随访过程中出现溃疡、息肉、出血，或即使未见明显病灶，但胃镜活检病理中出现中、重度异型增生者，结合患者临床情况可以考虑做部分胃切除，从这类患者的胃切除标本中可能检出早期胃癌。但要严格掌握指征，尤其是年轻患者。胃窦部重度萎缩性胃炎和肠化并不是手术的绝对指征，因为手术后残胃也很容易发生慢性萎缩性胃炎、肠化和癌变。

（程彦玲）

第三节　消化性溃疡

一、病因与发病机制

消化性溃疡（peptic ulcer）或消化性溃疡病（peptic ulcer disease）泛指胃肠道黏膜在某种情况下被胃酸/胃蛋白酶消化而造成的溃疡，因溃疡形成与胃酸/胃蛋白酶的消化作用有关而得名。可发生于食管、胃或十二指肠，也可发生于胃－空肠吻合口附近或含有胃黏膜的 Meckel 憩室内。因为胃溃疡（gastric ulcer，GU）和十二指肠溃疡（duodenal ulcer，DU）最常见，故一般所谓的消化性溃疡，是指

GU 和 DU。溃疡的黏膜缺损超过黏膜肌层，不同于糜烂。幽门螺杆菌感染和非甾体抗炎药摄入，特别是前者，是消化性溃疡最主要的病因。

（一）流行病学

消化性溃疡是全球性常见病。但在不同国家、不同地区，其患病率存在很大差异。西方国家资料显示，自 20 世纪 50 年代以后，消化性溃疡发病率呈下降趋势。我国临床统计资料提示，消化性溃疡患病率在近十年来亦开始呈下降趋势。本病可发生于任何年龄，但中年最为常见，DU 多见于青壮年，而 GU 多见于中老年，后者发病高峰比前者迟 10～20 年。自 20 世纪 80 年代以来，消化性溃疡者中老年人的比率呈增高趋势。北京医科大学第三医院消化科的资料显示，1985—1989 年与 1960—1964 年相比，消化性溃疡患者中 60 岁以上老人的比率增高了近 5.6 倍，胃溃疡增高 4.0 倍，这与国外文献报道相似。男性患病比女性较多。临床上 DL 比 GU 为多见，两者之比为（2～3）∶1，但有地区差异，在胃癌高发区 GU 所占的比例有所增加。绝大多数西方国家中也以十二指肠溃疡多见；但日本的调查报告表明，胃溃疡多于十二指肠溃疡。消化性溃疡的发生与季节有一定关系，秋末至春初的发病率远比夏季为高。

（二）病因和发病机制

1. 幽门螺杆菌（Helicobacter pylori，HP）　现已确认幽门螺杆菌为消化性溃疡的重要病因。主要基于两方面的证据：①消化性溃疡患者的幽门螺杆菌检出率显著高于对照组的普通人群。在 DU 的检出率约为 90%，GU 为 70%～80%，而幽门螺杆菌阴性的消化性溃疡患者往往能找到 NSAIDs 服用史等其他原因。②H. pylori 不但在消化性溃疡患者中有很高的感染率，在非溃疡性消化不良患者中的感染率亦达 50%～80%。因此，单凭消化性溃疡患者中 H. pylori 高感染率不足以证明 H. pylori 是消化性溃疡的主要病因。根除 H. pylori 治疗后观察溃疡的转归，可能是证明其作用的更有力证据，现已明确，根除 H. pylori 感染可促进溃疡愈合、降低复发率和并发症。大量临床研究肯定，成功根除幽门螺杆菌后溃疡复发率明显下降，用常规抑酸治疗后愈合的溃疡年复发率为 50%～70%，而根除幽门螺杆菌可使溃疡复发率降至 5% 以下，这就表明去除病因后消化性溃疡可获治愈。

2. 非甾体抗炎药（non-steroidal anti-inflammatory drug，NSAIDs）　NSAIDs 是引起消化性溃疡的另一个常见病因。大量研究资料显示，服用 NSAIDs 患者发生消化性溃疡及其并发症的危险性显著高于普通人群。长期摄入 NSAIDs 可诱发消化性溃疡、妨碍溃疡愈合、增加溃疡复发率和出血、穿孔等并发症的发生率。临床研究报道，在长期服用 NSAIDs 患者中 10%～25% 可发现胃或十二指肠溃疡，有 1%～4% 患者发生出血、穿孔等溃疡并发症。NSAIDs 引起的溃疡以 GU 较 DU 多见。溃疡形成及其并发症发生的危险性除与服用 NSAIDs 种类、剂量、疗程有关外，尚与高龄、同时服用抗凝血药、糖皮质激素等因素有关。

NSAIDs 通过削弱黏膜的防御和修复功能而导致消化性溃疡发病，损害作用包括局部作用和系统作用两方面，阿司匹林和绝大多数 NSAIDs 在酸性胃液中呈非离子状态，可透过黏膜上皮细胞膜弥散入细胞内；细胞内较高的 pH 环境使药物离子化而在细胞内积聚；细胞内高浓度 NAIDs 产生毒性作用损伤细胞膜，增加氢离子逆扩散，后者进一步损伤细胞，使更多的药物进入细胞内，从而造成恶性循环。NSAIDs 的肠溶制剂可在很大程度上克服药物的局部作用：提示局部作用不是其主要的致溃疡机制。系统作用致溃疡机制，主要是通过抑制环氧合酶（COX）而起作用。COX 是花生四烯酸合成前列腺素的关键限速酶，COX 有两种异构体，即结构型 COX-1 和诱生型 COX-2。COX-1 在组织细胞中恒量表达，催化生理性前列腺素合成而参与机体生理功能调节；COX-2 主要在病理情况下由炎症刺激诱导产生，促进炎症部位前列腺素的合成。传统的 NSAIDs 如阿司匹林、吲哚美辛等旨在抑制 COX-2 而减轻炎症反应，但特异性差，同时抑制了 COX-1，导致胃肠黏膜生理性前列腺素 E 合成不足。前列腺素 E 通过增加黏液和碳酸氢盐分泌、促进黏膜血流增加、细胞保护等作用在维持黏膜防御和修复功能中起重要作用。同时服用合成的 PGE_1 类似物米索前列醇可预防 NSAIDs 引发溃疡是有力的佐证。

目前国人中长期服用 NSAIDs 的比例不高，因而这一因素在消化性溃疡的病因作用可能远较西方国家为小。NSAIDs 和幽门螺杆菌是引起消化性溃疡发病的两个独立因素，至于两者是否有协同作用则尚无定论。

3. 胃酸和胃蛋白酶　消化性溃疡的最终形成是由于胃酸/胃蛋白酶对黏膜自身消化所致。消化性溃疡发生的这一概念在"H. pylori 时代"仍未改变。胃蛋白酶是主细胞分泌的胃蛋白酶原经 H^+ 激活转变而来，它能降解蛋白质分子，所以对黏膜有侵袭作用。因胃蛋白酶活性是 pH 依赖性的，其生物活性取决于胃液的 pH，在 pH > 4 时便失去活性，因此在探讨消化性溃疡发病机制和治疗措施时主要考虑胃酸。无酸情况下罕有溃疡发生，以及抑制胃酸分泌药物能促进溃疡愈合的事实均确证胃酸在溃疡形成过程中的决定性作用，是溃疡形成的直接原因。胃酸的这一损害作用一般只有在正常黏膜防御和修复功能遭受破坏时才能发生。在"H. pylori 时代"提出的"无酸、无 H. pylori，便无溃疡"的观点，也未否定胃酸的作用。

GU 患者基础酸排量（BAO）及 MAO 多属正常或偏低，对此，可能解释为 GL 患者伴多灶萎缩性胃炎，因而胃体壁细胞泌酸功能已受影响，而 DU 患者多为慢性胃窦炎，胃体黏膜未受损或受损轻微因而仍能保持旺盛的泌酸能力。近年来非幽门螺杆菌、非 NSAIDs（也非胃泌素瘤）相关的消化性溃疡报道有所增加，这类患者病因未明，是否与高酸分泌有关尚有待研究。

十二指肠溃疡患者胃酸分泌增多，主要与以下因素有关：

（1）壁细胞数量增多：正常人胃黏膜内平均大约有 10 亿个壁细胞，而十二指肠溃疡患者的壁细胞数量平均约 19 亿，比正常人高出约一倍。然而，个体间的壁细胞数量有很大差异，十二指肠溃疡患者与正常人之间有显著的重叠。壁细胞数量的增加可能是由于遗传因素和（或）胃泌素长期作用的结果。

（2）壁细胞对刺激物质的敏感性增强：十二指肠溃疡患者对食物或五肽胃泌素刺激后的胃酸分泌反应多大于正常人，这可能是患者壁细胞上胃泌素受体的亲和力增加或患者体内对胃泌素刺激胃酸分泌有抑制作用的物质如生长抑素减少所致。

（3）胃酸分泌的正常反馈抑制机制发生缺陷：正常人胃窦部 G 细胞分泌胃泌素的功能受到胃液 pH 的负反馈调节，当胃窦部的 pH 降至 2.5 以下时，G 细胞分泌胃泌素的功能就受到明显的抑制。此外，当食糜进入十二指肠后，胃酸和食糜刺激十二指肠和小肠黏膜释放胰泌素、缩胆囊肽、肠抑胃肽和血管活性肠肽等，这些激素具有抑制胃酸分泌的作用。所以正常情况下，胃酸分泌具有自身调节作用。H. pylori 感染后通过多种机制影响胃泌素和胃酸分泌的生理调节。

（4）迷走神经张力增高：迷走神经释放乙酰胆碱，后者兼有直接刺激壁细胞分泌盐酸和刺激 G 细胞分泌胃泌素的作用。部分 BAO/PAO 比值增加的十二指肠溃疡患者对假食所致的胃酸分泌几无反应，提示这些患者已处于最大的迷走张力之下。

4. 其他因素　如下所述。

（1）吸烟：吸烟者消化性溃疡发生率比不吸烟者高，且与吸烟量成比例；吸烟影响溃疡的愈合，促进溃疡复发和增加溃疡并发症的发生率。吸烟影响溃疡形成和愈合的确切机制未明，可能与吸烟增加胃酸分泌、减少十二指肠及胰腺碳酸氢盐分泌、影响胃十二指肠协调运动、降低幽门括约肌张力和黏膜损害性氧自由基增加等因素有关。

（2）遗传：遗传因素曾一度被认为是消化性溃疡发病的重要因素，但随着幽门螺杆菌在消化性溃疡发病中的重要作用得到认识，遗传因素的重要性受到挑战。因此，遗传因素的作用有有待进一步研究。

（3）胃、十二指肠运动异常：研究发现部分 DU 患者胃排空增快，这可使十二指肠球部对酸的负荷增大；部分 GU 患者有胃排空延迟，这可增加十二指肠液反流入胃，加重胃黏膜屏障损害。但目前认为，胃肠运动障碍不大可能是原发病因，但可加重幽门螺杆菌或 NSAIDs 对黏膜的损害。

（4）饮食：饮食与消化性溃疡的关系不十分明确。酒、浓茶、咖啡和某些饮料能刺激胃酸分泌，摄入后易产生消化不良症状，但尚无充分证据表明长期应用会增加溃疡发生的危险性。据称，脂肪酸摄入增多与消化性溃疡发病率下降有关，脂肪酸通过增加胃、十二指肠黏膜中前列腺素前体成分而促进前列腺素合成。高盐饮食被认为可增加 GU 发生的危险性，这与高浓度盐损伤胃黏膜有关。

5. 与消化性溃疡相关的疾病　消化性溃疡，特别是 DU 的发病率在一些疾病患者中明显升高（表

7－2），对其机制的研究或许有助于阐明消化性溃疡的发病机制。

表7－2 几种与消化性溃疡相关的疾病

病名	溃疡发生率（%）	可能机制
慢性肺部疾病	最高达30	黏膜缺氧、吸烟
肝硬化	8～14	胃酸分泌刺激物不能被肝脏灭活，胃、十二指肠黏膜血流改变
慢性肾衰竭或肾移植	升高	高胃泌素血症，病毒感染

综上所述，消化性溃疡的发生是一种多因素作用的结果，其中幽门螺杆菌感染和服用 NSAIDs 是已知的主要病因，由于黏膜侵袭因素和防御因素失平衡导致溃疡的发生，而胃酸在溃疡形成中起到关键作用。

二、临床表现与诊断

（一）临床表现

本病患者临床表现不一，多数表现为中上腹反复发作性节律性疼痛，少数患者无症状，或以出血、穿孔等并发症的发生作为首发症状。

1. 疼痛 如下所述。

（1）部位：大多数患者以中上腹疼痛为主要症状。少部分患者无疼痛表现，特别是老年人溃疡、维持治疗中复发性溃疡和 NSAIDs 相关性溃疡。疼痛的机制尚不十分清楚，食物或制酸药能稀释或中和胃酸，呕吐或抽出胃液均可使疼痛缓解，提示疼痛的发生与胃酸有关。十二指肠溃疡的疼痛多位于中上腹部，或在脐上方，或在脐上方偏右处；胃溃疡疼痛多位于中上腹稍偏高处，或在剑突下和剑突下偏左处。胃或十二指肠后壁溃疡，特别是穿透性溃疡可放射至背部。

（2）疼痛程度和性质：多呈隐痛、钝痛、刺痛、灼痛或饥饿样痛，一般较轻而能耐受，偶尔也有疼痛较重者。持续性剧痛提示溃疡穿孔或穿透。

（3）疼痛节律性：溃疡疼痛与饮食之间可有明显的相关性和节律性。十二指肠溃疡疼痛好发于两餐之间，持续不减直至下餐进食或服制酸药物后缓解。一部分十二指肠溃疡患者，由子夜间的胃酸较高，可发生半夜疼痛。胃溃疡疼痛的发生较不规则，常在餐后1小时内发生，经1～2小时后逐渐缓解，直至下餐进食后再次出现。

（4）疼痛周期性：反复周期性发作是消化性溃疡的特征之一，尤以十二指肠溃疡更为突出。上腹疼痛发作可持续几天、几周或更长，继以较长时间的缓解。以秋末至春初较冷的季节更为常见。有些患者经过反复发作进入慢性病程后，可失去疼痛的节律性和周期性特征。

（5）影响因素：疼痛常因精神刺激、过度疲劳、饮食不慎、药物影响、气候变化等因素诱发或加重；可因休息、进食、服制酸药、以手按压疼痛部位、呕吐等方法而使疼痛得到减轻或缓解。

2. 其他症状 本病除中上腹疼痛外，尚可有唾液分泌增多、胃灼热、反胃、嗳酸、嗳气、恶心、呕吐等其他胃肠道症状。但这些症状均缺乏特异性。部分症状可能与伴随的慢性胃炎有关。病程较长者可因疼痛或其他消化不良症状影响摄食而出现体重减轻；但亦有少数十二指肠球部溃疡患者因进食可使疼痛暂时减轻，频繁进食而致体重增加。

3. 体征 消化性溃疡缺乏特异性体征。溃疡发作期，中上腹部可有局限性压痛，DU 压痛点常偏右。程度不同，其压痛部位多与溃疡的位置基本相符。有消化道出血者可有贫血和营养不良的体征。部分 GU 患者的体质较瘦弱。

（二）特殊类型的消化性溃疡

1. 胃、十二指肠复合溃疡 指胃和十二指肠同时发生的溃疡，这两个解剖部位溃疡的病期可以相同，但亦可不同。DU 往往先于 GU 出现，本病约占消化性溃疡的7%，多见于男性。复合性溃疡幽门梗阻发生率较单独胃溃疡或十二指肠溃疡为高。一般认为，胃溃疡如伴随十二指肠溃疡，则其恶性的机会较少，但这只是相对而言。

2. 幽门管溃疡　幽门管位于胃远端，与十二指肠交界，长约2cm。幽门管溃疡与DU相似，胃酸分泌一般较高，餐后可立即出现中上腹疼痛，其程度较为剧烈而无节律性，制酸治疗疗效不如十二指肠溃疡。由于幽门管易痉挛和形成瘢痕，易引起梗阻而呕吐，也可出现出血和穿孔等并发症。

3. 十二指肠球后溃疡　DU大多发生在十二指肠球部，发生在球部远端十二指肠的溃疡称球后溃疡。多发生在十二指肠乳头的近端，约占消化性溃疡的5%。常为慢性，穿孔时易穿透至浆膜腔进入胰腺及周围脏器。其午夜痛及背部放射痛多见，对药物治疗反应较差，较易并发出血。

4. 巨大溃疡　指直径大于2cm的溃疡，并非都属于恶性，但应与胃癌相鉴别。疼痛常不典型，可出现呕吐与体重减轻，并发致命性出血。对药物治疗反应较差、愈合时间较慢，易发生慢性穿透或穿孔。病程长的巨大溃疡往往需要外科手术治疗。

5. 老年人消化性溃疡　近年老年人发生消化性溃疡的报道增多。胃溃疡多见，也可发生十二指肠溃疡。临床表现多不典型，GU多位于胃体上部甚至胃底部、溃疡常较大，易误诊为胃癌。

6. 无症状性溃疡　指无明显症状的消化性溃疡者，因其他疾病做胃镜或X线钡餐检查时偶然被发现；或以出血、穿孔等并发症为首发症状，甚至于尸体解剖时始被发现。这类消化性溃疡可见于任何年龄，但以老年人尤为多见。NSAIDs引起的溃疡近半数无症状。

7. 食管溃疡　与酸性胃液接触的结果。溃疡常发生于食管下段多为单发，约为10%为多发，大小不一。本病多伴有反流性食管炎和滑动性食管裂孔疝的患者。也可发生于食管胃吻合术或食管空肠吻合术以后，由于胆汁和胰腺分泌物反流的结果。主要症状是胸骨下段后方或高位上腹部疼痛，常在进食或饮水后出现，卧位时加重。

8. 难治性溃疡　难治性溃疡诊断尚无统一标准，通常指经正规治疗无效，仍有腹痛，呕吐和体重减轻等症状的消化性溃疡。因素可能有：①穿透性溃疡、有幽门梗阻等并发；②特殊部位的溃疡，如球后、幽门管溃疡等；③病因未去除（如焦虑、紧张等精神因素）以及饮食不洁治疗不当等；④引起难治性溃疡的疾病，如胃泌素瘤、甲状腺功能亢进引起胃酸高分泌状态。随着质子泵抑制剂的问世及对消化性溃疡发病机制的不断认识，难治性溃疡已减少。

（三）实验室检查和特殊检查

1. 胃镜检查　是确诊消化性溃疡首选的检查方法。胃镜检查不仅可对胃、十二黏膜直接观察、摄像，还可在直视下取活组织作病理学检查及幽门螺杆菌检测，因此，胃镜检查对消化化性溃疡的诊断及胃良、恶性溃疡鉴别诊断的准确性高于X线钡餐检查。例如，在溃疡较小或较浅时钡餐检查有可能漏诊；钡餐检查发现十二指肠球部畸形可有多种解释；活动性上消化道出血是钡餐检查的禁忌证；胃的良、恶性溃疡鉴别必须由活组织检查来确定；另外，胃镜还可以根据内镜表现判断溃疡的分期。

2. X线钡餐检查　适用于对胃镜检查有禁忌或不愿接受胃镜检查者。溃疡的X线征象有直接和间接两种：钡剂填充溃疡的凹陷部分所造成的龛影是诊断溃疡的直接征象，对溃疡有确诊价值。在正面观，龛影呈圆形或椭圆形，边缘整齐。因溃疡纤维组织的收缩，四周黏膜皱襞呈放射状向壁龛集中，直达壁龛边缘。在切面观，壁龛突出胃壁轮廓以外，呈半圆形或长方形，四壁一般光滑完整。胃溃疡的龛影多见于胃小弯。十二指肠溃疡的龛影常见于球部；局部压痛、十二指肠球部激惹和球部畸形、胃大弯侧痉挛性切迹均为间接征象，仅提示可能有溃疡。

3. 幽门螺杆菌检测　检测并治疗幽门螺杆菌感染的明确适应证是经证实的慢性胃炎、胃或十二指肠溃疡以及胃MALT淋巴瘤。在早期胃癌切除术后，检测幽门螺杆菌感染以及随后进行治疗也常被推荐。

应当注意，近期应用抗生素、质子泵抑制剂、铋剂等药物，因有暂时抑制幽门螺杆菌作用，会使上述检查（血清学检查除外）呈假阴性。

4. 胃液分析和血清胃泌素测定　一般仅在疑有胃泌素瘤时作鉴别诊断之用。

（四）诊断和鉴别诊断

慢性病程、周期性发作的节律性上腹疼痛，且上腹痛可为进食或抗酸药所缓解的临床表现是诊断消化性溃疡的重要临床线索。但应注意，一方面有典型溃疡样上腹痛症状者不一定是消化性溃疡，另一方面部分消化性溃疡患者症状可不典型甚至无症状，因此，单纯依靠病史难以做出可靠诊断。确诊有赖于胃镜检查。X 线钡餐检查发现龛影亦有确诊价值。

1. 内镜检查　内镜检查不仅可对胃、十二指肠黏膜直接观察、摄影，还可在直视下活检做病理检查。它对消化性溃疡的诊断和良、恶性溃疡鉴别诊断的准确性高于钡餐检查。内镜下溃疡可分为三个病期，即 A 期、H 期和 S 期。

2. X 线钡餐检查　①胃肠道钡餐：是溃疡病最常见的影像学检查方法，可显示溃疡的直接征象和间接 X 线征象，显示黏膜的浅小、细微病变，了解胃、十二指肠的排空功能，但不如胃肠内镜直观和准确。胃肠道溃疡穿孔可改用碘水造影或 CT 检查。②胃溃疡的钡餐造影表现：良性溃疡的直接表现为良性龛影（胃腔轮廓外、边界清楚），龛影口部的黏膜水肿带（黏膜线、项圈征、狭颈征）、无明显中断的黏膜纠集和其他间接征象（痉挛切迹、空腹潴留液、胃排空加快或减慢和由于溃疡瘢痕收缩所致的胃变形或狭窄）。③胃溃疡恶变的 X 线征象：溃疡周围出现小结节状充盈缺损，指压征或尖角征；龛影周围黏膜皱襞杵状增粗、中断、破坏；治疗中龛影增大，变得不规则；出现溃疡型胃癌的 X 线表现（如半月综合征、指压征）。④十二指肠溃疡的钡餐造影表现：球部的良性龛影，在充盈加压相可见龛影周围的水肿带或见放射状黏膜纠集；由瘢痕收缩、黏膜水肿、痉挛所致的球部变形（三叶草、花瓣状、葫芦状、山字形等）；间接征象（激惹征、钡剂反流征、球部固定压痛、并发出血、穿孔、梗阻或瘘管形成）。

3. 鉴别诊断　胃镜检查如见胃、十二指肠溃疡，应注意与引起胃、十二指肠溃疡的少见特殊病因或以溃疡为主要表现的胃、十二指肠肿瘤鉴别。本病与下列疾病的鉴别要点如下：

（1）胃癌：内镜或 X 线检查见到胃的溃疡，必须进行良性溃疡（胃溃疡）与恶性溃疡（胃癌）的鉴别。Ⅲ型（溃疡型）早期胃癌单凭内镜所见与良性溃疡鉴别有困难，放大内镜和染色内镜对鉴别有帮助，但最终必须依靠直视下取活组织检查进行鉴别。恶性溃疡的内镜特点为：①溃疡形状不规则，一般较大。②底凹凸不平、苔污秽。③边缘呈结节状隆起。④周围皱襞中断。⑤胃壁僵硬、蠕动减弱（X 线钡餐检查亦可见上述相应的 X 线征）。活组织检查可以确诊，但必须强调，对于怀疑胃癌而一次活检阴性者，必须在短期内复查胃镜进行再次活检；即使内镜下诊断为良性溃疡且活检阴性，仍有漏诊胃癌的可能，因此对初诊为胃溃疡者，必须在完成正规治疗的疗程后进行胃镜复查，胃镜复查溃疡缩小或愈合不是鉴别良、恶性溃疡的最终依据，必须重复活检加以证实，尽可能地不把胃癌漏诊。

（2）胃泌素瘤：亦称 Zollinger - Ellison 综合征，是胰腺非 β 细胞瘤分泌大量胃泌素所致。肿瘤往往很小（<1cm），生长缓慢，半数为恶性。大量胃泌素可刺激壁细胞增生，分泌大量胃酸，使上消化道经常处于高酸环境，导致胃、十二指肠球部和不典型部位（十二指肠降段、横段、甚或空肠近端）发生多发性溃疡。胃泌素瘤与普通消化性溃疡的鉴别要点是该病溃疡发生于不典型部位，具难治性特点，有过高胃酸分泌（BAO 和 MAO 均明显升高，且 BAO/MAO >60%）及高空腹血清胃泌素（>200pg/mL，常 >500pg/mL）。

（3）功能性消化不良：患者常表现为上腹疼痛、反酸、嗳气、胃灼热、上腹饱胀、恶心、呕吐、食欲减退等，部分患者症状可酷似消化性溃疡，易与消化性溃疡诊断相混淆。内镜检查则示完全正常或仅有轻度胃炎。

（4）慢性胆囊炎和胆石症：对疼痛与进食油腻有关、位于右上腹，并放射至背部，伴发热、黄疸的典型病例不难与消化性溃疡相鉴别。对不典型的患者，鉴别需借助腹部超声或内镜下逆行行胆管造影检查方能确诊。

（五）并发症

1. 上消化道出血　溃疡侵蚀周围血管可引起出血。上消化道出血是消化性溃疡最常见的并发症，也是上消化道大出血最常见的病因（占所有病因的 30%～50%）。DU 并发出血的发生率比 GU 高，十二指肠球部后壁溃疡和球后溃疡更易发生出血。有 10%～20% 的消化性溃疡患者以出血为首发症状，在 NSAIDs 相关溃疡患者中这一比率更高。出血量的多少与被溃疡侵蚀的血管的大小有关。溃疡出血的临床表现取决于出血的速度和量的多少。消化性溃疡患者在发生出血前常有上腹痛加重的现象，但一旦出血后，上腹疼痛多随之缓解。部分患者，尤其是老年患者，并发出血前可无症状。根据消化性溃疡患者的病史和上消化道出血的临床表现，诊断一般不难确立。但需与急性糜烂性胃炎、食管或胃底静脉曲张破裂出血、食管贲门黏膜撕裂症和胃癌等所致的出血鉴别。对既往无溃疡病史者，临床表现不典型而诊断困难者，应争取在出血 24~48 小时进行急诊内镜检查。内镜检查的确诊率高，不仅能观察到出血的部位，而且能见到出血的状态。此外，还可在内镜下采用激光、微波、热电极、注射或喷洒止血药物、止血夹钳夹等方法止血。

2. 穿孔　溃疡病灶向深部发展穿透浆膜层则称并发穿孔。溃疡穿孔在临床上可分为急性、亚急性和慢性三种类型，其中以第一种常见。急性穿孔的溃疡常位于十二指肠前壁或胃前壁，发生穿孔后胃肠的内容物漏入腹腔而引起急性腹膜炎。穿孔时胃肠内容物不流入腹腔，称为慢性穿孔，又称为穿透性溃疡。这种穿透性溃疡改变了腹痛规律，变得顽固而持续，疼痛常放射至背部。邻近后壁的穿孔或穿孔较小，只引起局限性腹膜炎时称亚急性穿孔，症状较急性穿孔轻而体征较局限，且易于漏诊。溃疡急性穿孔主要出现急性腹膜炎的表现。临床上突然出现剧烈腹痛，腹痛常起始于中上腹或右上腹，呈持续性，可蔓延到全腹。GU 穿孔，尤其是餐后穿孔，漏入腹腔的内容物量往往比 DU 穿孔者多，所以腹膜炎常较重。消化性溃疡穿孔需与急性阑尾炎、急性胰腺炎、宫外孕破裂、缺血性肠病等急腹症相鉴别。

3. 幽门梗阻　主要是由 DU 或幽门管溃疡引起。溃疡急性发作时可因炎症水肿和幽门部痉挛而引起暂时性梗阻，可随炎症的好转而缓解；慢性梗阻主要由于瘢痕收缩而呈持久性。幽门梗阻引起胃滞留，临床表现主要为餐后上腹饱胀、上腹疼痛加重，伴有恶心、呕吐，大量呕吐后症状可以改善，呕吐物含发酵酸性宿食。严重呕吐可致失水和低氯低钾性碱中毒。久病后可发生营养不良和体重减轻。体检时可见胃型和胃逆蠕动波，清晨空腹时检查胃内有振水声，胃管抽液量 >200mL，即提示有胃滞留。进一步做胃镜或 X 线钡剂检查可确诊。

4. 癌变　少数 GU 可发生癌变，DU 则不发生癌变。GU 癌变发生于溃疡边缘，据报道癌变率在 1% 左右。长期慢性 GU 病史、年龄在 45 岁以上、溃疡顽固不愈者应提高警惕。对可疑癌变者，在胃镜下取多点活检做病理检查；在积极治疗后复查胃镜，直到溃疡完全愈合；必要时定期随访复查。

三、治疗

治疗的目的是消除病因、缓解症状、愈合溃疡、防止复发和防治并发症发生。消化性溃疡在不同患者的病因不尽相同，发病机制亦各异，所以对每一病例应分析其可能涉及的致病因素及病理生理，给予恰当的处理。针对病因的治疗如根除幽门螺杆菌，有可能彻底治愈溃疡病，是近年消化性溃疡治疗的一大进展。

（一）一般治疗

生活要有规律，工作宜劳逸结合，避免过度劳累和精神紧张，如有焦虑不安，应予开导，必要时给予镇静剂。原则上需强调进餐要定时，注意饮食规律，避免辛辣、过咸食物及浓茶、咖啡等饮料，如有烟酒嗜好而确认与溃疡的发病有关者应戒烟、酒。牛乳和豆浆能稀释胃酸于一时，但其所含钙和蛋白质能刺激胃酸分泌，故不宜多饮。服用 NSAIDs 者尽可能停用，即使未用亦要告诫患者今后慎用。

（二）治疗消化性溃疡的药物及其应用

治疗消化性溃疡的药物可分为抑制胃酸分泌的药物和保护胃黏膜的药物两大类，主要起缓解症状和促进溃疡愈合的作用，常与根除幽门螺杆菌治疗配合使用。现就这些药物的作用机制及临床应用分别简述如下：

1. 抑制胃酸药物　溃疡的愈合特别是 DU 的愈合与抑酸治疗的强度和时间成正比，药物治疗中 24 小时胃内 pH>3 总时间可预测溃疡愈合率。碱性抗酸药物（如氢氧化铝、氢氧化镁和其他复方制剂）具有中和胃酸作用，可迅速缓解疼痛症状，但一般剂量难以促进溃疡愈合，目前已很少单一应用碱性抗酸剂来治疗溃疡，仅作为加强止痛的辅助治疗。常用的抗酸分泌药有 H_2 受体拮抗剂（H_2-RAs）和

PPIs 两大类（表7-3）。壁细胞通过受体（M_1、H_2 受体、胃泌素受体）、第二信使和 H^+-K^+-ATP 酶三个环节分泌胃酸。H^+-K^+-ATP 酶（H^+泵、质子泵）位于壁细胞小管膜上，它能将 H^+ 从壁细胞内转运到胃腔中，将 K^+ 从胃腔中转运到壁细胞内进行 H^+-K^+ 交换。胃腔中的 H^+ 与 Cl^- 结合，形成盐酸。抑制 H^+-K^+-ATP 酶，就能抑制胃酸形成的最后环节，发挥治疗作用。PPIs 作用于壁细胞胃酸分泌终末步骤中的关键酶 H^+-K^+-ATP 酶，抑制胃酸分泌作用比 H_2 受体拮抗剂更强，且作用持久。一般疗程为 DU 治疗 4～6 周，GU 治疗 6～8 周，溃疡愈合率用 H_2 受体拮抗剂为65%～85%，PPIs 为80%～100%。

质子泵抑制剂（PPIs）作用于壁细胞胃酸分泌终末步骤中的关键酶 H^+-K^+-ATP 酶，使其不可逆失活，因此抑酸作用比 H_2-RAs 更强且作用持久。与 H_2-RAs 相比，PPIs 促进溃疡愈合的速度较快、溃疡愈合率较高，因此特别适用于难治性溃疡或 NSAIDs 溃疡患者不能停用 NSAIDs 时的治疗。对根除幽门螺杆菌治疗，PPIs 与抗生素的协同作用较 H_2-RAs 好，因此是根除幽门螺杆菌治疗方案中最常用的基础药物。使用推荐剂量的各种 PPIs，对消化性溃疡的疗效相仿，不良反应较少，不良反应率为1.1%～2.8%。主要有头痛、头昏、口干、恶心、腹胀、失眠。偶有皮疹、外周神经炎、血清氨基转移酶或胆红素增高等。长期持续抑制胃酸分泌，可致胃内细菌滋长。早期研究曾发现，长期应用奥美拉唑可使大鼠产生高胃泌素血症，并引起胃肠嗜铬样细胞增生或类癌。现认为这是种属特异现象，也可见于 H_2 受体阻断剂等基础胃酸抑制后。在临床应用 6 年以上的患者，血清胃泌素升高 1.5 倍，但未见壁细胞密度增加。

研究表明，PPIs 常规剂量（奥美拉唑 20mg/d、兰索拉唑 30mg/d、泮托拉唑 40mg/d，雷贝拉唑 20mg/d）治疗十二指肠溃疡（DU）和胃溃疡（GU）均能取得满意的效果，明显优于 H_2 受体拮抗剂，且 5 种 PPI 的疗效相当。对于 DU，疗程一般为 2～4 周，2 周愈合率平均为 70% 左右，4 周愈合率平均为 90% 左右；对于 GU，疗程一般为 4～8 周，4 周愈合率平均为 70% 左右，8 周愈合率平均为 90% 左右。其中雷贝拉唑在减轻消化性溃疡疼痛方面优于奥美拉唑且耐受性好。雷贝拉唑在第 4 周对 DU 和第 8 周对 GU 的治愈率与奥美拉唑相同，但雷贝拉唑对 24 小时胃内 pH>3 的时间明显长于奥美拉唑 20mg/d 治疗的患者，能够更快、更明显地改善症状，6 周时疼痛频率和夜间疼痛完全缓解更持久且有很好的耐受性。埃索美拉唑是奥美拉做的 S-异构体，相对于奥美拉唑，具有更高的生物利用度，给药后吸收迅速，1～2 小时即可达血药峰值，5 天胃内 pH>4 的平均时间为 14 小时，较奥美拉唑、兰索拉唑、泮托拉唑、雷贝拉唑明显增加。且持续抑酸作用时间更长，因此能够快速、持久缓解症状。研究表明，与奥美拉唑相比，埃索美拉唑治疗 DU 4 周的愈合率相当，但在缓解胃肠道症状方面（如上腹痛、反酸、烧心感）明显优于奥美拉唑。最新上市艾普拉唑与其他 5 种 PPIs 相比在结构上新添了一个吡咯环，吸电子能力强，与酶结合容易。相对于前 5 种 PPIs，艾普拉唑经 CYP3A4 代谢而不是经 CYP2C19 代谢，因此完全避免了 CYP2C19 基因多态性对其疗效的影响。PPIs 可抑制胃酸分泌，提高胃内 pH 值，有助于上消化道出血的预防和治疗。奥美拉唑可广泛用于胃、十二指肠病变所致的上消化道出血，泮托拉唑静脉滴注也常用于急性上消化道出血。消化性溃疡并发出血时，迅速有效地提高胃内 pH 值是治疗成功的关键。血小板在低 pH 值时不能聚集，血凝块可被胃蛋白酶溶解，其他凝血机制在低 pH 值时也受损，而 pH 值为 7.0 时胃蛋白酶不能溶解血凝块，故胃内 pH 值 7.0 时最佳。另外，静脉内使用 PPI 可使胃内 pH 值达到 6.0 以上，能有效改善上消化道出血的预后，并使再出血率、输血需要量和紧急手术率下降，质子泵抑制剂可以降低消化性溃疡再出血的风险，并可减少接受手术治疗的概率，但对于总死亡率的降低并无多少意义。消化性溃疡并发出血时静脉注射 PPIs 制剂的选择：推荐大剂量 PPIs 治疗，如埃索美拉唑 80mg 静脉推注后，以 8mg/h 速度持续输注 72 小时，适用于大量出血患者；常规剂量 PPIs 治疗，如埃索美拉唑 40mg 静脉输注，每 12 小时 1 次，实用性强，适于基层医院开展。

目前国内上市的 PPIs 有奥美拉唑（omeprazole）、兰索拉唑（lansoprazole），泮托拉唑（pantoprazole）、雷贝拉唑（rabeprazole）、埃索美拉唑（esomeprazole），以及最近上市的艾普拉唑（ilaprazole）。第一代 PPIs（奥美拉唑、泮托拉唑和兰索拉唑）依赖肝细胞色素 P450 同工酶（CYP2C19 和 CYP3A4）进行代谢和清除，因此，与其他经该同工酶进行代谢和清除的药物有明显的相互作用。由于

CYP2C19 的基因多态性，导致该同工酶的活性及第一代 PPIs 的代谢表型发生了变异，使不同个体间的 CYP2C19 表现型存在着强代谢型（EM）和弱代谢型（PM）之分。另外，抑酸的不稳定性、发挥作用需要浓聚和酶的活性、半衰期短等局限性影响了临床的应用；影响疗效因素多（如易受进餐和给药时间、给药途径的影响）；起效慢、治愈率和缓解率不稳定，甚至一些患者出现奥美拉唑耐药或失败；不能克服夜间酸突破等，由此可见，第一代 PPIs 的药效发挥受代谢影响极大，使疗效存在显著的个体差异。第二代 PPIs（雷贝拉唑、埃索美拉唑、艾普拉唑）则有共同的优点，起效更快，抑酸效果更好，能 24 小时持续抑酸，个体差异少，与其他药物相互作用少。新一代 PPIs 的进步首先是药效更强，这和化学结构改变有关，如埃索美拉唑是奥美拉唑中作用强的 S – 异构体，把药效差的 L – 异构体剔除后，其抑酸作用大大增强。而艾普拉唑结构上新添的吡咯环吸电子能力强，与酶结合容易，艾普拉唑对质子泵的抑制活性是奥美拉唑的 16 倍，雷贝拉唑的 2 倍；其次新一代 PPI 有药代动力学方面优势，如雷贝拉唑的解离常数（pKa）值较高，因此在壁细胞中能更快聚积，更快和更好地发挥作用。再次，新一代 PPIs 较少依赖肝 P450 酶系列中的 CYP2C19 酶代谢。另外，第二代 PPIs 半衰期相对较长，因此保持有效血药浓度时间较长，抑酸作用更持久，尤其是新上市的艾普拉唑，半衰期为 3.0 ~ 4.0 小时，为所有 PPIs 中最长的，因而作用也最持久（表 7 – 3）。

2. 保护胃黏膜药物　替普瑞酮、铝碳酸镁、硫糖铝、胶体枸橼酸铋、马来酸伊索拉定（盖世龙）、蒙托石、麦滋林、谷氨酰胺胶囊等均有不同程度制酸、促进溃疡愈合作用。

表 7 – 3　常用抗酸分泌药物（剂量 mg）

药物	每次剂量	治疗溃疡标准剂量	根除 H. pylori 标准剂量
PPIs			
奥美拉唑	20	20qd	20bid
兰索拉唑	30	30qd	30bid
泮托拉唑	40	40qd	40bid
雷贝拉唑	10	10qd	10bid
埃索美拉唑	20	20qd	20bid
H₂ – RAs			
西咪替丁	400 或 800	400bid 或 800qn	
雷尼替丁	150	150bid 或 300qn	
法莫替丁	20	20bid 或 40qn	

（三）根除幽门螺杆菌治疗

对幽门螺杆菌感染引起的消化性溃疡，根除幽门螺杆菌不但可促进溃疡愈合，而且可以预防溃疡复发，从而彻底治愈溃疡。因此，凡有幽门螺杆菌感染的消化性溃疡，无论初发或复发、活动或静止、有无并发症，均应予以根除幽门螺杆菌治疗。

在根除幽门螺杆菌疗程结束后，继续给予一个常规疗程的抗溃疡治疗，如 DU 患者予 PPIs 常规剂量、每日 1 次、总疗程 2 ~ 4 周，CU 患者 PPIs 常规剂量、每日 1 次、总疗程 4 ~ 6 周，是最理想的。这在有并发症或溃疡面积大的患者尤为必要，但对无并发症且根除治疗结束时症状已得到完全缓解者，也可考虑停药。

（四）NSAID 溃疡的治疗、复发预防及初始预防

对服用 NSAIDs 后出现的溃疡，如情况允许应立即停用 NSAIDs，如病情不允许可换用对黏膜损伤少的 NSAIDs 如特异性 COX – 2 抑制剂（如塞来昔布）。对停用 NSAIDs 者，可予常规剂量常规疗程的 H₂ – RA 或 PPIs 治疗；对不能停用 NSAIDs 者，应选用 PPIs 治疗运载能力（H₂ – RA疗效差）。因幽门螺杆菌和 NSAIDs 是引起溃疡的两个独立因素，因此应同时检测幽门螺杆菌，如有幽门螺杆菌感染应同时根除幽门螺杆菌。溃疡愈合后，如不能停用 NSAIDs，无论幽门螺杆菌阳性还是阴性都必须继续 PPIs 或米索

前列醇长程维持治疗以预防溃疡复发。对初始使用 NSAIDs 的患者是否应常规给药预防溃疡的发生仍有争论。已明确的是，对于发生 NSAIDs 溃疡并发症的高危患者，如既往有溃疡病史、高龄、同时应用抗凝血药（包括低剂量的阿司匹林）或糖皮质激素者，应常规给予抗溃疡药物预防，目前认为 PPIs 或米索前列醇预防效果较好。

（五）难治性溃疡的治疗

首先须做临床和内镜评估，证实溃疡未愈，明确是否 H. pyLori 感染、服用 NSAIDs 和胃泌素瘤的可能性，排除类似消化性溃疡的恶性溃疡及其他病因如克罗恩病等所致的良性溃疡。明确原因者应做相应处理，如根除 H. pylori、停用 NSAIDs。加倍剂量的 PPIs 可使多数非 H. pylori 非 NSAIDs 相关的难治性溃疡愈合。对少数疗效差者，可做胃内 24 小时 pH 检测，如 24 小时中半数以上时间的 pH 小于 2，则需调整抗酸药分泌治疗药物的剂量。

（六）溃疡复发的预防

有效根除幽门螺杆菌及彻底停服 NSAIDs，可消除消化性溃疡的两大常见病因，因而能大大减少溃疡复发。对溃疡复发的同时伴有幽门螺杆菌感染复发（再感染或复燃）者，可予根除幽门螺杆菌再治疗。下列情况则需用长程维持治疗来预防溃疡复发：①不能停用 NSAIDs 的溃疡患者，无论幽门螺杆菌阳性还是阴性（如前述）；②幽门螺杆菌相关溃疡，幽门螺杆菌感染未能被根除；③幽门螺杆菌阴性的溃疡（非幽门螺杆菌、非 NSAIDs 溃疡）；④幽门螺杆菌相关溃疡，幽门螺杆菌虽已被根除，但曾有严重并发症的高龄或有严重伴随病的患者。长程维持治疗一般以 PPIs 常规剂量的半量维持，而 NSAIDs 溃疡复发的预防多用 PPIs 或米索前列醇，已如前述。半量维持疗效差者或有多项危险因素共存者，也可采用全量分两次口服维持。也可用奥美拉唑 10mg/d 或 20mg 每周 2~3 次口服维持。对维持治疗中复发的溃疡应积极寻找可除去的病因，半量维持者应改为全量，全量维持者则需改换成 PPI 治疗。维持治疗的时间长短，需根据具体病情决定，短者 3~6 月，长者 1~2 年，甚至更长时间。无并发症且溃疡复发率低的患者也可用间歇维持疗法，有间歇全量治疗和症状性自我疗法（symptomatic self control，SSc）两种服法，前者指出现典型溃疡症状时给予 4~8 周全量 PPIs 治疗，后者指出现典型溃疡症状时立即自我服药，症状消失后停药。

（七）消化性溃疡治疗的策略

对内镜或 X 线检查诊断明确的 DU 或 GU，首先要区分有无 H. pylori 感染。H. pylori 感染阳性者应首先抗 H. pylori 治疗，必要时在抗 H. pylori 治疗结束后再给予 2~4 周抗酸分泌治疗。对 H. pylori 感染阴性者包括 NSAIDs 相关性溃疡，可按过去的常规治疗，即服用任何一种 PPIs，DU 疗程为 4~6 周，GU 为 6~8 周。也可用胃黏膜保护剂替代抗酸分泌剂治疗 GU。至于是否进行维持治疗，应根据溃疡复发频率、患者年龄、服用 NSAIDs、吸烟、并发其他严重疾病、溃疡并发症等危险因素的有无，综合考虑后决定。由于内科治疗的进展，目前外科手术主要限于少数有并发症者，包括：①大量出血经内科治疗无效；②急性穿孔；③瘢痕性幽门梗阻；④胃溃疡癌变；⑤严格内科治疗无效的顽固性溃疡。

（八）预后

由于内科有效治疗的发展，预后远较过去为佳，死亡率显著下降。死亡主要见于高龄患者，死亡的主要原因是并发症，特别是大出血和急性穿孔。

（程彦玲）

第四节　应激性溃疡

应激性溃疡（stress ulcer，SU）又称急性出血及糜烂性胃炎，近年来统称为急性胃黏膜病变（acute gastric mucosa lesion，AGML），是指在应激状态下，胃和十二指肠以及偶尔在食管下端发生的黏膜糜烂和溃疡，从而引起以上消化道出血为主要临床特征的疾病，是上消化道出血量最常见的原因是之一，约占上消化道出血的 20%。临床主要表现是难以控制的出血，多数人发生在发病的第 2~15 天，其预后取决于原发疾病的严重程度。SU 发病率因病因和统计方法不同,文献报道差异很大。临床研究报道,SU 发生率在重型颅脑损伤后为 40% ~80%,脑出血后为 14% ~76%,脊髓损伤后为 2% ~20%,尸检发现中枢神经系统疾病患者 SU 发生率为 12%;是非神经系统疾病患者的 2 倍。

一、病因与发病机制

(一) 病因

1. **严重全身性感染** 如见于链球菌、葡萄球菌、革兰阴性杆菌和厌氧菌等所致败血症或脓毒血症。尤其是伴感染性休克或器官衰竭时,由于组织缺血缺氧更易发生溃疡。

2. **严重烧伤** 引起的急性应激性溃疡又称 Curling 溃疡。

3. **中枢神经系统疾病** 见于脑肿瘤、颅内神经外科手术、颅内出血、中枢神经系统感染及颅脑外伤等。由此引起的溃疡又称 Cushing 溃疡。

4. **药物** 非甾体抗炎药、某些抗生素、乙醇、激素、组织胺、胰岛素、抗凝剂、氯化钾等。这些药物有的可刺激前列腺素,抑制黏液分泌,为本病的发病诱因。

5. **食物或饮料** 如辣椒、大蒜、饮酒等。

6. **精神与心理疾病** 如见于严重精神病、过度抑郁、焦虑、严重心理障碍等,通过精神和心理应激引起消化道黏膜糜烂和溃疡发生。

(二) 发病机制

关于 AGML 的发病机制尚不完全明了。胃黏膜防御功能削弱与胃黏膜损伤因子作用相对增强,是 SU 发病的主要机制。应激可引起各种疾病和紊乱,研究证明,应激性溃疡和抑郁之间在发病和治疗的上均有相关性。用慢性抑郁应激(chronic stress depression,CSD)、慢性心理应激溃疡(chronic psychological stress ulcer,CPSU)和浸水束缚应激模型(immersion restrainstress models)在鼠进行实验。暴露 CSD 后动物的溃疡指数比对照组显著增高,暴露 CPSU 后观察抑郁样行为,对暴露 CPSU 的鼠用盐酸氟西汀(fluoxetine hydrochloride),抗抑郁药降低溃疡指数,在 CSD 组用 ranitidine 可抑制抑郁样行为,CPSU 应激后应用米非司酮(mife - pristone)结果比 CPSL 组溃疡指数有显著降低。但对 CSD 使用米非司酮与单纯对照组之间抑郁样行为无显著的不同。研究也发现,鼠暴露于 CPSU 或 CSD 慢性应激显示比对照组皮质酮的水平低。结论认为,在触发抑郁和应激溃疡性的发生中,下丘脑 - 垂体 - 肾上腺轴(H. Pyloria)功能障碍可能起到关键作用。目前对 AMGL 的发病机制有以下几种认识。

1. **H^+ 逆扩散** H^+ 逆扩散是指 H^+ 在某种因素作用下,从胃腔反流至胃黏膜的一种病理现象。试验证明,胆酸和水杨酸制剂可使 H^+ 迅速从胃腔进入到胃黏膜内,破坏胃黏膜。积累于胃黏膜的酸性产物可以破坏毛细血管和细胞的溶酶体,导致胃黏膜充血、水肿、糜烂和出血。用电子显微镜观察发现,阿司匹林可使胃黏膜上皮细胞肿胀,细胞间的结合处裂开,胃黏膜通透性增加,胃黏膜屏障破坏,导致胃黏膜损害。

2. **胃黏膜微循环障碍** 急性胃黏膜病变时常表现胃黏膜血管收缩痉挛与缺血,且溃疡好发于胃黏膜缺血区。在应激状态下,胃黏膜小动脉和毛细血管动脉收缩痉挛,导致胃黏膜缺血、缺氧,使黏膜内酸性产物增加,并损害胃黏膜。最后因酸中毒导致黏膜细胞的溶酶体酶释放,使溶酶体破裂,胃黏膜上皮细胞损伤并坏死,引起 AGML。酸中毒直接使组织中的组织胺和 5 - 羟色胺(5 - HT)等血管活性物质释放,使胃黏膜内小静脉和毛细血管静脉端扩张、瘀血,加重了胃黏膜循环障碍,以致缺血加重。在应激状态下,交感神经兴奋导致黏膜血管收缩、痉挛。迷走神经兴奋时使黏膜下动、静脉短路开放,使胃黏膜下缺血进一步加剧,表现胃黏膜内毛细血管的内皮损伤,通透性增加,也可加重胃黏膜损伤。此外,组织胺的释放以刺激胃酸 - 胃蛋白酶分泌增加,加重胃黏膜的损伤。由于缺血、缺氧、酸中毒和微循环障碍,激活了凝血因子导致胃黏膜血管的内凝血等一系列病理变化,引起 AGML 的发生。

3. **胃黏膜上皮细胞的脱落、更新和能量代谢异常** 当胃黏膜表面上皮细胞脱落增加和(或)更新减少,可导致胃黏膜屏障破坏。各种应激、应用激素及尿毒症时见有胃黏膜表面上皮细胞更新减少,给予酒精、阿司匹林等药物后，胃黏膜表面上皮细胞脱落增加，胃黏膜屏障功能紊乱，以致发生 AGML。Menguy 等发现，失血性休克鼠的急性 AGML 伴有组织中 ATP 含量显著减少。这是因为胃黏膜缺血时，由于细胞缺氧，酸性产物增加，影响了黏膜上皮细胞线粒体的功能，使 ATP 合成减少，氧化磷酸化速度减慢，细胞内的能量储备因而显著减少，导致胃黏膜损害发生。

4. 胆盐作用　胆盐能增加 H^+ 逆扩散，破坏胃黏膜屏障，并导致胃黏膜内组织胺、胃蛋白酶原和胃泌素释放，产生自我消化，引起 AMGL。

5. 神经内分泌失调　下丘脑、室旁核和边缘系统是对应激的整合中枢，促甲状腺释放激素（TRH）、5－HT、儿茶酚胺等中枢介质参与或者介导了 SU 的发生。

发生应激情况 24～48h 后整个胃体黏膜有 1～2mm 直径的糜烂，显微镜下可见黏膜有局限性出血和凝固性坏死。如果患者情况好转，在 3～4 天后检查 90% 患者有开始愈合的迹象。一般 10～14 天完全愈合，不留瘢痕。

二、诊断与鉴别诊断

（一）诊断

有的急性胃黏膜病变可发生在原有慢性胃炎的基础上，这些病变常是局灶性的，且各部位的严重程度不同致使病变常不相同。因此，有学者把 AGML 分为原有慢性胃炎和原来无慢性胃炎两大类。

1. 病史　患者有上述的如服用有关药物、严重烧伤、严重外伤、大手术、肿瘤、神经精神疾病、严重感染、休克、器官功能衰竭等病史。

2. 临床表现　如为继发性的可有原发的临床表现型和体征。其表现依原发病不同而不同。应激性溃疡如果不引起出血，可没有临床症状，或者即使有症状也容易被应激情况本身的症状所掩盖而不能得到诊断。在应激损伤后数小时至 3 天后有 75%～100% 可发生胃黏膜糜烂或应激性溃疡，SU 的发生大多集中在原发疾病产生的 3～5 天，少数可延至 2 周。

上消化道出血是主要的临床表现，在原发病后 2 周内发生。30% 有显性出血。出血表现为呕血或黑便，一般出血量不大，呈间歇性，可自止。5%～20% 出血量大，不易控制，少数患者可大量出血或穿孔，2% 患者发生穿孔。也可出血与穿孔同时发生，严重者可导致死亡。疑有穿孔患者应立即做 X 线腹部平片，见有膈下游离气体则可确诊。其他的表现有反酸、恶心、上腹部隐痛等。

3. 急诊胃镜　急诊胃镜检查组应于 24～48h 进行，是最准确的诊断手段，可明确诊断病变的性质和部位。胃镜下可见胃黏膜多发糜烂、浅表溃疡和出血等内镜下特征，好发于胃体及胃体含壁细胞的泌酸部位，胃窦部甚为少见，仅在病情发展或恶化时才偶尔累及胃窦部。病变常在 48h 以后很快消失，不留瘢痕。若出血量大，镜下看不清楚，可以做选择性动脉造影。

4. 钡餐 X 线检查　一般不宜进行急诊钡剂上消化道 X 线检查，同时因病灶过浅，钡剂 X 线检查常阴性，没有诊断价值。

5. 腹部 B 超和（或）CT 检查　一般不用，但检查对鉴别诊断有重要价值。

（二）鉴别诊断

1. 消化性溃疡　慢性消化性溃疡一般有节律性、周期性上腹痛、反酸、胃灼热史。内镜下慢性溃疡常较局限。边界清楚、底部有较厚白苔，周边黏膜皱襞向溃疡聚集，幽门、十二指肠变形等。

2. Mollory－Weiss 综合征　Mollory－Weiss 综合征是由于胃内压力突然升高伴剧烈呕吐而引起食管贲门黏膜撕裂出血，常于酗酒后引起。严重上消化道出血个别的病例可发生失血性休克。急诊胃镜应在出血后 24～48h 进行，可见胃与食管交界处黏膜撕裂，与胃、食管纵轴相平行。因撕裂黏膜迅速愈合，超过 48h 后镜下可无黏膜撕裂发现。

3. 胃癌伴出血　胃癌早期可无症状，或有上腹部不适、进行性食欲不振、体重减轻和上腹部痛，用抑酸剂效果不显著。并发出血者少见。多见于中老年患者。胃镜检查可见隆起病变，表面不光滑污秽，可伴溃疡和出血，胃壁僵硬，蠕动差。

4. 食管静脉曲张破裂出血 食管静脉曲张破裂出血是肝硬化门脉高压的严重并发症，可有病毒性肝炎或饮酒史，静脉曲张破裂出血可反复发生，突然呕血或黑便，大量出血时常伴有失血性休克发生。患者常呈肝病面容，腹腔积液常见，伴有黄疸、蜘蛛痣和皮肤色素沉着。实验室检查可有肝功能异常，低蛋白血症和凝血异常。

三、治疗

应激性溃疡出血常病情凶险，必须高度警惕，及早治疗。由于患者全身情况较差，不能耐受手术，加以术后再出血发生率高，所以多先内科治疗，无效时才考虑治疗。有报道，在 ICU 病房中并发应激性溃疡出血的患者病死率高达 70% ~ 80%，但大多不是死于消化道出血而是原发病，未并发消化道出血的病死率仅 5% ~ 20%。因此，应加强对原发病的治疗；下面重点介绍并发出血的治疗。

（一）治疗原发病

祛除病因，积极治疗创伤、感染、精神心理疾病、烧伤等引起应激状态的原发病停用加重胃黏膜损伤的药物。适当应用抗生素控制感染。

（二）出血量的估计

精确了解出血量的多少有时很困难。患者或家属提供的病史对于估计失血量常不正确。脉搏和血压的变化有助于出血量的估计，但它们与血容量之间的关系不大。失血量因失血速度而异，临床症状轻重有所不同。少量出血可无症状，或有头晕乏力，明显出血常出现呕血（或）便血，大量出血可见面色苍白、四肢厥冷，甚至晕倒，这是由于血容量不足、外周灌流减少所致。握拳掌上皱纹苍白，提示血容量丢失达 50%。Tudhope 发现，收缩压低于 100mmHg 时有血容量减少，但收缩压高于 100mmHg 并不能排除大量血容量的耗空。已往健康无贫血史，血红蛋白低于 120g/L，提示约有 50% 以上的红细胞丢失，临床上有皮肤与口唇苍白、口干、出汗等表现。失血患者脉搏增加 20 次/min，血压下降 10mmHg，则说明失血量已达 1 000mL。失血量有时亦可从患者平卧、站立、倾斜试验得到估计。失血量与症状之间的关系见表 7 - 4。尿量少于 30mL/h，提示有 30% 以上的细胞外液丢失。

表 7 - 4 失血量与症状之间的关系

失血量（mL）	血压（mmHg）	脉搏（次/min）	症状
<500	正常	正常	头晕乏力
800 ~ 1 000	<100	>100	头晕、面色苍白、口渴、冷汗
>1 500	<80	>100	四肢冷厥、神志恍惚或昏迷

判定失血量最有效的方法是中心静脉压（CVP）测定。测定 CVP 有助于了解血容量和心、肺功能情况，可鉴别是由急性循环衰竭、血容量不足还是心功能不全引起的，并可指导液体补充，若 CVP 较低，可能是脱水或血容量不足，CVP 升高则可能是肾衰竭，必须限制输液。

根据临床症状，将出血分为三类：

1. 轻度（Ⅰ°） 有呕血或便血、无休克，血压、心率等稳定，可有头晕，血红蛋白无变化，出血量约为体重的 10% 以下（500mL）。

2. 中度（Ⅱ°） 血压下降，收缩压 90 ~ 100mmHg，脉压小，心率 100 ~ 120 次/min，出冷汗、皮肤苍白、尿少。血红蛋白 70 ~ 100g/L。出血量为体重的 25% ~ 35%（1 250 ~ 1 750mL）。

3. 重度（Ⅲ°） 收缩压常在 60 ~ 90mmHg，心率 >130 次/min，血红蛋白低于 70g/L。有四肢冷厥、出冷汗、尿少或无尿发生等表现或心率、血压不稳定，或暂时稳定，短期内有再出血。出血量约为全身总量的 50% 以上（>2 500mL）。

患者出血后，血红蛋白于 6 ~ 48h 后下降，2 ~ 6 周恢复正常，血小板 1h 内增加，网织红细胞 24h 内增加，4 ~ 7 天达最高值。血中尿素氮上消化道出血时数小时增加10.7 ~ 14.3mmol/L，24 ~ 48h 达高峰，肾功能常需 3 ~ 4 天方可恢复正常。

（三）一般治疗

1. 饮食　出血患者住院后应禁食 20～48h，因空腹增强胃的收缩，因此长期禁食并无益处。同时插胃管行持续抽吸，待抽吸已无血，病情又稳定后可开始给予少量流质饮食，以后视病情逐渐增加，以后过渡到半流质饮食、普通饮食。

2. 卧床休息，保持镇静　发生消化道出血后，患者有精神过度紧张，或有恐慌心理，应给患者做好解释工作，一般不用镇静剂。有的患者表现烦躁不安，往往是血容量不足的表现，适当加速输血和精神上得到安慰之后往往可消除。消化道出血后由于 85% 患者于 48h 内止血，因此卧床休息 2～3 天后如无再出血则可开始活动，以减少血栓栓塞和血管闭塞发生。目前不主张头低位，以免影响呼吸功能，宜采用平卧并将下肢抬高。

3. 吸氧　消化道大出血者多有低氧血症存在，后者又是诱发出血的因素，应及时给予吸氧。

4. 加强护理，严密观察病情　及时了解呕血及黑便量、注意精神神志变化、每小时测呼吸、脉搏、血压 1 次，注意肢体温度变化及记录每小时尿量等。

5. 迅速补充血容量　应迅速建立静脉通路，快速补液，输注血浆及其代用品。

（四）输血

一般少量出血不必输血，脉搏 >120 次/min，收缩压 <80mmHg，红细胞压积 35% 以，血红蛋白 <82g/L 为输血的指征。尽量输新鲜血，少用库存血。自 20 世纪 80 年代开始用成分输血，更适应疾病的需要，消化道出血患者多输红细胞。输血量依病情而定，并发心功能不全时，原则上输血量以每日不超过 300～350mL 为宜，输血的速度应慢，以 <1.5mL/（kg·min）为宜。进行成分输血，有助于控制总输血量，尤其是老年患者应避免增加心肺和循环负担，以免加重心功能不全。

（五）止血剂的应用

1. 纠正凝血因子异常　如有凝血因子异常，可用新鲜冷冻血浆或凝血酶复合物（PPSB）。也可用冻干健康人血浆，目前临床应用的为凝血酶原复合物浓缩剂（prothrombin complex con - centrate，PCC）。PCC 含凝血因子 II（凝血酶原）、VII、IX 和 X。用于重型肝炎、肝硬化患者，有良好的止血作用。

2. 孟氏溶液胃管内注入　为一种碱式硫酸铁溶液，它具有强力的收敛作用，从而凝固。经胃管注入 10% 孟氏液 10～15mL，如 1 次收敛不显著，可于 4～6h 后重本品在出血创面上能形成一层黑色的牢固附着的收敛膜，从而达到止血目的。口服口腔黏膜刺激大，故临床上已很少应用。

3. 去甲基肾上腺素　去甲基肾上腺素用于胃内或腹腔内，经门脉系统吸收，能使门脉系统收缩，减少血流，达到减少出血或止血作用。去甲基肾上腺素还可使局部胃黏膜血流量减少，胃酸分泌减少，但不影响黏液的分泌量。其作用与切除迷走神经相似。肝脏每分钟可破坏 1mL 去甲基肾上腺素，药物通过肝脏后大都遭破坏，因此，从门脉系统吸收的去甲基肾上腺素对全身血压无明显影响。其控制上消化道出血的机制是：高浓度去甲基肾上腺素可使胃肠道出血区域小动脉强烈收缩而达到止血。口服或胃管内注入或腹腔内注射可使内脏区小动脉广泛收缩，从而降低内脏区血流量 50% 左右。常用去甲基肾上腺素 4～8mg 加生理盐水 100mL 灌入胃内，根据病情 4～12h 重复一次。或用去甲肾上腺素 2mg 加 400mL 冷开水口服，对溃疡出血有一定疗效。Leveen 等提倡用 16mg 加生理盐水 200mL 灌入胃内。腹腔内用法为去甲基肾上腺素 10mg 加生理盐水 20～40mL 注入或 8mg 注入腹腔积液中。经临床试用，腹腔内注入 8mg 去甲基肾上腺素后可引起一时性血压升高，减慢输入率后可恢复。由于使用后产生胃肠道缺血重可能引起黏膜坏死，因此，对腹腔有粘连者、高血压、年老有动脉硬化的患者不宜应用。去甲基肾上腺素治疗只能作为不能手术或无手术指征病例的一种主要治疗措施，或作为紧急过渡性措施，把急诊手术转为择期手术。

（六）抑制胃酸分泌

1. 生长抑素　是一种内源性胃肠肽，能抑制胃酸分泌，保护胃黏膜，抑制生长激素和胃肠胰内分泌物激素的病理学性分泌过多，并有效地抑制胃蛋白质酶的释放。生长抑素能抑制胃泌素、胰高糖素、内皮素、P 物质、白三烯等激素的分泌。能抑制胃动素分泌、减少胃蠕动，使内脏血流减少。同时可促进溃疡出血处血小板的凝聚和血块收缩而止血。

2. 施他宁（stilamir）　施他宁也是一种人工合成的 14 肽，其结构和生物效应与天然的生长抑素相同。

施他宁的药理作用：①抑制由试验餐和五肽胃泌素刺激的胃酸分泌，并抑制胃泌素和胃蛋白酶释放；②减少内脏血流；③抑制胰、胆囊和小肠的分泌；④胰内的细胞保护作用。

3. 善得定（octreotide，奥曲肽，sandostatin）　是一种人工合成八肽，且有与天然生长抑素相似的作用。善得定对胰腺炎也有显著的疗效。

生长抑素和施他宁的用法为：首先静脉推注 50μg，然后 250～500μg/h 持续静脉滴注，直到出血停止后再维持 1～3 天。奥曲肽 100μg 静脉注射，然后 25～50μg/d 静脉滴注。

4. 质子抑制剂　如下所述。

（1）奥美拉唑（omeprazole，洛赛克，losec）：洛赛克与 $H^+ - K^+ - ATP$ 酶结合，抑制胃酸分泌；增加胃黏膜血流量，保护黏膜。首剂 80mg 静脉推注，1 次/d，连用 5 天。

（2）达克普隆（takepron 或兰索拉唑，lansoprazole）：为第二代质子泵抑制剂。30mg，1～2 次/d。

（3）潘托拉唑（pantoprazole）：40mg，2 次/d，静脉滴注或口服。

（4）雷贝拉唑（rabeprazole，波利特，瑞波特）：通常成人 10mg，2 次/d，病情较重者 20mg，2 次/d。

（5）埃索米拉唑（esomeprazole，耐信）：20mg，2 次/d，病情好转后改为 20mg，1 次/d。

（七）内镜治疗

消化道出血时内镜止血治疗可降低出血所致死亡率，明显减少再出血率、输血量、急诊手术等。

1. 局部喷射药物止血　如下所述。

（1）去甲基肾上腺素：加冰盐水或使局部血管强烈收缩，减少血液而止血。常用去甲基肾上腺素 8mg 加入 100mL 4°～6°冰盐水，在胃镜直视下喷射，治疗有效率为 86.2%。

（2）孟氏液：主要成分为碱性硫酸铁［$Fe_4 (OH)_2 (SO_4)_5$］，为具有强烈收敛作用的三价铁，通过促进血栓形成和血液凝固，平滑肌收缩、血管闭塞，并在出血创面形成一层棕黑色保护膜而起止血作用。常用 5%～10% 孟氏液 10～15mL 经胃管注入或在胃镜直视下喷洒。

（3）凝血酶：能直接作用于凝血过程的第三阶段，促使血液的纤维蛋白原迅速生成纤维蛋白凝块，堵塞出血点而达到止血目的。常用 1 000U 局部喷射。

（4）纤维蛋白酶：常用 30 000U 溶于生理盐水 30mL 中喷射，对出血量 <1 000mL 者有效率为 93.3%。

2. 经内镜局部注射止血　如下所述。

（1）纯酒精注射止血：无水酒精可使组织脱水固定，使血管固定收缩，血管壁变性坏死，血栓形成而止血。采用 99.5% 医用酒精结核菌素注射器和内镜专用注射针，先以无水酒精冲洗注射针，排尽注射器导管内空气，再于内镜下在出血的血管周围 1～2mm 注射 3～4 处，每处注入无水酒精 0.1～0.2mL，穿刺深度约 3mm。如果裸露血管很粗，出血量大，可于血管断端直接注射 1～2 次，每次 0.1～0.2mL。

（2）经内镜注射肾上腺素、高渗盐水混合溶液止血：肾上腺素有强力收缩血管作用，高渗盐水可使注射处组织水肿，血管壁纤维变性，血管腔内血栓形成而止血。

A 液：2.5M NaCl 20mL + 肾上腺素 1mg。

B 液：蒸馏水 20mL + 肾上腺素 1mg。

A 液：B 液为 1：3。适用于出血性溃疡伴基底明显纤维化、瘢痕组织形成时，每处注射 1mL，共 3～4 处，总量不超过 5mL。

3. 经内镜激光止血　目前临床应用的有氢离子激光和钇铝石榴石（Na-YAG）激光两种。功率高（60～100W）、穿透力强，激光能穿透组织与动脉深达 5mm。因此止血效果好。将激光纤维放置于距病灶 1cm 处，在病灶周围每次脉冲或照射 0.5～1.0 秒，然后照射出血血管。一般止血需 6～8 次照射。

4. 经内镜电凝治疗　应用高频电的热效应使组织蛋白变性而止血。通过内镜活检孔置入电凝探头，电流通过探头产生热能，此高温足以使组织变性发白、血液凝固，主要适用于溃疡病出血。把电极尖接触出血病灶，用脚踏开关按通电凝电极，电凝数次，直至局部发白为止。

5. 经内镜微波止血　微波可使血管内皮细胞损伤，血管壁肿胀、血管腔变小、血管痉挛，形成血栓以达到止血。使用圆珠形电极输出功率 40W 时，通电时间 3~10 秒，而针形电孔输出功率 40W 时，通电时间 10~15 秒。该法设备简单，操作容易，完全可靠，患者痛苦小。

6. 热电极止血　主要构造为一中空铝制圆柱体，内芯有线圈，顶端表面涂有聚四氯乙层。通过铝制圆柱体将热传导组织表面，起到止血和组织凝固作用，通过内镜的活检孔道将加热电极插入消化管腔，通常设定温度为 140~150℃，每次使用的能量为 3.6kcal，持续 1 秒。

7. 经内镜钳夹止血　即通过内镜放置金属夹，对出血小动脉进行钳夹止血。

8. 冷冻止血　即迅速降温，使局部组织坏死凝固达到止血。冷却剂用液氮或液体二氧化碳。冷却剂可使探头末端温度降至 -63℃，当接触黏膜组织后，出血部位冰冻发白，几小时后局部组织坏死，1~3 天后坏死完成形成溃疡，3~4 周后溃疡愈合。

（八）手术治疗

经上述各项治疗仍持续大量出血或反复大量出血，在 6~8h 输血 600~800mL 仍不能维持血压稳定者，并发穿孔或腹膜炎者应及时去手术室治疗。手术时根据患者情况，尽可能采用最简单、最迅速的手术方式，以挽救生命。行局部止血、迷走神经切断加胃窦切除为常用术式。此类患者多数病情危重，全身情况差，应尽可能做好术前准备，但有时情况又十分危急，因此，把握好手术时机非常重要。手术后再出血也时有发生，应提高警惕。

四、预防

目前对急性胃黏膜病变的预防学者们存在一些分歧。已往主张药物预防，并认为收到显著的预防效果。新近 Scheurlen 报道 PPI 治疗预防 AGML 得到肯定。在 ICU 患者进行 AGML 的预防作为监护的标准。有报告，直肠癌术后预防性用抗酸剂是术后患者的保护因子，可减少 AGML 的发生。韩国 Park 等在鼠的试验，用 Acer mono Max sap（AmMs）（五角枫，毛萼色木槭）观察在水浸束缚（water immersion restraint，WIRE）应激引起胃溃疡上的保护作用。结果 AmMs 通过诱导一氧化氮合成酶（NOS）或神经原 NOS 表达，显著保护胃黏膜抵抗应激引起胃损伤。Ji 等报告鼠的试验，研究了抗抑郁药抗溃疡发生的预防作用。使用度洛西汀、阿米替林、氟西汀和米氮平，用赋形剂作为对照组，结果显示，抗抑郁药通过影响去甲基肾上腺素和——羟色胺水平引起抗溃疡作用，其中度洛西汀、阿米替林和米氮平对溃疡性作用较强。Huang 等研究 IGF-1（胰岛素样生长因子-1）/PTEN（人第 10 号染色体缺失的磷酸酶及张力蛋白质同源的基因）/Akt（蛋白质激酶 B）FoxO（叉头转录因子的 O 亚型）信号通路在应激引起胃溃疡性上的预防作用。研究指出，上述信号通路通过调节细胞的凋亡，在鼠胃溃疡的发生和愈合上发挥中心作用。美国从一个大城市医疗中心的调查结果，发现不同层次的医师是否用抑酸剂预防 AGML 发生认识上并不一致。部分医师不主张用抑酸剂预防。

（程彦玲）

第五节　急性坏死性小肠炎

急性坏死性小肠炎（acute necrotizing enteritis）是一种病因尚未完全明确的急性节段性肠道炎症，病变主要累及空肠和回肠，病理改变以肠壁出血、坏死为特征，故又被称为急性出血坏死性肠炎。其主要临床表现为腹痛、腹泻、便血、腹胀、呕吐及发热等中毒症状。本病发展快，重者可出现败血症、休克、肠麻痹、肠穿孔等，严重威胁患者生命。

一、流行病学

本病呈散发和流行趋势。急性坏死性小肠炎的爆发常因进食未煮熟或变质的肉类引起，如发生于第2次世界大战后的德国和1963年巴布亚新几内亚的两次流行。本病曾是巴布亚新几内亚高原儿童生病和死亡的主要原因，乌干达、泰国、印度、新加坡和斯里兰卡等国亦有病例报道。我国四川、云南、贵州、甘肃、湖北、浙江、山东等省有散在报道，而以辽宁和广东两省报道的病例最多。农村发病率显著高于城市。本病全年皆可发生，以夏秋季多见。任何年龄均可发病，但儿童、青少年为主要发病对象，男女之比约为1.7：1。

二、病因和发病机制

病因尚未完全阐明，现多认为其发病与感染产生B毒素的C型产气荚膜梭状杆菌（Welchii杆菌）有关，一些不良饮食习惯可为促发因素。

C型产气荚膜梭状杆菌是专性厌氧耐热细菌，产生的β毒素可致肠道组织坏死，产生坏死性肠炎。从患者的肠道组织、粪便和可疑食物中可分离出产气荚膜梭状杆菌，针对β毒素的免疫可使急性坏死性小肠炎发病明显减少。β毒素是一种蛋白质，对蛋白溶解酶极为敏感，一些饮食习惯或疾病可以使肠腔中蛋白酶含量或活性降低，β毒素破坏减少，机体易于发生急性坏死性小肠炎，例如在发病率颇高的巴布亚新几内亚高原地区，当地居民肠腔内蛋白酶浓度低下，这和低蛋白饮食及当地作为主食的甘薯中所含的耐热性胰蛋白酶抑制因子有关。动物实验证实，给动物口服或胃内灌注Welchii杆菌菌液并不致病，但如同时灌注含有蛋白酶抑制因子的甘薯或大豆粉，则可致小肠坏死，而含有胰蛋白酶的胰提取液可防止和减轻本病的发生发展。

急性坏死性小肠炎主要病理改变为肠壁小动脉血管壁纤维素样坏死，血栓形成而致小肠出血、坏死。病变以空肠与回肠多见且严重，其次为十二指肠，偶可累及结肠和胃，甚至全胃肠道。病变常呈节段性，一段或多段，常始于黏膜，表现为肿胀、广泛性出血，可有片状坏死和散在溃疡，坏死黏膜表面覆以假膜，与正常黏膜分界清楚。病变可延伸至黏膜肌层，甚至累及浆膜，腹腔内可见浑浊渗液。受累肠壁明显增厚、变硬，严重者可致肠溃疡和穿孔。显微镜下可见黏膜或肠壁的凝固性坏死，肠壁间有大量的炎性细胞浸润和炎性渗出液，黏膜往往与下层组织分离。

除肠道病变外，还可有肠系膜淋巴结肿大、软化；肝脂肪变性、急性脾炎、间质性肺炎、肺水肿和出血；个别病例有灶性肾上腺坏死。

三、临床表现

（1）发病情况：起病急，发病前多有摄入变质肉类或暴饮暴食史。受冷、劳累、肠道蛔虫感染及营养不良为诱发因素。可有头痛、乏力、全身痛及食欲不振等前驱症状。

（2）腹痛腹泻：腹痛常是首发症状，病初常表现为逐渐加剧的脐周或中上腹阵发性绞痛，其后逐渐转为全腹持续性痛伴阵发性加剧。儿童常以突然腹痛起病，多为全腹痛。腹痛之后即可有腹泻。腹泻和便血为本病特征之一。粪便初为糊状而带粪质，其后渐为黄水样，1~2日后转为血便，出血量从数毫升至数百毫升不等，根据出血量不同呈棕褐色、赤豆汤样或果酱样粪便，甚至可呈鲜血状或暗红色血块，粪质少而有特殊腥臭味。无里急后重感。腹泻严重者可出现脱水和代谢性酸中毒等。

（3）恶心呕吐：常与腹痛、腹泻同时发生，儿童呕吐发生率较高。呕吐物多为胃内容物，还可含有胆汁或咖啡样物。

（4）全身症状：由于肠壁坏死和毒素吸收，起病即可出现全身不适、软弱和发热等症状。体温一般为38~39℃，少数可达40℃以上。发热多于4~7d渐退，持续2周以上者少见。

（5）腹部体征：相对较少。可有腹部膨隆，有时见肠型，可扪及充血水肿增厚的肠襻所形成的包块。压痛多在脐周和上腹部，腹膜炎时腹肌紧张，压痛、反跳痛明显。肠鸣音早期可亢进，而后可减弱或消失。

（6）病程：一般腹泻便血持续 2~6d，长者可达 1 个月以上，且可呈间歇发作或反复多次发作，腹痛在血便消失后减轻，一般血便停止后 3~5d 消失，但饮食不当可使腹痛加重，或致病情复发。发热时间与血便时间长短一致。

临床上可以分为以下几型：

（1）胃肠炎型：见于疾病早期，腹痛、腹泻较轻，可伴恶心、呕吐，大便为水样或糊状，全身症状轻或无。

（2）肠出血型：以血水样或暗红色血便为主，量可多达 1~2L，出现明显贫血和脱水。

（3）肠梗阻型：腹痛、呕吐频繁、腹胀、排便排气停止，肠鸣音消失，可见肠型。此型较少见。

（4）腹膜炎型：较为常见，腹痛明显、恶心呕吐、腹胀，呈局限性或弥漫性腹膜炎表现。受累肠壁坏死或穿孔，腹腔内有血性渗出液。

（5）中毒性休克型：小儿多见，起病急，或由其他类型发展而成。以周围循环衰竭为突出症状，死亡率高。

四、实验室检查及特殊检查

（1）血液检查：周围血白细胞中度以上增高，可是核左移及中毒颗粒，甚至出现类白血病样反应。红细胞及血红蛋白不同程度下降。血沉多增快。中重症患者有不同程度的电解质、酸碱紊乱。

（2）粪便检查：外观呈暗红或鲜红色，或潜血试验强阳性，镜下见大量红细胞，可见少量或中等量脓细胞，偶见脱落的肠黏膜。大便培养可能发现 C 型产气荚膜杆菌。

（3）X 线检查：腹部平片可显示小肠扩张或肠麻痹。钡灌肠检查可见肠壁增厚，显著水肿，结肠袋消失，但急性期禁做钡餐和钡灌肠检查，以免诱发肠穿孔。部分病例可见肠痉挛、狭窄和肠壁囊样积气现象。部分病例尚可见肠壁间积气，为部分肠壁坏死，结肠细菌侵入所致；门静脉周围积气的表现为肝门向肝内呈树枝状的透亮区，提示肠坏死；或可见到溃疡、息肉样病变和僵直。

五、诊断和鉴别诊断

诊断主要根据临床表现，腹部 X 线平片对诊断有一定帮助。患者突然腹痛、腹泻、血便、呕吐及存在中毒症状时，应考虑本病可能。本病误诊率高，需与中毒性菌痢、阿米巴肠病、肠套叠、绞窄性肠梗阻、腹型过敏性紫癜、急性 Crohn 病、急性阑尾炎等鉴别。

六、治疗

本病治疗以非手术疗法为主，约 50% 患者经过内科治疗可获得痊愈。

1. 内科治疗　基本原则为积极支持疗法，纠正水、电解质、酸碱平衡紊乱，解除中毒症状，防治休克等并发症。

（1）一般治疗：休息、禁食，腹痛、便血和发热期应卧床休息和禁食。通常轻症患者禁食 1 周左右，重症者需连续禁食 2~3 周，待腹胀消失、腹痛减轻，腹部体征基本消失，大便潜血转阴，临床一般情况明显好转，可逐渐恢复饮食。禁食期间应静脉输注高营养液。

（2）抗休克：迅速补足有效循环血量。除补充晶体溶液外，应适当输注白蛋白、血浆或新鲜全血等，以保持血压稳定及提高胶体渗透压，在此基础上还可应用血管活性药物。

（3）抗菌药物：控制肠道感染是减轻临床症状的重要环节，常用抗生素有氨苄西林、卡那霉素、甲硝唑、庆大霉素及头孢菌素等，一般选两种联合应用，疗程为 7~15 天。

（4）肾上腺糖皮质激素：可减轻中毒症状，抗过敏和抗休克，在高热、中毒性休克时可以使用。成人静脉滴注地塞米松 5~20mg/d 或氢化可的松 200~300mg/d，儿童用氢化可的松 4~8mg/（kg·d）或地塞米松 1~2.5mg/d，3~5 天逐渐减量停用，以免肠出血及肠穿孔。

（5）支持治疗：本病失水、失钠、失钾者多见，根据病情酌定输液量及成分。一般儿童补液量为 80~100mL/（kg·d），成人为 2 000~3 000mL/d，成分以 5%~10% 葡萄糖液为主，占 2/3~3/4，生理盐水占 1/3 ~ 1/4，并注意补充电解质，纠正酸中毒。对重症患者及严重贫血、营养不良者，可施以全胃肠外营养。治疗期间多次少量输血，对改善全身症状、缩短病程十分有利。

（6）对症治疗：一般腹痛可用阿托品、山莨菪碱等解痉剂，此类药物尚能改善肠壁毛细血管痉挛，继而减轻肠壁坏死及出血的发生，腹痛严重者可酌情给予哌替啶。腹胀和呕吐严重者可予胃肠减压。出血者可试用酚磺乙胺、氨甲苯酸、巴曲酶等止血药。高热、烦躁者可给予吸氧、解热药、镇静剂或物理降温甚至冬眠疗法。

（7）其他：蛋白酶可水解 β 毒素，减少其吸收。常用 0.6 ~ 0.9g 口服，每日 3 次。有人用 C 型产气荚膜梭菌的抗毒血清静滴，取得良效。肠蛔虫感染者在出血停止、全身状况改善后应施以驱虫治疗。

2. 外科治疗　下列情况可考虑手术治疗：①因肠坏死或穿孔而出现腹膜刺激征象；②反复大量肠出血，内科治疗无法控制；③在内科治疗下，肠梗阻表现逐渐严重或局部体征加重，全身中毒症状明显，有休克倾向；④不能排除其他需手术治疗的急腹症。

七、预后

本病重在预防。注意饮食卫生，避免进食不洁蔬菜水果、变质的肉类及隔夜宿食。加强营养也很重要。

附：新生儿坏死性肠炎

新生儿坏死性肠炎（neonatal necrotizing enterocolitis，NEC）是常见的新生儿胃肠急症，病理改变与急性坏死性小肠炎相似，表现为小肠和结肠不同范围、程度的溃疡和坏死，主要发生于早产儿和低体重儿。近年来 NEC 发病率明显升高，其严重程度、病死率与患儿出生体重和孕周呈负相关。

一、流行病学

新生儿坏死性肠炎可散发或流行，多发生于卫生和食品条件较差的地区，死亡率可达 20% ~ 40%。

二、病因和发病机制

一般认为本病是多因素相互影响、共同作用的结果。新生儿尤其早产儿，特异和非特异免疫防御不足，肠道屏障尚未成熟；新生儿窒息、心肺疾病、低血压和休克、严重败血症、喂养过量等造成肠道缺血，肠黏膜易于损伤；喂养、治疗不当使肠道细菌过度繁殖，人工喂养过浓奶液等均可直接损伤肠黏膜。黏膜损伤后，细菌及其副产品侵入破坏黏膜，触发炎性介质的级联反应，进一步损伤黏膜和肠壁，最终可致全层坏死和肠穿孔。

三、临床表现

婴儿常在出生后 3 天到 3 周开始喂养后得病。但 NEC 很少见于母乳喂养者，可能母乳喂养有利于肠道正常菌群的建立及母乳中含有抗体等成分具肠道保护作用。患儿早期为非特异的表现如呼吸暂停、心动过缓、体温不稳定、昏睡。腹胀常见，多伴有呕吐，呕吐物含有胆汁，不能耐受喂养。腹泻开始为稀水便，数日后出现血便或大便潜血。病情恶化时出现尿量减少、低灌注表现。晚期发生腹膜炎时出现腹壁水肿、红斑、压痛、肌卫，腹腔可有积液。腹部包块提示肠穿孔或梗阻。如发生肠穿孔可有气腹。早产儿临床表现更为严重，病情发展迅速，可出现代谢性酸中毒、中毒性休克和 DIC。

四、实验室检查及特殊检查

（1）实验室检查：血液化验见白细胞升高，疾病进展后如出现中性粒细胞减少提示预后差，常有血小板减少和代谢性酸中毒。粪便镜检可见多量红细胞、白细胞，潜血试验阳性，细菌培养多阳性，以大肠杆菌、克雷白杆菌、梭形芽孢肠杆菌等多见。

（2）X 线检查：对诊断有重要意义，对可疑患儿应 6 ~ 8 小时拍片 1 次。腹部平片可见肠梗阻表现。

如患儿出现胃肠出血症状，X 线检查可见典型表现：肠管扩张、肠腔内可见多个液气平，呈阶梯样改变；可见肠壁囊样积气症、门静脉积气症及肠管固定、扩张僵直；患儿出现败血症性休克或肠穿孔时，X 线可以发现气腹症。

（3）超声检查：发现门静脉积气症的敏感度比 X 线高，也可用于评价腹腔积液，确定腹腔穿刺点，多普勒超声观察肠系膜上动脉的血流，可能对诊断有一定帮助。

五、诊断和鉴别诊断

诊断根据临床表现、X 线和超声检查。凡新生儿特别是早产儿和低体重儿，有围产期窒息或缺氧史，一旦出现腹胀、腹泻及血便，均应考虑本病的可能；NEC 早期腹部平片表现为小肠大肠普遍胀气，应与先天性巨结肠相鉴别，后者以腹胀、排便困难为主，无便血，动态观察腹部平片可以鉴别。出现气腹时应与自发性胃穿孔、肠壁肌肉缺陷、伴有或无旋转不良的肠扭转、地塞米松诱导的肠穿孔相鉴别，NEC 不仅有气腹还有肠壁积气或肠管积气。NEC 与败血症等有关时，应和中毒性肠麻痹区分开，后者无便血、腹部 X 线片上无肠壁积气。

六、治疗

20% ~40% 患儿需要外科手术治疗，当诊断可疑或明确时，没有肠坏死或穿孔时主要依靠非手术治疗，包括加强护理、监护、禁食、胃肠减压、静脉补液、应用广谱抗生素、防止休克等。禁食时间一般为 10~14 天或更长，待腹胀消失、大便潜血转阴、一般情况好转，可恢复饮食。应先喂开水，逐渐过渡到 5% 糖水、稀释奶、正常新生儿饮食。禁食期间静脉输注高营养液，补液 120~150mL/（kg·d），同时必须供给一定电解质。抗生素疗程一般为 2 周，针对肠道杆菌可用氨苄西林、羧苄西林或头孢三代药物，或根据药物敏感试验来选择。可输入全血、血浆及清蛋白进行支持疗法。发生休克时应迅速扩容，保持有效循环血量，改善微循环，及时应用血管扩张药物。另外消毒隔离、防止交叉感染也很重要。

患儿出现肠穿孔是绝对手术指征，相对指征是严重的酸中毒或血小板减少、休克、少尿、腹块。有人建议 12 条标准提示肠穿孔：①临床恶化；②持续腹部压痛；③腹壁出现红斑；④腹部肿块；⑤大量的消化道出血；⑥气腹；⑦X 线片上持续的扩张肠曲；⑧摄片证明有腹腔积液；⑨严重的血小板减少；⑩腹腔穿刺阳性；⑪严重的肠壁囊样积气；⑫门静脉积气。最佳指征是气腹、门脉积气、腹穿阳性，其次为固定的肠曲、腹壁红斑、腹部肿块。

七、预后

本病死亡率与败血症、DIC、腹腔积液、极低体重儿有关，一般为 20% ~40%。过去认为曾患 NEC 的婴儿进入儿童期后，智能发育不受影响，但是最近的研究显示有可能会出现智力发育落后现象。

（程彦玲）

第六节　肠结核

肠结核（intestinal tuberculosis）是结核杆菌引起的肠道慢性特异性炎症。

一、流行病学

可见于任何年龄，而以 20~40 岁最多，女性多于男性。我国属于结核病流行区，因艾滋病病毒的流行及人口流动，近年来肺结核发病有上升趋势，故临床上应对本病加以重视。

二、病因和发病机制

肠结核主要由人型结核杆菌引起，少数系由牛型结核杆菌所致。感染结核杆菌仅是致病条件，只有当入侵的结核杆菌数量较多、毒力较强，而人体免疫功能低下、肠道局部抵抗力削弱时，才会发病。肠结核主要经胃肠道传播，绝大多数患者继发于肠外结核灶，尤其是排菌性肺结核，患者常因吞咽含结核菌的痰液而致病。经常和开放性肺结核患者共餐而忽视餐具消毒隔离，或饮用未经消毒的带菌牛奶也可致病。肠外结核病变经血行播散或邻近器官的病灶直接蔓延至肠道，也可引起肠结核。

肠结核的最常见部位是回盲部，其次为升结肠、空肠、横结肠、降结肠、阑尾、十二指肠、乙状结肠和直肠。由于机体对结核杆菌的免疫力和结核菌侵入的数量和毒力有所不同，病理表现为溃疡型、增生型和混合型肠结核。机体免疫力低、菌量多且致病力强，表现为溃疡型；反之，则表现为增生型；兼有这两型病理特点的即称为混合型肠结核。

（1）溃疡型肠结核：占大多数。病变始于肠壁的集合淋巴组织和孤立淋巴滤泡，呈充血、水肿及炎症渗出性病变，进一步发展为干酪样坏死，肠黏膜因坏死脱落形成溃疡。溃疡可逐渐融合增大，边缘不整，深浅不一，可深达肌层或浆膜层，可累及周围腹膜或邻近肠系膜淋巴结，引起局限性结核性腹膜炎或肠系膜淋巴结结核。因溃疡周围血管多有闭塞性动脉内膜炎，故引起大出血者少见。由于溃疡常沿肠壁淋巴管走行呈环形，故病变修复时可形成环形肠腔狭窄。肠结核病变发展缓慢，常与周围组织粘连，故溃疡急性穿孔较少见，但可发生慢性肠穿孔而致局部脓肿或肠瘘。

（2）增生型肠结核：病变多局限于盲肠，有时可累及升结肠近段或回肠远段。病变急性期充血、水肿和淋巴管扩张，慢性期大量结核性肉芽肿和纤维组织增生，使局部肠壁增厚、变硬，肠壁狭窄而致肠梗阻。黏膜层可伴有浅表性小溃疡及炎性息肉形成。

三、临床表现

肠结核大多起病缓慢，缺乏特异性症状和体征，主要临床表现有：

（1）腹痛：疼痛部位因病变所在部位不同而异，多位于右下腹部，反映肠结核好发于回盲部，有时可引起脐周或上腹部牵涉痛。一般为隐痛或钝痛，若并发肠梗阻，急性穿孔或阑尾受侵，则疼痛较剧烈。因进食能引起胃回肠反射或胃结肠反射而使病变肠段痉挛，故可诱发腹痛，排便可使之缓解。

（2）腹泻和便秘：腹泻常见于溃疡型肠结核，粪便每日数次至十数次，呈糊状或水样状，一般无黏液或脓血，不伴里急后重感。左半结肠受累时可有黏液脓血便，量多，常有恶臭味。有时患者出现腹泻与便秘交替，这是肠功能紊乱的一种表现。便秘多见于增生型肠结核。

（3）腹块：多位于右下腹，质地中等，表面不平，有压痛，比较固定。腹块主要见于增生型肠结核，也可见于溃疡型肠结核并发有局限性腹膜炎，肠管与周围组织粘连，或同时有肠系膜淋巴结结核。

（4）全身症状：结核中毒症状多见于溃疡型肠结核，表现为不同热型的发热、盗汗、乏力等症状。患者逐渐出现消瘦、贫血、维生素缺乏等营养不良表现，可同时有肠外结核特别是活动性肺结核的表现。增生型肠结核病程较长，全身情况一般较好，多不伴肠外结核表现。

（5）并发症：见于晚期患者。肠梗阻最常见，多见于增殖型肠结核，一般为慢性不全性肠梗阻。肠穿孔多为慢性，在腹腔形成局限性脓肿、肠瘘，可有瘘管形成。消化道出血少见，多见于十二指肠结核。尚可并发腹膜炎、肠粘连、肠套叠等疾病。

四、实验室检查及特殊检查

（1）血液检查：白细胞计数多正常或升高，淋巴细胞增高，轻中度贫血多见，血沉多增快，可作为估计结核病活动程度的指标。部分患者可有血清蛋白降低。

（2）粪便检查：一般无肉眼黏液或脓血，但显微镜下可减少量脓细胞和红细胞。粪便浓缩查抗酸杆菌和粪便结核菌培养，阳性率均不高。

（3）结核菌素试验：现用纯结核蛋白衍化物（PPD）试验，若为强阳性有助于本病诊断。

（4）X线检查：腹部平片若发现腹腔淋巴结钙化或胸片有肺结核病变，对诊断有帮助。钡餐造影和钡灌肠检查对肠结核有较高诊断价值，但有肠梗阻表现时，钡餐检查应慎重。常见X线造影征象有：①溃疡型肠结核：常见肠激惹征象，又称为跳跃征象（stierlin sign），病变肠段钡剂排空很快，充盈不良，而病变上肠段、下肠段钡剂充盈良好。病变部位黏膜皱襞粗乱，可见肠壁溃疡、边缘不整，有时呈锯齿状。②增殖型肠结核：常出现盲肠或附近肠段的肠壁增厚僵硬，肠腔狭窄，黏膜呈结节状改变。③晚期多见肠腔狭窄，可伴有近端肠腔扩张或见肠段缩短变形，肠管移位、回肠盲肠正常角度消失等。

（5）结肠镜检查：肠结核病变主要在回盲部，结肠镜可以对全结肠和回肠末段进行直接观察，有重要诊断价值。内镜下见病变肠黏膜充血、水肿、溃疡形成（常呈环形溃疡，边缘呈鼠咬状），大小及形态各异的炎性息肉、肠腔狭窄等。活检如能找到干酪样坏死性肉芽肿或结核杆菌具有确诊意义。

五、诊断和鉴别诊断

如有下列情况应考虑肠结核：①青壮年患者有肠外结核，尤其是开放性肺结核。②临床表现有腹痛、腹泻、右下腹压痛，也可有腹块，原因不明的肠梗阻，伴有结核毒血症状。③结核菌素试验呈强阳性。④X线钡餐检查发现回盲部有激惹、肠腔狭窄、肠段缩短变形等征象。

对高度怀疑肠结核的病例，如抗结核治疗 2～6 周有效，可做出肠结核的临床诊断。如病变在回肠末段及结肠者，结肠镜检查及活检有助诊断和鉴别诊断。对诊断有困难者，主要是增殖型肠结核，有时需剖腹探查才能确诊。

肠结核需与下列疾病相鉴别：

（1）克罗恩病：本病与肠结核鉴别要点有：①无肠外结核证据；②病程一般更长，有缓解和复发趋势；③肠梗阻、瘘管等并发症更为常见，可有肛门直肠周围病变；④X线检查病变以回肠末段为主，可有其他肠段受累，并呈节段性分布；⑤结肠镜下溃疡多为纵行、裂隙状，病变之间黏膜正常；⑥抗结核药物治疗无效；⑦Crohn 病为非干酪样肉芽肿。

（2）右侧结肠癌：本病的特点有：①发病年龄较大，常在 40 岁以上；②病程进行性发展；③一般无发热、盗汗等结核中毒症状；④肠梗阻较常见，且出现较早，粪便潜血试验常持续阳性；⑤X线检查可见病变范围局限，不累及回肠，主要表现为充盈缺损；⑥结肠镜检查及活检可确定结肠癌诊断。

（3）阿米巴性或血吸虫性肉芽肿：既往有相应感染史。脓血便常见。粪便常规或孵化检查发现致病原体。结肠镜检查多有助于鉴别诊断。相应特效治疗有效。

（4）其他：尚需与肠恶性淋巴瘤、慢性细菌性痢疾、溃疡性结肠炎并发逆行性回肠炎、耶尔森菌肠炎及一些少见的感染性肠病，如非典型分枝杆菌、性病性淋巴肉芽肿、梅毒侵犯肠道等疾病相鉴别。

六、治疗

治疗目的是消除症状，改善全身情况，促使病灶愈合及防治并发症。肠结核早期病变是可逆的，故强调早期治疗。

1. 一般治疗　休息和营养可加强患者的抵抗力，是治疗的基础。活动性肠结核须卧床休息。应给予营养丰富、易消化、少渣、无刺激性饮食，必要时可经静脉高营养治疗。

2. 抗结核化学药物治疗　是本病治疗的关键，与肺结核的治疗方案相同，一般选用三联治疗方案，用药时间 1 年以上。

3. 对症治疗　腹痛可用抗胆碱能药物；摄入不足或腹泻严重者应注意纠正水、电解质与酸碱平衡紊乱；有贫血及营养不良者可输血，静脉补充氨基酸或脂肪乳；有肠梗阻者应禁食及行胃肠减压。

4. 手术治疗　适应证包括：①完全性肠梗阻；②急性肠穿孔，或慢性肠穿孔瘘管形成经内科治疗而未能闭合者；③肠道大量出血，经内科治疗无效；④诊断困难需剖腹探查者。

七、预后

早期诊断和及时治疗对肠结核的预后起决定性作用，另外，合理选用抗结核药物，足剂量和足疗程，也是预后的关键。

（李　蕾）

第七节　肠梗阻

肠梗阻（intestinal obstruction）指肠内容物在肠道中通过受阻，是常见急腹症，可由多种因素引起。

一、流行病学

目前缺乏完善的流行病学资料。

二、病因和发病机制

肠梗阻有多种病因，发病机制不同，其临床表现及预后相差很大，故肠梗阻依据病因和发病机制的不同进行以下临床分型：

1. **按梗阻原因分**　如下所述。

（1）机械性肠梗阻：最常见，由机械因素造成肠腔变狭或闭塞，使肠内容物通过障碍。原因有：①肠外因素：如粘连、肠扭转、嵌顿疝、肠外肿块压迫等。②肠壁病变：如肠道先天性病变、套叠、炎症、肿瘤等导致狭窄。③肠内因素：如粪块、蛔虫团、异物、胆石等堵塞肠腔。

（2）动力性肠梗阻：肠腔无器质性狭窄，是因肠壁肌肉舒缩紊乱而致肠内容物不能正常运行。分为：①麻痹性肠梗阻：多见，因腹部手术、感染中毒、低血钾、脊髓炎等影响肠道神经功能或平滑肌收缩，使肠蠕动丧失。②痉挛性肠梗阻：少见且多短暂出现，是由于肠肌持续过度收缩所致，可见于慢性铅中毒，急性肠炎等并发的肠梗阻。

（3）血运性肠梗阻：肠系膜血管血栓形成或栓塞，肠管血液循环障碍，导致肠麻痹，而使肠内容物不能运行。

2. **按肠壁血运情况分**　如下所述。

（1）单纯性肠梗阻：肠壁血运正常，只是肠内容物通过受阻。

（2）绞窄性肠梗阻：梗阻并伴有肠壁血运障碍者，可因肠扭转、肠套叠、嵌顿疝等使肠系膜血管受压或肠系膜血管血栓形成或栓塞引起。

3. **按梗阻部位分**　如下所述。

（1）高位小肠梗阻：主要指发生于十二指肠或空肠的梗阻。

（2）低位小肠梗阻：主要指回肠远段的梗阻。

（3）结肠梗阻：多发生于左侧结肠，尤其在乙状结肠或乙状结肠与直肠交界处。

4. **按梗阻程度分**　分为部分性与完全性肠梗阻。

5. **按发病缓急分**　分为急性与慢性肠梗阻。

值得指出的是，上述各型肠梗阻既相互关联，又可随病理过程演变而转化。例如：单纯性与慢性肠梗阻多为部分性肠梗阻，而一定条件下，单纯性可变为绞窄性，部分性可转成完全性，慢性亦可变为急性肠梗阻。

肠梗阻的主要病理生理变化包括肠膨胀、体液和电解质丢失、感染和毒素吸收三大方面。

（1）肠膨胀：肠梗阻后梗阻以上的肠腔因积气积液而膨胀，梗阻部位越低，时间越长，则肠膨胀越明显。肠腔积气主要来自咽下的空气，其余是由血液弥散或肠内容物腐败、发酵产生的气体。积聚的液体主要是消化液，正常时绝大部分被小肠黏膜吸收，而梗阻后肠膨胀、肠内压增高，既抑制肠黏膜吸收，又刺激其分泌增多，结果肠内液体越积越多。肠内压增高到一定程度，可使肠壁血运障碍，单纯性肠梗阻变为绞窄性肠梗阻。早期主要是静脉回流障碍，肠壁充血、水肿，呈暗红色；继而动脉血流受阻、血栓形成，肠管因缺血而坏死，呈紫黑色，最后可自行破裂。严重的肠膨胀可使膈肌升高，影响患者的呼吸、循环功能。

（2）水电解质、酸碱平衡紊乱：正常成人每日胃肠道分泌液的总量约为8L，绝大部分被再吸收，以保持体液平衡。高位肠梗阻患者频繁呕吐，大量水分及电解质被排出体外；低位肠梗阻时呕吐虽较少，但梗阻以上肠腔中大量积液，造成体液内丢失。如有肠绞窄存在，更会丢失大量血液。这些变化导致机体严重缺水、血液浓缩，以及电解质、酸碱平衡失调。但其变化也因梗阻部位的不同而有差别。如为十二指肠第1段梗阻，可因丢失大量胃酸而产生低氯低钾性碱中毒。一般小肠梗阻，丧失的体液多为碱性或中性，钠离子、钾离子的丢失较氯离子为多，以及在低血容量和缺氧情况下酸性代谢物剧增，加之缺水，少尿可引起严重的代谢性酸中毒。严重的缺钾可加重肠膨胀，并可引起肌肉无力和心律失常。

（3）感染和中毒：正常人小肠内仅有极少数细菌，肠梗阻时内容物滞留，梗阻以上肠腔内细菌大量繁殖，产生许多毒素及其他毒性产物。肠膨胀、肠壁变薄，黏膜屏障破坏，尤其肠管绞窄时，毒素和细菌可通过肠壁引起腹腔感染，并经腹膜吸收产生全身中毒。

肠梗阻的病理生理变化程度随着梗阻的性质、部位而有所差异。如单纯性肠梗阻，以体液丧失和肠膨胀为主。如发生绞窄性肠梗阻，开始时肠壁静脉回流受阻，小静脉和毛细血管瘀血、通透性增强，大量血浆、血液渗入肠腔和腹腔，同时动脉继续向绞窄肠襻供血，使血容量迅速减少。继而动脉血流被阻断，肠管缺血性坏死，当肠坏死、穿孔，发生腹膜炎时，全身中毒尤为严重。最后可因急性肾功能及循环、呼吸功能衰竭而死亡。

三、临床表现

腹痛、呕吐、腹胀和无肛门排气排便是肠梗阻的典型症状，但在各型肠梗阻中表现并不一致。

（1）腹痛：机械性肠梗阻时肠段的最先反应是梗阻以上部位增强蠕动，导致阵发性绞痛，多位于腹中部，也可偏于梗阻所在部位。绞痛的程度和间歇期的长短与梗阻部位的高低和病情的缓急有关，急性空肠梗阻时绞痛较剧烈，结肠梗阻者腹痛一般不如小肠梗阻明显。麻痹性肠梗阻一般无腹绞痛，但可因肠管高度膨胀引起持续性胀痛。

（2）呕吐：很快即可发生，早期为反射性的，呕吐物多为胃内容物，晚期则为反流性呕吐，梗阻部位越高，呕吐越严重。结肠梗阻时因回盲瓣作用，晚期才出现呕吐，呕吐物可含粪汁。如呕吐物呈棕褐色或血性，应考虑绞窄性梗阻。麻痹性肠梗阻时，呕吐多为溢出性。

（3）腹胀：较迟出现，程度与梗阻部位有关，低位肠梗阻及麻痹性肠梗阻常有显著全腹膨胀。结肠梗阻时如回盲瓣关闭良好，梗阻以上结肠可形成闭襻，则腹周高度膨胀且往往不对称。腹胀不均匀对称，是肠扭转等闭襻性肠梗阻的特点。

（4）停止排便排气：完全性肠梗阻后，患者多停止排便排气，但在早期，尤其高位梗阻者，梗阻以下肠内残留的气体和粪便仍可排出，所以不能因此否定完全性肠梗阻诊断。某些绞窄性肠梗阻尚可排出血性液体或果酱样便。

（5）全身症状：单纯性肠梗阻早期，患者全身情况多无明显变化。梗阻晚期或绞窄性肠梗阻，患者可出现严重脱水，电解质、酸碱紊乱表现及感染、毒血症状和休克征象。

（6）腹部体征：视诊：机械性肠梗阻常可见肠型和蠕动波，在慢性梗阻和腹壁较薄者尤为明显。触诊：单纯性肠梗阻因肠管膨胀，可有轻度压痛。绞窄性肠梗阻，可有固定压痛和腹膜刺激征。蛔虫团、肠套叠或结肠癌等导致的梗阻，可触及相应的腹块。叩诊：腹腔有渗液时，可出现移动性浊音。听诊：机械性肠梗阻早期，肠鸣音亢进，有气过水声或金属音。麻痹性肠梗阻或机械性肠梗阻并发腹膜炎时，肠鸣音则减弱或消失。

四、实验室检查及特殊检查

（1）实验室检查：单纯性肠梗阻早期无明显变化，随着病情发展，因缺水、血液浓缩，血常规可有血红蛋白及血细胞比容升高。白细胞和中性粒细胞计数明显增加。血生化可出现血钾、血氯、血钠降低。代谢性酸中毒时，二氧化碳结合力可降低。

（2）X线平片：一般在肠梗阻发生4~6h，X线即可出现变化。取直立位或左侧卧位摄片，可见到阶梯状的液平面和充气的肠襻。由于梗阻部位不同，X线表现不一，如空肠黏膜的环状皱襞呈"鱼骨刺"样。结肠胀气时显示结肠袋形，位于腹部周边。

五、诊断和鉴别诊断

在诊断过程中必须明确以下几个问题：

1. 是否肠梗阻 典型肠梗阻具有以下特点。

（1）有腹痛、呕吐、腹胀、停止自肛门排气排便这四大症状。

（2）腹部检查可见肠型或蠕动波、腹部压痛、肠鸣音亢进或消失等体征。

（3）腹部 X 线透视或拍片可见气胀肠襻及多个液平面。

但某些病例并不完全具备这些典型表现，特别是某些绞窄性梗阻早期，可能与急性坏死性胰腺炎、输尿管结石、卵巢囊肿蒂扭转等疾病混淆，甚至误诊为一般肠痉挛，尤应注意。肠梗阻的原因需根据年龄、病史、症状、体征、X 线检查等综合分析而做出判断，新生儿肠梗阻以先天性肠道畸形多见；3 岁以下幼儿，则肠套叠多见；儿童可有蛔虫性肠梗阻；青中年患者的常见原因是肠粘连、嵌顿性疝、肠扭转；老年人则以结肠癌或粪块堵塞多见。临床上粘连性肠梗阻最常见，多发生于有腹部手术、外伤或感染史者；而有心脏病者，应考虑肠系膜血管栓塞。

2. 单纯性肠梗阻和绞窄性肠梗阻的鉴别 绞窄性肠梗阻预后严重，必须及早手术治疗，应首先明确或排除。有下列表现者应怀疑为绞窄性肠梗阻。

（1）腹痛发作急骤，起始即呈持续性剧痛，可有阵发性加重，或由阵发性绞痛转为持续性腹痛，或出现腰背痛。

（2）呕吐出现早且频繁，呕吐物为血性或肛门排出血性液体或腹腔穿刺抽出血性液体。

（3）腹胀不对称，可触及压痛的肠襻或有腹膜刺激征，肠鸣音可不亢进。

（4）全身情况急剧恶化，毒血症表现明显，早期出现休克。

（5）X 线检查见孤立、固定胀大的肠襻，可见扩张的肠管充满液体状若肿瘤或显示肠间隙增宽，提示有腹腔积液。

（6）经积极非手术治疗而症状、体征无明显改善。

3. 机械性肠梗阻和动力性肠梗阻的鉴别 前者多须手术，后者常不必手术，故鉴别十分重要。首先分析病史有无机械性肠梗阻因素或引起肠动力紊乱的原发病。机械性肠梗阻的特点是阵发性腹绞痛，腹胀早期可不显著，肠鸣音亢进，X 线检查见胀气限于梗阻以上的肠管，即使晚期并发肠麻痹和绞窄，结肠也不会全部胀气。麻痹性肠梗阻特征为无绞痛、肠鸣音减弱或消失、腹胀显著，X 线检查见全部小肠和结肠都均匀胀气。痉挛性肠梗阻时腹痛突然发作和消失，间歇不规则，肠鸣音减弱而不消失，无腹胀，X 线检查肠亦无明显胀气。

4. 高位肠梗阻和低位肠梗阻的鉴别 高位小肠梗阻，呕吐出现早而频繁，腹胀不明显；低位小肠梗阻和结肠梗阻则反之。后两者可通过 X 线检查鉴别：低位小肠梗阻，扩张的肠管多在腹中部，液平较多，而结肠内无积气。结肠梗阻时扩张的肠管分布在腹周围，胀气的结肠在梗阻处突然中断，小肠内积气则不明显。

5. 完全性肠梗阻和部分性肠梗阻的鉴别 完全性梗阻多为急性发作，症状体征明显且典型。部分性梗阻多为慢性梗阻，症状不明显，可反复发作，可有排气排便。X 线检查完全性梗阻者肠襻充气、扩张明显，梗阻以下结肠内无气体；部分性梗阻则否。

六、治疗

治疗原则是纠正因肠梗阻所引起的全身生理紊乱和解除梗阻，包括非手术和手术治疗两方面。

1. 非手术治疗 是被首先采用的治疗措施，手术治疗必须在此基础上进行。多数动力性肠梗阻只需非手术治疗。对单纯性机械性肠梗阻，尤其早期部分性肠梗阻，如粘连或蛔虫、粪块阻塞所致的肠梗阻，通过非手术治疗可使症状解除；早期肠套叠、肠扭转引起的肠梗阻亦可在严密观察下先行此法使患者免于手术。但在治疗期间必须严密观察，如症状体征不见好转或反有加重，即应手术治疗。非手术治疗具体包括以下措施：

（1）禁食、胃肠减压：怀疑有肠梗阻存在，应严格禁食，超过 2 天即应给予营养治疗。有效的胃肠减压能减少肠腔内积液积气及细菌和毒素量，减轻腹胀，降低肠腔内压，改善肠壁血液循环及因腹胀引起的循环和呼吸窘迫症状。少数轻型单纯性肠梗阻经有效的减压后可恢复畅通。对需手术治疗者，胃肠减压可减少手术操作困难，增加安全性。

高位小肠梗阻一般采用较短的 Levin 管；低位小肠梗阻和麻痹性肠梗阻，用较长的 Miller - Abbott 管并能放置至梗阻部位，则效果较好；结肠梗阻发生肠膨胀时，插管减压多无效，常需手术减压。

（2）纠正水、电解质和酸碱平衡紊乱：是极重要的措施。输液的种类和量要根据患者呕吐情况、脱水类型及程度、尿量及尿比重、血液浓缩程度、血电解质及肌酐测定、血气分析及中心静脉压监测情况综合分析计算。不但要补充因呕吐、胃肠减压等外丢失量，还要充分考虑到渗至肠腔、腹腔等的内丢失量。要注重酸中毒的纠正及钾的补充。绞窄性肠梗阻和机械性肠梗阻晚期尚应注意血浆或全血等的补给。

（3）防止感染和中毒：适时合理应用抗生素可防止因梗阻时间过长或发生绞窄时继发的多种细菌感染。一般选用以抗革兰阴性杆菌及厌氧菌为主的广谱抗生素。

（4）恢复肠道功能：可试用口服或胃肠灌注油类、中医中药、针灸等方法解除梗阻。麻痹性肠梗阻如无外科情况可用新斯的明注射、腹部芒硝热敷等治疗。肠套叠可用空气钡灌肠法，乙状结肠扭转可用结肠镜，使之复位解除梗阻。

此外，适当应用镇静剂、解痉剂等进行对症处理，麻醉性止痛剂只能在确定手术治疗后使用。

2. 手术治疗　各种类型绞窄性肠梗阻、绝大多数机械性肠梗阻，以及非手术治疗无效的患者，需做手术治疗。由于急性肠梗阻患者的全身情况常较严重，所以手术的原则和目的是：在最短手术时间内，以最简单的方法解除梗阻和恢复肠腔的通畅。具体手术方法要根据梗阻的病因、性质、部位及全身情况而定。手术的主要内容为：①松解粘连或嵌顿性疝，整复套叠或扭转的肠管等，以消除梗阻的局部原因；②切除坏死或有肿瘤的肠段，引流脓肿等，以清除局部病变；③行肠造瘘术以解除肠膨胀，肠吻合术以绕过病变肠段等，恢复肠道功能。

七、预后

绞窄性肠梗阻的预后不良，死亡率高，达 10% ~20% 。而单纯性肠梗阻相对较好，死亡率约 3% 。

（李　蕾）

第八章

泌尿系统疾病

第一节 IgA 肾病

IgA 肾病（IgA nephropathy，IgAN）是以免疫球蛋白 A 在肾小球系膜区弥漫沉积所致的肾小球损害。由 Berger 和 Hinglais 于 1968 年率先提出，又称为 Berger 病。IgA 肾病的免疫病理主要表现为 IgA1 多聚体沉积于系膜区，临床表现则以血尿为主，伴有不同程度的蛋白尿、高血压和肾功能受损。

国内对于 IgA 肾病的研究始于 20 世纪 80 年代，该病的特点为：①我国常见；②临床表现呈多样性；③病理形态学改变不尽相同；④治疗方案差异大，故患者临床预后各不相同。数十年来，虽然有关 IgA 肾病的研究取得了很大的进展，但其具体发病机制仍然不清楚。目前诊断仍根据免疫病理学资料，治疗则依病理类型而定。

一、流行病学

IgA 肾病是我国最常见的慢性肾脏病（chronic kidney disease，CKD），也是我国引起慢性肾衰竭（chronic renal failure，CRF）首要原因。据肾活检证实，IgA 肾病占我国原发性肾小球肾炎的45%～50%。

IgA 肾病好发于青壮年，高发年龄为 20～40 岁，男女比例为（2∶1）～（6∶1）。IgA 肾病的发病率有明显的地域和种族差别，亚洲地区发病率最高，黄种人较白种人和黑种人发病率高。来自世界多个研究中心的研究显示，IgA 肾病发病率的高低与生活方式关系密切。

此外，日本报道：活体供肾活检中有16%的供体在系膜区有 IgA 的沉积，这种亚临床"无症状性" IgA 肾病的发生率远超出人们的预计。事实上，有学者估计5%～15%的正常人肾小球系膜区有 IgA 的沉积，其中发生临床 IgA 肾病的比例仅为 1∶50。

二、发病机制

IgAN 发病机制是研究热点之一，经过 30 多年的研究，多数学者同意 IgA 肾病为一组具有某些相同免疫病理特点的临床病理综合征，多种机制参与了发病。

1. 遗传因素　不同族群中 IgA 肾病发病率、病情进展速度和临床表现有较大差异，提示遗传因素可能参与 IgA 肾病的发病，是一种多基因病。

全基因组扫描研究将 IgA 肾病易感基因定位于 6q22～23 区。在此基础上研究者们开展了基因多态性和 IgA 肾病的研究。目前较多的研究集中在子宫球蛋白基因。在澳大利亚和法国人中的研究最先报道了 HLA BW35 和 IgA 肾病相关，在日本人的研究中则报道患者与 HLA - DR4 显著相关。一项针对中国人群的研究提出 SERP INB7 基因与 IgA 肾病存在相关关系。

2. 免疫学发病机制

（1）细胞免疫紊乱：IgA 肾病与外来或自身抗原产生的免疫反应有关，Th_1/Th_2 的失衡在 IgA 肾病发病中起着一定的作用。一项研究对 IgA 肾病患者血液中 Th_1/Th_2 产生的细胞因子分别进行了测量，结果显示在 IgAN 患者中，IL－2、IFN－γ 均较正常组低，而 IL－4、IL－10 均较正常组高。同时，有 35%～50% IgA 肾病患者血清 IgA 水平增高，病理显示在肾小球沉积的主要是多聚 IgA1。目前认为，IgA 肾病患者在肾脏沉积的多聚 IgA1 是由 B 细胞生成，而 B 细胞分泌 IgA1 则受到 T 细胞的调控。一项研究发现，IgA 肾病患者外周血单核细胞中增加的 T 细胞主要是 Tγ 和 Tδ 细胞，并且与表面有表达 IgA 的 B 细胞数目成正比，这项结果表明 Tγ 和 Tδ 细胞的增加促进了 B 细胞合成 IgA。Tγ 和 Tδ 细胞膜特征性表达了 TCR－Vγ9，可以与包括细菌、病毒、食物等多种抗原起反应。上述结果提示各种感染通过刺激特异的 T 细胞增殖引起 B 细胞过量生成 IgA。因此，目前认为 Th 细胞功能紊乱，特别是 Th_1/Th_2 细胞比例失衡可能参与了 IgA 肾病的发生与发展。

（2）黏膜屏障缺陷：IgA 肾病的发病常与黏膜感染有关。口服免疫法成功复制 IgA 肾病是黏膜免疫（胃肠道，呼吸道）引起 IgA 肾病的直接证据。但更深入的研究发现黏膜浆细胞分泌的多聚 IgA 由两个单体、一个分泌片和一个 J 链构成，而沉积在肾脏系膜区的 IgA1 无分泌成分，仅有两个单体和一个 J 链，这对 IgA 是否来源于黏膜系统提出质疑。

（3）骨髓免疫异常：Sakai 等采用异基因骨髓移植给 IgA 肾病并发慢性粒细胞白血病患者后，不仅治愈了白血病还清除了在系膜沉积的 IgA 分子。将 IgA 肾病小鼠去除 T 细胞的骨髓移植入经环磷酰胺预处理过的正常小鼠 12 周后，血浆 IgA 水平增高，IgA 和 C3 在肾小球系膜区广泛沉积。此后，将正常小鼠骨髓移植给 IgA 肾病模型的小鼠，发现 IgA 肾病小鼠的肾小球细胞再生，而且系膜区 IgA 和 C3 的沉积、肾小球硬化和系膜基质的增生均减少，血浆 IgA 水平降低，尿蛋白排泄减少。上述研究结果表明，骨髓免疫细胞参与 IgA 肾病的发病。

（4）IgA 结构异常：目前认为，IgA 肾病在肾脏系膜区沉积的是 IgA1 多聚体。健康人的血清 IgA1 是含有不同糖基的一类分子，但应用 FACE、气液层析法等技术发现 IgA 患者血清中含有 GalNAc 的 IgA1 比率增高。这种铰链区异常糖基化的 IgA1 通过激发 IgG 介导的自身免疫反应形成 IgG/IgA1 复合体，或 IgA 聚集形成免疫复合物。这种有异常糖基化的 IgA1 不能被肝细胞识别，发生免疫逃逸，沉积在肾脏，促进系膜细胞增生和基质增多。

（5）IgA 的相关受体异常：有研究显示，IgA 受体的异常也有可能参与 IgA 肾病的发病。一方面某些异常的受体不能识别异常的 IgA，因而不能清除循环 IgA 和含 IgA 的免疫复合物，导致血清 IgA 水平的增高，如 CD89 分子和脱唾液酸糖蛋白受体等。另一方面，由于肾小球固有细胞表达某些受体，如转铁蛋白受体（CD71），促进 IgA1 在肾脏的沉积。

（6）细胞因子：IgA 肾病与人体免疫和炎症反应关系密切，而细胞因子在免疫和炎症反应中起重要作用。如 IgA 肾病患者 IL－1 和 TNF－α 水平增高，提示细胞因子在其发病中起一定的作用。

三、肾脏病理

IgA 肾病的诊断有赖于肾组织病理（特别是免疫病理）检查。

1. 光镜检查　主要病变位于肾小球，表现多种多样，包括：肾小球轻微病变、系膜增生性病变、局灶节段性病变、毛细血管内增生性病变、系膜毛细血管性病变、新月体病变和硬化性病变。

此外，常有肾间质病变，如间质炎性细胞浸润、纤维化和肾小管萎缩。肾小动脉可见透明样变性。

2. 免疫荧光　主要表现为以 IgA 或以 IgA 为主的免疫球蛋白在肾小球系膜区呈颗粒状或团块状，伴或不伴有 C3 的沉积。目前认为在系膜区沉积的主要是多聚 IgA1 亚型。免疫荧光病理改变是诊断 IgA 肾病的必要条件。

3. 电镜　肾小球系膜细胞和系膜基质增生，常可见团块状电子致密物在系膜区的沉积。有时可见基底膜病变，如基底膜节段性增厚、分层等。

四、临床表现

1. IgA 肾病临床表现　呈多种多样。

（1）发作性肉眼血尿：一过性或反复发作性肉眼血尿是 IgA 肾病最常见的临床症状，可见于 50%

的患者。常伴有上呼吸道前驱感染史，潜伏期短（数小时到 3d）。

（2）镜下血尿：约 30% 的患者表现为无症状性镜下血尿，常于体检时发现就诊。

（3）蛋白尿：IgA 肾病的蛋白尿常为轻度到中度蛋白尿（<2.0g/24h），仅有 20% ~ 30% 的患者表现为肾病范围的蛋白尿或肾病综合征。

（4）高血压：IgA 肾病患者可伴有高血压。随着病程的进展，高血压的发生率逐渐增高。有时可表现为恶性高血压（舒张压 >130mmHg），引起急性肾衰竭。

（5）急性肾功能衰竭：少于 10% 的患者以急性肾功能衰竭起病，可能为急性肾炎综合征、新月体形成或血尿对肾小管的阻塞。

（6）慢性肾功能衰竭型：大多数在确诊 10 ~ 20 年后渐进入终末肾病。

2. 实验室检查

（1）尿常规：表现为持续性镜下血尿伴或不伴有蛋白尿。IgA 肾病的血尿可表现为混合性血尿。部分患者呈间歇性非肾单位血尿。

（2）免疫学检查：有 30% ~ 70% 的患者可有血清 IgA 水平的增高，大部分是 IgA1。

（3）生化检查：肾病综合征者血脂可升高，血浆白蛋白降低。部分患者可伴有不同程度的肾功能减退。

（4）探讨中的检查

1）尿足细胞：足细胞损伤能引起系膜细胞增殖和系膜基质的扩展，IgA 肾病的活动期尿中可检出不同数量的足细胞。Hara 等通过重复肾活检发现有严重肾组织病理学进展的 IgA 肾病患者有持续性的足细胞尿，治疗后可逆转。尿足细胞阳性的 IgA 肾病患者的病程多呈进展性，动态观察尿足细胞的变化对判断病情的发展和疾病的预后有一定的帮助。

2）转铁蛋白受体（CD71）：是目前证实唯一存在于肾小球系膜细胞上的受体。通过体外培养的系膜细胞与不同类型的 IgA 相互作用，发现多聚体 IgA1 可优先与有 CD71 表达的系膜细胞结合。由于在 IgA 肾病患者中，CD71 在系膜细胞的过度表达，引起 pIgA1 沉积，系膜 IgA 清除障碍，从而引起 IgA 蓄积增加。

3）有关基因检查：对 IgA 肾病的诊断尽管有些进展，遗憾的是，目前尚无一种生物标记物能满足 IgA 肾病个体诊断的要求，尚无法在临床推广，故也只可能将其归为研究性标记物。如 HLA 基因中的 HLA - Bw35、HLA - DRB1 * 80、HLA - Bw12 基因频率在某地区的 IgA 肾病患者中显著升高，被认为与 IgA 肾病发生有关，是一个重要的易感基因的标志。

Megsin 基因是肾脏系膜细胞优势表达的基因，故在以系膜细胞增生、系膜基质沉积为主要肾脏病变的疾病中，其基因与蛋白表达水平均显著上调。研究显示基因 3 非转运端 C2093T 和 C2180T 等位基因与中国人 IgA 肾病的易感性有关，而 2093C、2180T 基因型与 IgA 肾病的进展有关。

此外，子宫珠蛋白基因缺陷小鼠会发生类似 IgA 肾病的肾小球病变。在肾活检时有较严重蛋白尿（>2g/24h）或高血压的 IgA 肾病患者，子宫珠蛋白 GG 基因型的患者肾脏存活率明显低于其他基因型。随访研究发现，进展性 IgA 肾病患者子宫珠蛋白 G38AGG 基因型比 AG + AA 基因型更常见，G 等位基因同样在进展的患者中更为常见，提示子宫珠蛋白 GG 基因型可能是 IgA 肾病快速进展的指标。

五、诊断

IgA 肾病的诊断有赖于肾脏病理（特别是免疫荧光病理）检查，主要表现为以 IgA 或以 IgA 为主的免疫球蛋白在肾小球系膜区呈颗粒状或团块状，伴或不伴有 C3 的沉积。临床表现多种多样，典型的病例表现为发作性肉眼血尿伴或不伴有蛋白尿，可有不同程度的高血压和肾功能减退。

六、鉴别诊断

1. 与其他肾小球肾炎　许多肾小球肾炎临床表现与 IgA 肾病相似，如链球菌感染后急性肾小球肾炎、非 IgA 系膜增生性肾小球肾炎、遗传性肾炎等，这类疾病的鉴别只能通过肾活检，免疫荧光检查肾小球系膜区有无 IgA 沉积来鉴别。

2. 与肾小球系膜区有 IgA 沉积肾炎鉴别 如过敏性紫癜性肾炎、酒精性肝病、强直性脊柱炎、银屑病等,多种全身性疾病累及肾脏,病理表现为 IgA 在系膜区的沉积,这些疾病的免疫病理学与 IgA 肾病相似,但临床特点却不同。

七、治疗

以前认为 IgA 肾病为一良性过程,不主张进行积极干预。但目前观察到将近 50% 的 IgA 肾病在诊断后 25 年内进展到 ESRD。但迄今为止,如何治疗 IgA 肾病仍未形成统一的认识。

1. 文献报道的治疗

(1) 单纯性血尿:应该积极寻找并控制诱因,如控制感染、扁桃体摘除。关于扁桃体摘除对 IgA 肾病患者肾脏的保护作用,日本学者和欧洲学者的临床研究结果不完全相同,我国的学者大多主张,如果确诊 IgA 肾病的发作、复发与扁桃体感染相关,则主张切除扁桃体,但并不主张所有 IgA 肾病的患者切除扁桃体,特别是终末期 IgA 肾病的患者。新加坡国立卫生院的意见不主张治疗,建议定期 (3～6 个月) 查尿常规和肾功能,经常测量血压,在无蛋白尿、肾功能不全和高血压的情况下可观察。

(2) 少量蛋白尿 (≤1.0g/24h):应用 ACEI/ARB,控制血压在 125/75mmHg 以内,定期随访观察。已有研究证实,ACEI/ARB 对肾脏的保护作用,是独立于降压效果之外的,可有效降低蛋白尿,减轻肾间质纤维化,阻断 IgA 肾病的进展。如果 ACEI 和 (或) ARB 治疗效果不佳,同时患者肾小球滤过度 (GFR) >70mL/ (min·1.73m^2),建议给予糖皮质激素治疗。

如果患者 GFR 在 30～70mL/ (min·1.73m^2),或预计其在 5～7 年间达到 ESRD,建议给予小剂量环磷酰胺和硫唑嘌呤口服。新型免疫抑制药,如霉酚酸酯、环孢素和他克莫司在 IgA 肾病中的应用尚存在争议。

(3) 大量蛋白尿 (≥3.5g/24h):病理表现较轻者使用标准剂量糖皮质激素。病理变化较重,如呈局灶节段性硬化或膜性肾病,则按相关的疾病治疗。发现有细胞性新月体或混合性新月体则使用甲泼尼龙冲击治疗。

(4) 肾功能不全:对于并发肾功能不全的 IgA 肾病,使用 ACEI/ARB 的安全性及有效性现已进一步得到证实,但对血肌酐 >265μmol/L 者还需谨慎。但关于是否应用激素,应该审慎。一般建议血肌酐 <265μmol/L,可试用半量激素,短期内复查肾功能,若无明显改善或急骤上升则停用激素;当血肌酐 >265μmol/L,病程呈慢性病变,应按慢性肾衰竭处理,不主张使用糖皮质激素及细胞毒类药物。

2. KDIGO 指南对治疗的意见

(1) 对尿蛋白 >Ig/24h 者,建议长期使用 ACEI 或 ARB (1B)。

(2) 如尿蛋白 0.5～1g/24h 者,建议使用 ACEI 或 ARB 治疗 (2D)。

(3) 经 3～6 个月传统治疗,尿蛋白仍持续 >1g/24h 且 GFR >50mL/min 者,建议给予 6 个月疗程的激素治疗 (2C)。

(4) 除伴有新月体的急进性肾炎者,不建议使用环磷酰胺或硫唑嘌呤治疗 (2D)。

(5) 除急进性肾炎外,对 GFR <30mL/min 的 IgA 肾病患者不建议使用细胞毒药治疗 (2C)。

(6) 对尿蛋白 >1g/24h 的 IgA 肾病,建议使用鱼油 (2D)。

(7) 不建议使用抗血小板药物 (2C)。

(8) 病理表现为轻微病变的 IgA 肾病,治疗同轻微病变肾炎 (2B)。

(9) 对伴有肉眼血尿的急性肾损伤 (AKI) 患者,在肾功能损伤后至少 5d 肾功能无改善者,应进行肾活检术 (无分级)。

(10) 表现为急性肾损伤 (AKI) 的患者肾活检仅显示急性肾小管坏死 (ATN),建议给予一般支持疗法 (2C)。

(11) 新月体 IgA 肾病患者,建议使用激素和 CTX (2D)。

(12) 不建议行扁桃体切除术 (2C)。

3. 其他治疗

（1）新型免疫抑制药如霉酚酸酯、环孢素和他克莫司在 IgA 肾病中的应用尚存在争议。

（2）有研究者在治疗哮喘和过敏性皮炎中使用药物激活抑制性 T 细胞、下调 Th$_2$ 以减少 IgE 产生，为 IgA 肾病的治疗提供了新的思路。这些针对可能发病机制的治疗方法比传统的免疫抑制治疗效果更显著，不良反应也可能更小。

八、预后

IgA 肾病的自然病程和预后差异很大。仅有 20% 的患者能达到临床完全缓解。IgA 肾病的肾脏 5 年和 10 年存活率分别为 85.1% 和 77.1%。

影响预后的独立危险因素包括以下几个方面。

（1）高血压家族史。

（2）起病伴有高血压，或血压控制不佳。

（3）起病时伴有肾功能损害。

（4）尿蛋白 >500mg/24h，持续 6 个月以上。

（5）镜下血尿持续 6 个月以上。

（6）病理改变：如较多的肾小球硬化和（或）间质纤维化。

（李 蕾）

第二节　局灶节段性肾小球硬化

局灶节段性肾小球硬化（focal segmental glomerulosclerosis，FSGS）是 Rich 于 1957 年首先报道的。FSGS 是一种肾脏病理形态学诊断，表现为部分肾小球（局灶）或肾小球的部分毛细血管襻（节段）硬化。虽然 FSGS 的临床表现多种多样，但不同程度的蛋白尿是其最突出的表现，是儿童和中青年人肾病综合征主要病因之一。

引起 FSGS 的病因很多。本讲主要讨论特发性 FSGS。

一、流行病学

FSGS 是引起糖皮质激素抵抗的最常见的原发性肾小球肾炎，也是引起儿童终末期肾病（end stage renal disease，ESRD）最常见的病因。男女都可以发生 FSGS，就发病率而言，男女之间无统计学差异。国外报道在成年人原发性肾病综合征患者中，经肾活检确诊为 FSGS 者占 12%～35%。近年来，FSGS 发病率呈上升趋势。在我国，发病情况不明，北京大学肾脏病研究所 1990—2001 年，特发性 FSGS 占原发性肾病综合征的 4.6%～5.8%，南京军区总医院解放军肾脏病研究所统计，2003—2006 年 FSGS 占我国成年人原发性肾小球肾炎的 5.82%，近年来这一比例上升至 10%，逐渐成为研究热点。

二、病因与发病机制

足细胞结构和功能的改变是 FSGS 的病理生理基础。足细胞的损伤直接导致其发生凋亡，并导致其从肾小球基底膜脱落。足细胞数量的减少使肾小球基底膜裸露，一系列病理生理改变引起胶原的沉积和硬化。Barisoni 等甚至认为 FSGS 是最具代表性的足细胞病（podocytopathy）。

足细胞的损伤包括以下 4 个方面：①裂隙膜的组成和结构发生改变；②足突肌动蛋白细胞骨架的功能异常；③肾小球基底膜异常及其与足细胞的相互作用异常；④足细胞负电荷屏障异常。

引起足细胞损伤的原因包括以下几方面。

（1）转录因子功能状态改变：有些转录因子已被证明与人类 FSGS 发生密切相关，例如 WT1、PAX2、Lmx1b 等；而有些转录因子的致病性研究仍停留在动物实验或细胞研究阶段，例如 Pod1、Foxc2、Math6、HIF 和 PPAR-γ 等。目前最新研究认为，足细胞损伤与 Notch 信号转导通路及其相关转录因子有关。

（2）SD 复合体蛋白组分结构改变和分布异常：已证明 SD 复合体中 2 种重要蛋白 nephrin 和 podocin 异常可导致弥漫性足突融合。CD2AP 基因突变近年来被证明可导致节段性系膜性硬化。

（3）基因突变：ACTN4、TRPC6 等基因的突变引起其编码的蛋白结构和功能异常，对 FSGS 的发病有一定的作用。PLCE1 基因截短突变目前也被认为是引起儿童"特发性"弥漫性系膜性硬化的最常见基因突变类型。

（4）胞质内蛋白功能异常：PLCE1 蛋白是一种胞质蛋白，足细胞内该蛋白的缺乏可影响其正常发育及 nephrin 和 podocin 的表达。另外，足细胞内线粒体损伤可引起能量代谢障碍，进而导致足细胞损伤。

三、肾脏病理

2003 年，D'Agati 提出 FSGS 的哥伦比亚病理分型诊断标准。该分型标准主要根据光镜下的病理特征及分布位置将 FSGS 分为 5 种亚型。不同类型的 FSGS 的临床特征、治疗反应及远期预后都不尽相同，提示各型 FSGS 的发病机制可能并不完全相同。

1. FSGS 光镜特点

（1）非特殊型（not otherwise specified, NOS）：又称经典型。肾小球节段性细胞外基质增加，致病变肾小球襻腔狭小、固缩，导致节段性硬化。疾病早期多累及髓旁肾小球，节段性病变可位于近血管极或周边襻，或二者同时出现。肾小管萎缩和间质纤维化呈片状分布，多位于节段性硬化小球周围，近端小管细胞质中可见脂质和蛋白吸收滴，部分病例间质泡沫细胞呈孤立性和聚集性分布，见图 8 - 1。

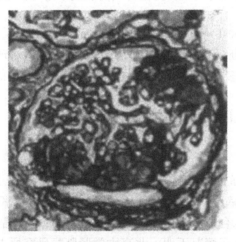

图 8 - 1　非特殊型 FSGS 的病理特点

系膜基质增生，导致肾小球呈现局灶和节段性硬化。硬化部位可以是肾小球的血
管极或门部，常并发其他部位的硬化，如血管襻周边部硬化乃至球性硬化

（2）脐部型（perihilar variant）：病变部位靠近血管极。近血管极处的毛细血管襻出现节段。硬化和透明变性。肾小球常见肥大和粘连，与脐部硬化相连的入球动脉常见透明变性，见图 8 - 2。

（3）细胞型（cellular variant）：节段性毛细血管襻内细胞增生，致毛细血管腔塌陷、闭塞，可累及肾小球的任何部位，如脐部和周边部。受累小球较多时，需与局灶增生性肾小球肾炎相鉴别，见图 8 - 3。

（4）顶端型（tip variant）：至少 1 个肾小球的毛细血管襻与尿极粘连，并见增生的足细胞壁层上皮细胞伸入尿极近端小管中，节段病变处常见内皮细胞增生及泡沫变性，有时见透明滴形成，见图8 - 4。

（5）塌陷型（collapsing variant）：通常出现在 HIV 患者中，比其他各型更快地进展到 ESRD。肾小球基底膜扭曲、塌陷、皱缩，毛细血管襻腔狭小，以球性塌陷较节段性塌陷更常见，血管极累及少见，无毛细血管襻内细胞增生，有时内皮细胞甚至减少，无系膜细胞及基质增加。一般无透明变性、内皮泡沫细胞和粘连。少见系膜细胞增生，肾小球肥大和动脉透明变性。肾间质病变明显，与小球病变不相称，表现为小管萎缩、间质纤维化，也可见间质水肿和炎性细胞浸润（图 8－5）。

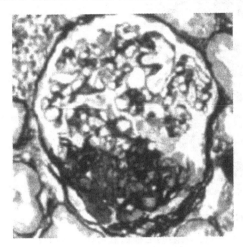

图 8－2 脐部型 FSGS 的病理特点

硬化部位主要位于肾小球的血管极附近。可并发少数其他类型的硬化，但血管极部位硬化应超过受累肾小球的 50%

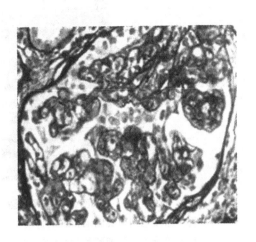

图 8－3 细胞型 FSGS 的病理特点

病变肾小球以局灶性系膜细胞和内皮细胞增生，同时有足细胞增生、肿胀和空泡变性。特别是足细胞的增生、肥大和空泡变性，非常明显，可形成假新月体。受累肾小球的任何部位的毛细血管襻均可受累

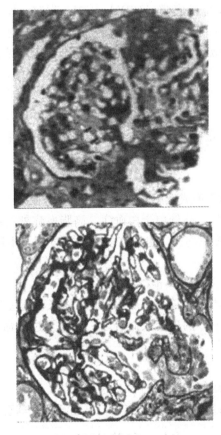

图 8－4 顶端型 FSGS 的病理特点

肾小球特异性病变出现于尿极部位的足细胞，增生肥大或出现该部位的节段性硬化，与肾小囊壁层细胞或近端肾小管上皮细胞接触和粘连，有时病变的血管襻疝入肾小管

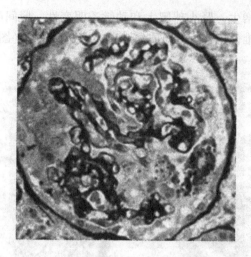

图 8 – 5　塌陷型 FSGS 的病理特点

病变肾小球以毛细血管塌陷和足细胞增生肥大为特点，塌陷的毛细血管可以是节段性
的或球性的分布。与细胞型 FSGS 区别是缺少内皮细胞和系膜细胞增生

2. FSGS 免疫荧光和电镜变化　各型 FSGS 免疫荧光和电镜下病理特征基本相似。

（1）免疫荧光：在肾小球节段硬化区，常见 IgM 伴有或不伴有 C_3 呈高强度、团块状沉积，而未硬化的肾小球系膜区也常见 IgM 沉积，但荧光强度较弱。无节段性硬化病变的肾小球常未见免疫球蛋白和（或）补体的沉积。一般认为，IgM 的沉积只是血浆球蛋白沉积的结果，而不是免疫复合物沉积所致。除 IgM 外，IgG 和 IgA 也可呈弱阳性，有时还可见 C1 的沉积。

（2）电镜：为节段硬化处肾小球基底膜（GBM）皱缩、塌陷，GBI 内皮下增宽，见低电子密度的均质物质（光镜下透明滴），有时 GBM 分层，最典型病变为足突广泛融合（与临床大量蛋白尿程度相关），足细胞肥大，细胞质节段微绒毛化，细胞质内细胞器丰富，可见大量吞噬空泡、脂肪滴，次级溶酶体增多，线粒体和内质网肿胀。毛细血管腔闭塞，系膜基质增生，有时可见因血浆沉积而形成的块状电子致密物沉积。内皮细胞常见吞噬空泡和脂肪滴，其中管网状包涵体是 HIV 相关性 FSGS 的特征表现。病变的肾小球足细胞易自 GMB 脱落；较陈旧的硬化病变处，GMB 与足细胞之间可有基底膜样物质隔离。无节段硬化的肾小球足细胞足突广泛融合，肾小管和肾间质无特殊病变，常见小动脉管壁增厚。

四、临床表现

FSGS 患者中 90% 的儿童和 70% 的成人患者表现为肾病综合征。多以水肿、大量蛋白尿起病——部分患者尿中蛋白量可达 10～20g/24h，除低白蛋白血症、高脂血症外，部分患者伴高血压，有的甚至出现肾功能不全。FSGS 不仅临床表现不均一，也存在多种病理分型，不同的病理分型对治疗的反应及预后存在差异。

顶端型发展较慢，对激素的疗效好于其他类型，预后较好。

非特殊型是 FSGS 中较常见的类型，符合一般 FSGS 的临床、病理和免疫荧光的特点，但并无上述各型的主要病理特征或不同类型 FSGS 的病变兼而有之，包含了过去命名的周缘型 FSGS 和系膜增生型 FSGS，可能是其他 4 型发展的结果，预后较差。

脐部型预后较差。

细胞型病变进展较快，可逐渐出现球囊粘连和球性硬化。

艾滋病肾损伤病变以塌陷型为主，病变进展较快，可逐渐出现球囊粘连和球性硬化。

五、实验室检查

1. 尿液检查　可见大量蛋白尿，如 GMB 损害很重，尿中可有 C3 及 IgG 等大分子蛋白质，可伴有血尿。

2. 肾活检　肾活检是诊断 FSGS 的必需手段，其表现见病理改变。

六、诊断

临床表现为不同程度的蛋白尿、低白蛋白血症；间或有血尿或高血压。

FSGS 的诊断主要依据肾脏活组织检查（肾活检）。

但应强调的是：对光镜下肾小球表现为轻度系膜增生及肾小管急性损伤，尽管未观察到肾小球节段性病变；但免疫病理显示无免疫沉积物；电镜下足细胞足突广泛融合，足细胞退行性病变（空泡变性、内质网扩张、胞质脱落、足细胞脱落）者，应高度怀疑此病。

若临床表现和免疫荧光检查均符合 FSGS 的表现，即使光镜下只有 1 个局灶节段性硬化的肾小球也可确诊 FSGS。

因是局灶性改变，所以：①FSGS 最早累及病变往往先发生于皮髓质交界处，穿刺应有足够的深度；②穿刺的肾小球应足够——保证肾活检标本有足够的肾小球（有统计表明 20 个以上肾小球，才能保证漏诊率下降至 10% 左右）；③必要时应做连续切片，以便可在不同的层面发现局灶节段硬化的肾小球。

七、鉴别诊断

1. 微小病变性肾病　该病是足细胞的病变，而足细胞的改变亦是 FSGS 发病机制中的主要环节，早期的一些"微小病变性肾病"，之后可能演变为 FSGS，有关微小病变性肾病和 FSGS 是一个疾病的不同阶段，还是两个不同的疾病，一直存在争议。因而，在临床上 FSGS 往往需与传统的微小病变肾病（MCD）进行鉴别，如患者起病时就存在：有高血压和肾功能损害（包括肾小管功能）、有镜下血尿、尿蛋白呈低度选择性、血清 IgG 水平降低、对激素治疗的反应差等，提示 FSGS 的可能性较大。

2. 继发性 FSGS　常见引起 FSGS 样改变的疾病，只有排除了以下各种情况，才能诊断为特发性 FSGS。有的继发性 FSGS，如局灶节段性增生硬化型 IgA 肾病，尽管临床和光镜表现与原发性 FSGS 相似，但免疫荧光检查显示肾小球系膜区的高强度的 IgA 沉积。

3. 原发性 FSGS 与 IgM 肾病的鉴别　部分 IgM 肾病患者对激素治疗不敏感，预后较差。IgM 肾病是否为一独立性肾疾病，一直存在争论，因为大分子的 IgM 在包括 FSGS 在内的多种损伤过程中，均可沉积于肾小球而被系膜细胞攫取，因此，有学者主张 IgM 肾病中，有一部分潜伏着 FSGS，在 IgM 肾病的追踪观察过程中，确实有部分病例演变成了 FSGS，所以有人主张 IgM 肾病是 FSGS 的前奏，犹如 FSGS 和 MCD 的关系。

4. 家族性 FSGS　是基因编码蛋白表达异常时（它们的编码产物均表达在肾小球足细胞上），出现足细胞的发育及分化障碍、结构异常、骨架破坏所导致 FSGS 的发生。

对下列患者，家系成员中至少有 1 个经肾活检证实为 FSGS，加上以下任意一条：①家系另一成员也经肾活检确诊为 FSGS；②家系其他成员有 ESRD，在接受透析治疗或肾移植；并需排除其他遗传性肾病，如 Alport 综合征、Fabry 病等和继发性 FSGS，如 HIV 感染、肥胖等，应认真除外家族性 FSGS。

八、治疗

FSGS 的治疗目的主要是尽量减少尿蛋白及其相关并发症的发生，减轻肾小球硬化或肾间质纤维化，延缓肾功能不全的发生及肾功能下降的进展速度。

1. 表现为非肾病综合征的特发性 FSGS 患者的治疗　目前主张在血管紧张素转化酶抑制药（ACEI）和血管紧张素 II 受体阻滞药（ARB）治疗的基础上，可给予低蛋白饮食加 α-酮酸制药、调脂、抗凝等治疗。

2. 表现为肾病综合征的特发性 FSGS 患者的治疗　由于其自发缓解罕见，总体预后较差，故建议给予免疫抑制药治疗。总的说来，足够的糖皮质激素持续足够的疗程，同时加用细胞毒药可能提高 FSGS 的缓解率。新型免疫抑制药（如霉酚酸酯和他克莫司等）和血液净化等应用是治疗 FSGS 的新方向。

（1）糖皮质激素：糖皮质激素具有明显的抗炎作用，它可直接作用于 G_0 期细胞及免疫效应淋巴细胞，抑制炎症反应，对炎症细胞及炎症介质也具有强有力的抑制作用，同时还可以影响肾小球基底膜本身的通透性。有实验证明糖皮质激素可防止实验动物模型足细胞发生凋亡及肌动蛋白细胞骨架重排。大量的临床研究发现，延长糖皮质激素治疗疗程可使特发性 FSGS 的缓解率从 25% 提高到 50%~60%。目前建议泼尼松起始剂量为 1.0mg/（kg·d），最大剂量不超过 80mg/d，2~3 个月后逐渐减量，获得完全缓解的平均时间为 3~4 个月。当糖皮质激素减至 35mg/d 或隔日 70mg 时维持 6 个月，再缓慢减量。对于不能缓解的患者，建议将足量糖皮质激素的疗程延长至 6 个月，如 6 个月无反应则称激素抵抗。

此方案的主要问题在于长期大剂量使用糖皮质激素的不良反应。为减少糖皮质激素的不良反应，有学者提出以下治疗方案：①隔日泼尼松疗法：即口服泼尼松 1.0~1.6mg/（kg·d）3~5 个月；②甲泼尼龙静脉冲击疗法：即每个月给予甲泼尼龙 0.5~1.0g/d，共 3d，总疗程 3~6 个月，冲击间隔期口服泼尼松 0.5mg/（kg·d），应与细胞毒药合用。

（2）环磷酰胺（cyclophosphamide，CTX）：对于激素抵抗的这部分患者，CTX 是可供选择的药物之一。糖皮质激素联合 CTX 治疗不仅可增加特发性 FSGS 的缓解率、降低复发率，同时可减少糖皮质激素的用量及其不良反应。可口服 CTX 1~2mg/（kg·d），共 2~4 个月。如果给予静脉滴注，可每个月给予 CTX 每次 600~1 000mg。

（3）新型免疫抑制药的应用

1）环孢素（cyclosporin A，CsA）：CsA 为 11 个氨基酸组成的环形多肽，是从土壤真菌中分离出来的一种强效、选择性的免疫抑制药，在用 CsA 持续 6 个月的治疗方案中，1 年的复发率为 40%，1.5 年为 60%。在成年患者中，Cattran 的一项 RCT 是设计较好的一项研究。虽然样本量小，但证实 CsA 能有效提高 FSGS 患者临床缓解率，保护肾功能。2008 年 Cochrane 的一个评价系统，是评价不同剂量、不同给药方式、不同治疗时间的糖皮质激素、烷化剂、CsA 等药物治疗成年人 FSGS 的随机和半随机对照研究。经严格筛查，4 项研究的 108 例被列入。3 项研究涉及 CsA 联合或不联合泼尼松与单纯泼尼松及不接受任何其他治疗的方案比较。结果表明：3.5~5mg/（kg·d）CsA 与单纯激素治疗相比能更好地促进成年人 FSGS 患者的缓解。

CsA 治疗 FSGS 中所暴露的问题：其一，患者停药后容易复发，在用 CsA 持续 6 个月的治疗方案中，1 年的复发率为 40%，1.5 年为 60%。KDIGO 建议给予 CsA 3~5mg/（kg·d），分 2 次服用，至少维持 4~6 个月。如能达到部分或完全缓解，建议使用 CsA 12 个月或更长，再缓慢减量。其二，CsA 的肾毒性问题。大剂量的 CsA，尤其剂量大于 5.5mg/（kg·d）时更易发生，故目前认为，对肾活检已有较重肾间质纤维化的患者，不宜采用 CsA。对激素抵抗的成年人 FSGS 患者，采用小于 3.5~5.5mg/（kg·d）剂量的 CsA 联合用小剂量泼尼松治疗，这对降低蛋白尿和延缓肾功能减退都是有效的。

推荐小剂量糖皮质激素和 CsA 联用提高特发性 FSGS 的缓解率。为减少复发，目前建议长期使用 CsA（>12 个月），同时要求 CsA 谷值浓度维持在 125~225ng/mL。对于已存在肾功能不全及小管间质病变严重的 FSGS 患者，不推荐使用 CsA。

2）霉酚酸酯（mycophenolate mofetil，MMF）：MMF 是一种抗代谢免疫抑制药。国内外研究表明，作为新一代的免疫抑制药，MMF 为肾脏疾病的免疫治疗提供了一种有效安全的治疗手段。

在其他药物治疗疗效差或出现严重不良反应不能耐受时可考虑 MMF 治疗。一般 MMF 治疗起始剂量为 1.0~2.0g/d，疗程大于 3 个月。2008 年发表的一篇前瞻性、随机对照研究将以 MMF 为基础的治疗方案（治疗组）与常规标准方案（对照组）进行比较：治疗组给予 MMF 2.0g/d 治疗 6 个月，泼尼松 0.5mg/（kg·d）治疗 2~3 个月；对照组给予泼尼松 1mg/（kg·d）治疗 3~6 个月。研究结果显示，2 组在蛋白尿的缓解率方面没有明显差异，复发率与感染率相似；但治疗组可更快地达到缓解，同时糖皮质激素累计剂量较低。因此，MMF 是一种有效的治疗特发性 FSGS 的药物，它诱导缓解更快，并能减少激素的使用。但 MMF 用于治疗特发性 FSGS 尚缺乏大规模、前瞻性随机对照临床研究的支持，有待进一步证实。

3）他克莫司（Tacrolimus，FK506）：虽然 FK506 的生物学效应与 CsA 相似，但一部分 CsA 治疗无效或效果不佳的患者使用 FK506 后仍可有效。Segarra 等对 25 例 CsA 治疗无效的表现为肾病综合征的

FSGS 患者，用 FK506 加泼尼松治疗 6 个月后，发现蛋白尿减少者占 68%，24h 尿蛋白量小于 3g 者占 20%，其中肾病综合征完全缓解率为 40%，部分缓解为 8%。该研究还发现肾病综合征获得缓解的平均时间为（112 ± 24）d。但 FK506 停药后复发率较高。FK506 的主要不良反应为可逆性急性肾损伤，发生率高达 40%，不良反应的发生与患者年龄、基础肌酐水平和 FK506 的浓度有关。与 MMF 一样，目前使用 FK506 治疗特发性 FSGS 的经验不足，有待进一步大规模临床研究。

4）血液净化治疗：体外实验证实 FSGS 患者血清中有一种能增加肾小球滤过膜对清蛋白通透性的物质，这种物质被命名为"通透因子（circulating permeability factors）"，通透因子可通过血浆置换移除，因此血浆置换对某些反复发作的 FSGS 患者有一定的效果。Mitwalli 对激素及环磷酰胺（CTX）治疗无效的 FSGS 患者采用血浆置换联合激素及 CTX 治疗，72.7% 的患者肾病综合征缓解，其中 55% 的病例平均随访 27 个月未见复发。Feld 报道应用血浆置换治疗 8 例激素抵抗性 FSGS，其中 2 例蛋白尿减少，其余 6 例蛋白尿虽无改善，但其代表肾小球毛细血管通透性的白蛋白通透性得到改善。近年来，血浆置换已用于肾移植后复发的 FSGS，某些医疗中心逐渐将其用于非移植原发性 FSGS。除血浆置换外尚有全血或血浆吸附治疗 FSGS，白细胞去除疗法治疗 FSGS。

尽管此法有前景，但亦存在诸多问题。该法治疗 FSGS 属美国血液净化委员会认定的 Ⅲ 级指征，不应列为首选治疗；只有在对激素有禁忌，已有肝脏和（或）骨髓损害，或移植肾 FSGS 才考虑该疗法作为协同或加强治疗的手段之一。

九、预后

FSGS 自然病程短，自然缓解率仅 5%。

FSGS 预后不佳，约 20% FSGS 患者在 5～10 年后进入 ESRD。大量的蛋白尿不能缓解是 FSGS 预后不良的独立危险因素。

尽管新型免疫抑制药的应用增加了 FSGS 并发严重感染的概率，特别是急性重症肺炎引起患者死亡的病例在临床屡见不鲜，值得广大临床肾病医生的关注。另外，结核感染在使用免疫抑制药的 CKD 患者中愈来愈常见，也应引起重视。

（李　蕾）

第三节　膜性肾病

膜性肾病（membranous nephropathy，MN）是肾小球基底膜（GBM）上皮细胞下免疫复合物沉积伴 GBM 弥漫增厚的一组疾病，病因未明者称为特发性膜性肾病。

一、发病率

特发性膜性肾病是成年人肾病综合征的最常见的原因之一，据统计成年人肾病综合征中约 25% 的病理类型为膜性肾病。膜性肾病也可以是继发性的，常继发于自身免疫疾病（系统性红斑狼疮、自身免疫性甲状腺炎）、感染（乙肝、丙肝）、药物（金制剂和青霉胺）及恶性肿瘤（结肠癌、肺癌）等疾病。乙肝与狼疮导致的继发性膜性肾病在儿童中发生率比成年人高，超过 60 岁的患者 20%～30% 膜性肾病与恶性肿瘤相关。膜性肾病是近 25% 的成年人患肾病综合征的原因，英国的医学研究委员会在 1978—1990 年的一份研究表明：尿蛋白量大于 1.0g 的患者 20% 患膜性肾病。膜性肾病在儿童中不常见，发病的高峰期是在 40～50 岁，最常见于中年男性，男女比例约为 2：1，成年人与儿童之比约为 26：1。

二、发病机制

膜性肾病是由于上皮下免疫复合物形成导致的，但是导致免疫复合物定植，以及进展成蛋白尿的机制并没有完全明确。不同的抗原-抗体复合物导致了疾病的发生，致肾炎的抗原可以是肾小球内源性的，也可以是外源的。若外源性的则抗原可能储存在上皮下区域作为预先形成的原位免疫复合物的一部分，或者作为游离抗原定植在上皮下区域与抗体形成免疫复合物。

大鼠的海曼（Heyman）肾炎与人特发性膜性肾病相似。有令人信服的证据：上皮下原位免疫复合物是由于抗体与脏层上皮细胞的糖蛋白相结合而产生的；又有证据证明大量免疫复合物聚集于上皮下区。如果人类膜性肾病的致肾炎抗原是内源性的，那么可以推测这些抗原可能分布于脏层内皮细胞的基底部。在特发性膜性肾炎中通过对免疫复合物染色意外地发现抗体与内皮素 I 和 III 相结合，但是在其他原发性肾炎中没有发现这种情况。因为内皮素的 mRNA 并没有表达在膜性肾病患者的肾组织，这就表明免疫沉积物中的内皮素消耗了肾外内皮素。总之，明确膜性肾病相关的抗原是理解膜性肾病发病机制一个关键的环节。已测定的许多膜性肾病抗原与炎症或者肿瘤相关。2002 年 Ronco 领导的研究小组在对新生儿膜性肾病 3 个家系的研究中发现其致病的目标抗原是位于足细胞膜上和肾小管刷状缘上的中性内肽酶（neural endopeptidase，NEP），而致病抗体是来源于 NEP 缺失的母亲，缺少 NEP 的母亲怀孕后将会产生该蛋白的抗体（也在合体滋养层细胞上）。这些抗体能够穿过胎盘，诱导胎儿产生典型的膜性肾病。这是首次在人类膜性肾病患者中证实的构成膜性肾病抗原是足细胞足突膜的固有成分并与相应的抗体在原位结合。虽然目前还不能用来解释人类特发性膜性，但是 Heyman 模型中已有的发现，我们有理由相信大多数成年人特发性膜性肾病免疫复合物形成机制与此相似。2009 年 7 月《新英格兰医学杂志》报道了这方面工作的又一最新进展：M 型磷脂酶 A_2 受体（PLA_2R）是存在于正常足细胞表面的膜蛋白，研究发现在特发性膜性肾病患者血循环中能检测到抗 PLA_2R 自身抗体该研究观察了 37 例患者，该抗体的检出率高达 70%，进一步分析发现该抗体属 IgG 4 型，而且其滴度与患者蛋白尿的消长之间有一定的相关性。虽然，目前对是什么因素导致了足细胞上 PLA_2R 抗原决定簇暴露成为自身抗原，以及抗 PLA_2R 又是如何导致蛋白尿等问题均没有给出明确的解释。但是毫无疑问抗足细胞抗原自身抗体的发现和检测为阐明膜性肾病的发病机制做出了很大的贡献。

膜性肾病发病机制的另一个重要研究领域是免疫复合物形成以后通过哪些途径造成了肾损害与大量蛋白尿形成。其中激活补体与形成膜攻击复合物 C_{5b-9} 是其中重要的一环。其主要的证据为：在人类膜性肾病、Heyman 模型的病理切片及尿中可以发现 C_{5b-9}，并且与病变活动程度及预后平行；在补体完全缺失或者先天性缺失 C_6、C_8 的大鼠中建立 Heymann 模型，因无法形成膜攻击复合物 C_{5b-9}，所以即使有免疫复合物在上皮下形成，也不会出现蛋白尿。

补体的激活是促进因素（免疫复合物）与抑制因素（补体调节蛋白，CRP）相互抗衡的结果。研究已经发现人类特发性膜性肾病上皮细胞下免疫复合物中 IgG 以 IgG4 为主还有少量的 IgG3，它结合 C_{1q} 的能力很弱，且在特发性膜性肾病肾组织免疫荧光检查中，C_{1q} 和 C_4 多为阴性，说明补体的经典激活途径在特发性膜性肾病的发病机制中不起主要作用，补体可能是通过旁路途径激活的。若为旁路途径则补体调节蛋白将会在其激活中发挥着重要作用。足细胞主要依赖膜上的补体受体 1（鼠为 Crry）、加速衰变因子，并且能够产生 H 因子。被动 Heymann 肾炎模型的动物血清中存在细胞膜调节蛋白（Crry）的抗体这一事实证明了补体介导损伤的重要性。主动 Heymann 肾炎模型中，用缺少 Crry 的肾刷状缘抗原（FxlA）免疫动物，产生了抗 FxlA 的抗体和上皮下免疫复合物的沉积，但是没有激活补体也没有蛋白尿形成。与之相反，过表达 Crry 或者用外源性的 Crry 处理，将会导致免疫复合物介导的肾炎。上皮细胞膜及肾小球基底膜的损害部分原因可能是由于产生活性氧、细胞膜蛋白及 IV 型胶原的脂质过氧化导致的。补体激活可能也参与了肾小管损伤，并最终导致了小管间质萎缩与纤维化。

三、肾脏病理

1. 光镜检查　膜性肾病各期的形态特征各异，但钉突和双轨征是其特征性的改变。早期肾小球大致正常，必须借助免疫荧光与电镜来明确诊断。随着病情进展，毛细血管襻可略扩张、僵硬，上皮细胞下见嗜复红蛋白沉积，GBM 可见空泡样改变。病变明显时 GBM 明显增厚，有钉突形成，上皮细胞下钉突之间见颗粒状嗜复红蛋白沉积。晚期可见 GBM 明显增厚，毛细血管襻因受到挤压而闭塞，系膜细胞增多，肾小球硬化。伴不同程度的肾小管上皮变性，肾小管萎缩，肾间质灶状炎症细胞浸润与纤维化。

2. 免疫荧光 以 IgG、C₃ 为主沿毛细血管壁颗粒样沉积。可伴其他免疫蛋白，如 IgA 和 IgM 沉积，但是强度较弱。特发性膜性肾病一般无肾小球外的免疫复合物沉积，但是继发性膜性肾病，如狼疮膜性肾病却很常见。

3. 电镜 光镜与免疫荧光显微镜的检查能够对膜性肾病做出初步诊断，但确诊还是要依靠电镜检查，Ehrenreich 和 Churg 通过电镜下的表现将膜性肾病分为 4 期（图 8 – 6）。

特发性膜性肾病很少见到系膜区电子致密物的沉积，但在继发性膜性肾病中却很常见。可能提示：特发性膜性肾病是由于上皮下的原位免疫复合物形成而导致；继发性膜性肾病通常是由于包含循环抗原的免疫复合物导致的。这些抗原来自于感染、肿瘤抗原、自身抗原等。因为抗原与抗体皆来源于体循环，所以免疫复合物不仅在上皮下沉积，也会在系膜区沉积。系统性红斑狼疮患者出现继发性膜性肾病就能够很好地证明这一点，超过 90% 的狼疮膜性肾病标本在电镜下发现系膜区电子致密物的沉积。因此，电镜下发现系膜区电子致密物沉积要高度警惕继发性膜性肾病的可能。

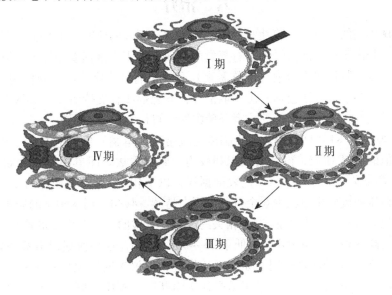

图 8 – 6 膜性肾病各期超微结构改变

Ⅰ期：GBM 无明显增厚，足突广泛融合，基底膜与上皮细胞之间有电子致密物沉积；Ⅱ期：GBM 弥漫增厚，上皮下有较大的电子致密物沉积，这些电子致密物间有 GBM 反应性增生形成的钉突；Ⅲ期：电子致密物被增生的 GBM 包绕，部分开始被吸收而呈现出大小、形态、密度不一致的电子致密物与透亮区；Ⅳ期：GBM 明显增厚，大部分电子致密物反而不明显，电子致密物逐渐被吸收而呈现出电子透亮区

四、临床表现

该病起病隐匿，不一定有明显的前驱症状或者前驱感染。约 80% 特发性膜性肾病成年患者表现为肾病综合征，其余的 20% 患者则表现为非肾病范围的蛋白尿；约 30% 患者可伴有镜下血尿，一般无肉眼血尿。特发性膜性肾病与其他病理类型的肾病综合征相比，最大的临床特点是有自发缓解的倾向，完全缓解约占 20% 的患者，部分缓解占 15% ~ 20%。表现为持续性肾病综合征的 30% ~ 40% 患者一般约 10 年后进展为终末期肾病。如果患者忽然出现急性肾衰竭，可能是由于病情叠加所致，例如膜性肾病患者出现了新月体肾炎。大多数患者有向新月体肾炎转变的趋势，1/3 患者出现抗基底膜抗体，有些患者出现抗中性粒细胞质抗体。急性的肾功能恶化另外的原因为急性双侧肾静脉血栓形成。肾静脉血栓的发生率为 4% ~ 52%，诊断肾静脉血栓形成主要依靠临床表现，如突然出现的肉眼血尿、侧腹部疼痛及肾功能下降。尽管超声可以发现肾血栓，但是静脉造影检查为金标准。药物诱导的肾损害是膜性肾病患者肾功能迅速恶化的另一个原因。非甾体抗炎药、利尿药、抗生素能够导致急性间质性肾炎或者急性肾小

管坏死。

五、诊断

膜性肾病是病理学诊断名词，GBM 上皮细胞侧常有多数、规则的免疫复合物沉积为其病理学特征；免疫荧光常以 IgG4 为主，伴 C_3 呈颗粒样沿 GBM 分布。光镜下，除典型的膜性肾病的病理改变外，如还有明显的系膜细胞增生、节段坏死性病变，肾小球系膜区和内皮下嗜复红物质沉积，高度提示继发性膜性肾病的可能。电镜下，在系膜区、内皮下有电子致密物及病毒颗粒等要考虑继发性膜性肾病的可能。若免疫荧光以 IgG1 和 IgG2 为主，和（或）≥8 个白细胞/每个肾小球，要警惕恶性肿瘤相关的继发性膜性肾病。若免疫荧光以 IgG1 为主，并出现 C_{1q} 和 C_4 沉积应认真排除系统性红斑狼疮和乙肝病毒相关性肾炎等继发性膜性肾病的可能。在除外继发因素后，特发性膜性肾病的诊断方能确立。

六、治疗

在所有的肾小球疾病的治疗中，膜性肾病的治疗经过最深入的研究，但是依然存在巨大的争议。治疗膜性肾病很困难，是由于该疾病为慢性，有复发的倾向，临床严重程度差异大，以及缺乏有效的治疗药物等原因导致的。肾上腺糖皮质激素（简称激素）和烷化剂对治疗该疾病的作用已经讨论了几十年。对新发生的疾病，常规的治疗方法包括：①一般治疗：安慰剂或者支持治疗。②激素治疗：通常为泼尼松或甲泼尼松。③烷化剂：如苯丁酸氮芥或者环磷酰胺，可以与激素合用。

尽管如此，但 2011 年 KDIGO 肾小球肾炎临床实践指南（草案）归纳和总结了近 20 余年循证医学的证据和不少有价值的 RCT 研究，得到的共识和较为一致的看法。即单用激素无效，必需激素联合免疫抑制药（常用环磷酰胺、环孢素）（1B 代表证据级，以下相同）。如肾病综合征（NS）伴下列情况之一者：①在抗高血压和抗尿蛋白至少 6 个月，尿蛋白持续 >4g/d、仍 >50% 的尿蛋白基线，且未显示尿蛋白下降趋势的患者（1C）；②存在与 NS 相关的严重、致残的，危及生命的症状（1C）；③SCr 从诊断起 6～12 个月内升高 >30%，但 eGFR 不低于 25～30mL/min，这种血肌酐升高不能用并发症来解释（2C）；选择激素和免疫抑制药联合应用。如无上述情况，建议先密切观察 6 个月，控制血压和应用血管紧张素转化酶抑制药（ACEI）或血管紧张素受体 I 阻断药（ARB）降尿蛋白，病情无好转再接受激素联合细胞毒药物治疗（1C）；在 SCr >320μmol/L（3.5mg/dl）（或 eGFR <30mL/min）或肾活检显示严重间质纤维化，B 超双肾萎缩者则不宜给予上述治疗。对 I、II 期膜性肾病，一般情况应争取缓解。

1. 肾上腺糖皮质激素　对使用肾上腺糖皮质激素治疗的大量研究，证明的结果不尽相同。汇总分析这些研究结果发现：肾上腺皮质激素治疗并不能够比未接受治疗的病例有更好的肾脏生存率。有 3 个大型的、前瞻性的、随机临床试验来检验口服肾上腺糖皮质激素对成年膜性肾病患者的治疗效果。这些前瞻性的研究结果有差异，美国合作研究（The US Collaborative Study）表明，与安慰剂对照组相比较，100～150mg 泼尼松隔天给药 8 周，能够将尿蛋白迅速降低到 2g 以下。在该试验中，患者 3 个月后停用泼尼松；由于部分或者完全复发的蛋白尿的患者则需要重新用高剂量的泼尼松治疗 1 个月后，再缓慢减量。该研究表明：使用泼尼松治疗的患者，不太可能出现血肌酐比初始加倍，很有可能使尿蛋白在短时间内下降至 2g/d，即使出现复发的蛋白尿，也能在较长时间维持良好的肾功能。这份研究曾指导临床治疗超过 10 年，但是却因为安慰剂组比未接受治疗组患者病情更加严重而遭到质疑。对 The US Collaborative Study、Cameron、Cattran 及 Kobayashi 的研究进行 Meta 分析发现：相对于不接受治疗的患者，尽管糖皮质激素治疗的患者在 24～36 个月内病情得到完全缓解，但是这种差异并无统计学意义。使用逻辑回归中的校正值对这些试验进行汇总分析发现：肾上腺糖皮质激素治疗无明显疗效，因此总体上来说肾上腺糖皮质激素在肾脏的存活率方面并没有好处。问题是，泼尼松在治疗特发性膜性肾病中是否起作用。以上提及的 3 个研究描述了短期使用泼尼松的受试者预期的长期效应。有的研究者认为较高的剂量（60～200mg）隔日应用，长疗程（达到 1 年）使用泼尼松对治疗患者是必需的。这些研究存在的问题是它们的研究是回顾性的，而且包含的患者数量太少。另外，长期大剂量肾上腺糖皮质激素的不良反应将不利于该治疗方法的风险/利益比值。膜性肾病患者若肾功能在短期内恶化则可以使用口服糖皮质激素加静脉滴注甲泼尼松。治疗方案为患者接受静脉滴注甲泼尼松 1g/d 共 5d，紧接着口服泼尼松。肾功能改善能够持续 6 个月，蛋白尿也减少。但是半数患者的长期疗效却令人沮丧，1/3 的患者发展成肾衰竭，心肌梗死伴肾功能不全占 13%。还有一份相似的研究：静脉滴注甲泼尼龙联合咪唑嘌呤或者环磷酰胺，尽管少数患者的蛋白尿与肾功能得到了一些改善，但是大量的不良反应却使几乎所有的患者受到折磨。

迄今为止的证据都不支持单独用口服肾上腺糖皮质激素来治疗特发性膜性肾病。但是需要注意的是，有一群不同寻常的膜性肾病患者对激素非常敏感，曾经激素治疗有效，这群患者在整个特发性膜性肾病中是非常少的。新近的数据表明：促肾上腺皮质激素（ACTH）可能比口服大剂量肾上腺糖皮质激素在治疗膜性肾病的肾病综合征上有不同的疗效。最近的一份随机对照试验比较了两种治疗方案：方案一，用甲泼尼龙和细胞毒性药物每个月交替治疗达 6 个月；方案二，肌内注射合成的促肾上腺皮质激素每周 2 次达 1 年。这两种治疗方案都使患者出现了明显的效果蛋白尿下降，且程度相当。

2. 环磷酰胺　包括环磷酰胺与苯丁酸氮芥在内的细胞毒性药物用于特发性膜性肾病的治疗。意大利方案（ponticelli），整个疗程 6 个月：①第 1、3、5 个月初应用甲泼尼龙 0.5 ~ 1.0g 静脉滴注 ×3d，然后口服小剂量激素 0.4mg/（kg·d）×27d；②第 2、4、6 个月口服苯丁酸氮芥 0.2mg/（kg·d），2h 分 3 次口服或 CTX 2.5mg/（kg·d）×30d。试验组 83% 的患者蛋白尿部分或者完全缓解，而对照组仅为 38%，10 年后两组的肾存活率为 92% 和 60%（仅 10% 的患者因为不良反应终止治疗）。与单独使用激素治疗相比较，苯丁酸氮芥联合激素治疗方案能够使肾病综合征早期缓解，改善蛋白尿的效果更加稳定。这种差异仅持续 3 年，4 年以后差异就没有统计学意义（62% 与 42%，P = 0.102）。一份研究对环磷酰胺与苯丁酸氮芥的疗效进行了对比，发现环磷酰胺与苯丁酸氮芥疗效相似，但不良反应却比苯丁酸氮芥少。对肾功能进行性恶化的膜性肾病患者用烷化剂进行抢救治疗发现，口服环磷酰胺或者苯丁酸氮芥的患者可以稳定肾功能，诱导肾病综合征缓解，而静脉注射环磷酰胺则无效。这些治疗方案使用了泼尼松隔日 60 ~ 100mg 持续 1 年和口服环磷酰胺 1 ~ 4.5 年，蛋白尿完全或者部分缓解占 50%，肾功能稳定的患者也约占 50%。患者肯定可以接受该治疗风险/利益的比值。长期使用环磷酰胺治疗也会产生不良反应，一份长期的随访研究发现：长期使用环磷酰胺膀胱癌的发生率明显增加了，因此在使用该类治疗方案时必须注意权衡近期与远期烷化剂的影响。

3. 钙调磷酸酶抑制药　可选择的另一种治疗方案：即 CNIS（钙调磷酸酶抑制药）方案。环孢素：3.5 ~ 5.0mg/（kg·d），12h 1 次口服，同时服用泼尼松 0.15mg/（kg·d），共 6 个月。建议开始使用小剂量，逐渐增量以避免肾毒性。他克莫司（FK506）：0.05 ~ 0.075mg/（kg·d），12h 1 次口服，不伴用泼尼松，共 6 个月。建议开始使用小剂量，逐渐增量（谷值血浓度 6 ~ 12ng/L）以避免肾毒性。①患者符合激素和免疫抑制药联合指征，患者不选择（激素/烷化剂）Ponticelli 方案或有该治疗方案的禁忌证，可选择环孢素（CsA）或 FK506 至少 6 个月的 CNIs 为初次治疗方案（1C）；②当 6 个月治疗不能取得完全或部分缓解，建议停止 CNIs 方案治疗（2C）；③建议 CNIs 剂量在 4 ~ 8 周后减少至初始剂量的 50%，如达到完全或部分缓解和而无 CNIs 肾毒性发生，至少再持续 12 个月（2C）；④在治疗初期或治疗期间有不明原因的 SCr 升高 >20%，应规则监测 CNIs 血浓度。使用环孢素治疗很多膜性肾病患者能够使蛋白尿改善并且稳定肾功能，但大多数研究发现停药后不久蛋白尿又上升了。然而在一个系列中还是有 75% 的患者在停药后 20 个月能够实现蛋白尿改善与肾功能的稳定。环孢素治疗对于激素抵抗的膜性肾病患者起一定的作用。一份随机对照试验对 26 周的环孢素加低剂量的泼尼松治疗与安慰剂加泼尼松治疗进行了对比，75% 的治疗组与 22% 的对照组（P < 0.01）尿蛋白有部分或者完全的缓解。治疗组中缓解的患者有 40% 复发，直到研究结束持续缓解的部分患者还是有显著差异（环孢素组 39%，安慰剂组 13%，P = 0.007）试验期间两组的肾功能没有改变。疑问在于是环孢素是如何在用药时诱导缓解，而又在停药后复发的。该问题的一些理解是通过对 3 个月的环孢素治疗和依那普利治疗进行的一份随机交叉研究中获得的。环孢素改善了蛋白尿但是并没有改变肾小球滤过率与肾血浆流量，只是改善了肾小球毛细血管壁的机械选择与电荷选择性能，但是使用依那普利治疗不能获得这样的结果，75% 的患者在停药的当月就复发了。对复发患者的肾活检标本的观察发现免疫球蛋白与补体的持续沉积，表明

该疾病还是在进展中。

4. 其他治疗　其他治疗方案也用于特发性膜性肾病的治疗,但是效果不尽相同。这些方案包括使用硫唑嘌呤和泼尼松治疗,结果表明两者联合并不能取得明显的效果。静脉注射免疫球蛋白治疗特发性膜性肾病曾经引起过人们的注意。9 例患者在用药 10 个月后,其中 5 例完全缓解,3 例部分缓解。完全缓解的患者重复肾活检,有 3 例病例恢复正常。但此后没有前瞻性的随机对照研究支持这一方案。近年来吗替麦考酚酯(MMF)治疗膜性肾病也有报道。国外报道:16 例表现为肾病综合征的膜性肾病患者且大部分使用 ACEI、ARB、激素、环孢素及烷化剂治疗无效,MMF (1~2g/d) 治疗,观察 6~16 个月,结果 6 例蛋白尿减少 50% 以上,但肾功能无明显改变。国内报道:18 例特发性膜性肾病的肾病综合征患者,给予泼尼松(20~60mg/d)联合 MMF (1~2g/d) 治疗 6 个月,尿蛋白定量从 (7.0±2.5) g/d 降至 (3.1±2.6) g/d,血白蛋白从 (24.1±4.7) g/L 上升到 (34.4±5.8) g/L,其中完全缓解 3 例,部分缓解 10 例,总有效率 72.2%。虽然上述研究未设对照,病例数较少,观察时间短,但是对于常规治疗失败的患者不失为一种可以尝试的方法。20 世纪 80 年代黎磊石首先将中药雷公藤用于肾小球疾病的治疗,在随后几十年的临床应用中发现雷公藤的提取物雷公藤总苷在多种肾小球疾病,如微小病变、膜性肾病和 IgA 肾病的治疗中具有独特的功效。研究表明雷公藤具有显著的抗炎和免疫抑制作用。此外,南京军区南京总医院近期的工作发现雷公藤还具有保护足细胞的功效。通过动物模型、体外实验和临床试验系统地验证了雷公藤在特发性膜性肾病治疗中的疗效及其机制。借助 Heymann 肾炎模型,发现雷公藤甲素能显著减少蛋白尿,减轻足细胞损伤,促进足细胞病变的修复。利用体外足细胞培养又对其机制进行了研究,发现雷公藤甲素能通过影响细胞内途径,拮抗膜攻击复合物(C_{5b-9})导致的足细胞损伤。在此基础上研究者进行了前瞻性、对照的临床试验,发现无论是从药物不良反应,还是从治疗费用上衡量,雷公藤总苷联合小剂量泼尼松都不失为一个治疗特发性膜性肾病的有效方法,值得在临床上推广应用。

由于膜性肾病自然病程较长,存在肾功能恶化与病情自然缓解两种完全相反的结果,且目前尚无特效的治疗方法。因此了解疾病预后与选择好的治疗时机就非常重要,要考虑:①适应证:什么样的患者适合接受免疫移植治疗。②禁忌证:什么样的患者用药的不良反应远远超过疗效。③何时选择适合患者的治疗方案。

年龄与性别与膜性肾病预后相关。男性的预后比女性差,老年人预后比年轻人差。6 个月内 GFR 下降率、下降的水平及蛋白尿持续的时间,是肾病进展的重要标志。膜性肾病患者若不表现为肾病综合征,则肾 10 年存活率将有改善;然而表现为尿蛋白大于 1g/d 的膜性肾病患者 60% 将会在第 8 年时进展为终末期肾病(ESRD)。另外。几种肾组织的特征——严重的小管间质损害、血管炎、补体沉积的量、局灶节段性肾小球硬化及上皮下多种形态的电子致密物沉积,与该疾病的预后差相关。一份对 389 例成年膜性肾病患者的肾活检组织的分析,对肾组织形态与肾功能下降、肾存活率、蛋白尿的恢复,以及对免疫抑制药的反应进行了关联分析。结果表明这些肾组织特征与肾存活率减少相关联,但是这并不是预示着该疾病的预后与临床表现无关,或者与肾功能下降率及蛋白尿的基础水平无关。再者,肾小管间质与血管的损害程度并不能够排除经治疗的患者蛋白尿恢复的可能;补体沉积的量也不能够预测肾存活率、蛋白尿的恢复情况,以及患者对免疫抑制药的反应程度,仅仅只是与快速的肾功能下降率相关。膜性肾病患者预后的预测因子还包括 IgG 的水平、微球蛋白的排泄率,反映肾小球毛细血管壁的选择通透性的改变与低分子蛋白重吸收的损害情况。据报道:IgG 排泄率小于 110mg/(g·Cr)时,100% 的患者病情缓解;IgG 排泄率大于 110mg/(g·Cr)时,20% 的患者病情缓解。微球蛋白排泄率小于 33.5mg/(g·Cr)时,77% 的患者病情缓解;微球蛋白排泄率大于 33.5mg/(g·Cr)时,17% 的患者病情缓解。

对不同患者治疗时机的选择如下。

(1)尿蛋白<3.5g/d,肾功能正常的患者,预后较好。这类患者以 ACEI 或者 ARB 为基本用药,同时接受合理的生活指导,定期复查。一般不使用糖皮质激素或细胞毒性药物治疗。

(2)尿蛋白 3.5~6g/d,且肾功能正常者,除了上述处理外还应由肾脏专科医生对其密切观察 6 个月，病情无好转者接受免疫抑制治疗。

（3）尿蛋白 >6g/d，以及蛋白尿 3.5~6g/d 但是出现肾病综合征症状较突出或者肾功能不全的患者，首选激素（泼尼松 40~60mg/d）联合环磷酰胺（累积量约为 8g），效果不理想可用环孢素或 MMF 治疗，后两者用药应在 6 个月以上。

（4）血肌酐 >325μmol/L，或有弥漫性肾小球硬化，广泛性肾间质坏死者不应接受上述治疗。

（5）高龄患者应酌情减量，并密切观察注意药物的不良反应。

在使用任何细胞毒性药物的治疗方案时，必须根据每个患者的并发症及危险分层进行个体化治疗。当患者进展为慢性肾功能衰竭或者血肌酐大于 3mg/dl 时，应该行支持治疗，等待透析和肾移植。

七、预后

以下因素可预测特发性膜性肾病的预后。

目前认为，女性预后较男性好，女性自发缓解率高，肾功能恶化慢。

儿童膜性肾病 10 年肾存活率达 90%，然而，最近的研究认为，无论是否治疗，均将有 25% 膜性肾病患儿进入 ESRD。

如膜性肾病诊断时即出现不可逆的血肌酐升高，强烈提示患者易进展至 ESRI。

尿蛋白水平越高而不能缓解者为高度危险组，进展至 ESRI 可能大。

尽管没有令人信服的证据可证实肾小球的损伤程度能预测肾脏预后，但是局灶节段性硬化、肾小管间质损害、血管硬化均与预后不良密切相关。

（韩　慧）

第四节　急进性肾炎

急进性肾炎又称为快速进展性肾炎（rapidly progressive glomerulonephritis，RPGN）。病程进展快，在短期内速发展至急性肾功能衰竭。如不采取积极有效的治疗，患者会遗留永久性的肾功能衰竭，或需靠透析或行肾移植以维持生命。肾脏病理学称新月体肾炎（crescentic glomerulonephritis），且在 50% 以上的肾小球有大新月体（新月体占肾小囊面积 50% 以上）形成。

肾脏病理光学显微镜检查可见新月体形成。主要由于肾小球毛细血管襻破裂后炎症因子与白细胞进入鲍曼囊，引起肾小球上皮细胞增生与巨噬细胞浸润一并形成初期的细胞性新月体。用单克隆抗体与免疫组化技术表明细胞新月体的组成为巨噬细胞、少量 T 细胞和壁层上皮细胞。病变严重者有肾小囊基膜及肾小球毛细血管基底膜（glomerular basement membrane，GBI）断裂，此时以巨噬细胞和 T 细胞浸润为主。也有学者认为病变较轻，肾小囊及 GBM 完整者以壁层上皮细胞增生为主。后期胶原纤维沉积为主者成为纤维性新月体。该病病情危重、预后较差，但如果能够早期明确诊断并根据不同的病因采取正确的治疗，可明显改善患者的预后。

除了新月体性肾炎，其他肾炎（急性血栓性微血管病、动脉粥样硬化栓塞性肾病）也可以导致 RPGN 的症状与体征。虽然急性肾小管坏死与急性肾小管间质肾炎能够造成短期内肾功能迅速下降与少尿，但是它们均不会出现异常血尿、红细胞管型和大量蛋白尿，所以它们不能产生 RPGN 的症状与体征。极少部分肾小球肾炎患者可能进展为 RPGN，估计每年约有 7/1 000 000 例。

RPGN 根据免疫病理主要分为 3 型：抗 GBM 抗体型、免疫复合物型和少免疫复合物型，每一型在不同的人群中发病率不同。对临床上表现为 RPGN 及肾脏穿刺标本在光镜下检查见到新月体的患者，应进行准确的诊断与分型，需要结合临床、血清血检查、免疫组化与电镜的数据。

一、抗 GBM 肾炎

抗 GBM 疾病占新月体肾炎的 10%~20%，该疾病的特征为循环中能够检测到 GBM 抗体，大多数以 IgG，少数以 IgA 沉积在基底膜上。研究发现，抗 GBM 抗体能够从该疾病患者的肾组织样本中洗脱出来，因此证明该抗体是基底膜特异性抗体；从患者肾组织中洗脱出来的抗体与该患者循环中的抗基底膜抗体一样能够结合在Ⅳ胶原相同的表位上。当抗 GBM 疾病仅累及肾脏表现为抗基底膜型肾小球肾炎；若同时累及肾、肺则表现为 Goodpasture 综合征。

（一）流行病学

抗 GBM 疾病有两个高峰发病年龄，分别为 20～30 岁与 60～70 岁，第 2 个高峰以女性为主，且仅表现为肾脏受累。遗传易感性与该疾病相关，抗 GBM 疾病患者 HLA – DR2 的阳性率较正常人高（88%：32%），且与 DRB1 的等位基因 DRBl * 1501 和 DQB * 0602 相关。进一步分析这种相关关系发现，HLA 的Ⅱ类分子抗原的第 2 个肽结合槽的多态性残留物与该疾病相分离。这个发现支持该假说：抗 GBM 疾病的 HLA 关系反映某些 HLA 的Ⅱ类分子具有连接与递呈抗 GBM – 段给 T 细胞的能力。抗 GBM 疾病动物模型进一步支持该观点，该模型小鼠患抗新月体肾炎与肺出血，这些小鼠仅仅局限于某些 MHC 单体型。另外，抗 GBM 疾病的患者有 1/4～1/3 同时并发抗中性粒细胞胞质抗体（ANCA）阳性。

（二）发病机制

Lerner 等标志性的研究使人们开始理解抗 GBM 疾病的发病机制，他们将从 Goodpasture 综合征患者的肾脏中洗脱下来的抗体注射到猴子体内可诱发肾炎、蛋白尿、肾功能衰竭及肺出血，免疫荧光检查显示人类 IgG 呈线样沉积于 GBM。抗 GBM 抗体的自身抗原位于Ⅳ胶原的"非胶原区"（NC1 区），该区的抗原表位是隐藏的，Ⅳ胶原的 α_3 链、α_4 链及 α_5 链形成三聚体，连接另外一个相同的三聚体组成六聚体。自身抗体对该六聚体结构的 NC1 区是几乎没有反应的，但是当六聚体结构的 NC1 区失活并解聚成二聚物或者寡聚物后，抗体的反应性增加了 15 倍。另一方面，如果抗原减少或者烷基化后，抗体连接到这些失活的 NC1 区几乎消失了。90% 的Ⅳ胶原抗体是直接抗Ⅳ胶原的 α_3 链，也有一部分是抗 α_5 链的。另外，研究发现大多数患者表达针对两个免疫显性的抗原构象表位 A（EA）和 B（EB）的抗体，该构象表位位于Ⅳ胶原 α_3 链的 NC1 区的羧基末端。使用抗 α_3ⅣNC1 区的单克隆抗体或者使用多克隆抗单个基因型的抗 α_3ⅣNC1 区的抗体进行抑制试验进一步支持该观点。

天然自身抗原的 Goodpasture 表位隐藏在 $\alpha_3\alpha_4\alpha_5$（Ⅳ）六聚体胶原网络的 NC1 区，该表位是 $\alpha_3\alpha_4\alpha_5$（Ⅳ）六聚体胶原的两个不同的亚单位的 4 级结构。Goodpasture 抗体只能攻击六聚体单体的 4 级结构，但是正常情况下六聚体由二聚体与单体组成，能够抵抗自身抗体的攻击。因此，有学者提出这样的假说：当机体过多地暴露在碳氢化合物、烟草烟雾、内源性的氧化剂等不利的环境因素中后，原本隐藏的抗原表位将会暴露，进而引发自身免疫病。一小部分抗 GBM 病患者对Ⅳ型胶原 NC1 区的 α_1 和 α_5 链有反应活性，这种额外的反应活性在抗 GBM 病仅局限于肾脏的患者中常见。约 1/3 的 GBM 病患者 ANCA 呈阳性，抗髓过氧物酶特异性的 P – ANCA 与抗蛋白酶 – 3 特异性的 C – ANCA 出现在抗 GBM 病患者中。ANCA 阴性或阳性患者的血浆中没有检测到抗 GBM 抗体有差别；同时 ANCA 阳性抗 GBM 病患者，除了出现肾脏与肺的病变外还会发生小血管炎。动物研究表明：髓过氧化物酶（MPO）能够使抗 GBM 病加重。新近研究比较了有抗 GBM 自身抗体或者抗 MPO – AN – CA 自身抗体及两者皆有的患者发现，有两种自身抗体的患者与只有抗 GBM 自身抗体患者的肾脏病变结果相似，但是这两种抗体皆有的患者比只有抗 MPO – ANCA 自身抗体的患者病情重，后者 1 年生存率高，但这种差异无统计学意义。

（三）肾脏病理

1. 光镜　光镜下可见 95% 的患者有新月体形成，其中 81% 的新月体占肾小囊面积超过 50%。形成新月体的肾小球在邻近的节段呈现出典型的纤维素样坏死，非坏死的节段在光镜下看起来完全正常，或者只有轻微的中性粒细胞或单核细胞浸润。不同新月体性免疫复合物肾炎在光镜下的结果不尽相同，典型的表现为完好的肾小球的毛细血管壁增厚与毛细血管内细胞增生，特殊染色会发现坏死区域内肾小球基底膜断裂，也能够发现鲍曼囊在病灶处断裂。肾小球最严重的损害表现为整个肾小球坏死，细胞新月体占据整个包囊及鲍曼囊广泛断裂，急性坏死性肾小球损伤与细胞性新月体将会分别进展为肾小球坏死与纤维性新月体。肾小管间质的改变与肾小球损害程度一致，如果肾小球大量坏死与鲍曼囊断裂，该肾小球周围就会出现大量炎症细胞浸润，甚至可见多核巨细胞，肾小管上皮细胞变性、萎缩甚至部分坏死，间质水肿、纤维化及间质单个核白细胞浸润。动脉与细动脉没有特殊改变。如果在动脉与细动脉观察到坏死性炎症，那么就要考虑抗 GBM 与 ANCA 同时存在的可能。

2. **免疫荧光**　免疫荧光显微镜检查可见免疫球蛋白沿着肾小球基底膜呈线样沉积，该免疫球蛋白主要成分是 IgG，但是也有报道少数患者以 IgA 或者 IgM 沉积为主。线性染色为 κ 和 λ 轻链着色，典型的伴有 γ 重链染色，单独的 γ 重链染色提示 γ 重链沉积病。大多数抗 GBM 疾病的标本有不连续的线样或者颗粒状 C_3 沉积于毛细血管壁，少数只有少量 C_3 或者无 C_3。另外，线样的 IgG 可能同时出现在肾小管基底膜。

3. **电镜**　电镜的检查结果能够反映光镜所看到的结果。急性病变肾小球坏死部位可见毛细血管与鲍曼囊的断裂，中性粒细胞与单核细胞经常出现在坏死区域，但是在未受损的肾小球节段一般很少出现。肾小球鲍曼囊、坏死区域及新月体内可见电子致密物，该电子致密物是纤维蛋白形成的多聚体。细胞新月体包含巨噬细胞与上皮的超微结构。一项重要的阴性观察结果是缺少免疫复合物型电子致密物的沉积，这种情况仅出现在抗 GBM 肾炎患者同时患有免疫复合物病。未坏死的肾小球节段除了足细胞足突消失，其他结构基本正常。

（四）临床表现

该病起病急骤，表现为严重的少尿与无尿，如果治疗不及时将很有可能进展为终末期肾病，危及患者生命。但是如果应用血浆去除法、皮质激素及环磷酰胺等及时治疗，近 85% 的患者可以存活，肾脏的存活率也有近 60%。少数情况下该疾病起病隐匿，直到进展为尿毒症才出现症状。该疾病的起病可能伴随关节痛、发热、肌痛、腹痛等。Goodpasture 综合征以同时出现肺出血和肾炎为特征。有些患者疾病累及肺但并非表现为致命性的肺出血，通常是因为发现到不明原因的贫血、X 线胸片异常、痰液中发现有含铁血黄素的巨噬细胞、连续的动脉血氧饱和度监测等而诊断肺出血。吸烟人群比不吸烟人群患抗 GBM 病同时出现肺出血更加常见，肺出血可能与暴露在某些环境因素有关（如可卡因、上呼吸道感染等），职业暴露在以石油为基础的矿物油中也是形成抗 GBM 抗体的危险因素之一。鉴于肺出血与环境暴露及感染之间的联系，研究者提出一个假设：环境因素与感染使得隐蔽抗原暴露在肺泡基底膜上，所以循环血中的抗基底膜抗体就可以识别抗原，进而导致疾病的发生。

（五）实验室检查

抗 GBM 疾病累及肾脏导致表现为肾炎综合征，并伴有血尿包括异型性红细胞尿、红细胞管型尿。肾病范围的蛋白尿可见，但是肾病综合征却很难见到。患者常有小细胞低色素贫血，其贫血程度与肾损害不平行。抗 GBM 抗体和特异性抗 IV 胶原 α_3 链的抗体是诊断抗 GBM 疾病的必要条件之一，目前国际通用方法为抗原特异性的 ELISA 法，其敏感性达到 90%。间接免疫荧光法不能足够灵敏地测出抗 GBM 抗体，抗 GBM 抗体大都为 IgG1 类，但是女性患者通常为 IgG4。

（六）治疗

该疾病进展迅速、预后凶险，患者多数进展为终末期肾衰竭，少有自发缓解的可能。早期诊断与及时治疗对于降低发病率与减少死亡率是十分关键的。目前治疗抗 GBM 疾病的标准方案为：血浆置换术联合皮质激素和环磷酰胺或者硫唑嘌呤治疗。血浆置换术需要用 5% 的白蛋白溶液来置换 2~4L 的血浆，每天进行置换直到循环中抗体的水平检测不到为止。对于出现肺出血的患者，在治疗的最后需要用新鲜冰冻血浆来置换凝血因子。口服泼尼松 1mg/（kg·d）至少 1 个月，然后逐步减量，到第 2、3 个月隔天 1 次用药。环磷酰胺可以口服也可以静脉注射，口服剂量为 2mg/（kg·d），静脉注射总剂量为 6~8g。环磷酰胺的剂量需要根据肝功能受损的程度与白细胞数目来调整。细胞毒性药物治疗通常持续 6~12 个月，每 3~4 个月交替使用环磷酰胺和硫唑嘌呤。

大剂量甲泼尼龙静脉注射并无明显疗效，尽管如此临床上还是有肾脏病学家使用甲泼尼龙作为一种诱导治疗来治疗这种或者其他的新月体性肾炎。甲泼尼龙 7mg/（kg·d），连续治疗 3d 就足够了。使用血浆置换术联合皮质激素与环磷酰胺进行治疗，患者的存活率为 85%，其中有 40% 的患者进展为终末期肾病,该结果比未使用血浆置换术好。未使用血浆置换术的患者存活率为50%,其中有90%的患者进展为终末期肾病。Pusey等研究证明:积极地使用血浆置换术,即使是对那些严重肾功能不全的患者,也能够获得减轻疾病的疗效。在他们的研究中,血肌酐大于500μmol/L(5.7mg/dl)但还不需要立即进行透析治疗的患者血浆置换后第1年生存率为83%,肾脏生存率为82%,在随访研究中,他们的生存率与肾脏存活率至少分别为69%和62%。但是对于依赖透析的肾衰竭患者,他们在1年内生存率却不足8%。终末期肾病患者主要的预后标志物就是这些患者开始治疗时候的血肌酐值,血肌酐大于623μmol/L(7mg/dl)的患者,不依靠肾脏的替代疗法就恢复足够的肾功能基本不太可能。伴有肺出血的患者应该积极地进行免疫抑制治疗和血浆置换术,但是如果抗GBM病仅累及肾脏、肾小球与肾间质有广泛的瘢痕形成,并且血肌酐大于623μmol/L(7mg/dl)的患者,不应该使用免疫抑制治疗,因为免疫抑制治疗给这些患者带来的害处远远大于益处。但是该类患者若病理显示为新月体形成的,则至少需要进行4周积极的免疫抑制治疗。如果治疗4~8周后并且没有肺出血,则应该停止使用免疫抑制药。与单独只有抗GBM抗体的患者相比较,循环血液中同时出现抗GBM抗体与ANCA的患者的肾功能恢复的可能性更大。对于这些患者而言,即使是在血肌酐大于623μmol/L的情况下也不应该停用免疫抑制药,因为研究表明:同时出现ANCA的患者肾脏的预后较好。除了皮质激素和细胞毒性药物外也可以考虑使用抗凝血药物,因为在肾小球损伤部位的病理发现有纤维蛋白,但是到目前为止抗凝血治疗的益处还没有得到证明。事实上,使用肝素或者华法林进行抗凝血治疗,可能会增加肺出血的发生率与死亡率。使用免疫抑制治疗可以使抗GBM病病情缓解,复发的情况很少见;同样在肾移植后抗GBM病复发也是很少见的,尤其是那种在循环中抗GBM抗体已经减少或者消失后才进行肾移植的患者中这种复发更少见。

二、循环免疫复合物型新月体肾炎

(一)流行病学

大多数循环免疫复合物型新月体肾炎,在临床与病理上有原发性肾小球肾炎的证据,如IgA肾病、感染后性肾小球肾炎、膜增生性肾小球肾炎或者作为系统免疫性疾病的狼疮性肾炎等。但是有一小部分患者没有明显的原发性肾小球肾炎的证据,称之为特发性(idiopathic)免疫复合物型新月体肾炎。免疫复合物型新月体肾炎以青少年患病为主,成年人较少患该病。免疫复合物型新月体肾炎在发达国家发病率约占新月体肾炎的30%,但在我国约占50%。研究表明:循环免疫复合物型新月体肾炎与抗GBM肾炎及ANCA新月体型肾炎相比,循环免疫复合物型新月体肾炎形成的新月体较少,形成的新月体所累积的肾小球也相对较少。

(二)发病机制

新月体性肾小球肾炎是由于导致新月体形成的肾小球损害的最后共同通路所造成的,多种不同的病因与发病机制能够导致最后的共同通路,包括各种各样的免疫复合物疾病。一般的规则:免疫复合物沉积或者原位形成免疫复合物在毛细血管壁和系膜区激活炎症介质系统,炎症介质系统包括体液炎症系统与炎症细胞,其中体液炎症系统有缓激肽系统、补体系统与凝血系统,而炎症细胞包括中性粒细胞、单核巨噬细胞、淋巴细胞、血小板、内皮细胞与系膜细胞。这些被激活的细胞将释放可溶性的介质,如趋化因子与细胞因子,如果炎症局限于肾小球基底膜,那么接下来发生的增生性或者膜增生性肾炎只会出现内皮细胞增生。但是,如果基底膜断裂炎症细胞与炎症因子将通过毛细血管壁进入鲍曼囊,造成毛细血管外细胞增生,最终导致新月体形成。既往认为补体系统的激活是免疫复合物肾炎导致肾损害的中介,但是现在的研究表明:Fc受体在免疫复合物介导的肾损害中发挥着重要作用。实验证明,$FcγR_1$与$FcγR_3$缺陷的小鼠能够明显地抵抗免疫复合物肾炎的发生。

(三)肾脏病理

大体改变肾脏体积稍增大,肿胀,呈苍白色或暗灰色,可见到瘀点,切面皮质增厚,肾小球呈灰色点状。

1. 光镜　出现新月体的免疫复合物肾炎取决于潜在的肾小球肾炎的类型，例如进展性的膜增生性肾小球肾炎、膜性肾病、感染后性肾小球肾炎、IgA 肾病伴有新月体形成。与抗基底膜型新月体肾炎和 ANCA 新月体型肾炎不同，免疫复合物型新月体肾炎在正常的肾小球或者被新月体压迫的肾小球可见基础肾小球病变的特点，如内皮细胞与系膜细胞的增生，肾小球毛细血管襻纤维素样坏死与鲍曼囊的破坏及巨噬细胞的浸润较少见。

2. 免疫荧光　特征为肾小球内颗粒样免疫复合物与补体沉积，免疫球蛋白与补体沉积的形态取决于诱导新月体形成的基础肾小球疾病。例如系膜区 IgA 为主的沉积提示新月体性 IgA 肾病；以 C_3 为主带状沉积于肾小球周边的毛细血管襻则提示膜增生性肾小球肾炎；以粗大颗粒沉积于毛细血管壁提示新月体性感染后性肾小球肾炎的可能；以细小颗粒状 IgG 为主沉积于毛细血管壁提示新月体性膜性肾病。

3. 电镜　与免疫荧光显微镜检查一样，电镜的检查结果也依赖基础肾小球疾病的类型，其特点为肾小球电子致密物沉积于系膜、内皮下、基底膜内、上皮下或者各种形式的组合。不同电子致密物的类型与分布提示不同的新月体性肾小球肾炎的类型，如膜性肾病、感染后性肾小球肾炎、膜增生性肾炎 I 型或者 II 型等。超微结构的发现也可以提供其他系统疾病的证据，如内皮细胞的管网状结构的包涵体就提示狼疮性肾炎，免疫沉积物的微管样结构就提示冷球蛋白血症。与其他新月体肾炎一样，在邻近新月体的肾小球出现肾小球基底膜的断裂，在血栓形成的毛细血管襻纤维素样坏死的部位与新月体之间有纤维素触须样结构，但总体上不如抗 GBM 肾炎与 ANCA 肾炎明显。

（四）临床表现

本病起病急，临床上通常表现为急进性过程，多数患者在发热或上呼吸道感染后出现急性肾炎综合征，起病数天内出现少尿或肾功能衰竭。

我国 90% 以上的急进性肾炎为循环免疫复合物型新月体肾炎。常以肉眼血尿为首发症状，病程早期出现少尿、高血压、水肿，往往伴有神经系统、血液系统和心脏损害，蛋白尿 >3.5g/24h，血清免疫学检查，C_3 和 C_4 可明显降低。

肾脏超声可见肾脏体积增大，皮髓质分界不清。

（五）治疗

免疫复合物型新月体肾炎的治疗受到基础免疫复合物的影响，例如急性感染后性肾小球肾炎出现 50% 新月体的治疗方案就与 IgA 肾病出现 50% 的新月体不相同。目前对于免疫复合物型新月体肾炎的治疗方案尚无恰当对照的前瞻性研究，采用的方案来自于临床经验。一些肾脏病专家根据狼疮性肾炎的经验进行推断，选择免疫抑制药治疗患者，但是如果患者的肾小球损害不是很严重，则不会选择免疫抑制药。例如有人提倡使用免疫抑制药乃至血浆除去法（无新月体形成的患者不推荐）治疗 IgA 肾病，对于少数的特发性免疫复合物型新月体肾炎的患者，最常见的治疗就是使用免疫抑制药加甲泼尼松治疗，甲泼尼松 1mg/（kg·d）并于第 2、3 个月逐渐减量直至隔天用 1 次，到最后完全停药。如果患者的肾功能快速下降，就要考虑使用除糖皮质激素外的细胞毒性药物；如果免疫复合物型新月体肾炎与抗 GBM 型新月体肾炎及 ANCA 新月体肾炎共同存在时，应该在新月体性免疫复合物肾小球肾炎进展期间尽早使用免疫抑制治疗，以减少进展为不可逆的晚期瘢痕的可能性。但是研究表明：与抗 GBM 型新月体肾炎和或者 ANCA 新月体肾炎相比，免疫复合物的新月体肾小球肾炎对积极的免疫抑制治疗不敏感。在早期作出病因诊断和免疫病理学分型的基础上，应尽快行强化治疗，方案为：甲泼尼龙冲击联合环磷酰胺治疗。甲泼尼龙静脉滴注（500～1 000mg）每天或者隔天 1 次，连用 3 次为 1 个疗程，冲击的间歇期口服泼尼松 1mg/（kg·d），如病情需要冲击疗法可重复 2～3 次；病情稳定后口服泼尼松可按常规减量。

糖皮质激素冲击治疗越早，疗效越好。细胞毒药物的联用可以提高缓解率，早期使用环磷酰胺可以减少不可逆的瘢痕产生，环磷酰胺静脉滴注（0.2～0.4g/次，隔日静脉注射，总量 6～8g）。

患者若能得到及时明确的诊断和早期强化治疗，预后可以得到改善。早期强化治疗可使部分患者得到缓解，避免或者脱离透析，甚至少部分患者肾功能得到完全恢复。若诊断不及时，早期未接受强化治疗，则患者很可能在短期内进展为不可逆肾功能衰竭。

应用甲泼尼龙冲击联合细胞毒药物治疗时，应注意预防感染、钠水潴留等不良反应。

三、ANCA 相关性小血管炎

原发性小血管炎是目前尚未明确病因的血管炎，以血管壁坏死性炎症、纤维素样坏死为病理特征，属自身免疫性疾病。由于患者血液中普遍存在抗中性粒细胞胞质抗体（antineutrophil cytoplasmic antibody，ANCA），因此，也称为 ANCA 相关性小血管炎（ANCA – associated systemic vasculitis，AASV）。常见的类型包括微型多血管炎（microscopic polyangiitis，MPA）、Wegener 肉芽肿（Wegener granulomatosis，WG）和 Chrug – Strauss 综合征（Chrug – Strauss syndrome，CSS）。该病通常导致肾实质弥漫性损害，临床表现为急进性肾炎，肾活检病理特征为寡免疫性节段坏死性肾小球肾炎伴新月体形成。此类血管炎患者往往病情较重，且进展快，需要积极免疫抑制治疗。如不及时治疗，易导致死亡或进展至终末期肾衰竭。

（一）流行病学

AASV 的流行病学特征具有地域差别。有研究者使用同一诊断标准对同一时期（2005—2009 年）亚洲人群日本人和欧洲人群英国人的 AASV 发病率进行了比较。他们发现 AASV 发病数分别为日本 86 例和英国 50 例，5 年期间平均年发病率分别为 22.6/1 000 000 人（日本）和 21.8/1 000 000 人（英国）。平均发病年龄日本为 69.7 岁，高于英国平均年龄 60.5 岁。显微镜下 MPA 是日本的主要亚型，占 83%；而在英国 WG 更常见，占 66%。超过 80% 的日本患者 ANCA 类型者都是 pANCA/MPO 阳性，而 2/3 英国患者是 cANCA/PR3 阳性。MPA 的肾脏累及在两个国家都很常见，而日本的 WG 患者比英国的 WG 患者更少累及肾脏。尽管日本和英国 AAV 发病率没有显著差异，但此项前瞻研究发现 MPA 和 MPO – ANCA 在日本人群更常见，而 WG 和 PR3 – ANCA 在英国人群更常见。这项近期研究与之前北京的报道比较一致，北京大学第一医院的一项研究提示 WG 患者 pANCA/MPO 阳性率达 60%。

（二）病因与发病机制

有关 AASV 的发病机制至今尚未完全清楚，但近年来相关的研究已取得了较大的进展。

1. 环境和遗传因素 由于 AASV 发病率较低，人们一直难以进行大规模流行病学调查为基础的研究，用以探讨环境或遗传因素是否与 AASV 发病有关。有研究表明，与 AASV 发病可能有关的各种环境因素包括含硅物质、化学溶剂和金属物质等有关。目前最一致认为的环境因素是硅的接触，但其导致 AASV 的机制目前还不清楚。Lane 等报道 AASV 患者接触含硅物质概率较高，是狼疮性肾炎和其他肾脏疾病患者的 4.4 倍，表明硅接触可致 AASV 发生。Hogan 等以美国东南部大宗人群为基础，进行 AASV 的病例对照研究，以期评估硅暴露的剂量、强度和持续时间对 AASV 发生的影响。他们发现与无硅暴露的人群相比，低/中度硅暴露人群并未增加 AASV 发生的危险，而高度硅暴露人群（指硅暴露的强度和持续时间较多）则危险比增加至 1.9。停止硅暴露的时间长短并不影响 AASV 的发生。有部分药物接触也可诱发 AASV，如丙硫氧嘧啶、米诺环素、青霉胺等。收获农作物的人群与 AASV 发生的高危险相关，危险比达 2.5。

AASV 发病具有一定的遗传倾向性。mPR3 含量高的中性粒细胞较 mPR3 含量低的中性粒细胞会产生更多过氧化物以适应 ANCA 出现。AASV 与多态性基因编码的 α – 1 – 抗胰蛋白酶（AAT）之间关系较密切。AAT 是 PR3 活性的主要抑制物，其编码基因呈高度多态性，称为蛋白酶抑制位点（Pi）。

2. ANCA 与 AASV 的关系 ANCA 与 AASV 密切相关，反映了疾病的诊断和疾病活动度，但也有患者临床上诊断为 MPA 或者 WG，而 ANCA 阴性。血清 ANCA 阴性 WG 或 MPA 患者也有活动性血管炎的表现，说明 ANCA 可能不是导致血管炎的直接原因，即 ANCA 是必要的，但不足以诱导疾病发生，或存在其他介质来代替 ANCA 作用。PR3 抗体的 AASV 动物模型也已采用。PR3 和中性粒细胞弹性蛋白酶双缺陷型小鼠接种小鼠 PR3 后发展为 PR3 抗体鼠模型，且能识别小鼠和人 PR3。将含有 PR3 抗体的免疫球蛋白 IgG 注射给野生型小鼠，然后在野生型小鼠上皮内注射肿瘤坏死因子或脂多糖，发现这些炎症因子可增强 ANCA 致病作用，这一结果较 PR3 抗体鼠模型所产生的由 ANCA IgG 独立致病更有意义。

3. 抗内皮细胞抗体（antiendothelial cell antibodies，AECA） AECA 是一组针对内皮细胞相关抗原的自身抗体总称，可出现在多种血管炎疾病中，是血管受损的标志物。近年来已有报道证实 AASV 患者血液循环中存在 AECA，这些抗体可抑制血管内皮细胞抗原表达。临床研究发现 AECA 滴度与 WG 病情活动性呈正相关，是 WG 复发的独立预测因子。通过人脐静脉内皮细胞体外培养，可培育出含有免疫球蛋白 IgG 的 AECA，能诱导黏附分子、细胞因子和趋化因子表达增加，表明这些自身抗体可促进白细胞在内皮细胞募集。AECA 可诱导内皮细胞凋亡而产生致病性，但 AECA 并没有识别 Fas 受体能力。

4. 中性粒细胞作用 中性粒细胞和巨噬细胞相互作用，在 AASV 患者的肾小球可见局灶节段性纤维样坏死及新月体形成，大量中性粒细胞聚集在节段坏死区，巨噬细胞沉积在新月体形成区。中性粒细胞和巨噬细胞在肾小球沉积的现象被认为与肾小球坏死及新月体形成有关。尽管 ANCA 的抗原表达在中性粒细胞表面，但在体内是否存在 PR3 抗体和中性粒细胞结合的证据，一直存有争议。

（三）肾脏病理

AASV 伴肾脏损害时肾活检病理特征表现为坏死性肾小球肾炎伴新月体形成，大部分患者新月体比例 >50%，免疫荧光检查无或仅有很少量免疫复合物沉积，因此称为寡免疫性坏死性新月体肾炎。WG、IPA 和 CSS 的病理特征基本相同。少数 WG 存在间质肉芽肿病变，CSS 可见间质大量嗜酸细胞肉芽肿，对诊断有一定帮助。

肾脏原发性小血管炎具有非免疫复合物性小血管炎的基本病理特征，即表现为小血管节段性纤维素样坏死，急性期常伴中性粒细胞浸润和（或）中性粒细胞破碎，有时中动脉也可累及，但毛细血管、小静脉和微小动脉常被侵犯。坏死性小血管炎可发生在不同组织器官，引起相应组织器官的临床表现。80% 的原发性小血管炎有肾脏受累的临床表现，但病理学检查则将近 100% 有肾脏受累。

光镜所见为局灶性节段性肾小球毛细血管襻坏死和新月体形成（≥90%），肾小球毛细血管襻坏死区域 GBM 断裂，鲍曼囊壁粘连、破裂，肾小球周围可伴多核巨细胞。肾活检标本中有不同病变和（或）病变的不同阶段，如细胞性和纤维性新月体，节段性坏死性肾小球和肾小球球性硬化等同时存在。20% ~50% 的肾活检标本显示肾小球以外的肾小动脉呈纤维素样坏死。肾间质 – 小管常有不同程度、范围不一的肾间质炎症病变，通常为淋巴细胞、单核细胞和浆细胞，偶见较为丰富的嗜酸性粒细胞。

免疫荧光和电镜检查一般无免疫复合物或电子致密物发现，或仅呈微量沉着。

（四）临床表现

近年来，原本好发于中老年人、男性的原发性小血管炎，在儿童中有增多趋势。病初有上呼吸道感染样或药物过敏样前驱症状，好发于冬季。肾外症状常有全身症状，如不规则发热（低热或高热）、乏力、体重下降、贫血、皮肤紫癜、肌肉痛、关节痛、腹痛、消化道症状及周围神经炎等非特异症状。原发性小血管炎可累及多数系统或器官，较为常见的受累脏器为肾脏、皮肤、关节和肺脏等。

1. 肾脏表现 70% ~80% 的原发性小血管炎有肾脏受累的临床表现，肾脏受累时大多数有血尿，其中 1/3 的病例有肉眼血尿，为肾小球源性血尿，伴不同程度的蛋白尿，呈肾炎综合征表现。活动期表现为血尿，多为镜下血尿，可见红细胞管型，多伴蛋白尿；缓解期血尿消失。肾功能受累常见，50% 以上表现为急进性肾小球肾炎，少数有少尿和高血压。少数伴肾病综合征。肾功能呈进行性损害，甚至出现急性肾功能衰竭。肾脏病变常伴随肾外系统病变，约 1/4 病例仅出现肾损害，易误诊为原发性肾小球疾病。大多数患者病理学检查有肾脏受累病理改变，表现为坏死性新月体肾炎。

2. 肺部表现 肺部病变是仅次于肾脏易于受累的脏器，临床可出现哮喘、咳嗽、咯血及气短，轻者仅痰中带血丝，重者大咯血窒息，因肺泡广泛出血而发生呼吸衰竭而危及生命。肺出血占原发性小血管炎的 30% ~50%。胸部 X 线片检查，呈小叶肺炎样阴影或广泛肺泡出血阴影（密集细小粉末状阴影，由肺门向两侧肺野扩展呈蝶形，上、下肺野清晰），主要呈局限性成腔性坏死性肺炎表现（1 至数个圆或椭圆形薄壁空洞）。

除肾脏及肺脏外，全身症状（发热、乏力、恶心、肌痛、关节痛等）、其他器官或系统，如呼吸系统（上呼吸道肉芽肿病变）、中枢神经系统（脑梗死、脑出血）、心脏（心肌梗死）、消化系统（腹痛、出血、胰腺炎及胆囊炎）及生殖系统（睾丸炎）亦可受累，而且眼（角膜炎、巩膜炎、葡萄膜炎及视网膜病变）、耳（神经性耳聋）病变也不少见。

（五）实验室检查

1. 尿液检查　可见肾小球性血尿、肾性蛋白尿。

2. 血液学检查　患者有明显的缺铁性、小细胞低色素性贫血。

红细胞沉降率显著增快，一般大于 100mm/h。

ANCA 的测定可以证实诊断，常采用间接免疫荧光法和酶联免疫吸附法测血中 ANCA 抗体，应用乙醇固定的正常人中性粒细胞可产生两种荧光形态：在细胞质内呈粗大颗粒状，不均匀分布者为胞质型 ANCA（cANCA），荧光沿细胞核周围呈线条状分布者为环核型 ANCA（pANCA）。cANCA 主要靶抗原是 PR3，pANCA 主要靶抗原是 MPO，其他还有弹力蛋白酶、组蛋白酶 G、乳铁蛋白等。cANCA/抗 PR3 抗体与 WG 密切相关，pANCA/抗 MPO 抗体与 MPA 密切相关。

AASV 患者在急性期常有明显的炎症反应指标异常，红细胞沉降率快（多≥100mm/h），C 反应蛋白阳性，甚至强阳性，γ 球蛋白增高，类风湿因子阳性。血常规常有白细胞和血小板增高，部分患者可有正细胞正色素性贫血。补体 C_3 多正常或轻度下降。

3. 肾活检　肾活检是诊断 AASV 的必需手段，对决定治疗方案有重要的意义。只要无凝血功能障碍，血肌酐控制在 200μmol/L 左右，应不失时机地行肾活检，其表现见病理改变。

（六）诊断

全面认识 AASV 的多系统受累的临床表现特点，以及红细胞沉降率明显增快和 C 反应蛋白阳性有助于筛查本病，ANCA 阳性是本病特异性血清学诊断指标，以一元论的原则进行诊断和鉴别诊断，可早期拟诊 AASV。

1. 多系统受累　出现不能以单一疾病解释的全身性损害，是 AASV 的临床特点。常有上呼吸道受累出现鼻窦炎、鼻甲肥大、咽鼓管炎，下呼吸道或肺部受累致咳嗽、咳痰、血痰、肺部阴影、空洞；肾脏受累可有血尿（肉眼血尿、镜下血尿）、蛋白尿、肾功能减退等。其他多脏器受累也较多见，如耳和咽喉受累，表现为耳异物感、中耳炎和听力下降、声门下狭窄等；眼受累，常见反复发作的眼结膜炎；神经受累发生外周神经炎，表现为痛觉过敏或麻木感等；胃肠道受累出现腹痛、难治性腹泻、血便、食管炎、胃或十二指肠溃疡等；皮肤受累致皮疹、紫癜，变应性肉芽肿性血管炎的患者关节伸侧可有皮下结节；绝大多数患者还有全身非特异性表现，出现发热、体重减轻、明显乏力、关节肌肉疼痛等。

2. 实验室检查　红细胞沉降率明显增快，C 反应蛋白阳性。多有白细胞和血小板升高、正细胞正色素性贫血。原发性小血管炎的患者，经常红细胞沉降率 >100mm/h。如果不明原因发热、红细胞沉降率 >70mm/h 者，即应疑诊原发性小血管炎。红细胞沉降率明显增快和 C 反应蛋白阳性，还是病情复发或活动的指标。

3. 血清抗中性粒细胞胞质抗体（ANCA）阳性　是诊断原发性小血管炎的特异性血清学指标。应用间接免疫荧光法（indirect immunofluorescence，IIF）检查 ANCA 有两种形态：胞质型染色为 cANCA，环核型染色为 pANGA。通过酶联免疫吸附试验（enzymelinked immunosorbent assays，ELISA）检测特异性抗原 PR3 - cANGA、MPO - pANCA，诊断 AASV 的敏感度和特异度均很高。但是处于非活动期或经过免疫抑制药治疗的患者，ANCA 可能阴性，故当疑及 AASV 时，应随访检测 ANCA。

（七）鉴别诊断

AASV 应与 Goodpasture 病相鉴别，因其临床症状有很多相似之处，故鉴别较难。但两者治疗方案不完全相同，预后很不相同，所以鉴别尤其重要。可结合血清免疫学检查，前者 ANCA 阳性，后者 GBM 抗体阳性，肾活检前者无免疫复合物沉积或仅有微量免疫复合物沉积，后者 IgG 和 C_3 呈光滑线条样沿 GBM 分布，可协助鉴别。

坏死性新月体肾炎并非 AASV 所特有的病理改变，狼疮肾炎、过敏性紫癜肾损害、IgA 肾病、抗 GBM 病和细菌性心内膜炎引起的肾损害均可出现相似的病理变化，应结合临床、免疫学检查和其他临床特征加以鉴别。

鼻窦、鼻腔是 AASV 尤其是 Wegener 肉芽肿病、变应性肉芽肿性血管炎最常侵犯的部位。鼻部表现是常见的症状，常作为首发症状患者就诊于耳鼻喉科。但是，本病的早期诊断困难，误诊率高。国外文献报道，Wegener 肉芽肿病的误诊率为 80% ~ 100%；我国的资料，Wegener 肉芽肿病在耳鼻咽喉科的误诊率为 84%。误诊时间平均数月至 1 年余，有报道最长达 30 年方明确诊断。

早期发生于鼻、咽部的 Wegener 肉芽肿病与鼻 T/NK 细胞淋巴瘤难于鉴别。鼻 T/NK 细胞淋巴瘤又称致死性中线肉芽肿、Stewart 型恶性肉芽肿或中线恶性网状细胞增生症，2001 年世界卫生组织新分类命名为鼻 T/NK 细胞淋巴瘤。该病的病理表现为广泛的凝固样坏死，大量的炎细胞和多形性细胞浸润，免疫组织化学显示病变组织细胞呈现 T 和（或）NK 细胞表型特征，ANCA 通常阴性。对于活组织病理检查、ANCA 检测鉴别仍然困难者，有学者提出可进一步检测组织中是否存在 EB 病毒感染，鼻 T/NK 细胞淋巴瘤的 EB 病毒感染率极高，而 WG 者 EB 病毒感染率 < 10%。

（八）治疗

1. 诱导缓解　肾上腺糖皮质激素联合环磷酰胺是治疗 AASV，特别是伴有肾脏损害患者的首选方法，能使 90% 以上的患者显著缓解，完全缓解率约 75%。环磷酰胺加泼尼松被视为标准诱导缓解方案。泼尼松口服剂量 1mg/（kg·d）至少 1 个月，如病情好转，每周减 5 ~ 10mg，减至隔日 60mg/d 或 30mg/d，后每周减量 2.5 ~ 5mg 直至停用或隔天 10 ~ 20mg 维持 12 周，疗程 0.5 ~ 1.0 年。CTX 用法为口服 2 ~ 3mg/（kg·d），重症者可用 3 ~ 4mg/（kg·d），持续应用 3 ~ 6 个月。环磷酰胺不良反应包括骨髓抑制、感染、性腺抑制、出血性膀胱炎和增加恶性肿瘤发生率等，使其应用有一定局限性，应尽可能减少环磷酰胺累计使用总量。例如可采用序贯疗法，即一旦缓解 3 ~ 6 个月后，选择其他抑制药取代环磷酰胺，或使用静脉注射环磷酰胺冲击治疗。荟萃分析表明，冲击疗法与连续疗法比较，在诱导缓解率，肾脏和患者的存活时间方面都没有区别，但并发感染和白细胞减少症的概率更低。通常冲击疗法比每日口服环磷酰胺不良反应更小，但环磷酰胺冲击疗法可能有较高的复发率。AASV 暴发的患者（如存在急进性肾功能衰竭或肺出血）需强化治疗，可用甲泼尼龙冲击治疗或血浆置换。静脉注射甲泼尼龙 0.5 ~ 1.0g/d 连用 3d，1 ~ 3 个疗程，但要注意其造成的不良反应。最近的一项随机对照实验表明 AASV 患者血肌酐超过 500μmol/L 时，血浆置换在促进肾功能恢复方面优于甲基泼尼松龙冲击治疗。血浆置换也被推荐治疗肺出血，但这种疗法有待更多临床研究的证明。

对于临床表现不太严重、无肾功能受损的患者，甲氨蝶呤用于诱导缓解和环磷酰胺有一样疗效，且比环磷酰胺更安全。但对病变广泛及有肺脏受累的患者，其疗效较环磷酰胺差，且复发率高、复发时间早。小型随机对照实验发现，霉酚酸酯和环磷酰胺诱导缓解 AASV 的缓解率无显著差别。但这几个实验同时使用大剂量甲泼尼松龙来治疗通常对激素敏感的小儿患者，影响了对甲氨蝶呤和霉酚酸酯疗效的评价。

2. 维持治疗　一旦 AASV 缓解，就需要维持治疗以减少复发。维持治疗药物的选择，需考虑其防止复发的效能和允许激素维持最小剂量，同时需注意其短期和长期毒性。

目前最常用的维持缓解治疗是小剂量肾上腺皮质激素联合静脉环磷酰胺（如每 2 ~ 3 个月 1 次）疗法，维持 1.5 ~ 2.0 年。该疗法可以维持临床缓解，预防复发。但少数环磷酰胺疗效差而内脏损害严重的患者往往需要更长期的维持缓解治疗。考虑到长期应用环磷酰胺的不良反应，需要寻找环磷酰胺以外的药物用于 AASV 维持治疗。

目前常用硫唑嘌呤（AZA）作为环磷酰胺和激素诱导缓解后替代环磷酰胺治疗的药物，口服剂量为 2mg/（kg·d），从诱导治疗开始 1 年后可减为 1.5mg/（kg·d），维持 1 ~ 2 年。10% 本病患者对硫唑嘌呤维持治疗不能耐受，50% 的 AASV 患者硫唑嘌呤治疗可能会复发。霉酚酸酯在 AASV 维持治疗方面通常作为硫唑嘌呤的替代药物，是二线药。

3. 难治性和复发治疗　约 10% 的患者经过标准诱导治疗后仍不能缓解。治疗困难的患者还包括维持治疗阶段经常复发，需要重复环磷酰胺治疗的患者，以及不能耐受血管炎治疗特别是不能耐受环磷酰胺和激素的患者。对于此类患者，可考虑尝试用一些新的治疗措施，如直接针对细胞因子、淋巴细胞、黏附分子的治疗。阻断抗肿瘤坏死因子 α，包括依那西普（etanercept）、英夫利昔单抗（infliximab），可明显改善难治性 AASV 的治疗。目前对该病复发的危险因素还没有达成一致。但有些临床特征和血清学表现与该病的复发相关，主要包括：PR3 – ANCA 阳性、肺受累、上呼吸道受累等，连续监测 ANCA 的滴度、临床表现及炎症活动指标（如 C 反应蛋白与红细胞沉降率）有助于判断是否有复发的倾向。关于维持更长时间的治疗能否减少复发尚无有力的证据。一般认为对 ANCA 持续阳性的患者，需维持较长的治疗时间。鼻腔携带金黄色葡萄球菌被认为与 Wegener 肉芽肿复发有关，长期予以磺胺甲噁唑/甲氧苄啶可减少 Wegener 肉芽肿呼吸道感染复发。

（九）预后

由于 AASV 肾脏受累则迅速进展至肾衰竭，肺脏受累可发生大量肺出血而危及生命，因此本病未经治疗者则预后差，90% 患者在 1 年内死亡。应用激素和环磷酰胺治疗有确切疗效，可使患者的 5 年生存率达到 80%，因此对临床可疑患者应早诊断、早治疗。

（韩　慧）

— 184 —

第九章

血液系统疾病

第一节 再生障碍性贫血

再生障碍性贫血（aplastic anemia，AA）简称再障，系由多种病因引起，以造血干细胞数量减少和质的缺陷为主所致的造血障碍，导致红骨髓总容量减少，代以脂肪髓，骨髓中无恶性细胞，无广泛网硬蛋白纤维增生，临床上以全血细胞减少为主要表现的一组综合征。

一、流行病学

据国内 21 个省（市）自治区的调查，年发病率为 0.74/10 万，明显低于白血病的发病率；慢性再障的发病率为 0.6/10 万，急性再障为 0.14/10 万；各年龄组均可发病，但以青壮年多见；男性发病率略高于女性。西方国家发病率低于我国，为 0.2/10 万。发病年龄有 2 个高峰：15～30 岁和 >60 岁。

二、分类和分型

分先天性和获得性两大类，以获得性居绝大多数。先天性再障甚罕见，其主要类型为 Fanconi 贫血。获得性再障可分为原发性和继发性两型。前者原因不明，很可能是免疫介导的，占大多数。又可按临床表现、血常规和骨髓象的不同综合分型，分为急性和慢性两型；国外按严重度不同分为严重型、极严重型和非严重型。严重型再障（SAA）的划分标准须血常规具备以下 3 项中 2 项：①中性粒细胞绝对值 $<0.5 \times 10^9$/L。②血小板数 $<20 \times 10^9$/L。③网织红细胞纠正值 <1%（网织红细胞纠正值 = % 网织红细胞×患者血细胞比容/45）。骨髓细胞增生程度低于正常的 25%，如 <50%，则造血细胞 <30%。其中中性粒细胞绝对值 $<0.2 \times 10^9$/L 者称极重型再障（VSAA）。1987 年第四届全国再障学术会议上将急性再障称为重型再障 I 型，慢性再障后期发生恶化者称为重型再障 II 型。临床上以严重型、极严重型及慢性型分型较为实用。

三、病因

继发性再障可能和下列因素有关。

1. 药物 药物性再障有 2 种类型。

（1）和剂量有关：一般是可逆的，如各种抗肿瘤药。细胞周期特异性药物如阿糖胞苷和甲氨蝶呤等，主要作用于容易分裂的较成熟的多能干细胞，因此发生全血细胞减少时骨髓仍保留一定量的多能干细胞，停药后再障可以恢复；白消安和亚硝脲类不仅作用于进入增殖周期的干细胞，而且也作用于非增殖周期的干细胞，因此常导致长期骨髓抑制难以恢复。此外，无机砷、雌激素、苯妥英钠、吩噻嗪、硫尿嘧啶及氯霉素等也可引起与剂量有关的骨髓抑制。

（2）和剂量关系不大：仅个别患者发生造血障碍，多系药物的特异质反应，常导致持续性再障。这类药物种类繁多，常见的有氯（合）霉素、有机砷、米帕林、三甲双酮、保泰松、金制剂、氨基比林、吡罗昔康（炎痛喜康）、磺胺、甲砜霉素、卡比马唑（甲亢平）、甲巯咪唑（他巴唑）、氯磺丙脲等。药物性再障最常见是由氯霉素引起的。据国内调查，半年内有服用氯霉素者发生再障的危险性为对照组的 33 倍，并且有剂量－反应关系。氯霉素可发生上述 2 种类型的药物性再障，氯（合）霉素的化学结构含有一个硝基苯环，其骨髓毒性作用与亚硝基－氯霉素有关。它可抑制骨髓细胞内线粒体 DNA 聚合酶，导致 DNA 及蛋白质合成减少，也可抑制血红素的合成，幼红细胞质内可出现空泡及铁粒幼细胞增多。这种抑制作用是可逆性的，一旦药物停用，血常规即恢复。氯霉素也可引起和剂量关系不大的特异质反应，引起骨髓抑制多发生于服用氯霉素后数周或数月，也可在治疗过程中突然发生，这类作用往往不可逆。体外研究发现，氯霉素和甲砜霉素可抑制 CFU－E 和 CFU－C 的生长，因此很可能是通过对干细胞的毒性作用而引起再障。

2. 化学毒物　苯及其衍化物和再障的关系已为许多实验研究所肯定。苯进入人体易固定于富含脂肪的组织，慢性苯中毒时苯主要固定于骨髓，苯的骨髓毒性作用与其代谢产物（苯二酚、邻苯二酚）有关，酚类为原浆毒，可直接抑制细胞核分裂，所形成的半抗原可刺激免疫反应。由于不注意劳动保护，苯中毒致再障的发病率有所上升。苯中毒再障可呈慢性型，也可呈严重型，以后者居多。

3. 电离辐射　X 线、γ 线或中子可穿过或进入细胞，直接损害造血干细胞和骨髓微环境。长期超允许量放射照射（如放射源事故）可致再障。全身照射超过 700 ~ 1 000cGy 可致持久性再障，>4 000cGy 时骨髓微环境被破坏。

4. 病毒感染　病毒性肝炎和再障的关系已较肯定，称为病毒性肝炎相关性再障，是病毒性肝炎最严重的并发症之一，发生率 < 1.0%，占再障患者的 3.2%。引起再障的肝炎类型至今尚未肯定，约 80% 由病因未明的病毒性肝炎引起，其余由乙型肝炎引起。肝炎相关性再障临床上有 2 种类型：急性型居多，起病急，肝炎和再障发病间期平均 10 周左右，肝炎已处于恢复期，但再障病情重，生存期短，发病年龄轻，大多系在病因未明的病毒性肝炎基础上发病；慢性型属少数，大多在慢性乙型肝炎基础上发病，病情轻，肝炎和再障发病间期长，生存期也长。肝炎病毒对造血干细胞有直接抑制作用，还可致染色体畸变，并可通过病毒介导自身免疫异常。病毒感染尚可破坏骨髓微循环。其他病毒如人类微小病毒 B_{19}、EB 病毒等也有个案报道。

5. 免疫因素　再障可继发于胸腺瘤、系统性红斑狼疮、嗜酸性筋膜炎和类风湿关节炎等，患者血清中可找到抑制造血干细胞的抗体。

6. 遗传因素　Fanconi 贫血系常染色体隐性遗传病，有家族性。贫血多发现在 5 ~ 10 岁，多数患者伴先天性畸形，特别是骨骼系统，如拇指短小或缺如、多指、桡骨缩短、体格矮小、小头、眼裂小、斜视、耳聋、肾畸形及心血管畸形等，皮肤色素沉着也很常见。本病 HbF 常增高。染色体异常发生率高，可见染色体断裂、缺失、染色单体互换、核内再复制、环形染色体畸形等；淋巴细胞培养加入 DNA 交联剂可显示大量染色体断裂。DNA 修复机制有缺陷，因此恶性肿瘤特别是白血病的发生率显著增高。10% 患儿双亲有近亲婚配史。

7. 阵发性睡眠性血红蛋白尿症（PNH）　PNH 和再障的关系相当密切，20% ~ 30% PNH 可伴再障，15% 再障可发生显性 PNH，两者都是造血干细胞疾病。明确地从再障转为 PNH，而再障表现已不明显；或明确地从 PNH 转为再障，而 PNH 表现已不明显；或 PNH 伴再障及再障伴 PNH 红细胞，都可称为再障－PNH 综合征。

8. 其他因素　罕有病例报道。再障在妊娠时再发，但多数学者认为可能是巧合。此外，再障尚可继发于慢性肾衰竭、严重甲状腺或腺垂体功能减退症等。

四、发病机制

1. 造血干细胞减少或缺陷　大量实验研究证实，造血干细胞缺乏或缺陷是再障的主要发病机制。再障患者不仅在骨髓涂片及活检中证实有形态可识别的造血细胞显著减少，且 CD34$^+$ 细胞也显著减少，骨髓祖细胞的体外培养显示 CFU－GM、BFU－E、CFU－E 与 CFU－GEMM 的集落形成均显著减少，并且有细胞丛/集落比值升高，长期培养起始细胞（LTC－IC）只有正常的 1%。临床和实验研究证实再障造血干细胞具有质的缺陷，其造血干细胞端粒长度缩短，再障与克隆性疾病之间的关系早已受到人们的关注，再障和 PNH 的关系密切，再障患者应用抗胸腺细胞球蛋白治疗后发展成克隆性疾病可高达 57%。

2. 免疫异常　获得性再障应用抗淋巴细胞球蛋白和（或）环孢素等免疫抑制治疗后，至少有50%~80%的患者获得缓解，说明造血干细胞量的减少和质的缺陷很可能是免疫介导。再障骨髓中 T 细胞数量显著增多，活化 T 细胞的靶细胞可能是造血细胞。人类辅助性 T 细胞有 Th1 和 Th2 两种亚型。再障患者骨髓中 Th1 不足，Th2 型细胞因子相对不足，Th1/Th2 平衡向 Th1 偏移，导致 IFN-γ、IL-2 和 TNF-α 产生过多。通过对再障患者外周血及骨髓淋巴细胞造血抑制性克隆的研究，发现再障的发病仅与部分淋巴细胞克隆有关，很可能通过特定抗原刺激后而扩增的异常寡克隆淋巴细胞取代多克隆 T 细胞，能识别并杀伤表达该抗原的 $CD34^+$ 造血细胞，从而导致造血衰竭。由于骨髓中 IFN-γ 和 TNF-α 产生过多，诱导 $CD34^+$ 细胞上调 Fas 抗原的表达，通过 Fas/FasL（Fas 配体）启动凋亡使骨髓 $CD34^+$ 细胞大量凋亡，从而引起造血干细胞减少。原发性获得性再障最近研究发现主要是缺乏 $CD4^+CD25^+FOXp^{3+}$ 调节性 T 细胞，导致 T 细胞中 T-bet 蛋白增加，IFN-γ 增多，致造血抑制。

五、病理

1. 再障的骨髓病变　主要是造血组织减少，红骨髓总容量减少，代以脂肪组织。正常成人骨髓造血组织与脂肪组织比例约为 1:1，再障时多在 2:3 以上。造血灶中造血细胞（指粒、红和巨核系）减少，而"非造血细胞"（指淋巴细胞、浆细胞、组织嗜碱细胞和网状细胞）增多。骨髓中有血浆渗出、出血、淋巴细胞增生及间质水肿。严重型再障骨髓病变发展迅速而广泛；慢性再障则呈渐近性"向心性萎缩"，先累及髂骨，然后是脊突与胸骨。慢性再障尚存在代偿性增生灶，后者主要是幼红细胞增生伴成熟障碍。红系细胞不仅数量减少，还有质的缺陷。

2. 骨髓以外脏器病变　尸检见皮肤、黏膜出血外，尚有内脏出血，多见于心、胃肠、肺。脑出血的发生率为 52.6%。出血的主要原因是血小板减少和血管壁异常，后者可见甲皱微血管形态和功能改变。血小板质也有异常，小型血小板占 50%，外形不规则、突起少、质透明、颗粒少；血小板黏附性、聚集性和第 3 因子也明显低于正常。血中出现类肝素，蛋白 C 抗原含量及抗凝血酶活性增高。再障患者易并发各种感染，以革兰阴性杆菌包括大肠埃希菌、铜绿假单胞菌及金黄色葡萄球菌为主。细菌入侵途径除皮肤、黏膜外，胃肠道屏障功能降低或因出血及黏膜溃疡也是重要的入侵部位。机体防御功能减退和粒细胞、单核细胞减少以及淋巴组织萎缩都有密切关系，后者以严重型再障为主，导致不同程度的细胞及体液免疫异常。反复输血者可见含铁血黄素沉着，甚至发生铁负荷过多。本病的死亡原因主要为颅内出血、心力衰竭、肺水肿及各种严重感染。

六、临床表现

1. 严重型再障　起病急，进展迅速，常以出血和感染、发热为首起及主要表现。病初贫血常不明显，但随着病程发展呈进行性进展。患者几乎均有出血倾向，60% 以上有内脏出血，主要表现为消化道出血、血尿、眼底出血（常伴有视力障碍）和颅内出血。皮肤、黏膜出血广泛而严重，且不易控制。病程中几乎均有发热，系感染所致，常在口咽部和肛门周围发生坏死性溃疡，从而导致败血症。肺炎也很常见。感染和出血互为因果，使病情日益恶化，如仅采用一般性治疗，多数在 1 年内死亡。

2. 慢性型再障　起病慢，以贫血为首起及主要表现；出血多限于皮肤黏膜，且不严重；可并发感染，但常以呼吸道为主，容易控制。若治疗得当、坚持不懈，不少患者可获得长期缓解以至痊愈，但也有部分患者迁延多年不愈，甚至病程长达数十年，少数到后期出现严重型再障的临床表现。

七、辅助检查

1. 血常规　呈全血细胞减少，贫血属正常细胞型，亦可呈轻度大红细胞。红细胞轻度大小不一，但无明显畸形及多染现象，一般无幼红细胞出现。绝对不会有幼粒细胞出现。网织红细胞显著减少。

2. 骨髓象　严重型呈多部位增生减低或重度减低，三系造血细胞明显减少，尤其是巨核细胞和幼红细胞；非造血细胞增多，尤为淋巴细胞增多。慢性型不同部位穿刺所得的骨髓象很不一致，可从增生不良到增生象，但至少要有一个部位增生不良；如增生良好，晚幼红细胞（炭核）比例常增多，其核为不规则分叶状，呈现脱核障碍，但巨核细胞明显减少。慢性型可有轻度红系病态造血，但绝不会出现粒系和巨核细胞病态造血。骨髓涂片肉眼观察油滴增多，骨髓小粒镜检非造血细胞和脂肪细胞增多，一般在 60% 以上。

3. 骨髓活组织检查和放射性核素骨髓扫描　由于骨髓涂片易受周围血液稀释的影响，有时一两次涂片检查难以正确反映造血情况，而骨髓活组织检查估计增生情况优于涂片，可提高诊断的正确性。硫化 ^{99m}Tc 或氯化 ^{111}In 全身骨髓 γ 照相可反映全身功能性骨髓的分布，再障时在正常骨髓部位放射性摄取低下甚至消失，因此可以间接反映造血组织减少的程度和部位。

4. 其他检查　造血祖细胞培养不仅有助于诊断，而且有助于检出有无抑制性淋巴细胞或血清中有无抑制因子。成熟中性粒细胞碱性磷酸酶活力增高，血清溶菌酶活力减低。抗碱血红蛋白量增多。染色体检查除 Fanconi 贫血染色体畸变较多外，一般再障属正常，如有核型异常，须除外骨髓增生异常综合征。

八、诊断

再障诊断标准为：①全血细胞减少，网织红细胞绝对值减少。②一般无肝脾肿大。③骨髓检查显示，至少一个部位增生减低或重度减低（如增生活跃，巨核细胞应明显减少，骨髓小粒成分中应见非造血细胞增多。有条件者应做骨髓活检等检查）。④能除外其他引起全血细胞减少的疾病，如 PNH、骨髓增生异常综合征中的难治性贫血、急性造血功能停滞、骨髓纤维化、急性白血病、恶性组织细胞病等。⑤一般抗贫血药物治疗无效。有条件的单位应将骨髓活检作为再障诊断的必备条件。

九、鉴别诊断

1. PNH　尤其是血红蛋白尿不发作者极易误诊为再障。本病出血和感染较少见，网织红细胞增高，骨髓幼红细胞增生，尿中含铁血黄素、糖水试验、酸溶血试验及蛇毒因子溶血试验呈阳性反应，成熟中性粒细胞碱性磷酸酶活力低于正常，外周血红细胞、中性粒细胞或淋巴细胞 CD59 和 CD55 标记率降低等，均有助于鉴别。

2. 骨髓增生异常综合征（MDS）　其中难治性贫血型易和不典型再障相混淆，尤其是低增生 MDS。MDS 虽有全血细胞减少，但骨髓三系细胞均增生，巨核细胞也增多，三系中均可见有病态造血，染色体检查核型异常占 31.2%，骨髓组织切片检查可见"幼稚前体细胞异常定位"（ALIP）现象。

3. 低增生性急性白血病　多见于老年人，病程缓慢或急进，肝、脾、淋巴结一般不肿大，外周全血细胞减少，未见或偶见少量原始细胞。骨髓灶性增生减低，但原始细胞百分比已达白血病诊断标准。

4. 纯红细胞再障　溶血性贫血的再障危象和急性造血停滞可呈全血细胞减少，起病急，有明确诱因，去除后可自行缓解，后者骨髓象中可出现巨原红细胞。慢性获得性纯红再障如有白细胞和血小板轻度减少，需注意和慢性再障鉴别。

十、治疗

包括病因治疗、支持疗法和促进骨髓造血功能恢复的各种措施。慢性轻型一般以雄激素为主，辅以其他综合治疗，经过长期不懈的努力，才能取得满意疗效，不少患者血红蛋白恢复正常，但血小板长期处于较低水平，临床无出血表现，可恢复轻工作。严重型患者预后差，上述治疗常无效，诊断一旦确立，宜及早选用骨髓移植或抗淋巴细胞球蛋白（ALG）等治疗。

1. 免疫抑制剂　适用于年龄 >40 岁或无合适供髓者的严重型再障。最常用的是抗胸腺球蛋白（ATG）和 ALG。其机制可能主要通过去除抑制性 T 细胞对骨髓造血的抑制，也有认为尚有免疫刺激作用，通过产生较多造血调节因子促进干细胞增殖，此外可能对造血干细胞本身还有直接刺激作用。剂量因来源不同而异，马及猪 ALG 15~20mg/（kg·d），兔 ATG 3~5.0mg/（kg·d），共 5 天，用生理盐水稀释后先做过敏试验（1mg 加入 100mL 生理盐水中静滴 1 小时），如无反应，然后缓慢从大静脉内滴注，全量在 12 ~ 18 小时内滴完；同时静滴氢化可的松（100 ~ 200mg），1/2 剂量在 ALG/ATG 滴注前用，另 1/2 在滴注后用。患者最好给予保护性隔离。为预防血清病，宜在第 5 天后口服泼尼松 1mg/（kg·d），第 15 天后减半，第 30 天停用。不宜应用大剂量肾上腺皮质激素，以免引起股骨头无菌性坏死。疗效要 3 个月后才能评价，无效时可进行第 2 个疗程或换用其他制剂。严重型再障的有效率可达 50% ~ 70%，有效者 50% 可获长期生存。不良反应有发热、寒战、皮疹等过敏反应，以及中性粒细胞和血小板减少引起的感染和出血，滴注静脉可发生静脉炎，血清病在治疗后 7 ~ 10 天出现。环孢素由于应用方便、安全，因此比 ALG/ATG 更常用，其机制主要通过阻断 IL－2 受体表达来阻止细胞毒性 T 细胞的激活和增殖，抑制产生 IL－2 和 IFN－γ。剂量为 3 ~ 6mg/（kg·d），多数患者需要长期维持治疗，维持量为 2 ~ 5mg/（kg·d）。出现疗效后最好能维持治疗 2 年。对严重再障的有效率也可达 50% ~ 60%，出现疗效的时间也需要 3 个月。不良反应有肝肾毒性作用、多毛、牙龈肿胀、肌肉震颤。为安全用药，宜采用血药浓度监测，安全有效谷浓度范围为 200 ~ 300ng/mL。现代强烈免疫抑制治疗（指 ALG/ATG 和环孢素联合治疗，环孢素口服始于 ATG/ALG 治疗后的第 14 天）已成为严重型再障的标准治疗，有效率可达 70% ~ 80%，并且有效速度为 2 个月，快于单用 ATG。强烈免疫抑制治疗的疗效已可和骨髓移植相近，但前者不能根治，且有远期并发症，如出现克隆性疾病，包括 MIS、PNH 和白血病等。欧洲血液和骨髓移植组采用 ALG、环孢素、甲泼尼龙和 rhG－CSF 联合治疗，对重型再障的有效率已提高到 82%。rhG－CSF 可改善强烈免疫抑制治疗的早期粒细胞缺乏，以免早期死亡。免疫抑制治疗亦可用于慢性再障。其他免疫抑制剂尚有单克隆抗 T 细胞抗体及吗替麦考酚酯等。大剂量 MG 可封闭单核－巨噬细胞 Fc 受体，延长抗体包裹血小板的寿命，亦可封闭抑制性 T 细胞的作用，中和病毒和免疫调节效应，适用于严重型再障有致命出血表现伴血小板同种抗体阳性而使血小板输注无效时，以及病毒相关性严重再障的治疗。国外有应用大剂量环磷酰胺［45mg/（kg·d），连续 4 天］治疗严重型再障，但治疗相关病死率高而未被推荐，近来国内有学者将环磷酰胺剂量减为 20 ~ 30mg/（kg·d）共 4 天取得成功。但上述免疫抑制剂的疗效均不及 ALG/ATG 和环孢素。

2. 骨髓移植　是治疗严重型再障的最佳方法，且能达到根治目的。移植后长期无病存活率可达 60% ~ 80%，但移植需尽早进行，因初诊者常输红细胞和血小板，这样易使受者对献血员的次要组织相容性抗原致敏，导致移植排斥的发生率升高。一旦确诊严重型或极严重型再障，具有 HLA 配型相结合的同胞供者，年龄 <30 岁，应首选异基因骨髓移植；如年龄在 30 ~ 40 岁，到底应首选骨髓移植或免疫抑制治疗，须视患者的一般情况而定；年龄在 40 ~ 45 岁的患者，应 2 个疗程标准免疫抑制剂治疗失败后才考虑骨髓移植治疗。HLA 配型相合无关供者的骨髓移植适应证掌握必须严格，仅适用于 <16 岁小儿或 <40 岁的严重型患者（后者需 2 个疗程标准免疫抑制剂治疗失败），需要有采用高分辨技术配型 I 类和 II 类抗原完全相合的供者，并要在有经验的骨髓移植中心进行治疗。

3. 雄激素　为治疗慢性再障的首选药物。常用的雄激素有 4 类。

（1）17a 烷基雄激素类：如司坦唑醇（康力龙）、甲氧雄烯醇酮、羟甲烯龙、氟甲睾酮、美雄酮（大力补）等。

（2）睾丸素酯类：如丙酸睾酮、庚酸睾酮、环戊丙酸睾酮、十一酸睾酮（安雄）和混合睾酮酯（丙酸睾酮、戊酸睾酮和十一烷酸睾酮，巧理宝）。

（3）非 17a 烷基雄激素类：如苯丙酸诺龙和葵酸诺龙等。

（4）中间活性代谢产物：如本胆烷醇酮和达那唑等。睾酮进入体内，在前列腺细胞内通过 5α 还原酶的作用形成活力更强的 5α 双氢睾酮，促使肾脏分泌红细胞生成素，巨噬细胞产生 GM－CSF；在肝细胞内经 5β 还原酶作用生成 5β 双氢睾酮和本胆烷醇酮，后两者对造血干细胞具有直接刺激作用，促使其增殖和分化。因此雄激素必须在一定量残存的造血干细胞基础上才能发挥作用，严重型再障常无效。慢性再障有一定疗效，但用药剂量要大，持续时间要更长。丙酸睾酮 50 ~ 100mg/d 肌内注射；司坦唑醇（康力龙）6 ~ 12mg/d 口服；十一酸睾酮（安雄）120 ~ 160mg/d 口服；巧理宝 250mg 肌内注射，每周 2 次；十一酸睾酮 0.25g 肌内注射，每周 1 次，首次 1.0g。疗程至少 6 个月以上。国内报道的有效率为

34.9% ~81%，缓解率为19% ~54%。红系疗效较好，一般在治疗后1个月网织红细胞开始上升，但血小板多难恢复。部分患者对雄激素有依赖性，停药后复发率达25% ~50%，复发后再用药仍可有效。丙酸睾酮的男性化不良反应较大，出现痤疮、毛发增多、声音变粗、女性闭经、儿童骨成熟加速及骨骺早期融合。17a烷基类雄激素的男性化不良反应较丙睾为轻，但肝脏毒性反应显著大于丙睾，多数患者服药后出现丙氨酸氨基转移酶升高，严重者发生肝内胆汁淤积性黄疸，但停药后可消散。

4. 其他治疗 包括支持疗法。凡有可能引起骨髓损害的物质均应设法去除，禁用一切对骨髓有抑制作用的药物。积极做好个人卫生和护理工作。对粒细胞缺乏者宜保护性隔离，积极预防感染。输血要掌握指征，准备做骨髓移植者移植前输血会直接影响其成功率，一般以输入浓缩红细胞为妥。严重出血者宜输入浓缩血小板，采用单产或HLA相合的血小板输注可提高疗效。反复输血者宜应用去铁胺排铁治疗。

中医药"治宜补肾为本，兼益气活血"。常用中药为鹿角胶、仙茅、仙灵脾、黄芪、生熟地、首乌、当归、苁蓉、巴戟、补骨脂、菟丝子、枸杞子、阿胶等。有学者所在医院对慢性再障患者进行中西医结合治疗，获得满意疗效。

十一、预防

（1）对造血系统有损害的药物应严格掌握使用指征，防止滥用。在使用过程中要定期观察血常规。

（2）对接触损害造血系统毒物或放射物质的工作者应加强各种防护措施，定期进行血常规检查。

（3）大力开展防治病毒性肝炎及其他病毒感染工作。

十二、纯红细胞再生障碍性贫血

纯红细胞再生障碍性贫血（pure red cell aplasia，PRCA）简称纯红再障，系骨髓红细胞系列选择性再生障碍所致的一组少见综合征。发病机制多数与自身免疫有关。临床上可分为先天性和获得性两大类。获得性又可按病因分为原发性和继发性，按病程分为急性和慢性两型。我国在20世纪80年代前报道的PRCA共95例，其中先天性23例，并发胸腺瘤6例，继发性29例，原发性37例。

本症共同的临床表现是有严重进行性贫血，呈正常红细胞性或轻度大红细胞性贫血，伴网织红细胞显著减少或缺如，外周血白细胞和血小板数正常或接近正常；骨髓有核细胞并不减少，粒系和巨核系增生正常，但幼红细胞系显著减少，应<3% ~5%，甚至完全缺乏。个别患者可见幼红细胞系成熟停顿于早期阶段，出现原红细胞小簇且伴巨幼样变，但缺乏较成熟的幼红细胞。铁动力学测定显示其本质是红细胞生成障碍。

（一）先天性纯红再障

先天性纯红再障（diamond - blackfan贫血）90%于初生到1岁内起病。患者为常染色体显性遗传，少数为隐性遗传。通过连锁分析揭示其遗传基因位点至少有3个，其中2个位点已确定，分别为19q13.2和8p23 - 22。患儿生长发育迟缓，少数也有轻度先天性畸形，如拇指畸形，亦易伴发恶性疾病。患者红系祖细胞不但数量缺乏，并且质有异常。HbF增多，Ⅰ类抗原持续存在，嘌呤解救途径酶活性增高，说明核酸合成有缺陷。75%患者对肾上腺皮质激素治疗有效，无效者亦可做骨髓移植。

（二）急性获得性纯红再障

在慢性溶血性贫血的病程中发生病毒感染特别是人类微小病毒B_{19}感染，可选择性抑制红系祖细胞，发生急性纯红再障，又称溶血性贫血的再生障碍危象。某些患者在病毒感染后发生造血功能暂时停顿，导致全血细胞减少，骨髓中出现巨大原始红细胞，系人类微小病毒B_{19}感染红系祖细胞的细胞学表现，又称急性造血停滞。可测定血清中出现人类微小病毒B_{19}的IgG、IgM抗体，两者均阳性表示有近期感染，最好测定病毒的DNA序列。急性纯红再障也可发生在1~4岁小儿，数周后自愈，并无感染因素，称儿童暂时性幼红细胞减少症。急性纯红再障尚见于病毒性肝炎和某些药物诱发，如苯妥英、硫唑嘌呤、氯霉素、异烟肼和磺胺类药等，停药后大多数患者会完全恢复。

（三）慢性获得性纯红再障

主要见于成人。10%～15%患者伴有胸腺瘤，仅5%胸腺瘤患者有纯红再障；这些胸腺瘤多系良性，70%为纺锤细胞型，少数为恶性；女性多见［男女之比为（1：3）～（1：4.5）］。少数尚可继发于某些自身免疫病如系统性红斑狼疮和类风湿关节炎，以及某些肿瘤如T细胞大颗粒淋巴细胞白血病、慢性淋巴细胞白血病、淋巴瘤、免疫母细胞淋巴结病、胆管腺癌、甲状腺癌、支气管肺癌及乳腺癌等。肾衰竭贫血重组EPO治疗后产生抗体致PRCA。原因不明者称原发性获得性纯红再障，系多种免疫机制引起红细胞生成抑制，患者血清中存在抗幼红细胞抗体、抗红细胞生成素抗体或具有抑制性T细胞等。患者常伴多种免疫学异常，如免疫球蛋白增高或降低、单株免疫球蛋白及血清多种抗体阳性，如冷凝集素、冷溶血素、嗜异抗体、抗核抗体、Coombs试验等阳性。不伴胸腺瘤的纯红再障多见于男性（男女之比为2：1）。

慢性型者均应详细检查有无胸腺瘤，必须进行X线胸部后前位、侧位和20°斜位摄片，可检出85%～90%的胸腺瘤，CT扫描的检出率可达100%。胸腺瘤诊断一旦确立，应及早切除，术后贫血的缓解率可达30%；如术后未获缓解者，应给予免疫抑制剂治疗。

对不伴胸腺瘤的原发性获得性纯红再障患者应及时选用免疫抑制剂如环孢素、ALG/ATG、硫唑嘌呤、环磷酰胺、疏嘌呤等。雷公藤总苷也可选用。环孢素的疗效高于再障。有认为大剂量免疫球蛋白和环孢素联合应用可提高疗效。持续性人类微小病毒B_{19}感染，HD－MG治疗几乎均有效。治疗有效者常于1～8周后出现网织红细胞增多，应用免疫抑制剂治疗可使6%以上的患者获得缓解，但复发率可达80%。如各种治疗无效，可做脾切除，对某些患者有效，无效者术后再应用免疫抑制剂可望有效。体内抗体滴度高者也可选用血浆置换术。达那唑或利妥昔单抗亦可试用。为改善症状可输红细胞，长期反复输血者铁负荷过多发生率较高，宜及时选用去铁胺。

（王瑞仓）

第二节　纯红细胞再生障碍性贫血

纯红细胞再生障碍性贫血（pure red cell aplasia）简称纯红再障，是骨髓单纯红细胞系列造血衰竭导致严重贫血的一组综合征。本病在临床上较为少见，年龄多为20～67岁，多见于中年人，男女发病率无明显差别。

一、病因和发病机制

1. 纯红再障常见病因　见表9－1。

2. 发病机制　发病多数与免疫因素有关，目前认为的发病机制有：

（1）细胞免疫异常：多见于胸腺瘤、T淋巴细胞慢淋白血病、大颗粒淋巴细胞白血病等。如胸腺瘤患者胸腺内及外周淋巴细胞T细胞呈克隆性增殖，后者可间接影响Th_1/Th_2比值失衡，早期负调控因子（如IL－2、TNF、IFN）增高，抑制红系增生。

（2）体液免疫异常：部分患者血浆IgG对红细胞系具有选择性的抑制活性；肾功能衰竭患者应用EPO治疗过程约5%患者体内出现EPO抗体，产生EPO抗体导致的纯红再障，其可能的机制与促红素作为一种抗原诱发了机体的免疫反应，机体产生了针对促红素的抗体；也与EPO剂型有关。

主要血型不合骨髓移植后并发纯红再障，与受者体内存在对抗供者来源的红系祖细胞的ABO血型抗体有关。

（3）某些药物对红系祖细胞具有直接毒性作用。

（4）病毒诱发所致，如微小病毒B_{19}可对红系祖细胞具有趋向性，可以结合在红细胞膜的P抗原上，直接对红系祖细胞产生细胞毒作用，抑制红系祖细胞生长，诱导CFU－E及BFU－E呈凋亡样死亡，导致骨髓红系增生低下或缺如。

表 9 - 1 纯红再障常见病因

先天性

Diamond – Blackfan 综合征

先天性红细胞生成异常综合征

获得性

原发性病因未明

继发性

病毒感染：B_{19}微小病毒、肝炎病毒、Epstein – Barr 病毒等

药物：苯妥英钠、硫唑嘌呤、氯霉素、异烟肼、普鲁卡因胺等

促红细胞生成素（EPO）诱导的纯红再障

儿童暂时性幼红细胞减少症

溶血性贫血再障危象

胸腺瘤

淋巴系统恶性肿瘤：淋巴瘤，慢性淋巴细胞性白血病等

自身免疫性疾病：系统性红斑狼疮、类风湿性关节炎等

ABO 血型不合骨髓移植后纯红再障：多见于 A→O（供者→受者）

二、诊断步骤

（一）病史采集要点

（1）重点询问有无使用过易引起纯红再障药物，如氯霉素、氯磺丙脲、硫唑嘌呤、促红细胞生成素等；感染（细菌或病毒）；自身免疫性疾病和胸腺疾病史等。

（2）起病情况：起病大多缓慢。

（3）主要临床表现：原发性纯红再障主要的临床表现是贫血，症状取决于贫血发展速度及其程度，常见有乏力、疲倦、头晕，活动后心悸、气短。一般无出血、发热表现。

（4）继发性 PRCA 除上述表现外，有相应原发病的症状。

（二）体格检查要点

（1）皮肤黏膜：面色苍白。

（2）胸骨无压痛，淋巴结无肿大，肝脾通常无肿大，肝脾均肿大极少见。

（3）伴重症肌无力者，眼睑下垂。

（4）胸腺瘤者需注意上腔静脉压迫综合征的表现。

（三）门诊资料分析

1. 血常规 示红细胞、血红蛋白减少，MCV、MCHC、MCH 正常，白细胞和血小板数正常。

2. 网织红细胞计数 网织红细胞比例小于 0.5%，半数患者为 0，绝对值减少。

（四）进一步检查项目

1. 骨髓穿刺 骨髓检查是纯红再障重要的诊断依据，表现为骨髓增生活跃，粒红比例范围 8.6：1 至 85.5：0，最主要的特点是红系有核红细胞小于 5% 或为 0（正常值为 20%～40%），极少见有原始、早幼红细胞，中、晚幼红细胞少于 5%，有核红细胞的形态正常。粒系细胞比例相对增多，各阶段细胞形态正常，淋巴细胞正常，巨核细胞 7～35 个。

2. 胸部 X 线或 CT 检查 注意有无胸腺瘤。国内 20%～25%，国外 30%～50% 左右的患者胸片或 CT 显示前上纵隔肿物影，X 线胸部后前位、侧位和 20°斜位摄片，可检出 85%～90% 的胸腺瘤，CT 扫描的检出率可达 100%。

3. 酸溶血试验、抗人球蛋白溶血试验 以除外溶血性贫血危象。

4. 病毒检测　微小病毒 B₁₉等病毒检测。

5. 自身抗体检测　抗核抗体、抗双链 DNA 抗体、抗 Sm 抗体及补体检查，排除系统性红斑狼疮。

三、诊断对策

（一）诊断要点

（1）以贫血为主，无出血和发热，体格检查多无肝脾肿大。

（2）血常规示贫血和网织红细胞减少，白细胞和血小板数正常。

（3）骨髓中红细胞系各阶段细胞显著减少或缺如，粒细胞系和巨核细胞系均正常。

（4）如有条件做骨髓细胞培养，示红细胞系集落不生长。

临床上根据贫血、网织红细胞数减少、最主要骨髓红系各阶段细胞比例小于 5%，且能排除其他疾病引起的贫血，即可确诊为纯红细胞再生障碍性贫血，进一步寻找病因，若无继发性因素，即为原发性 PRCA。

（二）临床类型

临床上根据病因学可将纯红再障分为先天性和获得性两大类，后者又分为原发性、继发性。

Epo 诱导 PRCA 主要特征：①rhEpo 治疗 >3 周；②未输血情况下每日 Hb 下降 1g/L，红细胞绝对值 <10.0×10⁹/L；③白细胞、血小板不降低。次要特征包括：皮肤和系统的变应反应；骨髓涂片示红系细胞比例小于 5%，血清存在 Epo 抗体，并证明抗体可中和 rhEpo。在停用促红素、使用糖皮质激素或免疫抑制剂后，大多数患者的抗体可消失。

（三）鉴别诊断要点

1. 骨髓增生异常综合征（MDS）　MDS 中难治性贫血型（MDS－RA）患者也有贫血，部分患者网织红细胞减少，骨髓红系增生低下，易与纯红再障相混淆，但 MDS 患者骨髓除红系异常外，粒系、巨核系有病态造血，染色体检查核型异常占 20%～60%，骨髓组织切片检查可见造血前驱细胞异常分布现象，糖皮质激素治疗效果差。

2. 阵发性睡眠性血红蛋白尿　尤其是血红蛋白尿不发作者临床上易与纯红再障相混淆，但 PNH 患者网织红细胞常增高，骨髓幼红细胞增生，尿中含铁血黄素、糖水试验及 Ham 试验呈阳性反应，CD55⁻、CD59⁻细胞超过 5%，均有助于鉴别。

四、治疗对策

（一）治疗原则

（1）病因治疗。

（2）对症治疗：纠正贫血。

（3）免疫抑制剂：肾上腺糖皮质激素、环孢素 A。

（4）其他治疗。

（二）治疗计划

1. 病因治疗　积极治疗引起纯红再障的病因或原发病。停用一切可疑药物，可使多数药物相关性纯红再障患者逐渐恢复正常。对继发于胸腺瘤的纯红再障患者进行胸腺切除术，缓解率可达 25%～50%。如术后未获缓解者，给予肾上腺糖皮质激素或免疫抑制剂可能有效。

2. 支持疗法　重度贫血患者应予适当休息，必要时给予输血治疗，最好采用同型浓缩红细胞输注。应注意输血可引起输血反应、传播病毒性肝炎及艾滋病的可能性，过多的输血可发生含铁血黄素沉着症，因此要严格掌握输血指征。

3. 免疫抑制剂　如下所述。

（1）肾上腺糖皮质激素：适用于与免疫因素有关的纯红再障和胸腺切除术后未缓解的患者。方法为口服泼尼松 1mg/（kg·d），4 周后根据治疗反应逐渐减量，每周减 5mg，对于有依赖性的部分患者，可用泼尼松 5~10mg/d 长期维持，有效率达 40%~50%。亦有人用甲基强的松龙冲击疗法治疗本病，将甲基强的松龙 1g 加入 250mL 生理盐水中，静脉滴注，连续 3 天后改用口服泼尼松 80~100mg/d，之后逐渐减量或停药，治疗有效率可达 62%。

（2）环孢霉素 A（CsA）：CsA 治疗 PRCA 有效性已获公认，是治疗纯红再障的一线药物。环孢素可降低 T、NK 细胞的数量，抑制 INF-γ、IL-2 分泌，从而解除红系造血的抑制。剂量为 4~6mg/（kg·d）。根据血药浓度调整剂量，以维持血药浓度在 200~300ng/mL 为宜。治疗有效者网织红细胞反应多数在用药后 2 周至 3 个月后才出现，血红蛋白增加 30g/L 以上达到稳定时间最短 18 天，最长 5 个月，平均 48.36 天，骨髓红系细胞恢复最短 11 天，最长 114 天，平均 44.30 天，血红蛋白达正常中位时间为 3 个月（1~13）个月，所以 CsA 的治疗疗程不应少于 3~6 个月。大多数患者还需要小剂量维持治疗。总有效率可达 65%~82% 左右。主要不良反应为多毛，牙龈增生，手颤，肝、肾功能损害及高血压，但均可逆，停药后消失。停药后原基本治愈及缓解的患者可复发，复发率达 44%，给予原药物再次治疗或药物加量仍能达缓解。

（3）抗淋巴细胞球蛋白（ALG）与抗胸腺细胞球蛋白（ATG）：治疗剂量及疗程与治疗重型再障相类同，有效率接近 50%。

4. 大剂量丙种球蛋白　可用于微小病毒 B$_{19}$ 感染导致 IgG 损伤的纯红再障，剂量为 0.4g/（kg·d）×5d。

5. 重组人 EPO（rhuEPO）　多数患者体内 EPO 水平比较高，运用 EPO 疗效不肯定。如果体内 EPO 水平低，则可考虑应用，但需谨慎 EPO 诱导自身抗体的可能。

6. 血浆置换术　适用于血浆中 IgG 类抗体水平增高且药物治疗无效的重症患者。

7. 单克隆抗体治疗　美罗华（CD20 单抗）对于 B 细胞介导的体液免疫诱发的纯红再障，已经在临床试验性应用，推荐剂量每次 375mg，每周 1 次，共 2~4 次，同时配合应用其他免疫抑制剂，有一定疗效。CD52 单抗已经证实显著减低 T 细胞活性，应用于 T 细胞介导的细胞免疫因素导致的纯红再障，部分病例有一定的疗效。

（三）治疗方案选择

有文献报道，单用雄激素治疗纯红再障的疗效为 36%，单用泼尼松的疗效为 60%，泼尼松+雄激素联合并不能增加疗效，单用 CsA 的疗效为 65%，而 CsA+泼尼松的疗效最好为 70%~80%，总之，①对于继发性纯红再障，若并发胸腺瘤，首选胸腺手术切除术，治愈率达 40%。停用引起纯红再障的药物。②对于手术无效者或原因不明者，可首选肾上腺皮质激素，激素无效或需大剂量维持者，选用环孢素治疗。③对于难治性病例，可选用其他免疫抑制剂如抗淋巴细胞球蛋白（ALG）/抗胸腺球蛋白（ATG）及其他治疗，如大剂量丙种球蛋白、血浆置换术等。

五、病程观察及处理

（一）病情观察要点

（1）药物起效之前，当血红蛋白低于 60g/L 及患者对贫血耐受较差时，输注浓缩红细胞 200~400mL，输血次数多者防治血色病。

（2）观察糖皮质激素的不良反应如血压、血糖、应激性消化道溃疡、防感染等。

（3）环孢素治疗期间，2 周后查其浓度，每 1~2 周查肝、肾功能，观察手颤、多毛、血压、感染等不良反应。

（4）因环孢素起效缓慢，需坚持长时间服药，切勿过早停药。

（5）因长期使用免疫抑制尤其环孢素联合糖皮质激素者应高度防治感染，特别注意侵袭性真菌感染。

（二）疗效判断与处理

1. 疗效评定标准　如下所述。

（1）基本治愈：贫血症状消失。血红蛋白：男性120g/L以上，女性100g/L以上；随访1年以上无复发。

（2）缓解：贫血症状消失。血红蛋白：男性120g/L以上，女性100g/L以上；随访3个月以上病情稳定或继续改善。

（3）明显进步：贫血症状明显好转。不输血，血红蛋白较治疗前1个月内增加30g/L以上，并能维持3个月。

（4）无效：经充分治疗后症状、血常规未达到明显进步者。

2. 处理　如下所述。

（1）有效者：应继续原方案治疗，直至缓解或基本治愈后，环孢素A应继续治疗1年以上。

（2）无变化：治疗6个月以上未见疗效者，作全面检查核实诊断，调整治疗方案。

六、预后评估

多数患者通过去除病因、免疫抑制剂的治疗可达缓解，少数患者可治愈，30%左右的患者成为难治性纯红再障，病情反复，少数死于严重感染、继发性血色病并发心功能衰竭。

七、出院随访

（1）出院后继续门诊治疗，定期查血常规。

（2）本病复发风险高，需要维持治疗，在取得一定疗效后仍应维持，药物减量亦需缓慢。

（王瑞仓）

第三节　巨幼红细胞性贫血

由于叶酸或维生素 B_{12} 缺乏或一些影响核苷酸代谢的药物导致细胞核脱氧核糖核酸（DNA）合成障碍所导致的贫血，称巨幼细胞贫血（MA）。因细胞核发育障碍，细胞分裂减慢，核浆发育不平衡，骨髓和外周血细胞体积增大呈巨幼样变，细胞的形态和功能均不正常。此种异常改变可累及红细胞、粒细胞及巨核细胞3系，这类细胞未发育成熟就在髓腔内被破坏，为无效生成。

根据缺乏物质的种类，该病可分为单纯叶酸缺乏性贫血、单纯维生素 B_{12} 缺乏性贫血及叶酸和维生素 B_{12} 同时缺乏性贫血。

一、病因

叶酸属B族维生素，在各种新鲜蔬菜水果及肉类含量丰富，但食物如经长时间的烹煮，叶酸含量可减少50%~90%。人体每日需从食物中摄入叶酸200μg，人体内叶酸储存量为5~20mg，每日排泄出体外的叶酸约为2~5μg。

叶酸缺乏原因：①摄入不足：如婴幼儿未及时添加辅食，偏食或烹调习惯不良，慢性酒精中毒等；②吸收障碍：见于吸收不良综合征、脂肪泻等；③需要增加：主要是生长期的婴儿和儿童、妊娠妇女、多种恶性肿瘤患者；④叶酸拮抗剂的应用：使用甲氨蝶呤、乙胺嘧啶；抗癫痫药如苯妥英钠等。

维生素 B_{12}（Vit B_{12}）的代谢：Vit B_{12} 在人体内以甲基钴胺素形式存在于血浆，以5-脱氧腺苷钴胺素的形式存在于肝和其他组织。正常人每日需 Vit B_{12} 0.5~1μg，主要来源于动物肝、肾、肉、鱼、蛋及乳品类等食品。人体内 Vit B_{12} 的储存量约为2~5mg，其中50%~90%在肝脏。

Vit B_{12} 缺乏原因：①摄入不足：完全素食者可出现 Vit B_{12} 缺乏，但需较长时间；②吸收障碍：Vit B_{12} 缺乏最常见的原因，见于内因子缺乏、胃酸和胃蛋白酶缺乏、胰蛋白酶缺乏、肠道疾病；③药物影响；④肠道寄生虫或细菌大量繁殖可消耗 Vit B_{12}。

二、发病机制

Vit B_{12} 和叶酸是细胞 DNA 合成过程中的重要辅酶。Vit B_{12} 和叶酸缺乏或代谢紊乱则发生 DNA 合成障碍，这是导致巨幼红细胞贫血的原因。

叶酸的各种活性形式，包括 N5 - 甲基 FH4 和 N5，N10 - 甲烯基 FH4 作为辅酶为 DNA 合成提供一碳基团。其中最重要的是胸苷酸合成酶催化 - 磷酸脱氧脲苷（dUMP）甲基化形成一磷酸脱氧胸苷（dTMP），继而形成三磷酸脱氧胸苷（dTTP）。因为叶酸缺乏，dTTP 形成减少，DNA 合成障碍，DNA 复制延迟。而 RNA 合成所受影响不大，细胞内 RNA/DNA 比值增大，造成细胞体积增大，胞核发育滞后于胞质，形成巨幼变。骨髓中红系、粒系和巨核系细胞发生巨幼变，分化成熟异常，在骨髓中过早死亡，导致全血细胞减少。DNA 合成障碍也累及黏膜上皮组织，影响口腔和胃肠道功能。

Vit B_{12} 缺乏导致甲硫氨酸合成酶催化高半胱胺酸转变为甲硫氨酸障碍，这一反应由 N5 - FH4 提供甲基。因此，N5 - FH4 转化为甲基 FH4 障碍，继而引起 N5，N10 - 甲烯基 FH4 合成减少。后者是 dUMP 形成 dTTP 的甲基供体，故 dTTP 合成和 DNA 合成障碍。Vit B_{12} 缺乏还可引起精神神经异常。其机制与两个 Vit B_{12} 依赖性酶（L - 甲基丙二酰 - CoA 变位酶和甲硫氨酸合成酶）的催化反应发生障碍有关。

三、诊断步骤

（一）病史采集要点

1. 起病情况 起病一般隐袭，患者一般在贫血症状明显或出现神经系统症状后才就医，难以了解确切的发病时间。

2. 主要临床症状 以造血系统和消化系统表现最为突出，维生素 B_{12} 缺乏者还可出现神经系统症状。血液系统主要表现为贫血，患者常有不同程度的面色苍白、乏力、头晕、心悸等贫血症状，严重者出现全血细胞减少，可伴反复感染和出血。胃肠道症状表现为反复发作的舌炎，舌面光滑、乳突及味觉消失，食欲不振，可有腹泻、腹胀及便秘等不适。维生素 B_{12} 缺乏特别是恶性贫血常有神经系统症状，主要是脊髓后、侧索和周围神经受损所致。表现为乏力、手足对称性麻木、感觉障碍、下肢步态不稳、行走困难。小儿及老年人常表现为脑神经受损的精神异常、无欲、抑郁、失水和精神错乱。部分巨幼细胞贫血患者的神经症状出现在贫血发生之前。

3. 既往病史 经详细的病史询问常可发现相关的病因，如饮食方式不当、妊娠、哺乳或患有甲亢等疾病，使叶酸和维生素 B_{12} 需要量增加；因有肿瘤或其他疾病使用甲氨蝶呤、阿糖胞苷、5 - 氟尿嘧啶等药物治疗；患炎症性肠病、胃肠道肿瘤、肠结核等消化系统疾病或曾行胃肠道手术。

（二）体格检查要点

1. 一般情况 病情轻、轻中度贫血患者一般情况较好，重度贫血或伴神经系统症状者一般情况差，婴幼患儿常生长发育较差，颜面多呈虚胖或轻度浮肿，头发细黄且稀疏。

2. 皮肤、黏膜 口腔黏膜、舌乳头萎缩，舌面呈"牛肉样舌"；不同程度的贫血貌（皮肤、口唇、睑结膜、甲床等苍白），血小板减少者可有皮肤紫癜或瘀斑，部分患者有轻度黄疸。

3. 肝脾 婴幼儿可有肝脾轻度肿大。

4. 神经系统 味觉、嗅觉及视力减退，可出现不同感觉障碍，以深感觉障碍明显；共济失调步态；锥体束征阳性、腱反射亢进等。

5. 其他 较长时间贫血患者可并发贫血性心脏病，可有心率快、心脏增大、心脏杂音等体征。

（三）门诊资料分析

1. 血常规 呈大细胞性贫血，MCV、MCH 均增高，MCHC 正常。重者全血细胞减少。网织红细胞计数可正常。血片中可见红细胞大小不等、中央淡染区消失，有大椭圆形红细胞、点彩红细胞等；中性粒细胞核分叶过多（5叶核占5%以上或出现6叶以上核），亦可见巨型杆状核粒细胞。

2. 其他检查　大、小便常规常正常。

3. 临床症状和体征　提示患者主要表现为贫血，有时伴神经系统症状，通过详细询问病史可能发现相关病因。

（四）进一步检查项目

1. 骨髓涂片检查　增生活跃或明显活跃，红系增生明显增多，巨幼样变，各阶段均胞体增大，胞质较胞核发育成熟（核幼浆老）；粒系也有巨幼样变，成熟粒细胞分叶增多；巨核细胞体积增大，分叶过多。骨髓铁染色常增多。

2. 血清叶酸和维生素 B_{12} 水平测定　用微生物法或放射免疫法测定，血清叶酸浓度低于6.8pmol/L为叶酸缺乏；血清维生素 B_{12} 浓度低于74pmol/L为Vit B_{12} 缺乏。因这两类维生素的作用均在细胞内，而不是在血浆中，故此项检查仅可作为初筛试验，单纯的血清叶酸和维生素 B_{12} 水平测定不能作为确定叶酸和维生素 B_{12} 缺乏的诊断。

3. 红细胞叶酸测定　红细胞叶酸不受短期内叶酸摄入的影响，能够较准确地反映体内叶酸的储存量，小于227nmol/L提示有叶酸缺乏。

4. 血清高半胱氨酸和甲基丙二酸水平测定　血清高半胱氨酸水平在叶酸缺乏和维生素 B_{12} 缺乏时均升高，血清甲基丙二酸水平升高仅见于维生素 B_{12} 缺乏，故可用于辅助诊断和鉴别诊断叶酸缺乏或维生素 B_{12} 缺乏。

5. 维生素 B_{12} 吸收试验　主要用于判断维生素 B_{12} 缺乏的病因。具体方法是：为患者肌内注射维生素 B_{12} 1 000μg，1小时后口服 ^{37}Co 标记的维生素 B_{12} 0.5μC，收集24小时尿，测定尿中 ^{57}Co 维生素 B_{12} 的含量。正常人应 >8%，巨幼细胞贫血患者及维生素 B_{12} 吸收不良者 <7%，恶性贫血患者 <5%。在5天后重复此试验，同时口服内因子60mg，尿中 ^{57}Co 维生素 B_{12} 的排出量恢复正常，则提示患者的维生素 B_{12} 缺乏原因是内因子缺乏。如果给患者服用抗生素7~10天后试验得到纠正，则表示维生素 B_{12} 缺乏原因是肠道细菌过量繁殖。此试验结果与尿量关系密切，事先了解患者肾功能情况及准确收集24小时尿量对正确试验具有重要意义。

6. 内因子抗体测定　为恶性贫血的筛选方法，如阳性，应行维生素 B_{12} 吸收试验。

7. 其他　如心电图、腹部B超及全套肝、肾功能生化检查等，以利于鉴别诊断和了解疾病对全身重要脏器功能的影响情况，为正规治疗作准备。

四、诊断对策

（一）诊断要点

根据营养史或特殊用药史，贫血表现，消化道及神经系统症状、体征，结合特征性血常规、骨髓象改变可明确巨幼细胞贫血的诊断。进一步明确是叶酸还是维生素 B_{12} 缺乏，需行下列检查：

（1）如怀疑是叶酸缺乏，可测定血清及红细胞叶酸水平，血清叶酸浓度低于6.8pmol/L，红细胞叶酸小于227nmol/L可肯定诊断。

（2）如怀疑是维生素 B_{12} 缺乏，可测定血清维生素 B_{12} 水平，低于74pmol/L可诊断。

（3）如无条件进行血清叶酸和维生素 B_{12} 水平测定，可行诊断性治疗达到诊断的目的。方法是给患者服用生理剂量的叶酸（0.2mg/d）或肌内注射维生素 B_{12} （1μg/d）10天，用药后患者的临床症状、血常规和骨髓象会有改善。

（二）鉴别诊断要点

（1）表现为大细胞贫血或巨幼变化的一些造血系统疾病：如骨髓增生异常综合征中的难治性贫血、急性粒细胞白血病中的M6、红血病、肿瘤化疗后等，骨髓均可见巨幼样改变等病态造血现象，查叶酸、维生素 B_{12} 不低，且补之无效。

（2）有红细胞抗体的疾病：如温抗体型自身免疫性贫血、Evans综合征、免疫相关性全血细胞减少，因不同阶段的红细胞可因抗体附着变大，且间接胆红素升高，易与叶酸、维生素 B_{12} 缺乏引起的大细胞贫血混淆。重要的鉴别点是此类患者有自身免疫疾病的特征，需用免疫抑制剂方能纠正。

（3）维生素 B_{12} 引起的神经病变应与其他脱髓鞘疾病鉴别：其他神经系统脱髓鞘疾病根据原发病不同应有各自的临床表现，查维生素 B_{12} 不低。

五、治疗计划

（一）健康教育

纠正偏食习惯，适当进食动物蛋白；纠正不正确的烹调习惯，如蔬菜不宜过度烹煮以防叶酸流失。

（二）补充叶酸和维生素 B_{12}

1. 叶酸缺乏　口服叶酸 5～10mg，每天 3 次。胃肠道不能吸收者可肌内注射四氢叶酸钙 5～10mg，每天 1 次。用至血红蛋白恢复正常；如同时有维生素 B_{12} 缺乏，需同时注射维生素 B_{12}，否则会加重神经系统损害。

2. 维生素 B_{12} 缺乏　肌内注射维生素 B_{12} 500μg 每周 2 次；无吸收障碍者也可口服维生素 B_{12} 片剂，500μg 每天 1 次，直至血红蛋白恢复正常。

六、病程观察

（1）治疗过程中密切观察贫血症状、消化系统及神经系统症状的缓解情况，评估治疗的有效性。

（2）治疗期间定期检测外周血常规，每周 1～2 次，了解红细胞计数、血红蛋白的恢复情况，以评价疗效。网织红细胞一般在治疗后 5～7 天升高，以后血细胞比容和血红蛋白逐渐增高，血红蛋白可在 1～2 个月内恢复正常，粒细胞和血小板计数及其他实验室异常一般在 7～10 天内恢复正常。

（3）经治疗血红蛋白恢复正常后，复测血清叶酸和维生素 B_{12} 水平是否达到正常。

（4）严重的巨幼细胞贫血在补充治疗后，要警惕低钾血症的发生。因为在贫血恢复的过程中，血中大量的钾离子进入新生成的细胞内，会突然出现低钾血症，故必要时需监测血钾，同时对食欲缺乏者需注意补钾。

（5）经充足的补充治疗贫血纠正不理想者，需注意原发病因是否未纠正，或是否同时存在缺铁等其他因素。

七、预后

多数患者预后好，去除病因多可治好；原发病不同，疗程不一。

（王瑞仓）

第十章

内分泌系统疾病

第一节 代谢综合征

代谢综合征（metabolic syndrome，MS）是与各类血管的病变（心、脑、肠血管）及糖尿病的发生、发展密切相关的一组综合征。MS 概念的形成和发展到目前全球统一诊断标准的提出经历了一个漫长的过程。胰岛素抵抗曾被认为是其病理生理基础，然而近年大量研究显示，胰岛素抵抗只是 MS 发病的一个重要环节，还有许多因素参与。因此，MS 的概念和诊断标准虽较过去有了明确定义，但仍在不断完善和修订中。

一、代谢综合征的流行病学

近几十年来，随着全球经济快速发展，人们的生活方式也发生了巨大变化。每天高能量的摄入，以及静坐休闲时间明显增多（汽车和家电业的发展），使慢性代谢性疾病（肥胖病、高血压、血脂异常、糖尿病、痛风等）的发病率呈流行趋势。MS 发病率又因不同种族、不同地区、不同诊断标准而有所不同。在美国＇印第安人 MS 患病率最高，达 40% 以上，而非洲裔最低。在我国，MS 和超重的患病率北方高于南方、城市高于农村、男性高于女性，并且有增龄效应等流行病学特征。有研究发现，在上海社区 20~74 岁人群中，约 1/6 患 MS，>45 岁男性及 >50 岁女性患病率明显增加。65~69 岁达到高峰。MS 的高患病率预示着心脑血管疾病发病率和死亡率的增加。随着我国人口的老龄化，MS 的出现将意味着我国老年人群心脑血管疾病发生高峰的到来。

二、代谢综合征的诊断标准

MS 的诊断标准如表 10-1 所示。

表 10-1 MS 诊断标准比较

指标	WHO （1999）	NCEP-ATPⅢ* （2001）	CDS* （2004）	IDF* （2005）
初选人群	高血糖及 IR 人群中	全人群中	全人群中	全人群中
组成成分数	初选人群中至少 2 项	至少 3 项	具备 3 项或全部者	中心性肥胖性以下至少 2 项
肥胖				WC
BMI（kg/m²）	>30 和（或）	-	超重和（或）肥胖≥	美国 >102（男），>88（女）
腰围（WC）（cm）	-	>102（男）， >88（女）	25（kg/m²）	欧洲 >94（男），>80（女）
腰臀比（WHR）	>0.90（男）， >0.85（女）	-	亚洲 >90（男），>80 （女）	血脂紊乱

指标	WHO （1999）	NCEP－ATPⅢ* （2001）	CDS* （2004）	IDF* （2005）
TG（mmol/L） HDL－C （mmol/L）	≥1.70及（或） <0.9（男），<1.0（女）	≥1.70 <1.04（男）	≥1.70和（或） <0.9（男）	≥1.70，或已接受治疗 <1.03（男）或<1.30（女） 或已接受治疗
高血压（mmHg）	≥140/90和（或）已确认 为高血压并治疗者	≥130/85和（或） 已确认为高血压并 治疗者	≥140/90和（或）已确 认为高血压并治疗者	SBP≥130或DBP≥85，或已接 受相应治疗，或此前已诊断高 血压
高血糖 FPG（mmol/L）	≥6.1	≥6.1	≥6.1，2hPG≥7.8，和 （或）已确诊糖尿病并 治疗者	≥5.6或已接受相应治疗，或此 前已诊断2型糖尿病
2hPG（mmol/L） 胰岛素抵抗	≥7.8 高胰岛素正葡萄糖钳夹试 验的M值上4分位数	－	－	若FPG≥5.6mol/L，则强烈推荐 进行OGTT
微量白蛋白书法 白蛋白（μg/min） 白蛋白/肌酐 （mg/g）	≥20 ≥30	－ －	－ －	

　　*注：NCEP－ATPⅢ：National Cholesterol Education Program－The Adult Treatment PanelⅢ，美国国家胆固醇教育计划的成人治疗专家组Ⅲ；CDS：中国糖尿病协会；IDF：国际糖尿病协会；IR：胰岛素抵抗。

　　新近国内学者开始对 WHO、ATP、CDS 和 IDF 等 MS 诊断指标进行比较，如顾卫琼等研究认为，在发生 MS 人群中，以 IDF 定义下的人群发病率最高。WHO 定义因其对胰岛素抵抗的要求，实用性较差，而 ATP 定义人群基本被 IDF 覆盖。体脂分布的异常（中心性肥胖，非体脂含量）加剧了代谢紊乱的发生和胰岛素抵抗的程度。IDF 定义完全以腰围测量作为衡量中心性肥胖指标，并将中心性肥胖视为胰岛素抵抗的临床标志。另一方面，降低了血糖的标准，以及考虑到不同种族的差异，是较为适合的 MS 诊断标准，但是否能适合更多中国人群的诊断标准，仍需我们进行不断的探索和实践。

三、代谢综合征的病因及病理生理机制

　　MS 病因及病理生理机制非常复杂。这主要是由于：①MS 的定义尚未完全统一；②MS 一般由多重因素引起；③其发病表现在不同个体中有所不同。

（一）代谢综合征的病因

　　1. 脂质损伤学说　脂质损伤学说实质上包含两个假说：一个是 McGarry 提出的糖尿病的脂毒性假说；第二个是 Unger 提出的 MS 的脂质堆积和溢出假说。

　　（1）糖尿病的脂毒性假说：该假说认为在生理条件下脂肪分解产生游离脂肪酸（free fatty acid，FFA）释放进入血液循环，当血中 FFA 水平超过各组织对其的分解和氧化能力时，FFA 则将以三酰甘油（TG）的形式在非脂肪组织中沉积，从而造成该组织的损伤。如在胰岛素靶组织（如肝脏、肌肉）中过度沉积，将导致胰岛素抵抗（insulin resistance，IR）；如异位沉积在胰岛 B 细胞，将导致胰岛功能损伤、胰岛素分泌障碍，最终导致糖尿病的发生和发展。

　　（2）脂质堆积和溢出假说：肥胖时由于瘦素（leptin）抵抗引起机体脂质分泌异常，进而由胰岛素刺激的脂肪酶活性增高、脂肪合成增加及脂质异位堆积和溢出，产生葡萄糖代谢的胰岛素抵抗，最终导致 MS 的发生。

　　这两种学说的区别在于，脂质堆积和溢出学说把瘦素抵抗看作 MS 的始发原因，并认为脂质损伤的

最终结果是 MS 而并非仅仅是糖尿病。

2. 胰岛素抵抗（IR）　近年研究表明，IR 可能是引起 MS 的原因之一。IR 是一种生理和病理生理状态，即指正常或高于正常浓度的胰岛素只能起到低于正常的生物效应，或者需要超常量的胰岛素才能起到正常量反应的一种状态。当机体发生 IR 后，即机体组织对胰岛素的敏感性降低，表现为其摄取和利用葡萄糖的能力下降，机体为了克服此状态以调节血糖在正常水平，因此代偿性地分泌更多的胰岛素，造成血中胰岛素水平增高，引起高胰岛素症，这实际上是一个病态的适应过程。结果，由于胰岛素水平偏高造成机体一系列病理生理变化，最终导致 MS 的发生和发展。

虽然 IR 与 MS 的发生可能存在密切关系，但是不能把 IR 当作 MS 唯一的发病原因。因为 MS 是由多重因素引起的，IR 应该是其中一个重要环节。

（二）代谢综合征的中枢调节

研究发现中枢神经系统某些功能失调参与了 MS 的发病过程。目前已证实，与 MS 的发病过程有关的中枢神经系统内的异常主要有下丘脑 – 垂体 – 肾上腺（hypothalamus – pituitary – adrenal axis，HPA）轴功能异常和中枢胰岛素抵抗。HPA 轴异常是胰岛素抵抗和腹型肥胖发病机制的重要环节。HPA 功能异常在早期表现为皮质醇分泌增多，促进脂肪酶表达，使脂肪沉积于内脏部位，出现两种结果即内脏脂肪增多，发生全身性胰岛素抵抗和腹型肥胖，此为 MS 的两大特征。长期严重应激状态下，HPA 轴功能衰竭，皮质醇分泌减少，则出现持久的腹型肥胖，性激素和生长激素减少，胰岛素、葡萄糖、三酰甘油升高，总胆固醇和 LDL 升高，血压升高，心率增快，HDL 降低。交感神经中枢和 HPA 共同位于下丘脑，位置相近。在 HPA 异常表现的同时，也激活了交感神经，从而表现出高血压、糖脂代谢异常、胰岛素抵抗等一系列异常病理过程。

（三）代谢综合征的神经体液调节

代谢综合征及其组成成分与神经体液关系密切。根据神经体液因素在胰岛素抵抗形成中的作用不同，可分为促进胰岛素抵抗的神经体液，如儿茶酚胺和改善胰岛素抵抗的因素，以及脂联素等；根据其合成和分泌的部位不同，可分为脂肪细胞合成分泌的神经体液因素，如瘦素、TNF – α、IL – 6 和非脂肪细胞分泌的因素，以及糖皮质激素。体内各种神经体液因素并不是单独起作用，而是相互关联、相互作用，在不同的环节和通过不同的机制影响胰岛素功能、糖脂代谢与心血管的结构和功能，共同促进 MS 的发生、发展。

（四）代谢通路与信号细胞传导

MS 相关通路众多，在其发生的病理生理过程中，不仅有经典的胰岛素信号途径、瘦素信号途径、丝裂原激活蛋白激酶（MAPK）信号途径参与，而且还有一些新发现，如过氧化物酶体增殖激活受体（PPARs）、NF – KB、DAG – PKC 等信号通路。各信号通路之间相互作用，一旦功能失调，将会引起胰岛素抵抗、代谢内分泌和心血管等系统的细胞异常增殖和功能异常。

（五）炎症反应和氧化应激

除已经知道的巨噬细胞和血管内皮细胞可产生炎症因子外，近年发现，脂肪细胞作为内分泌器官，也可分泌多种炎症因子。因此，肥胖也是一个慢性炎症的状态。低度炎症反应和氧化应激是心血管和代谢综合征的共同病理生理过程。两者相互影响、相互促进，促进 MS 的发生。

四、代谢综合征综合干预的重要性

随着对 MS 发病机制和危险因素认识的逐步深入，如何科学合理地干预和治疗 MS，更有效地防止由其导致的心脑血管疾病已刻不容缓。MS 是一项生物 – 心理 – 社会医学模式的疾病反应。其有三大特点：①病因复杂；②慢性病程；③须有中心性肥胖。故在预防和治疗上不能仅依赖药物治疗，更应重视健康观念的提升及良好生活和饮食习惯的培养。只有达到正常或接近正常的体重和腰围，方能达到满意的预防和治疗效果。中心性肥胖的具体防治方案见肥胖病章节。

MS 的发生、发展有一个过程，在其不同阶段均应有相应的防治重点：早期出现肥胖、轻度高血压、糖调节受损和脂代谢紊乱等症状时，可采取以治疗性生活方式改变（therapeutic lifestyle changes，TLC）为主、药物为辅，以"防"为主，控制危险因素，以维持正常或接近正常体重和腰围；中期出现心肌肥厚、动脉硬化、心肌缺血、微量蛋白尿、2型糖尿病等症状时，需要以药物和 TLC 并重，以"治"为主，争取受损组织器官逆转；晚期出现心力衰竭、心肌梗死、肾衰竭、外周血管栓塞等表现时，应采用 TLC、药物和一些其他措施，多管齐下，以"救"为主，进行相关疾病的治疗。

代谢综合征所造成直接经济费用分别占 2003 年中国卫生总费用和医疗总费用的 3.0% 和 3.7%，近几年还在不断上升。如全社会及各级政府对慢性代谢性疾病的防治都引起重视，不但能降低全社会医疗费用的支出，更重要的是提高全民健康素质和生活质量。

（王巧奕）

第二节　肥胖与营养

肥胖病是由于遗传、环境等特定的生物化学因子引起的一系列进食调控和能量代谢紊乱，使体内能量摄入大于消耗，能量代谢失衡，体内脂肪积聚过多、体重增加所致的一种常见的营养与代谢性疾病。

肥胖病的危害不仅是肥胖病本身会影响美观及使日常生活不便而引起的身心障碍和可能带来的社会歧视问题，更严重的是肥胖病是许多疾病如 2 型糖尿病、冠心病、高血压、脂质代谢异常、痛风（或高尿酸血症）、睡眠呼吸暂停综合征、胆囊炎、胆石症、关节炎及某些癌症发病的基础。大约 80% 的肥胖成人有 1 种、40% 有 2 种以上上述的病态（症状）的聚集现象。肥胖病的发病率在过去 10 年中几乎增加 1 倍。肥胖病所带来的直接或间接的耗费约占国家卫生经费的 10%。

肥胖病在富裕国家中由于食品供应丰富、静坐生活方式增多而普遍多见，但在社会福利和卫生保健工作较好的国家，单纯性肥胖病的检出率反而控制在较低水平，如瑞典仅为 2%。近年来发展中国家肥胖检出率呈现快速增长，表明单纯性肥胖病应是发达国家和发展中国家共同面临的问题。据我国 2004 年 10 月卫生部、科技部、国家统计局发布的《中国居民营养与健康现状》显示，我国 18 岁及以上成年人中超重率为 22.8%、肥胖率为 7.1%，也就是说，我国 ≥18 岁的成年人大约有 2.6 亿超重和肥胖者。大城市成年人有一半的人超重和肥胖（男性为 45.9%，女性为 39.8%），农村成年人也有 1/4 ~ 1/3 超重和肥胖。与 1992 年比较，我国超重率上升了 38.6%、肥胖率上升了 80.6%。2002 年大城市 7 ~ 17 岁儿童超重率达 13.1%，肥胖率为 8.1%，已向发达国家水平发展。

尽管与美国等西方国家相比，我国的肥胖患病率相对较低，但是肥胖病的快速增长，尤其在儿童中令人惊讶。全国儿童体质调研资料表明，1985—2000 年，7 ~ 18 岁儿童的体重超重率增长了 28 倍，肥胖率增长了 4 倍，这一增长趋势在男童中尤为明显。

一、定义、评价指标与诊断

（一）定义

肥胖病是机体能量摄入超过能量消耗导致体内脂肪积聚过多及分布异常所致的一种常见的代谢性疾病。

肥胖者不仅体内脂肪细胞数量增多和脂肪细胞体积增大，且体内脂肪分布明显异常，主要集中在腹腔和内脏器官。

（二）临床评价肥胖病的指标

1. 体质指数（body mass index，BMI）　　$BMI = 体重（kg）/身高（m）^2$。
2. 腰围（waist circuit，WC）　　WC 可确定腹部脂肪分布引起肥胖病相关疾病危险度，是腹内脂肪量和总体脂的一个近似指标。我国中心性肥胖的标准：男性腰围 ≥85cm，女性腰围 ≥80cm。

中国成人超重和肥胖的体重指数、腰围界限值与相关疾病危险关系见表 10 - 2。
3. 腰臀比（waist to hip nation，WHR）　　WHR 是腰和臀围的比值。一般认为 WHR >0.9（男性），

或 >0.8（女性）为中心性肥胖，但其值随着年龄、性别及人种不同而不同。

表 10-2　中国成人超重和肥胖的体重指数和腰围界限值与相关疾病危险关系 *

分类	体重指数（kg/m²）	腰围（cm）					
		男性			女性		
		<85	85~95	≥95	<80	80~90	≥90
体重过低	<18.5						
体重正常	18.5~23.9		增加	高		增加	高
超重	24.0~27.9	增加	高	极高	增加	高	极高
肥胖	≥28	高	极高	极高	高	极高	极高

注：* 相关疾病指高血压、糖尿病、血脂异常和危险因素聚集。

4. 标准体重（standard body weight）

标准体重（kg）= 身高（cm）- 100（适用于身高 <155cm 者）

标准体重（kg）= 身高（cm）- 105（更适合亚洲国家）

标准体重（kg）= ［身高（cm）- 100］×0.9（适用于身高 >155cm 者）

5. 其他指标　双能量吸收测量法（包括双能量 X 线吸收测量法和双光子吸收测量法）及电阻抗测量法等均可以较精确地推算出体脂量，但这些方法更适用于科研。CT 和 MRI 是评估内脏脂肪组织较准确的方法，但均为非常规方法。

（三）肥胖的诊断

1. 按标准体重诊断　超重：体重高于标准体重 20%；轻度肥胖：体重高于标准体重 20%~30%；中度肥胖：体重高于标准体重 30%~50%；重度肥胖：体重高于标准体重 50%。

2. 按 BMI 诊断　2000 年 WHO 制定的 BMI 界限值为 25.0~29.9kg/mL 为超重，≥30kg/m² 为肥胖。

3. 按 WC 诊断　WHO 建议，男性 >94cm，女性 >80cm 可作为肥胖。

4. 按 WHR 诊断　男性 WHR >0.9，女性 >0.8 可作为中心性肥胖。

5. 按脂肪含量诊断　按体内脂肪所占的百分比计算，男性 >25%，女性 >30%，可诊断为肥胖病。

二、肥胖病的分类和影响因素

（一）肥胖病的分类

1. 单纯性肥胖病　患者一般体态匀称、皮下脂肪分布均匀。其病因主要是遗传因素与环境因素所引起的不良的正能量代谢，最终导致脂肪细胞体积增大或同时脂肪细胞数量增多且分布异常，体重增长。

2. 继发性肥胖病　继发于某种疾病所引起的肥胖，一般均有原发性疾病存在。主要包括：①下丘脑病变：炎症、创伤、出血及肿瘤等引起肥胖病变；②垂体病变：垂体瘤、垂体前叶功能减退症；③甲状腺功能减退症；④皮质醇增多症：肥胖呈向心性分布，同时伴有满月脸、高血压、多血质外貌、痤疮及皮肤紫纹等。如要确诊皮质醇增多症，应做实验室检查确定；⑤多囊卵巢综合征：有多毛及男性化。

（二）肥胖病的影响因素

1. 遗传因素　遗传学研究表明，人类体重的变异，70% 为遗传因素所致。双亲中一方为肥胖，其子女肥胖率为 50%；双亲均为肥胖，子女肥胖率为 80%。另有研究者调查的一组肥胖儿童中，其 39% 为母亲有肥胖、12% 为父亲有肥胖、18% 为双亲有肥胖。肥胖常伴有多种基因的改变所致基因多态性，故肥胖为多基因遗传。遗传因素对于肥胖的形成具有一定作用，但不是唯一决定性的，还有其他因素，如包括环境因素及年龄因素等。

2. 环境因素　遗传因素（基因的多态性）仅增加人体对肥胖的易感性，促进肥胖的环境因素对多种易感基因表达的影响也是一个重要的因素。

社会的进步、人们生活水平和机械化劳动程度的明显提高，以及教育程度相对偏低的中下层人群中常导致总能量摄入明显增多及三大产能营养素（碳水化合物、脂肪、蛋白质）结构配比明显不合理，静态行为随着机械化程度的提高而明显增加，导致能量消耗减少。

不良的饮食生活习惯和行为偏离、民族习俗等，如快餐类饮食，喜食高糖类、高脂类、油炸类等高能量食物；饮用大量具有能量的饮料及酒类；看电视进食；临睡前进食；进食速度快等，均可致能量摄入大于能量消耗。

3. 年龄因素　随着年龄增长，垂体前叶功能逐渐减退、内分泌代谢功能下降，导致人体由合成代谢为主逐渐转为以分解代谢为主，以致代谢失去平衡，细胞功能下降，人体体成分改变，体脂群逐渐增加、分布异常，瘦体组织群逐渐减少，总体水分减少。临床表现为对糖、脂肪代谢能力明显下降。中老年人群在摄入等同能量时与年轻人群相比更易肥胖。

（三）膳食、生活方式因素

1. 进食过量　超重/肥胖症是能量的摄入超过能量消耗以致体内脂肪过多蓄积的结果。工业发达国家的肥胖症患病率远远高于不发达国家，其原因之一是发达国家人群的能量和脂肪摄入（尤其是饱和脂肪的摄入量）大大高于不发达国家。随着我国的经济发展和食物供应丰富，人们对食物能量的基本需求满足以后，膳食模式发生了很大变化，高蛋白质、高脂肪食物的消费量大增，能量的总摄入往往超过能量消耗。与我国传统的膳食模式相比，很多城市，尤其在大城市的人们摄入富含高能量的动物性脂肪和蛋白质增多，而谷类食物减少，富含膳食纤维和微量营养素的新鲜蔬菜和水果的摄入量也偏低。已有研究证明含脂肪多而其他营养素密度低的膳食，引起肥胖的可能性最大。研究还发现含糖饮料与儿童肥胖的发生率有关。有一项研究显示，每天每增加摄入一份含糖饮料，发生肥胖的优势比增加1.6倍，这与增加能量的摄入有关。另有研究表明，从含糖软饮料摄入过多的能量与成人肥胖患病率增加有关。研究指出含糖软饮料消费增加的妇女，每天的总能量摄入亦增加，平均每天增加1 498KJ（358kcal），而且增加的能量摄入绝大多数来自软饮料，并且发现对果汁酒、果汁以及含糖软饮料亦是这种情况。这项结果亦支持了下述发现，即：个体增加液态碳水化合物的摄入，并不会相应减少固体状食物的摄入，而是相反，导致更多的能量摄入。一罐12盎司（约340g）的含糖苏打水的能量为627kJ（150kcal），平均含糖40～50g。如果在典型的美国饮食中增加了这些能量，而不相应减少其他的能量供应时，每天饮用一罐苏打水将导致1年后体重增加6.75kg（15磅）。液态碳水化合物携带的能量不能完全被饱腹感增加代偿消耗，由此导致体重增加。

2. 进食行为　进食行为也是影响肥胖症发生的重要因素。不吃早餐常常导致其午餐和晚餐时摄入的食物较多，而且一日的食物总量增加。我国的膳食指南提出，三餐的食物能量分配及间隔时间要合理，一般早、晚餐各占30%，午餐占40%。晚上吃得过多而运动相对较少，会使多余的能量在体内转化为脂肪而储存起来。现在很多快餐食品因其方便、快捷而受人们青睐，但快餐食品往往富含高脂肪和高能量，且其构成却比较单调，经常食用会导致肥胖，并有引起某些营养素缺乏的可能。肥胖者的进食速度一般较快；而慢慢进食时，传入大脑摄食中枢的信号可使大脑作出相应调节，较早出现饱足感而减少进食。此外，进食行为不良，如经常性的暴饮暴食、夜间加餐、喜吃零食，尤其是感到生活乏味或在看电视时进食过多零食，是许多人发生肥胖的重要原因。由于食物来源比较丰富，在家庭中的备餐量往往较多超出实际需要量，为了避免浪费而将多余的食物吃下，也可能是造成进食过量的原因之一。

3. 体力活动过少　随着现代交通工具的日渐完善，职业性体力劳动和家务劳动量减轻，人们处于静态生活的时间增加。大多数肥胖者相对不爱活动；坐着看电视是许多人在业余时间的主要休闲消遣方式，也成为发生肥胖的主要原因之一；另外，某些人因肢体伤残或患某些疾病而使体力活动减少；某些运动员在停止经常性锻炼后未能及时相应地减少其能量摄入，都可能导致多余的能量以脂肪的形式储存起来。

4. 社会因素　全球肥胖症患病率的普遍上升与社会环境因素的改变也有关系。经济发展和现代化生活方式对进食模式有很大影响。在中国，随着家庭成员减少、经济收入增加和购买力提高，食品生产、加工、运输及贮藏技术有改善，可选择的食物品种更为丰富。随着妇女更广泛地进入各行各业，在家为家人备餐的机会日益减少；加上家庭收入增加，在外就餐和购买现成的加工食品及快餐食品的情况增多，其中不少食品的脂肪含量过多。特别是经常上饭店参加宴会和聚餐者，常常进食过量。在遇到烦恼、愤怒等不顺心事时，有人往往以进食消愁。此外，经常性的吃肉过多（尤其是猪肉含较多脂肪和蛋白质），容易导致消化器官（肠道、肝脏）与肾脏负担过重和脂肪在体内蓄积，也是造成肥胖的因素之一。

三、肥胖病的代谢改变

（一）脂肪组织生长的变化

人体脂肪组织的生长调节是一个非常复杂的过程。脂肪组织的多少取决于脂肪细胞的平均体积和脂肪细胞的数量。正常人体全身脂肪细胞数目为 $(25 \sim 50) \times 10^{9}$，脂肪细胞平均直径为 $67 \sim 98 \mu m$，每一脂肪细胞含脂肪量约 $0.6 \mu g$，脂肪细胞随年龄增加而增大。脂肪组织的生长发育有 2 种方式：①增生性生长（proliferous growth），使脂肪细胞数目增多为 $(50 \sim 150) \times 10^{9}$；②肥大性生长（hypertrophic growth），脂肪细胞内因脂肪沉积而使细胞体积增大，脂肪细胞直径可 $>100 \sim 150 \mu m$；脂肪细胞内含脂肪量可达 $1.0 \mu g$。脂肪细胞在人的青春期以前以上述 2 种生长方式生长；青春期以后，脂肪组织的细胞数目稳定不变，如能量摄入大于能量消耗，则脂肪细胞体积增大。总之，儿童时期长期不良的正能量代谢使脂肪细胞数明显增多，其引起肥胖比脂肪细胞体积增大更难治疗，所以婴儿和儿童时期就应预防肥胖。

（二）能量代谢变化

大多数肥胖者与非肥胖者基础代谢率无差异，少数可略降低。暴露在同样寒冷的环境中．非肥胖者代谢增加 33%，而肥胖者仅增加 11%。肥胖者常少运动，导致能量储存增多。

四、肥胖病及其相关并发症（代谢综合征）的病理生理基础

在肥胖病伴代谢综合征的整个病理生理发生、发展过程中，脂肪组织的内分泌功能紊乱扮演了重要角色。脂肪组织内分泌功能分为两大类：一类为脂肪组织特异分泌的，如瘦素、脂联素等；另一类脂肪细胞因子不是脂肪组织特异性表达的，这些脂肪因子多为炎症因子，如 TNF - α、IL - 6 等。

1. 类固醇激素　脂肪组织存在类固醇激素代谢的酶类，如 17 - 羟类固醇氧化还原酶能促进雄烯二酮转化为睾酮以及雌酮转化为雌二醇，细胞色素 P450 依赖的芳香化酶介导雄激素向雌激素的转化。性激素对脂肪重新分布起重要作用，雌激素促进乳腺脂肪和皮下脂肪生成，雄激素能促进脂肪呈中心性分布。

2. 瘦素（leptin）　瘦素是脂肪组织分泌的一种激素，通过下丘脑调控能量代谢。其主要作用是抑制食欲、促进代谢，使肥胖者体重减轻。肥胖患者脂肪组织明显增多，血清瘦素水平增高，然而肥胖者为何依然肥胖？许多专家认为肥胖者存在"瘦素抵抗"的效应。另外，脑脊液中瘦素浓度未能相应增多，瘦素昼夜节律及脉冲性释放改变使瘦素未能发挥效应，此可能是"瘦素抵抗"的原因。

3. 脂联素（adiponectin）　脂联素是脂肪细胞分泌的一种血浆激素蛋白，其在肥胖病及其代谢综合征的发病过程中起着重要作用。健康志愿者血中富含脂联素，而肥胖患者血浆中脂联素浓度明显低于非肥胖者。尽管脂联素由脂肪组织产生，但体重减轻可增加血浆脂联素的浓度，说明脂联素在肥胖患者中的表达存在负反馈抑制。血浆脂联素可调控血管内皮细胞的炎症反应，肥胖患者血浆纤溶酶原活化剂抑制物 - 1（PAI - 1）的增加和脂联素降低导致血管病变。脂联素对糖脂代谢具有重大影响，可降低餐后血清游离脂肪酸浓度，增加胰岛素敏感性。血管病变是以肥胖为核心的代谢综合征共同的发病基础。脂联素可抑制血管平滑肌细胞的增殖，可能在代谢综合征的发病中发挥重要作用。脂联素抑制粒细胞、巨噬细胞集落形成单位，抑制粒细胞增生。这说明脂联素在血细胞形成和免疫反应中发挥重要的调控作用，提高脂联素浓度可能终止炎症反应。生理浓度的脂联素可降低细胞内胆固醇的含量。

4. 纤溶酶原活化剂抑制物 - 1（PAI - 1）　PAI - 1 在肥胖及其代谢综合征的血管病变尤其在血栓

形成中起重要作用。PAI-1是肥胖患者脂肪组织尤其是内脏脂肪组织合成的一种糖蛋白。其主要作用是促进血栓的形成。在肥胖伴胰岛素抵抗患者中，胰岛素诱导 PAI-1 的基因表达，血管紧张素、TNF-α可诱导 PAI-1 的 RNA 表达。

5. 肾素-血管紧张素系统（RAS）　经典的 RAS 是血管紧张素原（AGT）在肾脏产生的肾素作用下转换为血管紧张素 I，后者在肺脏产生的血管紧张素转换酶（ACE）作用下生成血管紧张素 II（AG II），AG II发挥缩血管等生物学效应。脂肪组织拥有全部 RAS，血管紧张素原、肾素、肾素结合蛋白、AGE 和 AG II的 I 型受体在人类前脂肪细胞中均有基因表达。

6. 肿瘤坏死因子-α（TNF-α）　单核细胞、中性粒细胞、自然杀伤细胞及脂肪细胞均可合成和分泌 TNF-α。TNF-α加重肥胖患者的胰岛素抵抗，使血清 PAI-1 水平增加、脂联素水平降低，加重肥胖患者血管病变。对垂体前叶功能下降患者，血 TNF-α、瘦素水平明显增高，是心血管病变的主要影响因素。

7. 白细胞介素-6（IL-6）　IL-6 是具有多种功能的细胞因子，主要参与免疫炎症反应和糖脂代谢、造血等的调节。脂肪细胞可合成数种白细胞介素，以 IL-1 和 IL-6 为主。IL-6 可抑制脂蛋白酯酶的活性，引起脂肪组织中脂质沉积；IL-6 增加葡萄糖的摄取；IL-6 在胰岛素抵抗个体主动脉粥样硬化的形成中起着重要作用。

五、肥胖病的临床表现

（一）肥胖病的一般表现

怕热、多汗、易疲劳、关节痛、反应迟钝、活动行走困难、心慌气短等，且易发生自卑、焦虑、抑郁等心理问题。

（二）肥胖病的危害与相关疾病

肥胖将成为 21 世纪心血管系统疾病的罪魁祸首和严重危害全球人类身心健康的公共卫生健康问题。WHO 就肥胖病发生相关疾病的危害见表 10-3。

表 10-3　肥胖病发生其他疾病的危害度（WHO，1998）

高度增加（RR≥3）	中度增加（RR2~3）	轻度增加（RR1~2）
2 型糖尿病	冠心病	癌症（子宫内膜癌、大肠癌、乳腺癌）
胆囊疾病	高血压	性激素分泌异常
血脂异常	骨关节炎	多发性卵巢肿综合征
代谢综合征	高尿酸血症	腰背痛
呼吸困难	痛风	增加麻醉危险性
睡眠呼吸暂停综合征		母亲肥胖引起胎儿缺陷

六、肥胖病的预防和治疗

（一）肥胖病的预防

肥胖病是一项生物-心理-社会医学模式的疾病反应。其病因复杂和慢性病程的特点决定了只有采取综合性治疗方案才能达到满意的治疗效果。预防肥胖比治疗更奏效、更有意义。超重者 BMI 控制在 24kg/m² 以下，其可防止人群中 40%~50% 肥胖相关疾病的危险因素聚集。建立以防为主、防治结合的原则，才是治疗肥胖的根本措施。预防肥胖的具体措施包括以下几个方面。

（1）增强和提高合理饮食的观念，学习营养与膳食方面的知识。养成良好的饮食生活习惯。控制总能量的摄入，三大营养素结构比合理（应清淡饮食）。

（2）多吃含膳食纤维多的蔬菜和水果，其可产生饱腹感及延缓糖类吸收而降低餐后血糖；刺激肠壁蠕动，促进排便。

（3）每天生活有规律，每天需食用早餐，不吃夜宵。

（4）适量增加体育锻炼，如登楼、慢跑、跳绳、游泳等。中、重度肥胖或老年肥胖或有心肺功能不全者或有骨关节炎者，需在医生指导下进行锻炼。

（5）轻、中度者每月可减重0.5~1kg，重度或重度以上者每周减重0.5~1kg。应注意定期测量体重以自我监控。

（二）肥胖病的非药物治疗

防治超重和肥胖可降低高血压、糖尿病、脂代谢紊乱及高尿酸血症（痛风）等相关疾病（代谢综合征）的患病率。因此，医学界和社会各类人群应将肥胖当成一种疾病对待，从保护自身健康出发加以控制。

1. 原则　肥胖病是一种病因复杂，涉及生化、神经、生理、遗传、环境、文化及社会心理等多方面因素的慢性疾病。因此，肥胖病只有采取综合治疗措施，才能达到满意疗效。

2. 均衡营养治疗的具体方案

（1）轻度肥胖：只要改变不良的饮食生活习惯及适度的总能量控制，配合适当的运动，就能使体重基本保持或接近正常值范围（见肥胖病的评价指标与诊断）。这个时期治疗十分重要，是预防代谢综合征发生的起始阶段。良好的生活习惯主要指：三餐饮食须规律，避免不吃早餐；三餐能量分配为30%、40%、30%，早餐质量须保证，晚餐能量摄入须控制；避免夜宵习惯；避免油炸等食物。良好的饮食习惯：多食绿叶蔬菜（500g/d）；多饮白开水（2 000mL/d）；少喝或不喝含糖饮料；保证水果摄入（150~250g/d）；如脂代谢正常，应每天饮牛奶；荤菜以鱼、虾、瘦肉等为主；在控制总能量摄入的饮食治疗时期，应及时补充多种维生素及微量元素制剂；进餐速度应慢。

（2）中度肥胖：首先需培养良好的生活饮食习惯。治疗期的时间长短及总能量摄入应根据年龄、性别、体力活动（工作量）及肥胖程度个体化制定，女性患者在治疗阶段每天总能量为5 021~6 276kJ（1 200~1 500kcal），男性患者为6 276~7 531kJ（1 500~1 800kcal），碳水化合物、蛋白质、脂肪比例分别为50%~55%、15%~20%、20%~30%。治疗期一般持续3~6个月。

（3）重度肥胖：营养治疗的具体方案同轻、中度肥胖。治疗期持续时间可根据肥胖程度、脏器功能（肝、肾）等情况适当延长。中、重度肥胖治疗期须注意以下几点：①总能量摄入应适宜：一般不低于5 021kJ/d（1 200kcal/d），每天能量消耗亏损2 092~4 184kJ（500~1 000kcal），1个月可减重2~4kg。坚持缓慢稳定的个体化营养治疗方案才能保证人体各组织器官功能正常代谢及平衡稳定的内稳态，才能保证有效的不反弹的减重，才能达到防治肥胖病及代谢综合征的目的。②保证蛋白质摄入量：为维持正氮平衡及各组织器官功能正常代谢，应保证摄入足够的优质蛋白质，蛋白质占总能量的15%~20%，如肝、肾功能受损或高尿酸血症或伴痛风，则应适当减少蛋白质总量，以优质蛋白质为主。③及时补充维生素和微量元素：由于限制总能量摄入，使维生素和微量元素的摄入减少。水溶性维生素能促进脂肪分解，对调节脂代谢有重要作用。所以，应及时补充多种维生素和微量元素。

3. 运动治疗　成功控制体重的另一个重要因素是增加体力活动。如果单独采用增加体力活动或运动来治疗肥胖，3个月可能有4~5kg体重的减少。体力活动应依年龄和特定文化，强调增加习惯性的日常活动，如步行和爬楼梯。肥胖患者并不必进行高强度活动，轻到中度即已足够。活动强度以轻微出汗、心率增加、自我感觉舒适为宜。心率增加可达到〔（170~210）－年龄（岁）〕次，举例来说，70岁老人运动后心率可增加到100~140次。活动时间每天至少1小时以上，每天走路1万步以上，有较好的健身效果。

（三）肥胖病的药物治疗

药物治疗只能在改变不良的饮食生活习惯及适度的总能量控制、适当的运动保证下酌情使用，一般适用于重度肥胖者。

减重药物分两大类，即影响中枢神经系统的药物和作用于中枢神经系统以外的药物。

1. 作用于中枢神经系统的药物　西布曲明通过抑制5-羟色胺和去甲肾上腺素的再摄取而增加饱腹

感和安静状态下的代谢率。其不良反应较少，但有引起血压升高、心率增快、失眠及便秘的报道。

麻黄素和咖啡因作用于去甲肾上腺素旁路的药物，引起厌食和有某些产热作用。高血压和心动过速者不宜使用。

2. 作用于中枢神经系统以外的药物 二甲双胍适用于 2 型糖尿病及糖耐量异常的肥胖病患者。其作用机制尚不清楚，可能与减少肝糖原合成和输出、增加葡萄糖利用及抑制葡萄糖吸收有关。慎用于心功能不全、老年肥胖者及伴肝功能不全者。

奥利司他（塞尼可）是一种胰脂肪酶抑制剂，通过减少脂肪吸收来达到减重目的。该药物作用于肠腔内，基本上不进入血液循环。其不良反应是影响脂溶性维生素吸收，可引起油性大便。

（四）儿童肥胖病的治疗

治疗儿童肥胖病最重要的两点是：①禁用药物治疗；②儿童在不断的生长发育中，其身高在持续增长，维持原有体重即等于减重治疗，实际上其 BMI 百分位值在下降。应鼓励家属培养儿童良好的饮食及生活习惯，增加儿童运动的时间。总之，应在保证儿童正常生长发育所需能量及营养素的基础上，适当减少能量摄入。极低能量饮食（very low caloric diet，VLCD）禁用于肥胖儿童。

肥胖病的治疗按经济费用分别占 2003 年中国卫生总费用和医疗总费用的 3.0% 和 3.7%，近几年还在上升。如全社会各方面对慢性代谢疾病的防治都引起重视，不但能降低全社会医疗费用支出，更重要的是提高全民的生活质量。

（王巧奕）

第三节　糖尿病与营养

糖尿病（diabetes mellitus，DM）是一组病因和发病机制尚未完全阐明的内分泌代谢疾病。随着全球经济迅猛发展，人口老龄化、肥胖发病率增高、体力活动不足、膳食不平衡以及应激状态增多等危险因素的迅速增加，糖尿病的发病率逐年上升。据 WHO 和国际糖尿病联盟（International Diabetes Federation，IDF）2007 年的统计，目前全球糖尿病患者已超过 2.46 亿，印度、中国和美国是当今世界上糖尿病患者最多的 3 个国家。预计 2025 年 DM 患者将增至 3.33 亿，占全球成年人 6.3%，增加 72%。而据近两年统计，中国的糖尿病患者已近 5 000 万。此外，2 型糖尿病在儿童、青少年中的发病率有升高趋势，这与儿童、青少年肥胖人群的增加有关。

糖尿病可以导致多种器官的长期损害，严重危害了人类的健康。WHO 有关资料表明，糖尿病的患病率、致残率和病死率以及对总体健康的危害程度，已居慢性非传染性疾病的第 3 位。糖尿病造成的死亡，已居当今世界死亡原因的第 5 位。目前，糖尿病等慢性疾病发病率在我国呈上升趋势，而糖尿病的治疗，特别是并发症的治疗已成为个人、家庭和政府的沉重经济负担。因此，为了减轻经济负担、提高全民健康水平，糖尿病及其并发症的综合防治已经受到越来越多的关注，而营养防治是糖尿病防治中最基本、最重要的手段。

一、糖尿病的定义、分型及诊断标准

（一）定义

糖尿病是一组由于胰岛素分泌和（或）作用缺陷导致的以高血糖为特征的慢性代谢性疾病。糖尿病的长期高血糖状态会引发各种器官特别是眼、肾、神经、心脏和血管等的长期损害及功能障碍甚至衰竭。

（二）分型

按照沿用至今的 1999 年 WHO 标准，糖尿病主要分为以下几种类型。

1. 1 型糖尿病 旧称胰岛素依赖型糖尿病（insulin - dependent diabetes mellitus，IDDM），是胰岛 β 细胞破坏导致的胰岛素绝对缺乏。大多起病于儿童及青少年期，占所有糖尿病患者的 5% ~10%。1 型糖尿病通常发病较急、病情较重，需终生依赖外源性胰岛素治疗而存活。

2. 2 型糖尿病 旧称非胰岛素依赖型糖尿病（non – insulin – dependent diabetes mellitus，NIDDM）。由胰岛素抵抗背景下的进行性胰岛素分泌缺陷导致的。大多起病于中老年期，但近 10 年来已有低龄化的趋势。此型糖尿病患者占所有糖尿病患者的 90% ~95%。2 型糖尿病通常起病缓慢、隐匿，大多数此型的糖尿病患者存在肥胖和饮食、生活方式的不合理。至少在其发病初期，甚至于终生都不需要依赖胰岛素治疗而存活。

3. 其他类型 由 β 细胞遗传缺陷、胰岛素作用遗传缺陷、胰腺外分泌疾病（如囊性纤维病）、内分泌疾病、感染等引起的糖尿病；由药物或化学制剂诱发的糖尿病（如 AIDS 治疗后或器官移植后）；罕见的免疫介导的糖尿病以及其他与糖尿病相关的遗传综合征。

4. 妊娠糖尿病 妇女在妊娠期间出现或发现的任何程度的葡萄糖耐受不良，占妊娠妇女的 1% ~14%。大部分患者分娩后可恢复正常，但可能增加今后发生糖尿病的危险性。

5. 糖耐量受损和空腹血糖受损 一群处于中间状态的人群，其血糖水平升高，虽未达到糖尿病诊断标准，但也不能归为正常。美国糖尿病协会（American Diabetes Association，ADA）将 IFG 和 IGT 命名为"糖尿病前期"，而 IDF 则将其统称为"中间高血糖"。IFG 和 IGT 均为糖尿病和心血管疾病的危险因素。

（三）诊断标准

1. 糖尿病的诊断标准 见表 10 – 4。
2. IGT 和 IFG 的诊断建议 见表 10 – 5。

表 10 – 4 糖尿病的诊断标准（WHO，1999）

1. 糖尿病症状加随机血糖 11. 1mmol/L（≥200mg/dl）。随机是指一天中的任意时间而不考虑上次进餐的时间。糖尿病典型症状包括多尿、多饮和不明原因的体重减轻
2. FPG≥7. 0mmol/L（126mg/dl）。空腹是指至少 8 小时没有能量摄入
3. OGTT 试验 2 小时血糖 11. 1mmol/L（≥200mg/dl）。OGTT 试验必须按照 WHO 标准执行，葡萄糖负荷中使用 75g 无水葡萄糖溶于水中

注：如果没有出现明确的高血糖，应该另选一天对这些评判指标进行一次重复试验加以确认。第 3 次 OGTT 试验的结果不作为常规临床考虑。

表 10 – 5 IGT 和 IFG 的诊断建议（WHO/IDF，2006）

IGT	
空腹血糖	<7. 0mmol/L（126mg/dl）
葡萄糖负荷后 2 小时血糖*	≥7. 8mmol/L（≥140mg/dl），且 <11. 1mmol/L（200mg/dl）
IFG	
空腹血糖	≥6. 1mmol/L（≥110mg/dl），且 <7. 0mmol/L（126mg/dl）
葡萄糖负荷后 2 小时血糖*#	<7. 8mmol/L（140mg/dl）

注：*：口服 75g 葡萄糖负荷后 2 小时血浆葡萄糖；#：如果未检测 2 小时血浆葡萄糖，则糖耐量状态无法确定，不能排除糖尿病或 IGT。

二、糖尿病的病因和发病机制

糖尿病的病因和发病机制较为复杂，至今仍未完全阐明，不同类型糖尿病的病因和发病机制各异，但目前认为主要与遗传因素、环境因素和免疫机制有关。

（一）病因

1 型和 2 型糖尿病的基本病因有两种，即遗传因素和环境因素。遗传因素是基础和内因，而环境因素则是条件和外因。1 型糖尿病与第 6 号染色体短臂的组织相容性抗原（HLA）的复合物异常有密切关系，可以表现出对糖尿病的易感性，此为遗传因素的作用；环境因素则可能是某些对 β 细胞具毒性的

药物和化学物质的摄入、感染等，尤其是病毒如柯萨奇 B_4 病毒的感染，诱发自身免疫，使胰腺分泌胰岛素的 β 细胞遭到严重甚至永久性的破坏，无法正常分泌胰岛素。同样，2 型糖尿病也是遗传因素和环境因素长期共同作用的结果。其遗传倾向更明显、复杂，包括一些基因的突变或表达异常，导致 β 细胞功能缺陷和胰岛素抵抗；环境因素主要包括肥胖、少活动、糖刺激、外伤或过多使用升高血糖的激素等。

（二）发病机制

糖尿病发病机制复杂，从胰岛 β 细胞的自身免疫性损伤导致的永久性胰岛素缺乏，到胰岛素抵抗所致的胰岛素作用异常，都有涉及。

1. 1 型糖尿病的发病机制　主要是在遗传因素的控制下，环境因素对 β 细胞产生直接毒性作用、提高 β 细胞对损伤的易感性或者启动自身免疫反应等。较为关键的环节是胰岛 β 细胞的渐进性破坏，其中 90% 由细胞免疫介导。这种自身免疫反应使 90% 新发病的糖尿病患者循环血中出现自身抗体，如抗胰岛细胞抗体（islet cell antibodies，ICA）、胰岛素自身抗体（insulin autoantibodies，IAA）、谷氨酸脱羧酶（glutamic acid decarboxylase，GAD）抗体以及酪氨酸磷酸酶抗体 IA – 2α 和 IA – 2β 等。各种自身抗体通过细胞介导的免疫反应导致胰岛 β 细胞的进行性破坏。同时，1 型糖尿病还普遍存在胰岛炎症，T 细胞、B 细胞、巨噬细胞、粒细胞和 NK 细胞均参与了炎症反应。胰岛炎症的发生使胰岛 β 细胞的功能逐渐丧失，数目逐渐减少，胰岛素的分泌也逐渐减少，血胰岛素绝对含量降低，从而导致糖尿病的发生。

2. 2 型糖尿病的发病机制　主要是由胰岛素分泌缺陷和胰岛素抵抗所致。

（1）胰岛素分泌缺陷：胰岛素是由胰岛 β 细胞产生和分泌的，并调节体内三大营养素代谢，尤其是糖代谢的主要激素。葡萄糖是胰岛素作用的底物，也是调节胰岛素分泌的主要物质。生理状态下，进食后引起血糖升高，通过一系列生化反应使 β 细胞发生胞吐作用，胰岛素被释放。胰岛素的分泌可分为 3 个阶段，其中第一时相胰岛素分泌可高达基础值的 10 倍，又称快速分泌相；第二时相则分泌量远大于第一时相；第三时相是当血糖降至正常，胰岛素分泌也回到基础水平。

糖尿病患者由于胰岛 β 细胞功能衰退，胰岛素分泌的第一时相减弱或消失，为维持正常血糖，β 细胞增生、肥大、代谢活跃，处于代偿阶段，此时空腹和餐后血糖均可以维持正常。之后，随着 β 细胞功能的进一步下降，胰岛素分泌正常或高于正常，但不能应对餐后等高血糖状态，出现了糖耐量受损。而当确诊为糖尿病时，β 细胞的功能已仅为正常时的 50%。发展到晚期，β 细胞功能衰竭，完全失去代偿，进一步加重胰岛素抵抗和胰岛损伤，机体长期处于高血糖状态并引起全身并发症。

（2）胰岛素抵抗：胰岛素抵抗是指组织对胰岛素的反应性降低，是 2 型糖尿病的早期重要特征之一，可导致血糖升高，被认为是 2 型糖尿病的发病机制之一。

引起胰岛素抵抗的原因有很多，包括血胰岛素抗体的产生、各种原因造成的胰岛素受体和胰岛素信号转导系统中各信号分子的数量、结构和功能的破坏等，都可能导致胰岛素抵抗。影响组织对胰岛素反应性减低的因素有：①胰岛素抗体使能与组织结合的胰岛素量减少，胰岛素的生物学效应降低；②胰岛素受体自身抗体和高胰岛素血症引起胰岛素受体下调，两者均导致细胞膜上胰岛素受体数量减少，细胞对胰岛素的反应性降低；③外周靶器官对胰岛素反应性降低和某些激素过多造成的胰岛素抵抗，前者主要包括肥胖、肝脏疾病和肌无力，后者包括糖皮质激素、生长激素、儿茶酚胺等。

近年有研究显示，炎症在胰岛素抵抗和胰岛 β 细胞损伤的发生过程中起了非常重要的作用。目前，2 型糖尿病被认为是一种慢性炎症疾病，胰岛素抵抗是一个慢性非特异性炎症的持续过程，在此过程中血液和（或）组织中的单核细胞、巨噬细胞等炎症细胞产生炎症因子，肝组织产生急性反应物质。近来发现，异位脂肪组织细胞也处于一种慢性炎症状态，也可分泌许多脂肪因子和炎症因子，包括瘦素、脂联素、肿瘤坏死因子 – α（TNF – α）、白细胞介素 – 1（IL – 1）、白细胞介素 – 6（IL – 6）、干扰素 – γ（IFN – γ）等。这些脂肪因子和炎症因子干扰胰岛素 IRS/PI3K 信号传导通路，是炎症导致胰岛素抵抗的主要分子机制。

（三）膳食、生活方式因素

研究表明，环境因素在 2 型糖尿病的发生中起着很重要的作用，膳食是主要的环境因素之一，膳食类型已有重大改变，运动减少、超重和肥胖增加使糖尿病增加非常显著。改变膳食类型的特点是典型的高能量、高饱和脂肪酸、极少纤维素（或非淀粉多糖）。这种膳食特点与高空腹血糖和高胰岛素、葡萄糖耐量减低（IGT）和 IGT 进展与糖尿病患病率增加有联系。大规模的人群研究已证实不良的生活方式和行为是促使 2 型糖尿病发生和发展的主要途径之一，多年来的研究表明膳食中一种或几种营养素与 2 型糖尿病关系密切。

1. 高脂膳食　研究表明，2 型糖尿病（NIDDM）的发生率与膳食脂肪所提供的能量百分比呈正相关。含高饱和脂肪的膳食早已被证明可增高血总胆固醇和低密度脂蛋白胆固醇水平，并可引起胰岛素的抵抗作用。Feskens 等在荷兰进行的纵向流行病学研究指出饱和脂肪酸及胆固醇的摄入与空腹血糖水平呈明显正相关，不仅具有增高血脂水平、降低糖耐量，及增加胰岛素抵抗的作用，而且还具有增加体重、改变体脂分布的影响，从而增加了糖尿病发病的危险性。大量的流行病学调查也证实，总脂肪和饱和脂肪酸的摄入量与糖尿病发生的危险性呈正相关。调查发现，生活在美国的第 2 代日裔男性膳食结构与美国人相似，摄入的脂肪占总能量的 32.4%，而日本本土男性摄入脂肪占 16.7%；流行病学调查发现，前者糖尿病的患病率是后者的 4 倍，两者有显著差异。Marshall 等人对 1 317 人进行的前瞻性队列研究中，发现每天多摄入 40g 脂肪，患糖尿病和糖耐量减低的危险度分别增加 1.51 倍和 1.62 倍。印第安式的饮食为传统的低脂肪、高碳水化合物、高膳食纤维食物，英国人的饮食为典型的美式高脂肪、低碳水化合物饮食，经过几年的观察发现：英国人膳食结构人群糖尿病发病是两种膳食都采用的混合式的 2.5 倍，而混合式膳食结构人群糖尿病发病是印第安式的 1.3 倍，结论为英国人膳食结构可能增加 Pima 地区的印第安人发生糖尿病的危险；美国卫生专业人士随访研究发现饱和脂肪酸摄入增加与 2 型糖尿病的发生呈正相关，经常摄入成品肉可以增加糖尿病的发生率。

通过动物实验发现，采用高脂低碳水化合物会导致实验动物糖耐量减低及葡萄糖刺激后的胰岛分泌减少，同时血浆游离脂肪酸浓度升高。研究中还发现，即使严格限制能量摄入，高脂低碳水化合物饮食同能量过多摄入一样，可抑制胰岛素分泌及减低胰岛素敏感性。进一步研究的结果证实，长期高脂低碳水化合物饮食可抑制胰岛素分泌，降低胰岛素敏感性，导致糖尿病的发生。美国夏威夷的日本移民的 2 型糖尿病的患病率比日本广岛的日本人高出 1 倍多，这两组人群的膳食总能量摄入相似，但夏威夷日本人的复合碳水化合物的摄入比广岛日本人少 1/3，而脂肪摄入则高出 1 倍。由此可见，高脂低碳水化合物的饮食是糖尿病和糖耐量减低发生率增高的重要原因之一。

2. 蛋白质　美国研究人员发现人体内某些蛋白质的缺陷能够影响胰脏及肝脏中基因的功能。据美国《科学》杂志报道，马萨诸塞州怀特黑德生物医学研究院的研究人员在仔细研究整个人类基因组后发现，一些蛋白质中存在的缺陷会导致常发生于成年人的 2 型糖尿病。我国研究发现，在胚胎发育期，低蛋白膳食易导致胰腺发育不良和 β 细胞功能缺陷，增加了成年后发生 2 型糖尿病的危险。King 等提出在那些存在着持续性或周期性蛋白质缺乏或不规则供给的地区，2 型糖尿病的发病率也高，提示蛋白质的缺乏与 2 型糖尿病的发病存在着一定的相关性。研究发现胚胎期母体摄入的蛋白质不足，会出现胰岛发育不良，β 细胞减少可出现其功能减弱，甚至造成 β 细胞不可修复的损伤，增加成年后出现糖尿病的危险性。在摄入能量相等的情况下，低蛋白摄入组的胎鼠胰腺 β 细胞数目、胰岛的大小、增殖能力和胰腺中胰岛素的水平明显较对照组低。

流行病学调查发现，糖尿病也常出现在较贫穷的地区，推测这种现象可能与母亲怀孕期间饮食缺乏蛋白质有关。临床研究显示：出生时体重 <2.5kg 的婴儿和 1 岁时 <8kg 的幼儿，在 64 岁时，45% 以上的人患糖尿病和心血管系统疾病。加拿大渥太华医学专家斯高特等研究发现，小麦所含的一种名为 GI-BI 的蛋白质会影响某些幼儿的免疫系统，从而引发糖尿病；还发现，当幼儿的免疫系统攻击小麦所含的这种蛋白质后，还会继续攻击胰腺分泌胰岛素的细胞，最终将分泌胰岛素的细胞杀死，从而引发糖尿病。

3. 微量元素

（1）铬：研究发现，铬（Cr）缺乏可引起空腹高血糖、葡萄糖耐受削弱、胰岛素受体数减少及外围神经性疾病等。铬是胰岛素的一种"协同激素"（cohormone），作为胰岛素的增敏剂参与并影响糖、脂肪和蛋白质的代谢。因此，胰岛素在体内发挥作用时需要铬的参与，而葡萄糖耐受因子（GTF）也只能在胰岛素存在的情况下，才能发挥生化效应。众多的临床和实验资料认定，铬是能够增强胰岛素作用的微量元素，当血中铬减少时，糖耐量受损，组织对胰岛素的敏感性降低，严重时会出现尿糖。

Schwar 等发现 GTF 的活性组分主要是 3 价铬离子（Cr^{3+}）。其证据主要有以下 4 个方面：①给大鼠喂食低铬的含糖饮食，这些大鼠相继出现高胰岛素血症和高脂血症，葡萄糖耐受实验中胰岛素曲线下的面积增加，表明这些大鼠患了胰岛素抵抗。②给 5 位患者全胃肠外营养静脉注射（TPN）不含铬的营养剂，相继出现 2 型糖尿病等症状，补铬后症状消失。③血清葡萄糖的增加伴随着尿铬排泄的增加，当葡萄糖代谢的条件发生改变，尿铬的排泄也随之改变。例如 Clodfelder 等发现糖尿病大鼠的尿铬损失比对照组大，血清铬含量低。Ghosh 等在对 50 例印度 2 型糖尿病患者的研究中也发现糖尿病患者的血清铬水平比健康对照组低（32.3nmol/L 对 44.7nmol/L，$P < 0.001$）。Morris 等发现 2 型糖尿病患者的血清铬水平只有健康人的 1/3，尿铬水平则比健康人高 2 倍。我国糖尿病患者血清铬含量也明显低于健康对照组，且与病程、血糖、三酰甘油及胆固醇水平呈负相关。④人对铬的吸收和饮食中铬摄入量呈负相关（大鼠例外），例如摄取 $10\mu g$ 时吸收率约为 2%，但摄取 $40\mu g$ 时吸收率减少到 0.5%。这些研究结果表明，铬和葡萄糖代谢，也许和胰岛素功能之间存在着一定的联系。

（2）锌：国内外有关糖尿病患者血锌的测定结果不一，大部分报道降低。锌与胰岛素的合成、分泌、贮存、降解、生物活性及抗原性有关。锌主要分布在胰岛 β 细胞的分泌颗粒中，促使胰岛素结晶化，锌激活羧化酶使胰岛素原转变为胰岛素，并提高胰岛素的稳定性。胰岛素是体内降低血糖的唯一激素，它的分子构造中有 2 个金属原子锌，缺锌的胰岛素易变性失效，从而影响葡萄糖在体内的平衡过程。李少旦等在对"糖尿病患者血清微量元素的含量分析"中发现，糖尿病患者血清锌水平降低，且与对照组相比有显著差异（$P < 0.01$）。缺锌可诱导产生胰岛素抵抗，使胰岛素生成下降，易并发糖尿病。动物试验表明，缺锌的大鼠体内羧肽酶 β 活性下降 50%，无活性的胰岛素原转变为有活性胰岛素的趋势下降，从而造成血清胰岛素水平下降。Juturu 等研究发现，糖尿病患者普遍缺锌，几种糖尿病并发症也与细胞锌或锌依赖抗氧化物酶的降低有关。

（3）硒：许多研究证实，糖尿病患者因葡萄糖和糖基化蛋白质自动氧化等可产生大量自由基，同时机体抗氧化物质如抗氧化酶活性下降，对自由基清除能力减弱，从而产生明显的氧化应激，而硒缺乏时机体对氧化损伤的敏感性增加，过多的自由基积累则可引发生物膜磷脂中不饱和脂肪酸的一系列自由基反应，即脂质过氧化，可导致：①膜的流动性发生不可逆的改变，脆性增加；②与膜结构相联系的胰岛素受体受到不同程度的影响，从而减弱与胰岛素的结合；③毛细血管基膜的脂质过氧化可使基膜通透性增高。这些改变是糖尿病时葡萄糖代谢障碍和发生微血管病变的重要机制。研究表明，缺硒引起胰岛损伤的主要变化是以 β 细胞为主体的结构与功能的异常。动物实验结果显示，大鼠通过补硒后，糖、脂代谢紊乱得到了一定的改善，超氧化物歧化酶（SOD）、谷胱甘肽过氧化物酶（GSH－Px）活力明显提高，MDA 水平下降，说明硒通过提高抗氧化系统的防御功能对抗了自由基对胰岛 β 细胞的损害，在一定程度上保护了胰岛的 β 细胞，改善了糖尿病大鼠的胰岛功能及物质代谢的紊乱。糖尿病患者的临床表现与患者体内硒水平有密切关系。据杨辉等报道，糖尿病患者治疗前血清硒明显降低，且与血糖呈负相关，血清硒降低必然会影响 GSH－Px 活性，加重了胰岛细胞的损伤和血管神经病变的发生、发展。

4. 超重/肥胖与腰围

体重超重/肥胖和腹部脂肪蓄积是 2 型糖尿病发病的重要危险因素。我国 24 万人群数据的汇总分析显示，如以空腹血糖 ≥126mg/100mL 或餐后 2 小时血糖仍 ≥200mg/100mL 者诊断为 2 型糖尿病患者，BMI≥24 者的 2 型糖尿病的患病率为 BMI＜24 者的 2.0 倍，BMI≥28 者的 2 型糖尿病患病率为 BMI＜24 者的 3.0 倍。男性和女性腰围分别为 ≥85cm 和 ≥80cm 时，糖尿病的患病率都为腰围正常者的 2～2.5 倍。肥胖患者的胰岛素受体数减少和受体缺陷，发生胰岛素抵抗（对胰岛素不敏感）现象和空腹胰岛素水平较高，影响到对葡萄糖的转运、利用和蛋白质合成。中心型脂肪分布比全身型脂肪分布的人患糖尿病的危险性更大；肥胖持续的时间越长，发生 2 型糖尿病的危险性越大。儿童、青少年时期开始肥胖，18 岁后体重持续增加和腹部脂肪堆积者患 2 型糖尿病的危险性更大。腰围超标、血清三酰甘油和低密度脂蛋白胆固醇升高、高密度脂蛋白胆固醇降低、血压升高和空腹血糖异常高等危险因素中，如出现多个因素聚集，即临床上定义的代谢综合征，有很强的致动脉粥样硬化作用。代谢综合征与胰岛素抵抗密切相关，肥胖、腰围超标和缺少体力活动是促进胰岛素抵抗进展的重要因素。

Jonathan 等对加拿大埃德蒙顿地区一所学校 875 名 5～19 岁的儿童进行调查发现，根据 BMI 确定的肥胖和超重的患病率分别为 7.8% 和 14.3%。美国 Liu 等对青少年糖尿病患者调查资料分析发现，超重患病率为非西班牙裔白人 94.7%，非西班牙裔黑人 100%，西班牙裔青少年 90.5%。在非西班牙裔白人青少年 1 型糖尿病患者中超重的患病率和风险率分别为 11.9% 和 21.5%；在非西班牙裔黑人分别为 31.9% 和 23.6%；在西班牙裔分别为 18.3% 和 28.5%。与健康同龄人相比，青少年 2 型糖尿病患者更多并发超重，而青少年 1 型糖尿病患者较少并发超重。与青少年非糖尿病者相比，青少年 1 型糖尿病患者超重的发病率与之相当，但发生超重的危险性增高。

三、糖尿病患者的营养代谢变化

（一）碳水化合物代谢

胰岛素在人体内的重要功能包括传送葡萄糖和氨基酸、制造肝糖原，将葡萄糖转化成三酰甘油、合成核酸及蛋白质。血糖是刺激胰岛素分泌最重要的因素。由于胰岛素与其受体结合后才发挥作用，所以胰岛素的分泌量及其受体数目均与糖尿病发生有密切关系。当胰岛素不足时，肝脏摄取葡萄糖合成糖原的能力减弱，使过多葡萄糖进入血液循环，组织利用葡萄糖的能力减弱，空腹及餐后肝糖输出增加；又因葡萄糖异生底物的供给增多及磷酸烯醇型丙酮酸羧基酶活性增强，肝糖异生增加，因而出现空腹及餐后高血糖。血糖升高可引起全身性的代谢紊乱，造成一系列急性并发症，并在蛋白糖化及糖尿病慢性并发症的形成中起重要作用。此外，高血糖还将严重影响 β 细胞的功能，是引起胰岛 β 细胞功能损害、糖尿病病情恶化的重要因素，也称高血糖毒性作用。通过饮食疗法、运动疗法及适当药物尽可能使血糖维持在一个接近正常的水平是维持及恢复 β 细胞功能的一个重要措施。

（二）脂肪代谢

正常人体脂肪代谢处于动态转化过程中，糖尿病患者胰岛素不足，体内脂肪组织摄取葡萄糖及从血浆清除三酰甘油的能力下降，脂肪合成减慢、分解加速，血浆游离脂肪酸水平升高。当胰岛素极度缺乏时，激素敏感性脂酶活性增强，储存脂肪的动员和分解进一步加速。而分解产生的大量三酰甘油及游离脂肪酸，经 β 氧化而生成大量乙酰辅酶 A，又因糖酵解生成草酰乙酸减少，使乙酰辅酶 A 不能与草酰乙酸充分结合进入三羧酸循环氧化为能量，因而大量缩合成乙酰乙酸，进而转化为丙酮和 β - 羟丁酸，即产生大量酮体。当酮体生成过速，超过组织利用和排泄能力时，在体内大量堆积而造成酮症，进一步可发展至酮症酸中毒。此外，糖尿病患者由于胆固醇的合成旺盛还会形成高胆固醇血症，而血中三酰甘油增多则是糖尿病微血管病的重要发病因素。与高血糖毒性作用相似，血脂异常如果不加以纠正，会引起 β 细胞功能的进行性下降。

（三）蛋白质代谢

由于糖代谢异常造成能量来源不足，为了补充能量，部分蛋白质氧化分解；同时，糖尿病患者肝、肌肉等组织摄取氨基酸也减少，蛋白质合成代谢减弱、分解代谢加速，这些因素均导致负氮平衡。血浆中成糖氨基酸（甘氨酸，丙氨酸，苏氨酸和谷氨酸）浓度降低，提示糖异生旺盛，成为肝糖输出增加的主要来源；成酮氨基酸（亮氨酸、异亮氨酸和缬氨酸等支链氨基酸）浓度升高，反映肌肉组织摄取这些氨基酸合成蛋白质能力降低，导致患者乏力、消瘦、组织修复和抵抗力降低、儿童生长发育障碍和延迟。此外，蛋白质代谢紊乱还会影响免疫球蛋白产生，故糖尿病患者细胞及体液免疫能力减低，易发生各种感染并可能出现伤口不愈。儿童发生糖尿病，生长发育会因蛋白质分解而受阻，抵抗力相应减弱。

四、糖尿病的临床表现与并发症

（一）临床表现

糖尿病的典型症状为"三多一少"，即多饮、多尿、多食和体重下降。由于血糖升高超过肾糖阈，大量葡萄糖从尿中排出，形成高渗性利尿，24小时尿量可达2～10L。体内脱水刺激口渴中枢，引起多饮。胰岛素的相对或绝对不足使体内葡萄糖不能利用，脂肪和蛋白质的分解代谢增加，体重减轻可达10kg以上。体内细胞处于饥饿状态，故造成多食。除此之外，还可能出现疲乏，劳累，视力下降，皮肤瘙痒，手、足麻木，伤口愈合缓慢，反复感染，男性阳痿等不典型症状。

1型糖尿病起病时"三多一少"症状常较明显。但大多数患者，特别是2型糖尿病患者症状常常不明显或发病初期无异常表现。此外，糖尿病的不典型症状往往在其他非糖尿病的情况下也可出现，容易被忽略。以上两种情况都极易导致漏诊。因此对高危者应进行糖尿病和糖尿病前期筛查。

（二）并发症

1. 急性并发症

（1）糖尿病酮症酸中毒（diabetic ketoacidosis，DKA）：是最常见的急性并发症之一，常见于1型糖尿病患者。感染、胰岛素治疗中断或不当减量、饮食不当、创伤、手术等都可能是其发生的诱因。患者酮体生成量剧增，在血中积聚产生酮症，继而发生代谢性酸中毒，同时机体出现严重失水和电解质紊乱。患者表现为高血糖、脱水、尿量减少、呼吸深快、呼出气体带有烂苹果味（丙酮）、血压降低等，严重者出现昏迷并危及生命。

（2）糖尿病非酮症性高渗性昏迷：多见于中老年2型糖尿病患者，机体内尚有胰岛素分泌，可抑制脂肪分解但利用葡萄糖不够。常见诱因有感染、急性胃肠炎、胰腺炎、脑血管意外、暴饮暴食、某些药物（如肾上腺皮质激素、噻嗪类利尿药等）的应用等。起病早期可出现多尿、多饮，但症状可能不明显。以后失水随病情进展逐渐加重，表现为严重脱水、出现神经精神症状如嗜睡、幻觉、定向障碍、癫痫样抽搐等，神志不清最后陷入昏迷。此并发症病死率高，应引起高度重视。

（3）低血糖：糖尿病患者，如果应用口服降糖药或胰岛素过量、耽误进餐或食物摄入量不足、运动量加大以及空腹饮酒时，均可能发生低血糖。临床上表现为一系列交感神经兴奋（出汗、心慌、面色苍白、四肢颤抖、饥饿感、软弱无力等）和中枢神经系统功能紊乱（意识模糊、头痛、头晕、言语障碍、幻觉、精神病样发作、痴呆，甚至昏迷等）的综合征。一般情况下，将静脉血浆葡萄糖浓度<2.8mmol/L（50mg/dl）定义为低血糖，但须注意的是，糖尿病的低血糖是体内胰岛素的相对过量，不同患者以及同一患者不同情况下出现低血糖症状时的血糖水平都是不同的。持续的低血糖除可危及生命外，还可导致脑功能障碍，增加心、脑血管意外的危险性。治疗可迅速口服葡萄糖或含糖食品、注射葡萄糖，必要时使用胰高血糖素。

（4）感染：糖尿病常引起皮肤化脓性感染，如疖、痈等；皮肤真菌感染，如足癣；尿路感染，如肾盂肾炎、膀胱炎、肾乳头坏死；女性糖尿病患者常并发真菌性阴道炎、巴氏腺炎等。

2. 慢性并发症　糖尿病的发生与体内胰岛素绝对或相对不足有关，由此会引起全身代谢及酸碱平衡失调。随着时间推移，血糖控制不良会导致慢性并发症的陆续出现，这是造成糖尿病死亡的主要原因。

（1）大血管病变：糖尿病可致大、中动脉粥样硬化，它主要侵犯主动脉、冠状动脉、脑动脉、肾动脉和肢体外周动脉，引起冠心病、缺血性或出血性脑血管病、肾动脉硬化、肢体动脉硬化等。肢体外周动脉粥样硬化常以下肢动脉病变为主，表现为下肢疼痛、感觉异常和间歇性跛行，严重供血不足可导致肢体坏疽。

（2）微血管病变

1）糖尿病肾病：糖尿病会诱发肾小球微血管病变、肾动脉硬化和反复或慢性肾炎等肾脏病变，发生率在 20%～40%。其特点是大量蛋白尿、肾小球滤过率（GFR）下降和高血压。临床上一般可分为五期。Ⅰ期：肾小球高滤过期；Ⅱ期：间断白蛋白尿期；Ⅲ期：早期糖尿病肾病期；Ⅳ期：临床糖尿病肾病期；Ⅴ期：肾功能衰竭期。其中，Ⅰ、Ⅱ期无明显症状；Ⅲ期开始出现微白蛋白尿，是预防进一步发展的关键时期，如无法逆转即进入Ⅳ期，出现持续蛋白尿；Ⅴ期即终末期最终发生肾衰竭。有些患者往往在尚未出现蛋白尿时已有肾小球滤过率的下降，因此，现在 ADA 的糖尿病诊疗标准中也采用慢性肾脏病（chronic kidney disease，CKD）分期，即基于肾小球滤过率评估结果的分期。

2）糖尿病视网膜病变：是微血管病变的又一重要表现。主要改变包括视网膜微血管瘤、出血斑、渗出、新生血管、视网膜前和玻璃体积血、视网膜剥离等。致盲的概率显著高于正常人。

（3）神经病变：病变部位以周围神经为主，通常为对称性，下肢较上肢严重，病情进展缓慢，临床上先出现肢端感觉异常、肢痛、肌力减弱甚至肌萎缩和瘫痪等。自主神经病变也较常见，且较早出现，影响胃肠、心血管、泌尿系统和性器官功能。

（4）糖尿病足：糖尿病患者由于末梢神经病变、下肢动脉供血不足，以及细菌感染等多种因素，引起足部疼痛、皮肤深溃疡、肢端坏疽等病变，统称为糖尿病足，是糖尿病最常见的并发症之一，严重者可能需要截肢或发生死亡。2005 年"世界糖尿病日"的主题即为"关注糖尿病足"，宣传对糖尿病足的早期预防和治疗，以降低其致残率和致死率。

五、糖尿病的综合治疗原则

早在半个多世纪以前，美国著名糖尿病专家就曾把糖尿病的治疗比作是驾驭一辆三匹马的战车，这三匹战马分别是饮食治疗、胰岛素治疗（当时尚无口服降糖药）和运动治疗，精辟地提出了糖尿病的综合治疗原则。近年来，根据实践经验的总结，公认的糖尿病综合治疗原则包括以下 5 条：①糖尿病的教育与心理治疗；②糖尿病饮食治疗；③糖尿病运动治疗；④糖尿病药物治疗；⑤糖尿病的病情监测。只要认真掌握好这 5 条原则，就能使糖尿病获得良好的控制，避免或延缓急、慢性并发症的发生和发展。

（一）糖尿病的教育与心理治疗

1. 糖尿病的教育

（1）糖尿病教育的意义：糖尿病是一种终身性的疾病，但通过适当的治疗措施可以被良好控制。为了达到这一目标，医务工作者应使糖尿病患者了解该疾病的基本知识，学会维持生命的基本技能和控制疾病的方法，达到自我控制病情、自我保健的目的。由此，糖尿病教育日趋受到全世界的关注。良好的糖尿病教育可提高患者自我血糖控制和调节能力，减少和延缓并发症的发生和发展，降低住院率，减少药物用量，从而直接减少患者和社会的经济负担。而就我国目前情况而言，糖尿病的发病率高，而糖尿病教育体系则尚欠完整，专职糖尿病教育人员偏少，大力开展糖尿病教育、探索符合国情的糖尿病教育模型和体系已迫在眉睫。

（2）如何进行糖尿病教育：可以建立一个糖尿病治疗和健康教育小组，定期进行糖尿病教员培训并设计教育课程，采用生动多样的健康教育形式使糖尿病患者正确认识自己的疾病和病情，改变错误观念；掌握药物或胰岛素的使用和饮食计划的设计；学会血糖自我监测。此外，还应建立系统性的社会教育网，由政府直接参与对糖尿病教育的组织和调控。糖尿病教育应该贯穿糖尿病患者的一生。

2. 糖尿病的心理治疗
随着近年来生物 - 心理 - 社会医学模式的提出，给糖尿病的研究带来了一种新的思路。研究发现，如工作学习长期过度紧张、人际关系不协调、生活中的突发不幸事件等社会、心理上的不良刺激，都可能是糖尿病发生和加重的影响因素，认识到糖尿病也是身心疾病的一种，治疗糖尿病也必须重视纠正和消除来自社会、环境的不良刺激，使不正常的心理状态恢复正常。因此，心理治疗也是一个不能忽略的重要环节。

（二）糖尿病的饮食治疗

在糖尿病的发生和发展中，饮食因素起着相当重要的作用。因此，饮食治疗是糖尿病治疗的基础，在后节将会详细叙述。

（三）糖尿病的运动治疗

对于 2 型糖尿病，运动和饮食是一切治疗的基础和保障；对于 1 型糖尿病来说，最根本的原则是保持饮食、运动和胰岛素作用三者的平衡与统一。由此可见，运动在糖尿病治疗中的重要地位。通过适当的、长期不懈的体育锻炼，可以有助于使肥胖患者体重减轻、对胰岛素的敏感性增强，使血糖得到良好的控制；对于轻型糖尿病患者，还可以改善末梢组织对糖的利用从而使血糖下降，对防止血管、神经并发症都有一定作用。ADA2007 年糖尿病诊疗标准中建议，糖尿病患者每周至少进行中等强度有氧体力活动 150 分钟（50% ~70% 最大心率）和（或）每周至少 90 分钟强度较大的有氧运动（ >70% 最大心率），以改善血糖控制，帮助保持体重和减少心血管疾病危险。体力活动每周至少 3 天，且不得连续 2 天不活动。对无禁忌证的 2 型糖尿病患者鼓励每周进行 3 次耐力运动。美国运动医学院专家认为耐力运动可以改善胰岛素敏感性。运动治疗的过程中，必须注意定时、定量、坚持；根据实际情况选择合适的运动方式和运动强度；并且注意预防运动时低血糖的发生。

（四）糖尿病的药物治疗

单纯饮食及运动治疗并不能使所有糖尿病患者的血糖维持在基本正常水平，所以当病程进展到一定程度，甚至在病程早期就应该选用合适的口服降糖药或胰岛素，并根据临床需要，服用降压、调脂等其他药物。

1. 口服降糖药物　常用的口服降糖药主要包括以下几类：①磺脲类：可以刺激胰岛素的分泌，分为长效（如格列本脲）、中效（如格列齐特）、短效（如格列吡嗪）以及新一代的格列苯脲等；②双胍类：可以降低食欲、减少吸收，适合肥胖患者服用，如二甲双胍等；③α - 糖苷酶抑制剂：能使多糖或者双糖降解为单糖的速度减慢以延缓吸收，达到降低血糖的目的，如阿卡波糖、倍欣等；④噻唑烷二酮类（TZDs）：为胰岛素增敏剂，能在多种层次上增强胰岛素的敏感性，减少胰岛素抵抗，如罗格列酮和匹格列酮等；⑤格列奈类：为新型短效胰岛素促泌剂，如瑞格列奈、那格列奈等；⑥胰高血糖素样肽 - 1（GLP - 1）类似物：可以刺激胰岛素释放、抑制胰高血糖素、抑制胃酸分泌，如 GLP - 1 激动剂 exendin - 4 等。

2. 胰岛素　以下患者需要用胰岛素来控制血糖：①1 型糖尿病；②糖尿病患者妊娠或妊娠糖尿病；③2 型糖尿病经较大剂量口服药物治疗血糖仍控制不佳；④出现严重急、慢性并发症；⑤糖尿病患者因其他疾病需行中、大型手术等。胰岛素控制血糖能力很强，不良反应小，但必须通过皮下或静脉注射途径给予。可分为短效、中效、长效、预混型以及胰岛素类似物（分超短效和超长效）等数种类型。

（五）糖尿病的自我监测

自我监测是糖尿病治疗中一个非常重要的环节。对于接受胰岛素治疗的患者，为随时掌握自己的病情并随时调整胰岛素治疗方案，需要进行自我血糖监测（self - monitoring of blood glucose，SMBG）。SMBG 让患者自己评估其治疗效果和血糖是否达标，其结果也可用于预防低血糖以及调整药物、饮食和运动方案。SMBG 的频度和时间可根据患者的特殊需要与目的决定。每天进行 SMBG 对胰岛素治疗患者监测和预防无症状性低血糖与高血糖特别重要。对大多数 1 型糖尿病和使用胰岛素的孕妇，建议每天进行 SMBG3 次或更多次，包括空腹和餐后血糖；对接受口服药物治疗的 2 型糖尿病患者，SMBG 的频度和时间则因人而异，取决于药物治疗的具体方案以及是否处于调整期、是否达到血糖控制目标等，应满足有利于血糖达标的要求。

此外，对于每一位糖尿病患者，无论是否接受胰岛素治疗，无论是否能进行良好的自我血糖监测，也都有必要自我督促定期到医院接受检查，包括：糖化血红蛋白（HbA1c）、尿酮体、胰岛素或 C 肽、血脂、24 小时尿蛋白和眼底检查等。其中，HbA1c 是血糖控制的主要目标，应列为所有糖尿病患者的常规检查，通过其检测结果，医护人员可了解患者测试前 2 ~3 个月的平均血糖以评估治疗效果。在避免低血糖情况下，HbA1c 应尽可能接近正常。一般情况下的成年糖尿病患者 HbA1c 目标值应 <7% 。对于那些治疗达标（血糖控制稳定）的患者，每年至少测 2 次 HbA1c。

糖尿病的长期治疗往往需要以上各项综合治疗原则的联合应用。ADA 与欧洲糖尿病研究学会（EASD）2006 年联合发布的《2 型糖尿病血糖控制共识》提出，早期用二甲双胍联合生活方式（饮食治疗和运动）干预并适时加药（包括早期开始胰岛素治疗）是达到和保持治疗目标（即大多数患者 HbA1c <7%）的有效办法，而长期维持这一目标又需要完善的糖尿病教育和规律的自我监测。

六、糖尿病的营养防治

（一）糖尿病的营养防治目标

糖尿病营养防治的目标是：①通过促进健康的饮食和体力活动使体重适度减轻并维持，从而降低发生糖尿病和心血管疾病的危险性；②维持血糖在正常水平或足够安全的接近正常水平；③维持血脂和血浆脂蛋白谱在足以能够降低血管疾病危险性的水平；④维持血压在正常水平或足够安全的接近正常水平；⑤通过合理营养和良好生活方式的培养，预防或至少延缓糖尿病慢性并发症的发生、发展；⑥满足个体化的营养需求，考虑到个体和文化差异以及不同的生活方式，同时尊重个人的意愿；⑦对 1 型和 2 型糖尿病的青少年、孕妇和乳母，以及老年糖尿病患者，满足各特定时期的营养需求；⑧对使用胰岛素或胰岛素促泌剂的糖尿病患者，为安全的体育运动提供自我监测治疗培训，包括低血糖的营养预防和治疗，以及糖尿病急重症期间的处理。

（二）糖尿病的营养预防

1. 1 型糖尿病的营养预防

（1）避免有毒药物和化学物质的摄入：某些药物和化学物质可能对胰岛 β 细胞具毒性，从而抑制胰岛素的合成和分泌，甚至导致 β 细胞的破坏。如噻嗪类利尿剂、四氧嘧啶（alloxan）、链脲唑菌素（streptozotocin）等。

（2）提倡母乳喂养：婴儿早期添加牛奶的时间与 1 型糖尿病的发病率可能存在关联。牛奶中的某些蛋白成分被认为可能是导致糖尿病的因素，如牛血清白蛋白（BSA）、β 乳球蛋白（BLG）、酪蛋白等，但证据尚不足。尽管如此，提倡母乳喂养，尽量避免早期添加牛奶，仍可能对预防 1 型糖尿病的发生起到一定的作用。

迄今为止，国际上对 1 型糖尿病的营养预防没有提出明确的建议，仍在进一步的探索和研究中。

2. 2 型糖尿病的营养预防

（1）糖尿病前期（中间高血糖）的干预：IGT 及 IFG 两者均为糖尿病前期（中间高血糖），都有发展为 2 型糖尿病的危险性。多项研究的结果显示，IGT 和 IFG 均可以显著增加糖尿病发病的危险性，单纯 IGT 和单纯 IFG 增加糖尿病危险性的趋势是相似的，而 IGT 和 IFG 两者兼有的患者发生糖尿病的危险性最高。因此，有必要对糖尿病前期（中间高血糖）进行干预，这将可大大减少未来的糖尿病患病率。

对 IGT 和 IFG 的干预包括生活方式和药物。前者在于平衡饮食与适当运动的结合。目前，对于这一人群是否需要药物干预并无统一定论，但单纯生活方式干预应该作为首选的措施，尤其对于存在不良生活习惯者更有效。

（2）糖尿病前期（中间高血糖）的饮食干预措施：防治肥胖是饮食干预的主要目标。对于超重、肥胖的患者，应限制能量的摄入，逐步达到或维持正常体重、减轻胰岛 β 细胞的负担、改善胰岛素抵抗。建议按标准体重计算得出的每天所需能量减少 2 092 ~ 4 184kJ（500 ~ 1 000kcal）。减少的能量摄入和适度的体重丢失可以在短期内改善胰岛素的敏感性和血糖水平。有研究发现，如能将体重减轻 7% 左右，即可降低发生 2 型糖尿病的危险性，同时也可改善血脂、血压异常。但是，限制能量如果单独使用，对于长期维持体重减轻效果并不理想，还应与规律性的体育运动相结合。

在限制总能量的前提下，饮食中还应减少脂肪的摄入比例。有研究报道，在总能量不变的情况下，高脂肪的摄入与高糖尿病发生率相关。ADA 的糖尿病预防计划建议，每天脂肪摄入小于总能量的 25% 可有效减轻体重，降低 2 型糖尿病的危险性。除了 n－3 脂肪酸，几乎所有类型的膳食脂肪都可能对胰岛素敏感性有一定的负面效应，其中，以饱和脂肪酸最为明显。在总能量摄入适宜的条件下，减少饱和脂肪酸、增加不饱和脂肪酸则可能会降低患 2 型糖尿病的危险性。

饮食结构及饮食习惯的不合理是导致 2 型糖尿病发生的主要环境因素。调查发现，现代人普遍存在一味追求精细、高脂肪、高蛋白质、高能量、低膳食纤维饮食，或者早餐不吃、晚餐过量的现象，造成白天能量不足、夜间营养过剩，再加上活动减少，使糖尿病发病的危险性显著增高。因此，要预防糖尿病就必须改变这种不良饮食结构及习惯，合理分配餐次和能量摄入，保证足够的蛋白质、维生素及其他微营养素的供给，做到粗细粮、肉蛋奶、蔬菜合理搭配。《ADA 2007 年糖尿病营养治疗指南》建议糖尿病高危人群应每天摄入膳食纤维 14g/4 184KJ（14g/1 000kcal），且谷类食物中全谷类应占一半，以改善胰岛素的敏感性。

（三）糖尿病的营养治疗

糖尿病的营养治疗主要以糖尿病的长期饮食管理为主。

（1）每天所需能量的估算：对于糖尿病患者，特别是存在超重或肥胖的个体，其超重或肥胖与胰岛素抵抗以及糖尿病相关并发症的发生、发展有密切关系。有研究显示，通过生活方式的改变，适度减轻体重（比初始体重减轻 5%～7%）可改善血糖、血脂和血压异常，减轻胰岛素抵抗，以及降低心血管疾病的发生率。因此，为达到这一目标，首先应限制每天总能量的摄入。

标准的减重饮食每天所提供的总能量比维持理想体重所需减少 2 092～4 184kJ（500～1 000kcal）。虽然许多患者在 6 个月内可最多减重 10%，但如果不能坚持并随访，易出现体重回升。此外，临床上一般不主张轻易采用极低能量饮食（very low caloric diet，VLCD）。

（2）平衡的膳食结构

1）碳水化合物：长期以来，糖尿病患者对碳水化合物的摄入一直存在顾虑，认为必须严格限制。近年来实验研究结果提示，在合理控制总能量的基础上适当的碳水化合物摄入量，不会影响患者的血糖值。糖尿病患者每天碳水化合物摄入量应占总能量的 55%～65%。目前不推荐采用低碳水化合物饮食（<130g/d）来控制糖尿病患者的超重或肥胖。

一项在 1 型糖尿病患者中进行的研究显示，餐前胰岛素剂量和餐中碳水化合物总量引起的餐后血糖反应有很大关系。因此，餐前胰岛素的使用剂量应考虑到餐中碳水化合物的含量。对于接受固定剂量胰岛素治疗的患者，每天每餐的碳水化合物量也应一致。

尽管碳水化合物的摄入总量是餐后血糖的主要决定因素，但食物种类、淀粉类型、食物制备方式（如烹饪方法和时间、加热程度或水的用量等）、生熟度和加工程度等对餐后血糖也有影响，因此，碳水化合物的类型对糖尿病患者同样重要。

1984 年，Jenkins 首次提出了血糖指数（glycemic index，GI）的概念。通常情况下，血糖指数越低的食物对血糖的升高反应就越小。近年来又有研究指出，餐后血糖水平除了与 GI 值的高低有关外，还与食物中所含的碳水化合物的含量有密切关系。GI 高的食品，如果所含碳水化合物的量很少，尽管其容易转化为血糖，但其对血糖总体水平的影响并不大，因此，GI 值仅仅反映出碳水化合物的质，并没有反映出碳水化合物的实际摄入量。如果将摄入碳水化合物的质和量结合起来，就产生了一个新的概念，即血糖负荷（GL）。GL 值的大小为食物 GI 值与其碳水化合物含量两者的乘积：

血糖负荷（GL）＝ GI × CHO% × 100

尽管低 GI 和低 GL 食物可能降低餐后血糖，但必须指出，进食速度、食物中脂肪及水溶性纤维含量、胃肠道排空、消化吸收速度和功能都对，GI 和 GL 有很大影响，且低 GI 和 GI 食物长期的降血糖效应尚待进一步研究证实。

鼓励糖尿病患者摄入含膳食纤维丰富的各种食物如豆类、谷类、水果和蔬菜等。因其可以减缓碳水化合物和脂类的吸收从而降低血糖、改善血脂异常、提高机体对胰岛素的敏感性并增加饱腹感。建议糖尿病患者每天摄入膳食纤维 30g 左右为宜。

研究显示，膳食中的蔗糖虽然甜度很高，但其并不比等能量的淀粉使血糖升得更高，因此，糖尿病患者不必由于担心高血糖加重而刻意限制蔗糖和含蔗糖食物的摄入，只需注意不要因此摄入过多能量。对糖尿病患者，如果在膳食中用果糖代替蔗糖或淀粉，可以产生降低餐后血糖的效应，但因考虑到其可能对血脂有相反作用,所以并不推荐作为增甜剂。糖醇是一种低能量的甜味剂,包括赤藓糖醇、甘露醇、山梨醇、木糖醇、塔格糖等,平均能量含量为 8.4kJ/g(2kcal/g)。但并无证据显示其使用可降低血糖、能量摄入或体重。在儿童需注意其摄入可能会引起腹泻。此外,还有一些甜味剂如乙酰氨基磺酸钾、阿斯巴甜、糖精等,不含能量和营养成分,可以在糖尿病人群中使用。

2)蛋白质:糖尿病患者蛋白质代谢异常受胰岛素缺乏和胰岛素抵抗的影响要小于葡萄糖代谢。而单独由碳水化合物引起的血糖反应峰与由碳水化合物和蛋白质共同引起的血糖反应峰是相似的,提示蛋白质不会减慢碳水化合物的吸收。

糖尿病患者每天蛋白质摄入量应为 1.0g/kg 左右,占总能量的 15%~20%,并以优质蛋白质为主。对处于生长发育的儿童或有特殊需要或消耗的人群,蛋白质的比例可适当增高,而对于糖尿病肾病患者,则应特别注意避免过量摄入。此外,目前不建议用高蛋白饮食(>能量摄入的 20%)来减轻体重。

3)脂肪:①脂肪摄入量:饮食中如脂肪含量过高,会使血中胆固醇及游离脂肪酸大量增加,导致动脉硬化,降低胰岛素的敏感性,降低葡萄糖的氧化利用率及肝脏、骨骼肌、脂肪等组织的胰岛素受体数目,增加糖异生作用,使血糖升高更为明显。糖尿病患者的每天脂肪需要量通常限制在 0.6~1.0g/kg,占总能量的 20%~25%。在控制总能量的前提下,低脂高碳水化合物饮食可使体重减轻,同时出现血浆总胆固醇和三酰甘油水平降低、高密度脂蛋白胆固醇(HDL-C)水平升高。如果长期应用,可起到较好的适度减轻体重并改善血脂异常的效果。②不同种类脂肪的比例:ADA 建议,糖尿病患者饱和脂肪的摄入应该<总能量摄入的 7%。尽管多不饱和脂肪在糖尿病患者中的应用尚未明确,但现有的研究显示,与饱和脂肪相比,多不饱和脂肪仍显示出降低血脂的效应,补充 n-3 多不饱和脂肪酸(如鱼类)被证明可降低 2 型糖尿病患者的血浆三酰甘油水平。可是由于多不饱和脂肪酸在体内代谢过程中容易氧化而对机体产生不利影响,故也需限量。与之相比,单不饱和脂肪降低血脂的效应则更为显著,是较为理想的能量来源。为了达到最佳平衡,建议饱和脂肪、多不饱和脂肪与单不饱和脂肪三者的比例控制在 0.8:1:1.2 为宜;而 n-3 和 n-6 多不饱和脂肪酸间的比例应为 1:4~1:6。此外,糖尿病患者对膳食胆固醇比普通人更敏感,所以膳食胆固醇的摄入应<200mg/d。③反式脂肪酸:饮食中反式脂肪酸的主要来源包括用氢化油制成的产品,如烘烤制品(如饼干、面包和其他点心等)、煎炸食品或经氢化起酥的炸鸡等。动物来源的食物如乳制品只提供少量反式脂肪酸。反式脂肪酸升高血浆 LDL-C 水平的效应类似于饱和脂肪酸。因此,反式脂肪酸的摄入应该限制到尽可能最少。④植物固醇和植物甾醇酯:可以阻断肠道对膳食和胆汁中胆固醇的吸收。有研究报道,每天摄入 2g 植物固醇/甾醇可降低血浆总胆固醇和 LDL-C。

4)微营养素:糖尿病患者应该摄入足够量的维生素和微量元素,特别是对于限制能量摄入的患者,补充多种维生素和微量元素的制剂是有益的,但如果均衡饮食,则无须额外补充,而且需注意如果剂量过大则存在潜在毒性。

由于糖尿病处于氧化应激和慢性炎症的状态,常并发动脉粥样硬化、糖尿病肾病、神经损伤等一系列并发症,所以现在热衷于给糖尿病患者补充抗氧化维生素和微量元素。但目前为止,大剂量膳食抗氧化物如维生素 C、维生素 E、硒、β 胡萝卜素和其他类胡萝卜素在心血管疾病、糖尿病或癌症方面的保护效应并未明确,其长期效应在许多大型研究中并未得到证实,甚至发现可能存在负面效应。因此,在均衡饮食的情况下,并不建议常规补充抗氧化剂。

钙和磷的缺乏或钙、磷代谢紊乱使糖尿病患者更易发生骨质疏松,因此糖尿病患者特别是老年糖尿病患者每天应注意补充。其他某些电解质和微量元素如钾、镁、锌、铬等的缺乏,会加重碳水化合物不耐受。其中锌与胰岛素活性有关,铬可能有利于血糖控制,还有如镁、钒等则可以影响胰岛素的分泌和作用效果。这些微量元素对血糖控制的有益效应虽有报道,但其安全性和长期有效性仍未被大量研究证实,因此补充时需慎重。

(3)糖尿病患者的饮食设计

1)餐次安排和能量分配:糖尿病患者每天至少保证三餐,根据病情必要时加餐。饮食要做到定时、定量、有加餐,但不加量。

2）饮食注意事项：①平衡的膳食结构与正常健康人群相同，糖尿病患者的饮食同样需要均衡摄入不同种类的食物，以满足机体对各种营养素的需求。在限制总能量的条件下，每餐内容粗细搭配、主副食搭配，有利于减缓葡萄糖的吸收，促进胰岛素的释放。②合理选择食物：在碳水化合物中，单、双糖已不再是绝对禁忌，但需在控制的总量范围内；谷类应以粗杂粮代替部分细粮；淀粉类如含糖90%的粉条（干）和含糖10%～20%的马铃薯可以替代部分主食选用。

以蛋白质为主的食物应多选瘦肉，少用肥肉；限量选用鸡、鸭蛋（含蛋白质约13%）；多用营养素含量丰富的乳及乳制品。大豆及其豆制品由于所含脂肪多为不饱和脂肪酸，且不含胆固醇，因此可以降低血脂，可部分替代瘦肉。其中大豆含蛋白质约30%，豆腐约含12%。

烹调油由于脂肪含量约100%，故应限量。少用含动物性脂肪的猪油、牛油等，尽量选择植物油如花生油、豆油等。提倡多用含单不饱和脂肪酸的油类如橄榄油和茶油。坚果类如花生仁、核桃仁约含脂肪50%，且属高能量食物，虽有促进胰岛素分泌的作用，但也应限量。

增加新鲜蔬菜尤其是深绿叶菜以及一些含糖量低的叶、茎、瓜果类如菠菜、芹菜、冬瓜、黄瓜和西红柿等的摄入。也可选用菌藻类如海带、紫菜、鲜蘑菇、香菇、木耳等部分代替新鲜蔬菜，具降低血脂的作用。在选择水果时，应注意选血糖指数较低且含丰富维生素与无机盐的品种，如柚子、苹果、猕猴桃等。水果可作为加餐食物，但不宜过量，且应计算在每天总能量内。

在调味料中，钠盐的使用也应特别引起注意。长期高钠饮食会引发高血压，并且加速和加重糖尿病其他心血管并发症的进展。每天盐的摄入量应控制在6g以下甚至更低，做到少吃腌肉、腊肉、色拉酱等含较多盐或钠离子的食物。

病情控制较好时，可少量适度饮酒，但应避免空腹饮酒，以防发生低血糖。而对孕妇和伴有其他疾病如胰腺炎、进展性肾病、严重高三酰甘油血症或酒精依赖的人群应建议戒酒。

由于实际能量消耗通常低于理论值，且存在一定的地域差异，因此饮食管理应该在此原则上进行个体化设计，满足不同患者的实际需要。

（4）饮食计算方法

1）细算法：根据患者一般情况、病情、肝肾功能是否受损、嘌呤代谢是否紊乱和饮食习惯等按食物成分表中各食物的营养素含量计算并设计食谱。细算法一般可分为4个步骤：①确定每天总能量；②确定三大营养素的比例和重量；③确定用餐次数和每餐食物比例；④根据食物成分表和等值食物交换表制定一日食谱。此方法较为准确，但烦琐，不易操作。

2）主食固定法：根据患者病情固定主食用量。一日三餐主食相对固定在250～350g，副食中的瘦肉可食用，每天100～150g（肥胖者50～100g），牛奶250g，蔬菜每天至少约500g。这种计算法主要用于非住院患者，但食物品种单调，易影响生活质量。

3）食物交换份法：食物交换份是将食物按照来源、性质分成数类，同类食物在一定重量内所含的蛋白质、脂肪、碳水化合物和能量相近，不同类食物间所提供的能量也是相同的。由于糖尿病患者的饮食需要根据不同的情况计算各种营养素的能量配比，因此使用食物交换份的方法，可以快速简便地制定食谱，现已广泛得到应用。

食物交换份法将食物分为六大类：主食类、蔬菜类、水果类、鱼肉类、乳类（含豆奶）和油脂类。所有食物均指可食部分，即去皮、籽、核、骨等后的净重。每个食物交换份可产生334.7～376.6kJ（80～90kcal）能量。通常在表中列出各类食物的单位数，可以随意组成食谱。

在饮食设计、实施过程中须注意：①至少保证三餐，早、中、晚能量各占25%、40%和35%，对于如注射胰岛素或有低血糖反应者，可加两餐点心，但总能量应保持不变；②水果每天保证0.5～1份，以苹果、柚子等为例，100～200g分2次食用，可作为点心添加；③保证蛋白质的质量和数量，以鱼类和奶类或鸡蛋蛋白为主；④患者应尽快掌握自己每天所吃各类食物的量以及不同能量食品交换的概念和方法。

（四）特殊情况的营养治疗

1. 儿童和青少年糖尿病的营养治疗　儿童和青少年大多为1型糖尿病，这一人群的营养目标应该是维持良好的血糖水平的同时保证正常的生长发育，并不出现低血糖反应。这可以通过个体化的膳食计划、灵活的胰岛素治疗方案和自我血糖监测等来达到。

儿童和青春期 1 型或 2 型糖尿病患者的具体饮食方案应结合年龄、身高、体重而定。4 岁以下者可按 209kJ/（kg·d）[50kcal/（kg·d）]，4~10 岁按 188~209kJ/（kg·d）[45~50kcal/（kg·d）]，10~15 岁按 146~167kJ/（kg·d）[35~40kcal/（kg·d）] 供给食物。同时，必须考虑儿童的食欲和喜好，且根据不同的目标制定个体化膳食计划。

2. 老年糖尿病患者的营养治疗　目前对随着年龄而发生的营养需要改变的研究很有限，针对糖尿病患者的更是缺乏。因此，对老年糖尿病患者的营养治疗建议必须通过已知的正常人群来推断。尽管老年人的能量需要低于中、青年人，但由于各种原因包括疾病导致的可能的摄食减少，使老年糖尿病患者中体重不足比超重更容易发生。在这个年龄组，低体重与较高的发病率和死亡率相关。对住院老年糖尿病患者，由于缺乏食物选择、食物质量差以及不必要的饮食限制，可能会发生营养不良和脱水。因此，建议对住院老年糖尿病患者按常规（非限制）食谱，并固定碳水化合物进食的量和时间以便控制血糖。但对于肥胖的患者，也应适当限制能量摄入。

3. 妊娠、哺乳并发糖尿病的营养治疗

（1）妊娠糖尿病或糖尿病患者妊娠：孕妇的营养治疗目标是控制血糖的同时，为母亲和胎儿提供足够的能量和各种营养素，并预防酮症酸中毒。因此，妊娠期间并不建议减重，而是应该合理选择食物，使体重在整个孕期适当增加 10~12kg；对超重或肥胖的孕妇，应适度限制能量和碳水化合物的摄入。对于妊娠前就患有糖尿病的，应该在准备怀孕前就制定合理的饮食计划。通常情况下，孕妇的能量需要在最初 3 个月并不增加。但 3 个月之后，则需适当增加能量和蛋白质的摄入。平衡膳食通常都能提供所需的所有维生素和微量元素，还没有研究结果支持产前额外补充维生素和微量元素制剂，但也需满足特殊的个体需要。

定时、定量进餐和进食点心对于避免由于胎儿持续从母亲体内获取葡萄糖而产生的低血糖是很重要的。晚点心通常可以降低整夜低血糖和空腹酮症的危险性。血糖检测与每天饮食记录为胰岛素治疗和膳食计划的确定提供了有价值的信息。此外，患有糖尿病的妇女应该在怀孕期间避免酒精饮料。

虽然大多数患有妊娠糖尿病的妇女产后会恢复到正常糖耐量，但她们以后再次怀孕时发生妊娠糖尿病或者以后的生活中罹患 2 型糖尿病的危险性将增加。因此，在分娩后应将生活方式调整的目标定为减轻体重和增加体育运动，降低以后发生糖尿病的危险性。

（2）哺乳：孕前存在糖尿病或患有妊娠糖尿病的妇女建议母乳喂养。母乳喂养可消耗一定能量，从而降低血糖，因此接受胰岛素治疗的妇女通常需要减少胰岛素剂量，并且在哺乳前或哺乳时应适当进食含有碳水化合物的点心。哺乳期头 6 个月内能量需要比孕期额外增加约 837kJ/d（200kcal/d）。

4. 糖尿病急、慢性并发症的营养治疗

（1）低血糖：饮食摄入量不足、体育运动量增加和药物、胰岛素治疗的调整都可能导致低血糖的发生。由于糖尿病患者的低血糖是体内胰岛素的相对过量，因此，一旦出现血糖 <50mg/dl（2.8mmol/L），或即使血糖值未达到此标准，但已远远低于日常水平和出现低血糖症状，都应进行治疗，可立即摄入葡萄糖 15~20g，或进食含碳水化合物的食物；稍重者可加馒头或面包 25g 或水果 1 个；极少数严重低血糖情况（需要别人帮助和不能自己进食）应紧急注射胰高血糖素。治疗须在 10~20 分钟内见效，且在 60 分钟内应再测血糖以观察是否需要补充治疗。发现糖尿病患者低血糖时，如在碳水化合物食物中额外增加蛋白质则对血糖无影响，也不能预防随后的低血糖，而增加脂肪将会延迟升糖反应。对使用胰岛素或口服磺脲类降糖药的患者，必须按时进餐、随身携带糖果饼干、调整运动量后及时调整胰岛素或药物剂量，预防低血糖的发生。

此外，对注射胰岛素和（或）使用胰岛素促分泌剂的患者如果未改变药物剂量或碳水化合物摄入量，运动也可引起低血糖。如果运动前血糖 <100mg/dl（5.6mmol/L）应先加餐。仅用饮食治疗或服用二甲双胍、α-葡萄糖苷酶抑制剂及噻唑烷二酮类药物而不用胰岛素者，一般运动前不需加餐。

（2）急重症：糖尿病患者出现急重症或危重病症时可能加重高血糖，并增加 1 型糖尿病酮症酸中毒的危险性。此外,相关的负调控激素水平的升高可能增加胰岛素的需要。此时,检测血糖和血或尿中的酮体、给予足够量的液体以及摄入碳水化合物都是非常重要的,特别是在血糖水平 <100mg/dl(5.6mmol/L)时。在摄入足量碳水化合物的同时应继续进行胰岛素或口服降糖药治疗,保持血糖在目标范围内并预防饥饿性酮症。成人每天摄入 150 ~200g 碳水化合物(每 3 ~4 小时摄入 45 ~50g)应足以预防饥饿性酮症。

（3）高血压:高血压的营养治疗目标是减轻体重和减少钠的摄入。低脂且富含钾、镁、钙的膳食也能适度降低血压。专家建议钠摄入减少到不超过 2 400mg/d（100mmol/d）或氯化钠摄入减少到不超过 6g/d。此外,增加水果、蔬菜、低脂奶制品摄入、避免饮酒过多、规律的有氧运动等都是降低血压行之有效的措施。ADA 2007 年糖尿病诊疗标准中建议糖尿病患者将血压控制在收缩压 <130mmHg,舒张压 <80mmHg。

（4）血脂异常:1 型或 2 型糖尿病患者通常伴有血脂异常。对大多数 1 型糖尿病患者来说,有效的胰岛素治疗可以使血脂水平恢复正常并降低血清三酰甘油和 LDL - C 的水平。对 LDL - C 升高的成人患者,饱和脂肪酸应该限制在低于总能量摄入的 7%,并限制反式脂肪酸和胆固醇的摄入。饱和脂肪酸可用碳水化合物或单不饱和脂肪酸来替代。此外,还可适当增加植物固醇/甾醇和可溶性膳食纤维的摄入。对于肥胖的糖尿病患者,则应进行更严格的限制,并维持适当的体重减轻,增加体育运动。

有些患者即使增加药物治疗,仍存在顽固的高三酰甘油血症,此时,可以选择补充富含 n - 3 脂肪酸的鱼油。但是,鱼油也有升高血 LDL - C 的可能性,故需严密监测。如果血 TG > 438mg/dl(11.3mmol/L),发生乳糜微粒血症和胰腺炎的危险性也随之增加,应该限制所有类型的膳食脂肪摄入并使用降脂药物。

（5）糖尿病肾病:许多饮食因素在糖尿病肾病的预防方面起到一定的作用。在有微蛋白尿的 1 型或 2 型糖尿病患者,只要轻微减少蛋白质的摄入,就能改善肾小球的滤过率、减少尿白蛋白的排出率。ADA 2007 年糖尿病诊疗标准建议,糖尿病肾病早期,即 CKD 分期早期的患者,蛋白质每天供给量限制在 0.8 ~1.0g/kg;CKD 分期为较晚期的患者,蛋白质每天供给量限制在 <0.8g/kg 可以改善肾功能（尿白蛋白排泄率、肾小球滤过率）。而我国慢性肾脏病蛋白营养治疗共识制定的标准是:从出现显性蛋白尿起即应减少饮食蛋白,推荐蛋白质摄入量 0.8g/（kg·d）。从 GFR 下降起,即应实施低优蛋白质饮食,推荐蛋白质摄入量 0.6g/（kg·d）。需注意的是,限制蛋白质的同时不要忽略正常的能量和各种营养素的需要。

5. 糖尿病的肠内、肠外营养支持　当糖尿病患者由于疾病不能正常经口饮食或消化吸收能力下降,或因疾病导致蛋白质、脂肪和碳水化合物过度分解并发营养不良时,可给予肠内或肠外营养支持。糖尿病患者的肠内、肠外营养支持原则与非糖尿病患者基本相同,但实际实施时应考虑糖尿病特有的代谢特点和血糖监测的问题。

（1）肠内营养

1）肠内营养的配方:给予糖尿病患者肠内营养时,在满足营养素需求的同时也要达到最佳的血糖和血脂控制,尤其是那些需要长期接受营养支持的患者。在血糖监测和血糖控制稳定的情况下,一些非糖尿病配方也可安全用于糖尿病患者,但要避免过量、过快地提供,应予缓慢持续滴注。

血糖指数的提出已经使缓释淀粉、果糖等血糖指数较低的碳水化合物在糖尿病患者的肠内营养中得到广泛应用。近年来,又有研究提出用单不饱和脂肪酸替代部分复杂糖类,以达到更好的血糖控制效果和代谢状况的改善。在配方中加入膳食纤维,还可减缓胃的排空,降低食物的生糖作用和维持肠道功能。这些方案尤其适用于一些由于神经或机械吞咽困难而需要长期家庭肠内营养的患者。因此,如果病情需要,应该使用这些针对糖尿病的特殊配方肠内营养制剂,临床研究结果表明,它不但可以改善血糖水平、减少降糖药物使用剂量,而且可以降低感染的发生率。

2）肠内营养的实施:①输注方式:为了更好地控制血糖、减少胃肠道反应,推荐使用输液泵维持的连续滴注方式给予糖尿病患者肠内营养支持;②胰岛素的使用:疾病或创伤所致的应激反应可能引起胰岛素抵抗,此时,非胰岛素依赖型的糖尿病患者可能也需给予胰岛素,而胰岛素依赖型的糖尿病患者则可能需要量比平时更多。

（2）肠外营养

1）肠外营养的配方：将糖和脂肪一同作为能量来源可减轻糖负荷和血糖反应。糖尿病患者葡萄糖的推荐量与非糖尿病患者相似，为 4 ~ 5g/（kg·d），但需注意输注速率；通常情况下，脂肪的供给量也与非糖尿病患者相似，但病情加剧时应适当减少。

2）肠外营养中胰岛素的使用：肠外营养应用于糖尿病患者时需根据其中葡萄糖的含量和血糖变化在全营养混合液（total nutrient admixture，TNA）输注袋中额外添加胰岛素，并补充钾和磷，且应维持稳定的输注速度，不宜过快。尽管胰岛素加入输注袋内会被塑料吸附而丢失约30%，但优点是当输注停止时胰岛素也随即停止输入。有研究者建议，将所需胰岛素总剂量的2/3加入TNA中，余下剂量通过其他方式给予，以便根据血糖水平及时调整胰岛素用量，对于围手术期和糖代谢不稳定的患者尤有意义。

3）营养支持期间的血糖监测：除了体重、体液平衡、血电解质等，血糖是糖尿病患者营养支持过程中最重要的监测项目。血糖平稳患者的血糖水平突然发生变化可能是感染的一个早期信号。刚开始营养治疗时可每6小时测定1次血糖，稳定后再减少监测次数。随时注意有无非酮症性高渗性脱水和昏迷等危急情况的发生，并及时发现并处理。

需特别注意的是，当TNA输入突然终止时，也可发生低血糖反应，这是由于胰岛素在循环中的半衰期仅3 ~ 4分钟，其作用在输入停止后会立即失效。因此，应按之前营养液的输注速率给予10%的葡萄糖2 ~ 3小时以预防低血糖的发生。

（王巧奕）

参考文献

[1] 刘又宁. 呼吸内科学高级教程. 北京：人民军医出版社，2015.

[2] 罗彬. 呼吸系统疾病诊疗技术. 北京：科学出版社，2014.

[3] 林果为，王吉耀，葛均波. 实用内科学. 北京：人民卫生出版社，2017.

[4] 白学春，蔡柏蔷，宋元林. 现代呼吸病学. 上海：复旦大学出版社，2014.

[5] 钟南山. 呼吸病学. 北京：人民卫生出版社，2014.

[6] 迟宝荣，周胜华. 内科学. 北京：高等教育出版社，2017.

[7] 黄雯，陈东宁. 内科学基础教程：呼吸系统疾病. 北京：中华医学电子音像出版社，2015.

[8] 钟南山，王辰. 呼吸内科学. 北京：人民军医出版社，2014.

[9] 乔树宾. 冠心病诊疗进展. 北京：人民卫生出版社，2013.

[10] 李小鹰，林曙光. 心血管疾病药物治疗学. 北京：人民卫生出版社，2013

[11] 葛均波，徐永健，梅长林. 内科学（第8版）. 北京：人民卫生出版社，2013.

[12] 李艳芳，聂绍平，王春梅. ACC/ESC 心血管疾病研究进展. 北京：人民军医出版社，2015.

[13] 葛均波. 心血管系统疾病. 北京：人民卫生出版社，2015.

[14] 顾复生. 临床实用心血管疾病学. 北京：北京大学医学出版社，2015.

[15] 时银萍. 泌尿系统疾病. 北京：人民军医出版社，2014.

[16] 林三仁. 消化内科学高级教程. 北京：人民军医出版社，2014.

[17] 粟占国，张奉春，曾小峰. 风湿免疫学高级教程. 北京：中华医学电子音像出版社，2017.

[18] 唐志锋，樊红，崔涛. 实用临床医学消化内科学（上册）. 北京：知识产权出版社，2013.

[19] 王辰，王建安. 内科学. 北京：人民卫生出版社，2015.

[20] 张润宁. 常见脑血管疾病临床诊治. 石家庄：河北科学技术出版社，2013.

[21] 贾建平. 神经病学. 北京：人民卫生出版社，2013.

[22] 许长春. 神经内科常见病诊疗学. 北京：世界地图出版公司，2013.

[23] 宁光，周智广. 内分泌内科学（第2版）. 北京：人民卫生出版社，2014.

[24] 余学锋. 内分泌代谢疾病诊疗指南（第3版）. 北京：科学出版社，2016.

[25] 于学忠，黄子通. 急诊医学. 北京：人民卫生出版社，2015.

[26] 张文武. 急诊内科学（第4版）. 北京：人民卫生出版社，2017.